Der Doktor
und das liebe Vieh

Für Eddie Straiton in dankbarer
Zuneigung und für meine Freunde
Donald und Brian Sinclair

Kapitel 1

Es war heiß in dem kleinen, wackeligen Bus, und ich saß auf der falschen Seite, dort, wo die Strahlen der Julisonne auf die Fenster brannten. Ich fühlte mich unbehaglich in meinem besten Anzug und versuchte mit einem Finger den engen weißen Kragen zu lockern. Es war verrückt, sich bei diesem Wetter so anzuziehen, aber ein paar Meilen entfernt wartete mein künftiger Chef auf mich, und ich mußte einen guten Eindruck machen.

So vieles hing von diesem Gespräch ab. Die Lage eines frischgebackenen Tierarztes im Jahr 1937 entsprach der eines Arbeitslosen, der sich in die Schlange der Wartenden einreiht. Die Landwirtschaft befand sich in einer schweren Krise, nachdem die Regierung sie zehn Jahre lang vernachlässigt hatte; das Zugpferd, das die Hauptstütze unseres Berufs gewesen war, wurde immer seltener. Es war leicht, ein Prophet des Untergangs zu sein, denn die jungen Leute, die nach fünf Jahren Schufterei vom College kamen, sahen sich einer Welt gegenüber, die keine Verwendung für ihren Enthusiasmus und ihre Wissensfülle hatte. Gewöhnlich wurden jede Woche im *Record* zwei oder drei feste Stellen angeboten, und auf jedes Angebot meldeten sich etwa achtzig Bewerber.

Es erschien geradezu unglaublich, als der Brief aus Darrowby in den Yorkshire Dales eintraf. Der Tierarzt Siegfried Farnon wollte mich am Freitagnachmittag kennenlernen; ich sollte zum Tee kommen, und wenn wir uns verstanden, konnte ich als Assistent bleiben. Ich hatte skeptisch nach der Rettungsleine gegriffen; die meisten Freunde, die mit mir zusammen Examen gemacht hatten, waren stellungslos oder arbeiteten als Verkäufer oder auf den Werften, so daß ich kaum noch auf eine andere Zukunft für mich zu hoffen wagte.

Wieder ging der Bus in eine steile Kurve. Wir waren auf den

letzten fünfzehn Meilen ständig bergauf gefahren und näherten uns den fernen blauen Höhen des Penninischen Gebirges. Ich war noch nie in Yorkshire gewesen, doch der Name erweckte in mir immer die Vorstellung von einer Landschaft, die so langweilig und unromantisch war wie der berühmte Yorkshire-Pudding. Ich erwartete also etwas Solides, eine Landschaft bar jeden Charmes. Aber als der Bus stöhnend immer höher kletterte, begann ich zu staunen. Die formlosen Höhen lösten sich auf in hohe, grasbedeckte Hügel und weite Täler. Auf dem Grund der Täler schlängelten sich Flüsse zwischen Bäumen hindurch, und Bauernhäuser lagen inmitten hellgrünen Ackerlandes, das sich wie Zungen die Berghänge hinauf in die dunkle Flut der auf den Gipfeln wuchernden Heide schob.

Ich beobachtete, wie die Zäune und Hecken trockenen Steinmauern wichen, die die Straßen säumten, die Felder umschlossen und sich weithin über die kahlen Höhen zogen. Überall zeichneten Mauern, unzählige Meilen von Mauern, ihr Muster in das grüne Hochland ein.

Aber je näher ich meinem Ziel kam, desto mehr beschäftigten mich die Schauergeschichten, die ältere Semester, verbittert nach ein paar Monaten Praxis, mit aufs College zurückgebracht hatten. Ihnen zufolge waren Assistenten der letzte Dreck und wurden von herzlosen, gemeinen Vorgesetzten nach Strich und Faden ausgenutzt. So berichtete Dave Stevens, während er sich mit zitternder Hand eine Zigarette anzündete: «Niemals einen freien Abend oder Nachmittag. Ich mußte seinen Wagen waschen, den Garten umgraben, den Rasen mähen, die Einkäufe für die Familie erledigen. Aber als er mir auftrug, den Kamin zu kehren, da bin ich gegangen.» Und Willie Johnstone: «Als erstes mußte ich einem Pferd den Magenschlauch verpassen. Schob ihn in die Luftröhre statt in die Speiseröhre. Ein paarmal schnell gepumpt, und das Pferd ging mit einem Höllenkrach zu Boden – mausetot. Davon habe ich diese grauen Haare bekommen.» Oder die entsetzliche Geschichte, die man sich von Fred Pringle erzählte. Fred hatte einer Kuh mit Blähungen einen Trokar eingeführt, und der Bauer war so beeindruckt, als das angestaute Gas aus dem Bauch zischte, daß Fred sich dazu verleiten ließ, sein Feuerzeug an die Kanüle zu halten. Ein donnernder Feuerstrahl fuhr in einige Strohbündel, und der

Kuhstall brannte bis auf die Grundmauern nieder. Fred hatte unmittelbar danach eine Stellung in den Kolonien angetreten – Leeward Islands, glaube ich.

Himmel, das konnte doch nicht wahr sein. Ich verfluchte meine überhitzte Phantasie; ich rieb meine schwitzenden Handflächen an den Knien und versuchte mich auf den Mann zu konzentrieren, den ich treffen sollte.

Siegfried Farnon. Seltsamer Name für einen Veterinär in den Yorkshire Dales. Wahrscheinlich ein Deutscher, der in unserem Land studiert und dann eine Praxis eröffnet hatte. Ursprünglich war sein Name wohl gar nicht Farnon gewesen; vermutlich Farrenen. Ja, Siegfried Farrenen. Er nahm langsam Gestalt an: klein, fett und rund, mit fröhlichen Augen und einem sprudelnden Lachen. Aber gleichzeitig kämpfte ich gegen die Zwangsvorstellung von einem klobigen, stoppelhaarigen Teutonen mit kalten Augen an.

Ich bemerkte, daß der Bus eine schmale Straße entlangratterte, die zu einem Platz führte. Dort hielten wir an. Über dem Fenster einer bescheidenen Kolonialwarenhandlung las ich *Konsumgenossenschaft Darrowby*. Wir waren angekommen.

Ich stieg aus. Neben meinem abgenutzten Koffer stehend blickte ich mich um. Irgend etwas war ungewöhnlich, aber anfangs wußte ich nicht, was es war. Dann wurde mir klar, was mich befremdete – die Stille. Die anderen Fahrgäste hatten sich zerstreut, der Motor lief nicht mehr, ringsum rührte sich nichts. Das einzige sichtbare Zeichen von Leben waren einige alte Männer, die um einen Uhrturm in der Mitte des Platzes herumsaßen, aber sie hätten aus Stein gemeißelt sein können.

Über Darrowby las man nicht viel in den Reiseführern, doch wenn es erwähnt wurde, beschrieb man es als eine graue Kleinstadt am Fluß Darrow ohne jede Besonderheit mit Ausnahme zweier alter Brücken. Aber wenn man das Städtchen betrachtete, war seine Szenerie zauberhaft: der Fluß voller Kieselsteine und dahinter die Häuser, dicht zusammengedrängt und unregelmäßig über die unteren Hänge des Herne Fell verstreut. Überall in Darrowby konnte man die stille, grüne Masse des Herne Fell mehr als zweitausend Fuß über den Dächern aufragen sehen.

Trengate war eine ruhige Straße, die vom Platz abging, und

jetzt sah ich zum erstenmal Skeldale House. Ich wußte schon, daß es das richtige Haus war, bevor ich nahe genug war, um *S. Farnon, Tierarzt,* auf der altmodischen Messingtafel lesen zu können, die ein wenig schief an dem Eisengitter hing. Ich erkannte das Haus an dem Efeu, der sich unregelmäßig an der mürben Backsteinwand emporrankte. Es war genauso, wie es in dem Brief stand – das einzige Haus mit Efeu; und hier würde ich vielleicht zum erstenmal als Tierarzt arbeiten.

Jetzt, da ich vor der Tür stand, war ich außer Atem wie nach einem schnellen Lauf. Wenn ich die Stellung bekam, würde ich hier herausfinden müssen, was in mir steckte. Es galt so vieles zu beweisen.

Aber das alte Haus gefiel mir. Es war in georgischem Stil gebaut, mit einem schönen, weiß getünchten Portal. Auch die Fenster waren weiß gestrichen – hoch und breit im Erdgeschoß und im ersten Stock, klein und quadratisch in den Mansarden unter den überhängenden Dachziegeln. Die Farbe blätterte ab, und der Mörtel zwischen den Ziegeln sah bröckelig aus, aber dem Ganzen haftete ein unvergänglicher Charme an. Es gab keinen Vorgarten, nur ein Gitterzaun trennte das Haus von der Straße.

Ich läutete, und augenblicklich wurde der Nachmittagsfrieden durch fernes Gebell erschüttert. Die obere Hälfte der Haustür war aus Glas, und ich sah, wie sich ein Strom von Hunden um die Ecke eines langen Ganges ergoß und wild kläffend zur Tür raste. Wäre ich nicht an Tiere gewöhnt gewesen, ich hätte kehrtgemacht und Fersengeld gegeben. So aber trat ich behutsam zurück und beobachtete die Hunde, die jetzt hinter der Glasscheibe auftauchten, manchmal zwei zu gleicher Zeit, geifernd mit wilden Sprüngen und wütenden Augen. Nach ein paar Minuten konnte ich sie voneinander unterscheiden und stellte fest, daß ich ihre Anzahl mit vierzehn zu hoch geschätzt hatte. In Wirklichkeit waren es fünf: ein riesiger rehbrauner Windhund, der am häufigsten zu sehen war, da er nicht so hoch wie die anderen zu springen brauchte, ein Cockerspaniel, ein Scotchterrier, ein Whippet und ein winziger, kurzbeiniger Dachshund. Dieser Hund kam selten ins Blickfeld, da die Glasscheibe für ihn ziemlich hoch war, aber wenn ihm ein Sprung gelang, bellte er um so wütender, bevor er verschwand.

Ich wollte gerade ein zweites Mal läuten, als ich eine dicke Frau in dem Gang sah. Sie rief ein einziges Wort, und der Lärm verstummte augenblicklich. Als sie die Tür öffnete, schmiegten sich die gefräßigen Tiere schmeichelnd an sie, zeigten das Weiße ihrer Augen und wedelten mit eingezogenem Schwanz. Ich hatte noch nie ein so serviles Rudel gesehen.

«Guten Tag», sagte ich mit meinem schönsten Lächeln. «Ich heiße Herriot.»

In der offenen Tür wirkte die Frau noch gewaltiger. Sie mochte um die Sechzig sein, aber ihr straff zurückgekämmtes Haar war pechschwarz und hatte kaum graue Strähnen. Sie nickte und sah mich mit grimmigem Wohlwollen an, schien aber auf weitere Informationen zu warten. Offenbar löste der Name bei ihr keinen zündenden Funken aus.

«Mr. Farnon erwartet mich. Er schrieb mir, ich solle heute kommen.»

«Mr. Herriot?» wiederholte sie nachdenklich. «Sprechstunde ist von sechs bis sieben. Wenn Sie vielleicht einen Hund behandeln lassen wollen, wäre das die beste Zeit.»

«Nein, nein», sagte ich, noch immer lächelnd. «Ich bewerbe mich um den Posten eines Assistenten. Mr. Farnon hat mich zum Tee eingeladen.»

«Assistent? Ach, das ist schön.» Ihre Gesichtszüge wurden etwas weicher. «Ich bin Mrs. Hall, Mr. Farnons Haushälterin. Er ist Junggeselle, wissen Sie. Er hat mir nichts von Ihnen gesagt, aber das macht nichts, kommen Sie herein und trinken Sie eine Tasse Tee. Er wird bald zurück sein.»

Ich folgte ihr zwischen weißgekalkten Wänden, meine Füße klapperten auf den Fliesen. Wir bogen in einen zweiten Gang ein, und ich überlegte gerade, wie weit sich das Haus wohl nach hinten erstreckte, als ich in ein sonnenhelles Zimmer geführt wurde.

Es war in großzügigem Stil angelegt, mit einer hohen Decke und einem gewaltigen Kamin, der von zwei gewölbten Nischen flankiert wurde. Die eine Seite des Raumes wurde von einem französischen Fenster eingenommen, das auf einen langen Garten mit hohen Mauern hinausging. Ich sah einen ungemähten Rasen, einen Steingarten und viele Obstbäume. Ein großes Beet mit Pfingstrosen leuchtete im Sonnenlicht, und weit hinten krächzten Saatkrähen in den Zweigen hoher Ulmen. Darüber und dahinter waren die grünen Hänge mit ihren Mauern.

Auf einem stark abgenutzten Teppich standen ziemlich einfache Möbel. Drucke mit Jagdszenen hingen an den Wänden, und überall waren Bücher gestapelt, einige auf Regalen in den Nischen, andere auf dem Boden in den Ecken. Ein Zinnkrug nahm auf dem Kaminsims einen gewichtigen Platz ein. Es war ein interessanter Krug, vollgestopft mit Schecks und Banknoten, die oben herausquollen und zum Teil auf die Feuerstelle geflattert waren. Ich betrachtete erstaunt dieses Stilleben, als Mrs. Hall mit dem Tee hereinkam.

«Ich vermute, Mr. Farnon ist zu einem kranken Tier gerufen worden», sagte ich.

«Nein, er ist nach Brawton gefahren und besucht seine Mutter. Ich kann nicht genau sagen, wann er zurück sein wird.» Sie ließ mich mit meinem Tee allein.

Die Hunde lagen jetzt friedlich da, sahen mich gelangweilt an und kämpften vergebens gegen den Schlaf an. Bald sanken ihre Köpfe zurück, und tiefe Atemzüge füllten den Raum.

Ich aber war außerstande, mich zu entspannen. Ein Gefühl der Verlassenheit überkam mich. Ich hatte mich auf eine wichtige Unterredung vorbereitet, und nun saß ich da, ohne daß etwas passierte. Seltsam, sehr seltsam. Warum bemühte sich jemand um einen Assistenten, machte einen Termin für ein Treffen aus und ging dann weg, um seine Mutter zu besuchen? Außerdem – falls Farnon mich anstellte, würde ich doch in diesem Haus leben, aber Mrs. Hall war nicht angewiesen worden, ein Zimmer für mich zurechtzumachen. Sie hatte noch nicht einmal von mir gehört.

Meine Grübeleien wurden durch das Läuten der Türglocke unterbrochen. Als hätte ein glühender Draht sie berührt, sprangen die Hunde bellend auf und stürmten hinaus. Ich wünschte, sie hätten ihre Pflicht nicht so ernst genommen. Mrs. Hall war nirgends zu sehen, und daher ging ich zur Haustür, wo sich die Hunde wie wild gebärdeten.

«Ruhig!» brüllte ich, und der Lärm hörte auf. Die fünf Hunde krochen devot um meine Füße, fast auf den Knien. Der große Windhund erzielte den meisten Effekt, indem er mit einem Grinsen der Entschuldigung seine Zähne entblößte.

Ich öffnete die Tür und sah in ein rundes, besorgtes Gesicht. Sein Besitzer, ein feister Mann in Wellingtonstiefeln, lehnte vertrauensvoll am Geländer der Vortreppe.

«Hallo, ist Mr. Farnon da?»

«Im Moment nicht. Kann ich etwas für Sie tun?»

«Ja, sagen Sie ihm, wenn er zurückkommt, daß Bert Shape von Barrow Hills eine Kuh hat, die ausgepustet werden muß.»

«Ausgepustet?»

«Genau. Sie läuft nur noch auf drei Zylindern.»

«Drei Zylinder?»

«Ja, und wenn wir nichts tun, passiert was mit ihrem Euter, stimmt's?»

«Höchstwahrscheinlich.»

«Wir wollen doch keine Entzündung, nicht wahr?»

«Natürlich nicht.»

«Gut, dann sagen Sie ihm also Bescheid. Tschüs.»

Ich kehrte nachdenklich ins Zimmer zurück. Es war peinlich, aber ich hatte meine erste Krankengeschichte gehört, ohne ein Wort davon zu verstehen.

Kaum hatte ich mich gesetzt, als die Glocke wieder läutete. Vorsichtshalber schrie ich gleich los, so daß die Hunde mitten im Sprung erstarrten; sie verstanden und kehrten verschämt auf ihre Plätze zurück.

Diesmal handelte es sich um einen würdigen Herrn mit einer sehr gerade sitzenden Tuchmütze; ein dicker Wollschal war genau über seinem Adamsapfel geknotet, und eine Tonpfeife ragte aus der exakten Mitte des Mundes. Er nahm die Pfeife in die Hand und sagte mit einem kräftigen, unerwarteten Akzent: «Ich heiße Mulligan, und ich möchte, daß Mr. Farnon mir eine Medizin für meinen Hund aufschreibt.»

«Was fehlt denn Ihrem Hund, Mr. Mulligan?»

Er hob fragend die Brauen und legte eine Hand hinter das Ohr.

«Was fehlt ihm?» schrie ich mit verdoppelter Lautstärke.

Er sah mich einen Augenblick zweifelnd an. «Er bricht, Sir, bricht furchtbar.»

Ich fühlte mich sofort auf sicherem Boden, und mein Gehirn schäumte über von diagnostischen Verfahren. «Wann genau nach dem Essen bricht er?»

Die Hand fuhr wieder zum Ohr. «Was meinen Sie?»

Ich beugte mich weit vor, pumpte meine Lungen voll und brüllte: «Wann bricht er?»

Langsam zündete ein Funke des Verstehens in Mr. Mulligans Augen. Er lächelte freundlich. «O ja, er bricht. Bricht stark.»

Mir fehlte die Kraft zu einem weiteren Versuch, und so sagte ich, er solle später wieder vorsprechen, ich würde alles Nötige veranlassen. Er konnte offensichtlich von den Lippen ablesen, denn er nickte zufrieden und ging weg.

Im Wohnzimmer ließ ich mich in einen Sessel fallen und goß mir eine Tasse Tee ein. Kaum hatte ich einen Schluck getrunken, da läutete es schon wieder. Diesmal genügte ein scharfer Blick, damit die Hunde auf ihren Plätzen blieben. Ich war erleichtert, daß sie so schnell verstanden hatten.

Vor der Haustür stand ein hübsches, rothaariges Mädchen. Sie lächelte und zeigte eine Reihe schneeweißer Zähne. «Ich bin Diana Brompton. Mr. Farnon erwartet mich zum Tee.»

Ich schluckte und klammerte mich an den Türgriff. «Er hat *Sie* zum Tee gebeten?»

Das Lächeln gefror. «Ja, so ist es», bestätigte sie.

«Es tut mir leid, aber Mr. Farnon ist nicht zu Hause. Ich weiß nicht, wann er zurückkommt.»

Das Lächeln verschwand. «Oh», sagte sie bedeutungsschwer. «Vielleicht darf ich im Haus auf ihn warten.»

«Aber natürlich, bitte sehr. Entschuldigen Sie», stammelte ich und merkte plötzlich, daß ich sie mit offenem Mund angestarrt hatte. Ich hielt ihr die Tür auf, und sie sauste wortlos an mir vorbei. Zweifellos kannte sie den Weg, denn als ich zu der ersten Ecke kam, war sie schon im Zimmer verschwunden. Ich schlich mich an der Tür vorbei und rannte etwa dreißig Yards weiter bis zu einer riesigen, mit Steinplatten ausgelegten Küche. Mrs. Hall pusselte hier herum, und ich stürzte auf sie zu.

«Da ist eine junge Dame, eine Miss Brompton. Sie kommt zum Tee.» Ich mußte mich beherrschen, damit ich sie nicht am Ärmel packte.

Mrs. Halls Miene blieb unbewegt. Ich dachte, sie würde aufgeregt mit den Armen fuchteln, aber sie schien nicht einmal überrascht.

«Gehen Sie rein, unterhalten Sie sich mit ihr, und ich bringe noch ein paar Plätzchen», sagte sie.

«Zum Teufel, worüber soll ich mich mit ihr unterhalten? Wann kommt denn Mr. Farnon endlich zurück?»

«Ach, schwatzen Sie nur ein bißchen mit ihr. Ich glaube nicht, daß Mr. Farnon noch lange fortbleibt», erwiderte sie ruhig.

Ich ging langsam zum Wohnzimmer, und als ich die Tür öffnete, wandte sich das Mädchen schnell mit einem bezaubernden Lächeln um. Sie gab sich keinerlei Mühe, ihren Widerwillen zu verbergen, als sie sah, daß es lediglich ich war.

«Mrs. Hall meint, er wird bald zurück sein. Vielleicht trinken Sie inzwischen mit mir eine Tasse Tee.»

Mit einem raschen Blick musterte sie mich von meinem zerzausten Haar bis zu den abgenutzten alten Schuhen. Mir wurde plötzlich klar, wie schmutzig und verschwitzt ich nach der langen Reise war. Dann zuckte sie die Achseln und wandte sich ab. Die Hunde betrachteten sie apathisch. Eine bedrückende Stille senkte sich auf den Raum.

Ich schenkte Tee ein und reichte ihr die Tasse. Sie ignorierte mich und zündete sich eine Zigarette an. Ich räusperte mich und sagte leichthin: «Ich bin übrigens eben erst angekommen. Ich hoffe, daß ich Mr. Farnons neuer Assistent werde.»

Diesmal blickte sie nicht einmal auf, sondern sagte nur: «Ach.» Ihre Einsilbigkeit hatte etwas Drohendes.

Ich versuchte es von neuem. «Ein schönes Fleckchen Erde hier, nicht wahr?»

«Ja.»

«Ich bin noch nie in Yorkshire gewesen, aber was ich heute gesehen habe, gefällt mir gut.»

«So.»

«Kennen Sie Mr. Farnon schon lange?»

«Ja.»

«Herrliches Wetter, nicht wahr?»

«Ja.»

Ich hielt tapfer und zäh etwa fünf Minuten durch, versuchte originell und witzig zu sein, aber schließlich nahm Miss Brompton die Zigarette aus dem Mund und sah mich mit einem langen, leeren Blick an. Da gab ich auf und versank in Schweigen.

Jetzt konnte ich sie nach Belieben betrachten. Sie war interessant. Nie zuvor hatte ich ein lebendes Wesen getroffen, das so offensichtlich einem Gesellschaftsmagazin entsprungen war. Ein Kleid aus kühlem Leinen, eine teuer aussehende Wolljacke, sehr hübsche Beine und prachtvolles rotes Haar, das ihr auf die Schultern fiel. Und so eine Frau saß da und hungerte geradezu nach einem kleinen, fetten deutschen Tierarzt. Dieser Farnon schien das gewisse Etwas zu haben.

Als Miss Brompton schließlich aufsprang, ihre Zigarette wütend in den Kamin schleuderte und das Zimmer verließ, erhob ich mich müde aus meinem Sessel. Mit schmerzendem Kopf schlurfte ich durch das französische Fenster in den Garten. Ich ließ mich in das knietiefe Gras des Rasens fallen und lehnte den Rücken an eine gewaltige Akazie. Wo zum Teufel war Farnon? Erwartete er mich wirklich, oder hatte mir jemand einen schrecklichen Streich gespielt? Plötzlich fror mich. Ich hatte meine letzten paar Pfund ausgegeben, um hierher zu kommen, und wenn es sich um einen Irrtum handelte, saß ich in der Patsche.

Ich legte den Kopf gegen die Rinde und schloß die Augen. Im Geist sah ich Herrn Farrenen, und er entsprach genau dem Bild, das ich mir von ihm gemacht hatte. «Was haben Sie gemacht?» zischte er wütend mit starkem deutschen Akzent. «Sie kommen in mein Haus unter einem Vorwand, Sie beleidigen Fräulein Brompton, Sie trinken meinen Tee, Sie essen meine Plätzchen. Was haben Sie noch vor, wie? Vielleicht stehlen Sie auch noch meine Löffel. Sie reden von Assistentenstelle, aber ich brauche keinen Assistenten. Das Beste, ich rufe die Polizei an.»

Herr Farrenen griff mit seiner plumpen Hand nach dem Telefon. Ich hörte die fette Stimme «hallo, hallo» sagen.

Ich öffnete die Augen. Jemand sagte «hallo», aber es war nicht Herr Farrenen. Ein großer, dünner Mann lehnte an der Mauer, die Hände in den Taschen. Irgend etwas schien ihn zu amüsieren. Als ich mich mühsam erhob, löste er sich von der Mauer und streckte mir die Hand hin. «Tut mir leid, daß Sie warten mußten. Ich bin Siegfried Farnon.»

Niemand konnte typisch englischer aussehen als er. Langes, humorvolles Gesicht mit stark ausgeprägtem Unterkiefer. Kleiner, gestutzter Schnurrbart, wirres, sandfarbenes Haar. Er trug eine alte Tweedjacke und eine ausgebeutelte Flanellhose. Der Kragen seines karierten Hemds war durchgescheuert, die Krawatte nachlässig gebunden. Anscheinend verbrachte er nicht viel Zeit vor dem Spiegel.

Während ich ihn betrachtete, begann ich mich besser zu fühlen, trotz der Nackenschmerzen, die der Druck gegen den Baumstamm verursacht hatte. Ich schüttelte den Kopf, um wach zu werden, und kleine Grasbüschel fielen aus meinem Haar. «Hier war eine Miss Brompton», platzte ich heraus. «Sie kam zum Tee. Ich sagte ihr, Sie wären dienstlich unterwegs.»

Farnon sah nachdenklich aus, aber nicht verlegen. Er rieb sich das Kinn. «Hm, ja – na, macht nichts. Aber ich bitte sehr um Entschuldigung, daß ich nicht da war, als Sie ankamen. Mein Gedächtnis ist entsetzlich schlecht; ich hab's einfach vergessen.» Er sah mich mit einem langen, forschenden Blick an, dann grinste er. «Lassen Sie uns hineingehen. Ich möchte Ihnen das Haus zeigen.»

Kapitel 2

Der lange Anbau hinter dem Haus hatte in besseren Tagen den Dienstboten als Unterkunft gedient. Wie in bewußtem Kontrast zur Vorderseite war hier alles dunkel, eng und muffig.

Farnon führte mich zu der ersten einer Reihe von Türen, die von einem Gang abgingen, wo der Geruch von Äther und Karbol in der Luft hing. «Dies», sagte er mit einem geheimen Leuchten in den Augen, als enthüllte er mir die Mysterien von Aladins Höhle, «dies ist die Medikamentenkammer.»

Die Medikamentenkammer war ein wichtiger Ort in den Zeiten vor dem Penicillin und den Sulfonamiden. Lange Reihen von Winchesterflaschen standen in deckenhohen Regalen. Ich genoß die vertrauten Namen: Salpeterspiritus, Kampfertinktur,

Chlorodin, Formalin, Salmiakgeist, Hexamin, Bleizucker, Linimentum Album, Quecksilberperchlorid. Die vielen Etikette hatten etwas Tröstliches, denn hier war ich ein Eingeweihter unter alten Freunden. Ich hatte mühevoll Wissen über diese Medikamente zusammengetragen, im Lauf der Jahre ihre Geheimnisse ausgekundschaftet. Ich kannte ihre Herkunft, ihre Wirkungsweise, ihre Anwendungsmöglichkeiten und ihre ungeheuer variierende Dosierung. Wieder hörte ich die Stimme des Examinators: «Welches ist die Dosis für ein Pferd ... eine Kuh ... ein Schaf ... ein Schwein ... einen Hund ... eine Katze?»

Diese Regale enthielten das gesamte tierärztliche Waffenarsenal gegen Krankheiten, und auf einer Bank unter dem Fenster sah ich die Instrumente, mit denen die Arzneien gemischt wurden: Meßgefäße und Bechergläser, Mörser und Stößel. Und darunter, in einer offenen Schublade, die Medizinflaschen, Berge von Korken aller Größen, Pillenschachteln und Arzneikapseln.

Während wir umhergingen, wurde Farnon immer lebhafter. Seine Augen funkelten, und er sprach sehr schnell. Ab und zu streichelte er eine Winchester auf dem Regal, oder er nahm etwas Latwerge aus einer Schachtel, fuhr sanft mit der Hand darüber und legte es mit zärtlicher Behutsamkeit zurück.

«Schauen Sie sich dieses Zeug an, Herriot», brüllte er plötzlich. «Adrevan! Das Heilmittel par excellence gegen Palisadenwürmer bei Pferden. Allerdings ziemlich teuer – zehn Shilling ein Paket. Und diese enzianblauen Pessare. Wenn man eines von ihnen nach einer unvollständigen Nachgeburt in den Uterus einer Kuh einführt, färbt es den Ausfluß. Scheint wirklich was zu taugen. Und haben Sie schon mal diesen Trick gesehen?»

Er schüttete ein paar Jodkristalle auf eine Glasplatte und fügte einen Tropfen Terpentin hinzu. Eine Sekunde lang passierte gar nichts, doch dann stieg eine dicke, rote Rauchwolke auf. Er lachte bellend über mein verblüfftes Gesicht.

«Wie Hexerei, nicht wahr? Ich benutze es bei Wunden an Pferdehufen. Die chemische Reaktion treibt das Jod tief ins Gewebe.»

«Tatsächlich?»

«Hm, ich weiß nicht, aber so lautet jedenfalls die Theorie, und Sie müssen zugeben, daß es großartig aussieht. Beeindruckt auch den skeptischsten Kunden.»

Farnon wußte über die meisten Medikamente etwas zu sagen. Ein jedes hatte seinen Platz in seiner fünfjährigen praktischen Erfahrung; sie alle hatten ihre Faszination, ihre individuelle Mystik. Viele Flaschen waren wunderhübsch geformt, hatten schwere Glasstöpsel, und ihre lateinischen Namen waren tief eingeätzt, Namen, die den Ärzten seit Jahrhunderten vertraut waren und um die sich mit der Zeit viele Fabeln gerankt hatten. Wir standen und starrten auf die schimmernden Reihen und hatten keine Ahnung, daß die Tage der alten Arzneimittel praktisch vorbei waren.

«Hier bewahren wir die Instrumente auf.» Farnon führte mich in einen anderen Raum. Die kleine tierärztliche Ausrüstung lag in den Regalen auf grünem Fries, sehr gepflegt und blitzsauber. Injektionsnadeln, Sonden, Geburtszangen und an einem besonderen Platz ein Augenspiegel.

Farnon nahm ihn liebevoll aus der schwarzen Schachtel. «Meine neueste Errungenschaft», murmelte er und strich über den glatten Griff. «Ein wundervolles Instrument. Hier, werfen Sie mal einen Blick auf meine Netzhaut.»

Ich schaltete die Glühbirne ein und betrachtete interessiert das schimmernde bunte Muster auf dem Augenhintergrund. «Sehr hübsch. Ich könnte Ihnen ein Gesundheitsattest ausstellen.»

Er lachte und schlug mir auf die Schulter. «Gut, das freut mich. Ich dachte immer, auf diesem Auge hätte ich eine leichte Linsentrübung.»

Er zeigte mir nun die großen Instrumente, die an den Wänden hingen. Stutz- und Feuereisen, Instrumente für unblutige Kastration, Wurftaue und Fesseln, Schnüre fürs Kalben und Klammern. Ein silbernes Embryotom hatte einen Ehrenplatz, aber ebenso wie die Arzneien waren viele Instrumente Museumsstücke – besonders die Lanzette zum Aderlaß, Fliete genannt, ein Relikt aus mittelalterlichen Zeiten, das aber immer noch benutzt wird.

Zuletzt kamen wir in das Operationszimmer mit seinen kahlen, weißen Wänden, einem hohen Tisch, Sauerstoff- und

Äthernarkoseausstattung und einem kleinen Sterilisator.

«Mit Kleintieren gibt's in dieser Gegend nicht viel zu tun.» Farnon strich mit der Hand über den Tisch. «Aber ich versuche es in Gang zu bringen. Ist eine angenehme Abwechslung, wenn man sonst immer nur im Kuhstall auf dem Bauch liegt. Die Sache ist die, man muß die Arbeit anständig machen. Die alte Methode mit Rizinusöl und Blausäure taugt überhaupt nichts. Sie wissen wahrscheinlich, daß viele alte Ärzte keine Lust haben, einen Hund oder eine Katze zu untersuchen, aber heutzutage sind wir anders eingestellt.»

Er ging zu einem Eckschrank und öffnete die Tür. Ich sah Glasborde mit Skalpellen, Klammern, Nähnadeln und Flaschen mit Katgut in Spiritus. Er nahm sein Taschentuch und schlug damit leicht gegen einen Ohrenspiegel, bevor er sorgfältig die Tür schloß.

«Na, was halten Sie von alldem?» fragte er, als wir auf den Gang hinaustraten.

«Phantastisch», sagte ich. «Sie haben ungefähr alles, was Sie hier brauchen. Ich bin wirklich beeindruckt.»

Als wir wieder im Wohnzimmer waren, erzählte ich ihm von Bert Shape. «Er sagte etwas über das Auspusten einer Kuh, die auf drei Zylindern läuft. Ich hab's nicht verstanden.»

Farnon lachte. «Ich glaube, ich kann es übersetzen. Er meint einen Eingriff an einer blockierten Zitze.»

«Und dann war da noch ein tauber Ire, ein Mr. Mulligan.»

«Moment mal.» Farnon hob die Hand. «Lassen Sie mich raten – starkes Erbrechen, stimmt's? Gut, ich werde ihm noch mal eine Portion Wismutkarbonat aufschreiben. Sein Hund braucht eine langfristige Behandlung. Das Tier sieht aus wie ein Airdaleterrier, ist aber so groß wie ein Esel und ziemlich launisch. Seinetwegen ist Joe Mulligan schon mehrmals zu Boden gegangen – der Köter wirft ihn einfach um, wenn er nichts Besseres zu tun hat. Aber Joe liebt ihn.»

«Woher kommt das Erbrechen?»

«Das hat gar nichts zu sagen. Natürliche Reaktion, weil er jeden Dreck frißt, den er findet. So, jetzt werden wir mal zu Shape fahren. Und dann muß ich noch zwei oder drei andere Besuche machen. Haben Sie Lust, mitzukommen?»

Draußen dirigierte mich Farnon zu einem verbeulten Hillman, und als ich zum Beifahrersitz ging, warf ich einen überraschten Blick auf die profillosen Reifen, die verrostete Karrosserie und die fast undurchsichtige Windschutzscheibe mit ihrem Netz von Rissen und Sprüngen. Dagegen bemerkte ich nicht, daß der Sitz unbefestigt auf seinen schlittenartigen Kufen stand. Als ich mich niederließ, kippte ich prompt nach hinten. Mein Kopf landete auf dem Rücksitz, und die Füße stiegen gegen das Dach. Farnon half mir hoch, entschuldigte sich mit strahlender Liebenswürdigkeit, und wir fuhren los.

Nachdem wir den Marktplatz hinter uns gelassen hatten, fiel die Straße plötzlich ab, und wir sahen das ganze Dale im Abendsonnenschein vor uns hingebreitet. Das milde Licht nahm den Umrissen der großen Hügel ihre Schärfe, und ein gebrochener Silberstreifen zeigte an, wo sich der Darrow durch das Tal wand.

Farnon war ein unorthodoxer Fahrer. Offensichtlich gefesselt von der Szenerie, fuhr er langsam bergab, die Ellenbogen auf das Lenkrad, das Kinn in die Hände gestützt. Am Fuß des Hügels erwachte er aus seiner Träumerei und steigerte die Geschwindigkeit auf siebzig Stundenmeilen. Der alte Wagen schaukelte wild die schmale Straße entlang, und mein beweglicher Sitz schleuderte hin und her, obgleich ich die Füße mit aller Kraft gegen den Boden stemmte.

Dann trat Farnon kräftig auf die Bremse, zeigte mir einige Zuchtrinder auf einem Feld und preschte weiter. Er sah überhaupt nicht auf die Straße, seine ganze Aufmerksamkeit galt der Landschaft zu beiden Seiten und hinter uns. Das beunruhigte mich, denn er fuhr die meiste Zeit sehr schnell und blickte dabei über die Schulter.

Schließlich bogen wir von der Straße ab, fuhren einen schmalen Weg entlang und kamen auf einen Hof. «Hier ist ein lahmes Pferd», sagte Farnon. Ein stämmiger Wallach wurde herausgeführt, und wir sahen aufmerksam zu, wie der Bauer ihn auf und ab traben ließ.

«Was meinen Sie, auf welchem Bein er lahmt?» fragte mein Kollege. «Links vorn? Ja, das glaube ich auch. Wollen Sie es untersuchen?»

Als ich meine Hand auf den Fuß legte, fühlte ich, daß er unnatürlich heiß war. Ich bat um einen Hammer und klopfte damit gegen die Hornwand des Hufs. Das Pferd zuckte zurück, hob den Fuß und hielt ihn ein paar Sekunden zitternd hoch, bevor es ihn vorsichtig wieder auf den Boden setzte. «Sieht aus wie Eiter im Fuß», meinte ich.

«Ich wette, Sie haben recht», sagte Farnon. «Hier in der Gegend nennen sie es übrigens Kies. Was schlagen Sie also vor?»

«Die Sohle öffnen, damit der Eiter abfließen kann.»

«Richtig.» Er hielt mir ein Hufmesser hin. «Lassen Sie mich mal Ihre Technik sehen.»

Mit dem unbehaglichen Gefühl, daß ich auf die Probe gestellt wurde, nahm ich das Messer, hob den Fuß des Pferdes und klemmte ihn zwischen meine Knie. Ich wußte, was ich zu tun hatte – ich mußte die dunkle Stelle auf der Sohle finden, wo die Infektion eingedrungen war, und ich mußte die Spur weiterverfolgen, bis ich auf den Eiter stieß. Ich kratzte die Schmutzklumpen ab und fand nicht nur eine Spur, sondern mehrere. Nachdem ich noch ein paarmal geklopft hatte, um die entzündete Stelle zu finden, begann ich zu schneiden.

Das Horn war hart wie Marmor, und nur winzige, sehr dünne Späne gingen bei jeder Drehung des Messers ab. Das Pferd war offenbar froh, daß es den schmerzenden Fuß nicht auf den Boden zu stellen brauchte, und lehnte sich dankbar mit seinem vollen Gewicht gegen meinen Rücken. Ich stöhnte und knuffte den Wallach mit dem Ellbogen in die Rippen, aber obwohl er sich eine Sekunde aufrichtete, lastete er doch bald wieder auf mir.

Die Spur wurde schwächer und verschwand schließlich ganz. Ich fluchte lautlos und machte mich an die andere Spur. Und während mein Rücken fast durchbrach und mir der Schweiß in die Augen rann, wurde mir klar, daß ich, wenn diese Spur auch verschwand, den Fuß loslassen und mich ausruhen mußte. Und das wollte ich nicht, weil Farnon mich beobachtete.

Verzweifelt schabte ich weiter, und als das Loch tiefer wurde, begannen meine Knie unbändig zu zittern. Ich fürchtete schon, im nächsten Augenblick flach aufs Gesicht zu fallen, als ich sah, wie unter der Messerklinge ein dünner Eiterstrahl hervorschoß, dem ein konstantes Rinnsal folgte.

«Gut gemacht, Herriot.» Farnon nahm das Messer und schob

es in seine Tasche. «Macht nicht gerade Spaß, wenn das Horn so hart ist wie dieses.»

Er gab dem Pferd eine Tetanusspritze und sagte dann zu dem Bauern: «Halten Sie ihm doch bitte für eine Sekunde den Fuß hoch, während ich das Loch desinfiziere.» Der stämmige kleine Mann klemmte den Fuß zwischen seine Knie und sah interessiert zu, als Farnon das Loch mit Jodkristallen füllte und etwas Terpentin hinzufügte. Ich beobachtete fasziniert, wie dicker Rauch aufstieg und sich ausbreitete. Den Bauern konnte ich nur an krächzenden Lauten irgendwo in der Mitte lokalisieren.

Als sich der Rauch langsam verzog, kamen ein paar runde erschrockene Augen zum Vorschein. «Meine Güte, Mr. Farnon, ich dachte schon, jetzt holt mich der Teufel», sagte der Bauer hustend. Er betrachtete ehrfurchtsvoll das geschwärzte Loch in dem Huf. «Es ist wunderbar, was die Wissenschaft heute alles fertigbringt.»

Wir machten noch zwei Besuche. Ich mußte eine Schnittwunde im Bein eines Kalbes nähen und verbinden; dann fuhren wir zu der Kuh mit der blockierten Zitze.

Mr. Shape, der noch immer besorgt aussah, führte uns in den Stall. Farnon zeigte auf die Kuh. «Versuchen Sie mal Ihr Heil, Herriot.»

Ich hockte mich nieder und tastete die Zitze ab, befühlte das geschwollene Gewebe. Es mußte mit einem Hudsoninstrument durchstoßen werden, und so begann ich die dünne Metallspirale in die Zitze zu schieben. Im nächsten Augenblick saß ich japsend in der Dungrinne, und auf meinem Hemd, genau über dem Solarplexus, war deutlich der Abdruck eines gespaltenen Hufs zu sehen.

Es war peinlich, aber ich konnte lediglich dasitzen und wie ein gestrandeter Fisch nach Luft schnappen. Mr. Shape hielt sich die Hand vor den Mund, hin- und hergerissen zwischen seiner angeborenen Höflichkeit und seiner Belustigung über den gescheiterten Veterinär. «Tut mir leid, junger Mann, ich hätte Ihnen sagen sollen, daß dies eine sehr freundliche Kuh ist. Sie will einem immer die Hand schütteln.» Dann, überwältigt von seinem eigenen Witz, preßte er seine Stirn an den Rücken der Kuh und wurde von einem Anfall lautlosen Lachens geschüttelt.

Ich wartete, bis ich wieder frei atmen konnte, und dann erhob ich mich würdevoll aus der Rinne. Mr. Shape hielt das Maul der Kuh fest, Mr. Farnon hob ihr den Schwanz hoch. Nun konnte ich das Instrument durch das Fasergewebe drükken und die Blockierung beseitigen. Obwohl die Kuh durch unsere Vorsichtsmaßnahmen behindert wurde, verpaßte sie mir noch mehrere kräftige Stöße gegen Arme und Beine.

Als ich fertig war, packte der Bauer die Zitze, und ein langer, weißer Strahl schoß auf den Boden.

«Großartig», sagte er, «jetzt läuft sie wieder auf vier Zylindern.»

Kapitel 3

«Wir fahren einen anderen Weg zurück.» Farnon beugte sich über das Lenkrad und wischte die zerschrammte Windschutzscheibe mit dem Ärmel ab. «Über den Brenkstonepaß und nach Sildale hinunter. Es ist nicht sehr viel weiter, und ich möchte, daß Sie die Gegend sehen.»

Wir fuhren eine steile, gewundene Straße hinauf, höher und immer höher. Der Berghang fiel senkrecht zu einer dunklen Schlucht ab, wo ein Gebirgsbach schäumend ins Tal floß. Auf der Paßhöhe stiegen wir aus. In dem Sommerdunst bot sich uns ein wildes Panorama von kahlen Höhen und Gipfeln, das sich im Westen in den blutroten und goldenen Streifen des Himmels verlor. Im Osten ragte ein schwarzer Berg über uns auf, drohend in seiner nackten Masse. Riesige Felsquader bedeckten die tiefer gelegenen Hänge. Ich stieß einen leisen Pfiff aus. Was für ein Unterschied zu dem freundlichen Hügelland, das ich gesehen hatte, als ich mich Darrowby näherte.

Farnon wandte sich mir zu. «Ja, dies ist eine der wildesten Gegenden in England. Fürchterlich im Winter. Der Paß ist oft wochenlang blockiert.»

Ich sog die reine Luft tief in meine Lungen. Nichts regte sich im weiten Umkreis, nur ein Brachvogel rief leise, und ich hörte das ferne Tosen des Gießbachs. Es war dunkel, als wir in den Wagen stiegen und zur langen Abfahrt nach Sildale starteten. Das Tal war ein dunkler, formloser Fleck, aber vereinzelte Lichtpunkte ließen erkennen, wo einsame Gehöfte an den Berghängen klebten. Wir kamen in ein stilles Dorf, und Farnon trat kräftig auf die Bremse. Mein beweglicher Sitz rutschte nach vorn, und mein Kopf schlug dröhnend gegen die Windschutzscheibe, aber Farnon schien es nicht zu bemerken. «Hier ist ein großartiges Wirtshaus. Kommen Sie, wir trinken ein Bier.»

Ein Wirtshaus wie dieses hatte ich noch nie gesehen. Es bestand einfach aus einer großen viereckigen Küche mit Fliesenboden. Ein riesiger Kamin und ein alter schwarzer Kochherd nahmen das eine Ende des Raumes ein. Auf dem Herd stand ein Kessel; ein einziger großer Holzklotz zischte und knisterte und verbreitete einen harzigen Geruch.

Etwa ein Dutzend Männer saßen auf den Wandbänken mit hohen Rückenlehnen. Als wir hereinkamen, empfing uns Schweigen. Dann sagte jemand: «Na, Mr. Farnon», und dieser Gruß löste freundliches Brummen und Nicken bei den Umsitzenden aus. Sie waren größtenteils Bauern oder Landarbeiter, die stillvergnügt ihren Feierabend genossen. Alle waren sonnenverbrannt, und einige der Jüngeren trugen keinen Schlips, so daß man unter dem offenen Hemd die nackte, muskulöse Brust sah.

Farnon führte mich zu einem der alten Eichentische, bestellte zwei Bier und sah mich an. «Sie können die Stellung haben, wenn Sie wollen. Vier Pfund die Woche, dazu Kost und Logis. Einverstanden?»

Mir verschlug es die Sprache. Ich hatte den Posten bekommen! Und für vier Pfund die Woche! Ich erinnerte mich an die erschütternden Stellengesuche im *Record*. «Tierarzt mit Berufserfahrung arbeitet gegen Verpflegung und Unterkunft.» Das B.V.M.A. hatte Druck auf den Verleger ausüben müssen, damit diese S.O.S.-Rufe nicht mehr veröffentlicht wurden.

«Ja, danke», sagte ich und versuchte, gleichmütig zu erscheinen.

«Gut.» Farnon nahm einen hastigen Schluck Bier. «Ich will

Ihnen von meiner Praxis erzählen. Ich kaufte sie vor einem Jahr von einem achtzigjährigen Mann. Er praktizierte noch trotz seines Alters, war ein richtig zäher Bursche. Aber er hatte keine Lust mehr, mitten in der Nacht aufzustehen, was verständlich ist. Und in vieler Hinsicht hatte er natürlich die Dinge laufen lassen – hing noch an all diesen alten Ideen. Einige der uralten Instrumente im Operationszimmer gehörten ihm. Na, jedenfalls tat sich kaum noch was in der Praxis, und ich versuche sie jetzt wieder hochzubringen. Zur Zeit ist's mit den Einnahmen nicht weit her, aber wenn wir ein paar Jahre durchhalten, wird sich das bestimmt ändern. Die Bauern freuen sich, daß ein jüngerer Mann die Praxis übernommen hat, und sie begrüßen die neuen Behandlungs- und Operationsmethoden. Aber ich muß ihnen abgewöhnen, daß sie für einen Besuch prinzipiell nur dreieinhalb Shilling zu zahlen haben, wie es bei dem Alten üblich war, und das ist ein hartes Stück Arbeit. Die Leute aus den Dales sind großartige Menschen, und Sie werden sie bestimmt auch mögen, aber sie trennen sich nur von ihren Moneten, wenn man ihnen beweist, daß sie etwas Gleichwertiges dafür kriegen.»

Er erzählte begeistert von seinen Zukunftsplänen, und das Bier floß in Strömen. Nun fanden sich nach und nach auch die Stammgäste aus dem Dorf ein, es wurde immer lauter und wärmer, und kurz bevor das Lokal schloß, war ich von meinem Kollegen getrennt und saß inmitten einer Gruppe lachender Leute, die ich seit Jahren zu kennen schien.

Farnon winkte mir von der Tür her zu. Es war Zeit zum Aufbruch. Wir trieben im Strom unserer neuen Freunde nach draußen, bildeten in der stillen Dorfstraße eine kleine Insel aus Lärm und Licht. Ein strohblonder junger Bursche in Hemdsärmeln öffnete mir höflich die Wagentür, und ich ließ mich mit einem letzten Gute-Nacht-Winken auf den Sitz fallen. Diesmal kippte das Ding noch schneller hintenüber als sonst, ich sauste rückwärts und blieb hilflos liegen, den Kopf zwischen ein paar Wellingtons, die Knie gegen die Brust gedrückt.

Überraschte Gesichter betrachteten mich durch das Rückfenster, aber bald griffen viele willige Hände zu, richteten mich auf und stellten den Tricksitz wieder auf seine Kufen. Ich fragte mich, wie lange das wohl schon so ging und ob mein Chef jemals daran gedacht hatte, daß man das Ding reparieren lassen könnte.

Wir ratterten in die Dunkelheit hinein, und ich sah mich noch einmal nach der winkenden Gruppe um.

Kapitel 4

Ich war jetzt seit vierundzwanzig Stunden in Darrowby und hatte noch keinen Besuch allein gemacht. Ein weiterer Tag war damit vergangen, daß ich Farnon zu seinen Patienten begleitet hatte. Für einen Mann, der so unachtsam und vergeßlich zu sein schien, war Farnon enttäuschend vorsichtig beim Start seines neuen Assistenten.

An diesem zweiten Tag waren wie in Lidderdale gewesen, und ich hatte weitere Kunden kennengelernt – freundliche, höfliche Bauern, die mich liebenswürdig empfingen und mir viel Erfolg wünschten. Aber unter Farnons Aufsicht zu arbeiten, das war, als sei ich wieder auf dem College, wo der Professor jeden Handgriff beobachtete. Ich hatte das Gefühl, meine berufliche Karriere werde erst dann beginnen, wenn ich ohne Unterstützung und unbeobachtet ein krankes Tier behandelte.

Der Zeitpunkt konnte allerdings nicht mehr fern sein. Farnon war nach Brawton gefahren, um seine Mutter ein zweites Mal zu besuchen. Ein liebevoller Sohn, dachte ich erstaunt. Und er hatte gesagt, er werde erst spät zurück sein, also schien die alte Dame einen ungewöhnlichen Tagesrhythmus zu haben. Na, wenn schon – wichtig war ja nur, daß ich allein die Verantwortung hatte.

Ich saß in einem Lehnstuhl, sah aus dem französischen Fenster auf die Schatten, die die Abendsonne auf den struppigen Rasen warf, und überlegte, was wohl mein erster Anruf sein würde. Vermutlich eine Enttäuschung nach all den Jahren des Wartens. So etwas wie ein hustendes Kalb oder ein Schwein, das an Verstopfung litt. Und vielleicht wäre das gar nicht mal so schlecht – mit irgendwas anzufangen, was ich leicht in Ordnung bringen konnte. Ich döste behaglich vor mich hin, als draußen im Gang das Telefon schrillte.

«Sind Sie Mr. Farnon?» fragte eine Männerstimme.

«Nein, tut mir leid, er ist unterwegs. Ich bin sein Assistent.»

«Wann kommt er zurück?»

«Erst spät, fürchte ich. Kann ich etwas für Sie tun?»

«Ich weiß nicht, ob Sie etwas für mich tun können.» Die Stimme klang jetzt recht arrogant. «Ich bin Mr. Soames, Lord Hultons Gutsverwalter. Hier ist ein wertvolles Jagdpferd an Kolik erkrankt. Verstehen Sie etwas von Koliken?»

Diese Frage ging mir gegen den Strich. «Ich bin Tierarzt, also werde ich wohl etwas davon verstehen.»

Es folgte eine lange Pause, dann bellte die Stimme von neuem: «Gut, ich will's mit Ihnen probieren. Zum Glück weiß ich, welche Injektion das Pferd braucht. Bringen Sie Arekolin mit. Und lassen Sie mich um Himmels willen nicht die ganze Nacht warten. Wann kommen Sie?»

«Ich fahre sofort los.»

«Gut.»

Damit knallte er den Hörer auf die Gabel. Ich fühlte, wie mir das Blut in die Wangen stieg. Mein erster Fall würde also keine Belanglosigkeit sein. Koliken waren verzwickte Sachen, und ich hatte einen aggressiven Besserwisser namens Soames auf dem Hals. Während der acht Meilen langen Fahrt las ich aus dem Gedächtnis den berühmten Klassiker *Koliken bei Pferden* von Caulton Reeks. Ich war das Buch im letzten Jahr so oft durchgegangen, daß ich ganze Passagen daraus wie Lyrik rezitieren konnte.

Hier handelte es sich vermutlich um eine leichte Darmreizung, verursacht durch Futterwechsel oder zu fettes Gras. Die meisten Koliken kamen daher. Ein schneller Stoß Arekolin und vielleicht etwas Chlorodin zur Beruhigung, und alles würde in Ordnung sein.

Ich war noch mit dieser glücklichen Vorstellung beschäftigt, als ich in einen makellos sauberen Hof einfuhr, der an drei

Seiten von großen Ställen umgeben war. Davor stand ein breitschultriger, untersetzter Mann, der mit seiner karierten Mütze und Jacke, den gut geschnittenen Breeches und den glänzenden Gamaschen sehr flott aussah.

Etwa dreißig Yards von dem Mann entfernt hielt ich an, und als ich ausstieg, drehte er mir langsam und bedächtig den Rücken zu. Ich ging über den Hof, ließ mir Zeit und wartete, daß der andere sich umwenden sollte, aber er stand regungslos, die Hände in den Taschen, und blickte nach der anderen Seite. Ich machte ein paar Schritte hinter ihm halt, aber er drehte sich noch immer nicht um. Nach einer Weile hatte ich es satt, seinen Rücken anzustarren, und sagte: «Mr. Soames?» Zuerst rührte sich der Mann nicht, dann wandte er sich sehr langsam um. Er hatte einen dicken, roten Hals, eine gesunde Gesichtsfarbe und kleine, stechende Augen. Ohne zu antworten, musterte er mich von Kopf bis Fuß, nahm mit einem Blick meinen abgetragenen Regenmantel, meine Jugend, mein unerfahrenes Aussehen zur Kenntnis. Dann sah er wieder weg.

«Ja, ich bin Mr. Soames.» Er betonte das Mr., als bedeute es ihm besonders viel. «Ich bin ein sehr guter Freund von Mr. Farnon.»

«Mein Name ist Herriot.»

Soames schien es nicht gehört zu haben. «Ja, Mr. Farnon ist ein tüchtiger Mann. Wir sind gute Freunde.»

«Eines Ihrer Pferde hat also eine Kolik?» Ich wünschte, meine Stimme hätte nicht so schrill und unsicher geklungen.

Soames' Blick war noch immer auf den Himmel gerichtet. Er pfiff leise eine kleine Melodie vor sich hin, bevor er sprach. «Da drinnen», sagte er und wies mit dem Kopf auf einen der Ställe. «Eines der besten Jagdpferde Seiner Lordschaft. Braucht fachmännische Behandlung, meine ich.» Er legte den Ton leicht auf fachmännisch.

Ich öffnete die Tür, ging hinein und blieb stehen, als wäre ich gegen eine Wand gelaufen. Es war ein sehr großer Stall, mit dicken Torfpolstern ausgelegt. Ein braunes Pferd stolperte unablässig in dem Kreis herum, den es in den Torf getreten hatte. Es war vom Maul bis zum Schwanz in Schweiß gebadet, die Nüstern waren geweitet, die Augen starrten ins Leere. Der Kopf schwankte bei jedem Schritt, und durch die zusammengepreßten Zähne tropften große Mengen Schaum auf den Boden. Von dem Körper des Tieres stieg übelriechender Dampf auf.

Mein Mund war trocken. Ich hatte Mühe zu sprechen und brachte nur ein leises Flüstern zustande. «Seit wann geht das schon so?»

«Ach, es fing heute morgen mit leichten Bauchschmerzen an. Ich hab ihm den ganzen Tag über schwarze Tropfen gegeben, vielmehr der Bursche da hat sie ihm gegeben. Würde mich gar nicht wundern, wenn er's verhunzt hätte, wie er alles verhunzt.»

Jetzt sah ich, daß jemand in einer dunklen Ecke stand: ein großer, fetter Mann mit einem Kummet in der Hand.

«Ich hab die Tropfen ganz richtig in ihn reingekriegt, Mr. Soames, aber sie haben ihm nicht geholfen.» Der große Mann machte ein ängstliches Gesicht.

«Und Sie wollen was von Pferden verstehen?» fragte Soames. «Ich hätte mich selbst drum kümmern sollen, dann würde es ihm jetzt besser gehen.»

«Um dem Tier zu helfen, brauchen Sie mehr als schwarze Tropfen», warf ich ein. «Dies ist keine gewöhnliche Kolik.»

«Was denn sonst, zum Teufel?»

«Das kann ich erst sagen, wenn ich es untersucht habe, aber solche starken, anhaltenden Schmerzen könnten auf eine Darmverschlingung schließen lassen.»

«Ach was, Darmverschlingung! Ein bißchen Bauchschmerzen hat er, das ist alles. Er hat den ganzen Tag über noch nichts gemacht und braucht etwas zum Abführen. Haben Sie Arekolin mitgebracht?»

«Wenn es eine Darmverschlingung ist, wäre Arekolin das letzte, was man ihm geben sollte. Er hat jetzt schon schlimme Schmerzen, aber Arekolin würde ihn zum Wahnsinn treiben. Es zieht die Eingeweidemuskeln zusammen.»

«Verdammt noch mal», knurrte Soames, «halten Sie mir hier keine Vorträge. Wollen Sie nun etwas für das Pferd tun oder nicht?»

Ich wandte mich an den großen Mann in der Ecke. «Legen Sie ihm das Kummet über, ich will ihn untersuchen.»

Mit dem Bügel über dem Kopf wurde das Pferd zum Stehen gebracht. Es zitterte und stöhnte, als ich eine Hand zwischen

Rippen und Knie schob, um den Puls zu fühlen. Er war so schlecht, wie er nur sein konnte – ein rasendes, schwaches Klopfen. Ich hob mit zwei Fingern ein Augenlid an; die Schleimhaut war von einem dunklen Backsteinrot. Das Fieberthermometer zeigte vierzig Grad an.

«Könnte ich bitte einen Eimer mit heißem Wasser, Seife und Handtuch haben?» sagte ich zu Soames.

«Wofür, zum Teufel? Sie haben noch nicht richtig angefangen und wollen sich schon waschen?»

«Ich möchte eine Rektaluntersuchung vornehmen. Wollen Sie mir bitte das Wasser bringen?»

«Du lieber Himmel, so was hab ich noch nie erlebt.» Soames strich sich müde über die Augen und fuhr dann den großen Mann an: «Los, stehen Sie hier nicht herum. Holen Sie ihm sein Wasser, vielleicht geht's dann endlich weiter.»

Als das Wasser kam, seifte ich meinen Arm ein und schob ihn sanft in den After des Tieres. Ich fühlte deutlich die Verlagerung des Dickdarms auf der linken Seite und eine feste, geschwollene Masse, die nicht hätte sein dürfen. Als ich sie berührte, zitterte und stöhnte das Pferd von neuem.

Ich wusch meine Arme und trocknete sie ab. Mein Herz hämmerte. Was sollte ich tun? Was konnte ich sagen?

Soames stapfte vor der Box hin und her und brummte irgend etwas, während sich das Tier vor Schmerzen wand. «Passen Sie doch auf, zum Donnerwetter», schrie er den Pferdeknecht an, der das Kummet festhielt. «Was machen Sie denn da?»

Der große Mann antwortete nicht. Er hatte in keiner Weise schuld, aber er starrte Soames lediglich an.

Ich holte tief Luft. «Alle Anzeichen deuten auf eine Darmverschlingung hin.»

«Gut, wie Sie wollen. Das Pferd hat also eine Darmverschlingung. Dann tun Sie doch was, ja? Sollen wir hier die ganze Nacht herumstehen?»

«Leider kann man nichts tun. Dagegen gibt es kein Mittel. Es kommt jetzt nur darauf an, das Tier so schnell wie möglich von seinen Schmerzen zu erlösen.»

Soames verzog das Gesicht. «Kein Mittel? Das Tier von seinen Schmerzen erlösen? Was reden Sie da für Unsinn? Worauf wollen Sie hinaus?»

«Ich schlage vor», sagte ich mühsam beherrscht, «daß Sie mir gestatten, ihn auf der Stelle niederzustrecken.»

«Was meinen Sie?» Soames starrte mich mit offenem Mund an.

«Ich meine, daß ich ihn erschießen sollte, und zwar sofort. Ich habe einen Revolver im Auto.»

Soames sah aus, als werde er gleich explodieren. «Ihn erschießen? Sind Sie verrückt? Wissen Sie, wieviel der Braune wert ist?»

«Darauf kommt es nicht an, Mr. Soames. Das Pferd hat seit heute früh Furchtbares durchgemacht, und nun stirbt es. Sie hätten mich viel eher holen sollen. Es könnte noch ein paar Stunden leben, aber der Tod ist unvermeidlich. Und es hat pausenlos furchtbare Schmerzen.»

Soames verbarg sein Gesicht in den Händen. «O Gott, warum mußte mir das passieren? Seine Lordschaft ist verreist, sonst würde ich ihn rufen, damit er Ihnen den Kopf zurechtsetzt. Ich sage Ihnen, wenn Ihr Chef hergekommen wäre, er hätte dem Pferd eine Spritze gegeben und es in einer halben Stunde wieder hingekriegt. Hören Sie, können wir nicht bis heute abend warten, damit Mr. Farnon sich den Braunen noch einmal ansieht?»

Irgend etwas in mir reagierte freudig auf diesen Vorschlag. Eine Morphiumspritze geben und dann die Verantwortung einem andern überlassen. Nichts leichter als das. Ich sah auf das Pferd. Es hatte seine sinnlosen Kreisbewegungen wiederaufgenommen – ein verzweifelter Versuch, sich von seinen Schmerzen zu befreien. Jetzt hob es den Kopf und wieherte leise. Das klang so verzagt, so hilflos, und ich konnte es einfach nicht mehr ertragen.

Ich lief hinaus und holte den Revolver aus dem Wagen. «Halten Sie ihm den Kopf fest», sagte ich zu dem großen Mann und setzte die Mündung zwischen die trüben Augen. Ein scharfer Knall, und das Pferd brach zusammen. Es schlug dumpf auf dem Torf auf und rührte sich nicht mehr.

Ich wandte mich zu Mr. Soames, der ungläubig auf den Leichnam starrte. «Mr. Farnon wird morgen früh herüberkommen und eine Autopsie vornehmen. Ich möchte, daß er Lord Hulton die Richtigkeit meiner Diagnose bestätigt.»

Damit zog ich meine Jacke an und ging hinaus zum Auto. Als ich den Motor einschaltete, öffnete Soames die Wagentür und steckte den Kopf herein. Er sprach ruhig, aber seine Stimme klang wütend. «Ich werde Seine Lordschaft über diese Sache informieren. Und ich werde Mr. Farnon sagen, was für einen Assistenten er sich da an Land gezogen hat. Bei der Autopsie morgen wird sich herausstellen, daß Sie unrecht hatten, und dann bringe ich Sie vor Gericht.» Er knallte die Tür zu.

Als ich wieder in der Praxis war, beschloß ich, auf meinen Chef zu warten, und während ich müßig dasaß, versuchte ich mich von dem Gefühl zu befreien, meine Karriere sei ruiniert, noch bevor sie begonnen hatte. Aber sooft ich auch alles überdachte, ich kam immer wieder zu dem Schluß, daß ich nicht anders hätte handeln können.

Gegen ein Uhr nachts kehrte Farnon zurück. Die Gesellschaft seiner Mutter hatte anregend auf ihn gewirkt. Seine schmalen Wangen waren gerötet, und er roch angenehm nach Gin. Überrascht stellte ich fest, daß er einen Abendanzug trug, und obwohl der Smoking einen altmodischen Schnitt aufwies und in losen Falten an seinem knochigen Körper hing, sah er darin wie ein Botschafter aus.

Er hörte sich schweigend meinen Bericht über das Pferd an. Gerade wollte er etwas dazu sagen, als das Telefon klingelte. «Ein ganz Später», flüsterte er. Dann: «Ach, Sie sind es, Mr. Soames.» Er nickte mir zu und setzte sich in seinen Sessel. Lange Zeit sagte er nichts als «ja» und «nein» und «aha»; dann richtete er sich entschlossen auf und begann zu sprechen. «Ich danke für Ihren Anruf, Mr. Soames. Meines Erachtens hat Mr. Herriot das einzig Mögliche unter diesen Umständen getan . . . Nein, ich kann Ihnen nicht zustimmen. Es wäre grausam gewesen, das Tier seinem Schicksal zu überlassen. Eine unserer Pflichten ist es, Leiden zu verhindern . . . Ich bedaure, daß Sie das so ansehen, aber Mr. Herriot ist für mich ein hochqualifizierter Tierarzt. Ich an seiner Stelle hätte genauso gehandelt. Gute Nacht, Mr. Soames, ich sehe Sie morgen früh.»

Ich war so erleichtert, daß ich am liebsten eine Laudatio auf meinen Chef gehalten hätte, aber dann sagte ich doch nur: «Danke.»

Farnon holte eine Flasche Whisky aus dem Schrank mit der

Glastür über dem Kaminsims. Er füllte ein hohes Glas zur Hälfte und schob es mir zu. Für sich goß er die gleiche Menge ein. In seinem Sessel zurückgelehnt, nahm er einen großen Schluck, starrte sekundenlang auf die bernsteinfarbene Flüssigkeit und blickte dann lächelnd auf. «Sie haben heute abend ganz schön was mitgemacht, mein Junge. Ihr erster Fall – und ausgerechnet Soames.»

«Kennen Sie ihn gut?»

«Ach, ich weiß alles über ihn. Er ist nicht mein Freund, das können Sie mir glauben. Man munkelt, daß er ein Gauner ist. Er soll sein Schäfchen schon lange im trocknen haben – und zwar auf Kosten Seiner Lordschaft. Eines Tages wird er einen Schnitzer machen und erwischt werden, schätze ich.»

Der unverdünnte Whisky floß brennend in meinen Magen, aber ich hatte ihn nötig. «Ich wünsche mir nicht allzu viele Fälle wie den von heute abend, aber wahrscheinlich ist die tierärztliche Praxis meistens so.»

«Na, nicht ganz», erwiderte Farnon. «Allerdings weiß man nie, was einen erwartet. Es ist ein komischer Beruf, wissen Sie. Er bietet jedem von uns ungeahnte Möglichkeiten, sich zu blamieren.»

«Aber gewiß hängt doch eine ganze Menge von dem Können des einzelnen ab.»

«Bis zu einem gewissen Grad. Natürlich hilft es, wenn man gute Arbeit leistet, doch selbst wenn Sie ein echtes Genie sind, lauern Demütigung und Hohn auf Sie. Ich hatte mal einen berühmten Pferdespezialisten hier, der eine komplizierte Operation vornahm, und während des Eingriffs hörte das Pferd plötzlich auf zu atmen. Der Anblick des Mannes, der wie wahnsinnig auf den Rippen seines Patienten herumtanzte, brachte mir zum Bewußtsein, daß ich zeitlebens in ziemlich regelmäßigen Abständen ebenso dämlich aussehen würde.»

Ich lachte. «Dann muß ich mich wohl am besten von Anfang an damit abfinden.»

«So ist es. Tiere sind unberechenbar, also ist unser ganzes Leben unberechenbar. Es ist eine lange Geschichte von kleinen Triumphen und Katastrophen, und man muß wirklich an dem Beruf hängen, um durchzuhalten. Heute abend war es Soames, ein andermal wird's jemand anders sein. Eines steht fest: Sie langweilen sich nie. Hier, nehmen Sie noch einen Whisky.»

Ich trank den Whisky und ließ mir noch ein paarmal nachschenken, während wir uns unterhielten. Die Zeit verging wie im Flug. Schon tauchte die Akazie aus dem grauen Licht vor dem Fenster auf, eine Amsel sang ein paar Probetöne, und Farnon goß bedauernd die letzten Tropfen aus der Flasche in sein Glas. Er gähnte und sah auf seine Uhr. «Schon fünf. Wer hätte das gedacht? Aber ich freue mich, daß wir Ihren ersten Fall mit ein paar Drinks gefeiert haben. Es war ein richtiger Fall, stimmt's?»

Kapitel 5

Zwei und eine halbe Stunde Schlaf waren ziemlich wenig, aber ich zwang mich, um halb acht aufzustehen und gegen acht rasiert und gewaschen unten zu sein. Wider Erwarten frühstückte ich allein. Mrs. Hall servierte mir mit unbewegter Miene eine Portion Rührei und berichtete, mein Chef sei schon vor einiger Zeit losgefahren, um die Autopsie an Lord Hultons Pferd vorzunehmen.

Ich war noch mit dem letzten Stück Toast beschäftigt, als Farnon ins Zimmer gestürmt kam. Er sah frisch und munter aus und war in bester Laune.

«Noch was drin in der Kaffeekanne? Ich trinke eine Tasse mit Ihnen.» Er ließ sich krachend auf einen Stuhl fallen. «Also Sie brauchen sich keine Sorgen zu machen. Die Autopsie hat eine klassische Darmverschlingung ergeben. Da war nichts mehr zu machen. Ich bin froh, daß Sie den armen Kerl kurzerhand umgelegt haben.»

«Sind Sie meinem Freund Soames begegnet?»

«O ja, der war natürlich da. Er versuchte ein paar boshafte Bemerkungen über Sie anzubringen, aber er gab es sehr bald auf, als ich ihm erklärte, daß er uns viel zu spät gerufen habe und daß Lord Hulton nicht gerade begeistert sein werde, wenn er hört, wie sein Pferd gelitten hat. Daran kaute er noch, als ich ging.»

Diese Nachricht trug wesentlich dazu bei, meine Stimmung zu heben. Ich ging zum Schreibtisch und holte den Terminkalender. «Hier sind die für heute vorgemerkten Besuche. Welche soll ich übernehmen?»

Farnon kritzelte einige Namen auf ein Stück Papier und reichte mir die Liste. «So», sagte er, «das sind ein paar hübsche unkomplizierte Fälle zum Einarbeiten.»

Ich war schon an der Tür, als er mich zurückrief. «Oh, ich wollte Sie noch um einen Gefallen bitten. Mein jüngerer Bruder kommt heute von Edinburgh herübergetrampt. Er ist auf dem Veterinärscollege, und gestern war Semesterschluß. Wenn er in der Nähe von Darrowby ist, wird er vermutlich anrufen. Würden Sie dann hinfahren und ihn abholen?»

«Natürlich. Gern.»

«Er heißt übrigens Tristan.»

«Tristan?»

«Ja. Ich hätte es Ihnen gleich sagen sollen, denn bestimmt haben Sie sich auch über meinen komischen Namen gewundert. Es war mein Vater, der das wollte. Ein großer Wagnerfreund. Die Musik beherrschte nahezu sein Leben – vor allem die von Wagner.»

«Für Wagner habe ich auch eine kleine Schwäche.»

«Na ja, Sie brauchten ihn eben nicht morgens, mittags und abends zu hören wie wir. Und dann mit einem Namen wie Siegfried durchs Leben gehen zu ssen. Allerdings, es hätte noch schlimmer sein können – Wotan zum Beispiel.»

Der erwartete Anruf kam spät am Nachmittag. Die Stimme am anderen Ende klang unheimlich vertraut.

«Hier spricht Tristan Farnon.»

«Donnerwetter, der Stimme nach könnte man Sie für Ihren Bruder halten.»

Ein angenehmes Lachen antwortete mir. «Das sagt jeder ... Ach ja, das ist sehr nett von Ihnen. Ich wäre froh, wenn Sie mich abholten. Ich bin im *Holly Tree Café* an der Great North Road.»

Die Stimme ließ mich eine jüngere Ausgabe meines Chefs erwarten, aber die kleine Gestalt mit dem Jungengesicht, die auf einem Rucksack hockte, hätte Farnon nicht unähnlicher sein können. Er stand auf, strich sich das dunkle Haar aus der Stirn und hielt mir mit einem charmanten Lächeln die Hand hin.

«Mußten Sie viel laufen?» fragte ich.

«Ja, eine ganz schöne Strecke, aber ich brauchte Bewegung. Wir hatten gestern abend eine wilde Party zum Semesterschluß.» Er öffnete die Wagentür und warf seinen Rucksack nach hinten. Als ich den Motor einschaltete, machte er es sich auf dem Beifahrersitz bequem, als wäre es ein luxuriöser Lehnstuhl, zog ein Paket Woodbines heraus, zündete sich mit liebevoller Konzentration eine Zigarette an und inhalierte genießerisch den Rauch. Dann zog er einen *Daily Mirror* aus der Seitentasche und schlug ihn mit einem Seufzer tiefer Zufriedenheit auf.

Ich bog von der Autostraße nach Westen ab, und das Donnern des Verkehrs hinter uns wurde schnell leiser. Ich sah zu Tristan hinüber. «Sie haben gerade Ihr Examen gemacht?»

«Ja, Pathologie und Parasitenkunde.»

Ich hätte beinahe gegen eines meiner Prinzipien verstoßen und ihn gefragt, ob er bestanden habe, konnte mich aber noch rechtzeitig bremsen. Trotzdem fehlte es uns nicht an Gesprächsstoff. Tristan hatte zu den meisten Zeitungsartikeln etwas zu sagen; gelegentlich las er mir einen Abschnitt vor, und wir diskutierten darüber. Ich gewann immer mehr die Überzeugung, er sei geistig gewandter und reger als ich.

In Skeldale House erfuhren wir, daß Siegfried unterwegs war. Er kam erst am frühen Abend zurück, begrüßte mich freundlich und warf sich in einen Lehnstuhl. Gerade als er über einen seiner Fälle zu sprechen begann, betrat Tristan das Zimmer. Die Atmosphäre veränderte sich schlagartig. Siegfrieds Lächeln wurde sardonisch, und er sah seinen Bruder mit einem langen, abschätzenden Blick an. Dann brummte er ein «Hallo», streckte den Arm aus und ließ einen Finger über die Buchrücken in der Nische gleiten. Diese Tätigkeit schien ihn minutenlang völlig in Anspruch zu nehmen, und ich spürte, wie die Spannung im Raum wuchs. Tristans Gesicht war gänzlich ausdruckslos, nur seine Augen beobachteten scharf.

Schließlich hatte Siegfried das Buch gefunden, das er suchte. Er nahm es vom Regal und blätterte darin. Dann sagte er ruhig, ohne aufzublicken: «Na, wie hat's mit dem Examen geklappt?»

Tristan schluckte und atmete tief ein. «Hab mich in Parasitenkunde tapfer geschlagen», erwiderte er mit flacher, monotoner Stimme. Siegfried schien ihn nicht gehört zu haben. Er hatte eine interessante Stelle in seinem Buch gefunden, die er auch sorgfältig und ohne Hast las. Dann stellte er das Buch zurück und ging wieder die Reihe der Buchtitel durch. Noch immer mit dem Rücken zu seinem Bruder, fragte er: «Und was ist mit Pathologie?»

Tristan saß jetzt auf der Kante seines Stuhls. Sein Blick flog von Siegfried zu dem Bücherregal und zurück. «Bin durchgefallen», sagte er leise.

Siegfried zeigte keine Reaktion. Er suchte weiterhin geduldig nach einem Buch, nahm ab und zu einen Band heraus, warf einen Blick darauf und stellte ihn wieder ins Regal. Schließlich gab er die Suche auf, lehnte sich mit hängenden Armen in seinem Stuhl zurück und sah Tristan an. «In Pathologie bist du also durchgefallen», sagte er im Konversationston.

Mit leicht hysterisch klingender Stimme plapperte ich: «Ach, das ist nicht weiter schlimm, wissen Sie. Er kommt auf jeden Fall ins Abschlußjahr hinein und kann sich Weihnachten in Pathologie prüfen lassen. Er verliert keine Zeit, und Pathologie ist nun mal eine schwierige Materie.»

Siegfried warf mir einen kalten Blick zu. «Ihrer Meinung nach ist das alles nicht weiter schlimm.» Dann folgte ein langes Schweigen. Plötzlich brüllte er unerwartet heftig los. «Ich denke nicht so. Ich finde, es ist eine Katastrophe. Eine verdammte Schande, jawohl! Was zum Teufel hast du das ganze Semester getrieben? Gesoffen, den Weibern nachgestellt, mein Geld ausgegeben – alles, nur nicht gearbeitet. Und du hast auch noch die Frechheit, mir seelenruhig zu erzählen, daß du in Pathologie versagt hast. Stinkfaul bist du, da liegt der Hase im Pfeffer!»

Er war nicht wiederzuerkennen. Sein Gesicht war dunkelrot, seine Augen funkelten wütend. «Aber jetzt reicht's mir», schrie er. «Ich denke nicht daran, mich abzurackern, damit du in aller Gemütlichkeit faulenzen kannst. Jetzt ist Schluß. Ich schmeiß dich raus, und zwar sofort und für immer, ist das klar? Scher dich zum Teufel – ich will dich nicht mehr sehen. Los, verschwinde!»

Tristan, der eine Miene gekränkter Würde aufgesetzt hatte, zog sich wortlos zurück. Verlegen sah ich Siegfried an. Sein Gesicht war fleckig; er murmelte vor sich hin und trommelte mit den Fingern auf der Sessellehne.

Es war mir peinlich, daß ich Zeuge dieser Szene hatte werden müssen, und daher verließ ich mit einem Gefühl der Dankbarkeit das Zimmer, als Siegfried mich zu einem Patienten schickte.

Bei meiner Rückkehr – es war schon fast dunkel – fuhr ich bis zu dem hinteren Weg und bog von dort aus in den Hof ein. Das Quietschen der Garagentür scheuchte die Krähen in den großen Ulmen auf. Ein schwaches Geflatter, ein gedämpftes Krächzen, dann wurde es wieder still. Plötzlich entdeckte ich eine Gestalt, die in der Dunkelheit auf dem Hof stand und in den Garten blickte. Als die Gestalt sich mir zuwandte, sah ich, daß es Tristan war.

Wieder wurde ich verlegen. Wie sehr mußte ich den armen Burschen stören, der hier draußen seinen trüben Gedanken nachhing. «Tut mir leid, daß die Sache so ausgelaufen ist», sagte ich unbeholfen.

Die Zigarette glühte auf, als Tristan einen tiefen Zug machte. «Nein, nein, das ist schon in Ordnung. Hätte sehr viel schlimmer kommen können, wissen Sie.»

«Schlimmer? Na, es ist doch wohl schlimm genug. Was werden Sie jetzt tun?»

«Tun? Wie meinen Sie das?»

«Na ja, er hat Sie immerhin rausgeschmissen, stimmt's? Wo werden Sie heute nacht schlafen?»

Tristan nahm seine Zigarette aus dem Mund, und als er lächelte, schimmerten seine weißen Zähne. «Sie brauchen sich keine Sorgen zu machen, ich schlafe hier, und morgen komme ich zum Frühstück herunter.»

«Aber Ihr Bruder?»

«Siegfried? Ach, bis dahin hat er alles vergessen.»

«Sind Sie sicher?»

«Absolut sicher. Er schmeißt mich jedesmal raus, und dann vergißt er's. Die Sache ist übrigens tadellos gelaufen. Das einzige Problem war eigentlich, ihm die Sache mit der Parasitenkunde mundgerecht zu machen.»

Ich starrte auf die verschwommene Gestalt neben mir. Wieder gab es ein Geraschel, als sich die Krähen in den hohen Bäumen bewegten.

«Parasitenkunde?»

«Ja. Erinnern Sie sich – ich habe lediglich gesagt, ich hätte mich tapfer geschlagen. Einzelheiten habe ich nicht erwähnt.»

«Soll das heißen . . .?»

Tristan lachte leise und klopfte mir auf die Schulter. «Genau. Ich bin auch in Parasitenkunde durchgefallen. Aber keine Sorge, Weihnachten bestehe ich in beiden Fächern.»

Kapitel 6

Ich kuschelte mich tiefer in die Kissen, als die Telefonglocke durch das alte Haus schrillte. Es war drei Wochen nach Tristans Ankunft, und das Leben in Skeldale House verlief in ziemlich gleichförmigem Rhythmus. Jeder Tag begann unweigerlich mit dem Klingeln des Telefons zwischen sieben und acht Uhr, nachdem die Bauern einen ersten Blick auf ihr Vieh geworfen hatten.

Es gab nur einen Telefonapparat im Haus. Er stand auf einem Sims in dem mit Fliesen ausgelegten Flur. Siegfried hatte mir eingeschärft, ich solle wegen der frühen Anrufe nicht aufstehen; er habe Tristan mit dieser Aufgabe betraut, um sein Verantwortungsgefühl zu fördern.

Das Klingeln wollte nicht verstummen; es schien immer lauter zu werden. In Tristans Zimmer rührte sich nichts, und ich wartete auf die nächste Szene des täglichen Dramas, die stets damit begann, daß eine Tür krachend aufgerissen wurde. Dann kam Siegfried aus seinem Zimmer gestürmt und raste die Treppe hinunter.

Es folgte eine lange Stille, und ich sah in Gedanken, wie Siegfried in dem zugigen Flur barfuß auf den eiskalten Fliesen stand, während er dem gemächlichen Bericht eines Bauern lauschte. Dann das Klirren des auf die Gabel geworfenen Hörers und die stampfenden Schritte auf der Treppe, wenn Siegfried zu seinem Bruder hinaufeilte.

Als nächstes flog Tristans Tür auf; dann ertönte ein wütender Schrei. Mischte sich leiser Triumph in den Zorn, dann war Tristan im Bett ertappt worden – ein eindeutiger Sieg für den älteren Bruder, und er hatte nicht viele Siege zu verzeichnen. Meistens zog Tristan sich blitzschnell an und trat Siegfried fertig angekleidet gegenüber. Es verschaffte ihm einen psychologischen Vorteil, wenn er seine Krawatte band, während der Bruder noch im Pyjama war.

Aber an diesem Morgen hatte sich Tristan zu sehr auf sein Glück verlassen: Bei dem Versuch, ein paar Extrasekunden zu gewinnen, war er im Bett erwischt worden. «Warum bist du nicht an das verdammte Telefon gegangen, wie ich's dir aufgetragen habe? Erzähl mir nicht, du wärst ebenso taub wie faul. Los, los, raus aus dem Bett!»

Später beobachtete ich Siegfrieds Miene, als er das Eßzimmer betrat, wo Tristan bereits fröhlich seinen Toast kaute und den gegen die Kaffeekanne gelehnten *Daily Mirror* las. Mein Chef verzog das Gesicht, als hätte er plötzlich Zahnschmerzen bekommen.

Das alles schuf eine gespannte Atmosphäre, und ich war erleichtert, als ich vom Kaffeetisch aufstehen konnte, um meine Sachen für die morgendliche Runde zu holen. Durch den schmalen Korridor mit seinem vertrauten, erregenden Geruch nach Äther und Karbol ging ich hinaus in den von hohen Mauern umgebenen Garten, der zu dem Hof führte, wo die Autos standen.

Ich beeilte mich niemals auf diesem Weg. Auch wenn ein dringender Fall auf mich wartete, ich ließ mir Zeit. Zuerst ging es einen schmalen Pfad entlang, zwischen der efeubedeckten Mauer und dem langen Anbau des Hauses, wo die Glyzinien ihre Ranken und welken Blüten bis in die Zimmer hineinschoben. Dann am Steingarten vorbei; und an dem Rasenplatz, der zerzaust und vergessen aussah, aber dem trockenen Backstein Kühle spendete. An seinen Rändern leuchteten Blumen in verschwenderischer Fülle und kämpften gegen einen Dschungel von Unkraut. Es folgten der Rosengarten und ein Spargelbeet, dessen fleischige Stengel zu üppigen Wedeln emporgeschossen waren. Weiter hinten wuchsen Erdbeeren und Himbeeren. Überall standen Obstbäume, deren Zweige den Weg überschatteten. Pfirsiche, Birnen, Kirschen und Pflaumen kämpften am Spalier der Südmauer mit den wilden Kletterrosen um einen Platz.

Zwischen den Blumen flogen Bienen hin und her; die Lieder der Amseln und Drosseln wetteiferten mit dem Krächzen der Krähen hoch oben in den Ulmen.

Mein Leben war ausgefüllt. Da waren so viele Dinge, die es herauszufinden galt, und so vieles, was ich mir beweisen mußte. Die Tage flogen dahin; sie waren voller Herausforderung und bedrängten mich mit all dem Neuen. Nur hier im Garten schien die Zeit schon seit langem stillzustehen. Ich blickte zurück, bevor ich den Hof betrat, und es war, als stieße ich in einem Buch auf ein Bild: der leere, wilde Garten und dahinter das große, schweigende Haus. Ich konnte nie ganz glauben, daß es da war und ich nun dazugehörte.

Und dieses Gefühl verstärkte sich noch, wenn ich auf den Hof kam. Er war viereckig und mit Kopfsteinen gepflastert, zwischen denen das Gras in dichten Büscheln wuchs. Rechts und links standen Gebäude: zwei Garagen, die einstmals die Kutschen beherbergt hatten, ein Stall und eine Sattelkammer, eine Pferdebox und ein Schweinestall. Über einem steinernen Wassertrog hing eine verrostete eiserne Pumpe.

Der Stall hatte einen Heuboden, und auf dem Dach der einen Garage befand sich ein Taubenschlag. Und dann war da noch der alte Boardman. Auch er schien ein Überbleibsel aus besseren Tagen zu sein, humpelte mit seinem lahmen Bein umher und tat nichts Besonderes.

Wenn ich kam, brummte er ein «Guten Morgen» aus seinem Bretterverschlag, in dem er ein paar Werkzeuge und Gartengeräte aufbewahrte. An der Wand hingen seine Kriegserinnerungen; eine Reihe Farbdrucke nach Illustrationen von Bruce

Bairnsfather. Er hatte sie dort angeheftet, als er 1918 aus dem Krieg heimkehrte, und da hingen sie nun immer noch, staubig, an den Rändern umgebogen, und erzählten ihm von Kaiser Wilhelm, den Granatlöchern und den schlammigen Schützengräben.

Boardman wusch manchmal ein Auto oder arbeitete ein bißchen im Garten, aber ihm genügte es, wenn er ein oder zwei Pfund verdiente und dann auf den Hof zurückkehren konnte. Er verbrachte viele Stunden in der Sattelkammer, wo er einfach dasaß, mitunter einen Blick auf die leeren Haken warf, an denen früher die Pferdegeschirre gehangen hatten, und dann seine Faust gegen die Handfläche rieb.

Er erzählte mir oft von den großen Zeiten. «Ich sehe den alten Doktor noch vor mir, wie er auf der obersten Treppenstufe stand und auf seinen Wagen wartete. Ein großer, gut aussehender Mann war er. Trug immer Gehrock und Zylinder. Ich war damals ein junger Bursche, und ich erinnere mich noch gut, wie er da stand, seine Handschuhe anzog und den Hut ein bißchen schräger rückte.»

Boardmans Züge schienen weicher zu werden, und ein Leuchten trat in seine Augen, als spräche er mehr zu sich selbst als zu mir. «Das alte Haus war anders damals. Sie hatten eine Wirtschafterin und sechs Dienstmädchen. Und einen Gärtner. Der Rasen war tadellos gepflegt, die Blumen standen in Reih und Glied, und die Bäume waren sauber beschnitten. Und dieser Hof – das war der Lieblingsplatz vom alten Doktor. Manchmal kam er und sah mir zu, wenn ich hier saß und das Pferdegeschirr putzte. Er war ein richtiger Gentleman, aber man konnte ihm nichts vormachen. Ein Stäubchen irgendwo, und er wurde fast verrückt. Aber mit dem Krieg ging das alles zu Ende. Jeder hat's jetzt eilig. Sie kümmern sich um gar nichts mehr. Haben keine Zeit, überhaupt keine Zeit.»

Der Alte starrte wie ungläubig auf das grasüberwucherte Kopfsteinpflaster, auf die abgeblätterte Garagentür, die schief in den Angeln hing, auf den leeren Stall und die Pumpe, aus der kein Wasser mehr floß.

Er war immer freundlich zu mir, auf eine abwesende Art, aber wenn er Siegfried sah, verwandelte er sich sofort in den Boardman früherer Tage, nahm Haltung an, sagte «sehr wohl,

Sir» und salutierte mit einem Finger. Es war, als erkenne er in Siegfried etwas von der Kraft und Autorität des alten Doktors wieder und fühle sich in die Vergangenheit zurückversetzt.

«Morgen, Boardman», rief ich, während ich die Garagentür öffnete. «Wie geht's Ihnen?»

«So leidlich, mein Junge, so leidlich.» Er kam zu mir herübergehumpelt und sah zu, wie ich die Kurbel für den Anlasser ergriff und mit der täglichen Routinearbeit begann. Der Wagen, den Siegfried mir überlassen hatte, war ein winziger Austin eines nahezu vergessenen Jahrgangs, und eine von Boardmans freiwillig übernommenen Pflichten bestand darin, ihn abzuschleppen, wenn der Motor nicht anspringen wollte. Aber an diesem Morgen klappte es erstaunlicherweise schon nach sechs Umdrehungen.

Als ich um die Ecke des hinteren Weges fuhr, hatte ich wie jeden Morgen das Gefühl, erst jetzt beginne der Tag wirklich. Die Probleme und Nöte meiner Arbeit warteten auf mich, und im Augenblick hatte ich deren viele.

Ich war, wie mir schien, zu einem ungünstigen Zeitpunkt in die Dales gekommen. Die Bauern hatten nach jahrhundertelanger Vernachlässigung die Ankunft eines Propheten erlebt, des großartigen neuen Tierarztes Mr. Farnon. Er war mit seinen neuen Ideen wie ein Komet aufgetaucht, und sie hatten den tüchtigen, energischen und charmanten Mann empfangen wie ein Mädchen seinen Geliebten. Und nun, auf dem Höhepunkt der Flitterwochen, drängte ich mich dazwischen. Ich war einfach nicht erwünscht.

Allmählich gewöhnte ich mich an die Fragen: «Wo ist Mr. Farnon?» – «Ist er krank oder sonst was?» – «Ich dachte, Mr. Farnon würde kommen.» Es war ein bißchen entmutigend, ihre enttäuschten Gesichter zu sehen, wenn ich auf ihren Hof zukam. Meistens blickten sie hoffnungsvoll an mir vorbei, und einige liefen sogar zum Wagen, um festzustellen, ob der Mann, den sie erwarteten, sich dort vielleicht versteckt hielt. Und es war schwierig, ein Tier zu untersuchen, wenn sein Besitzer verärgert im Hintergrund stand und von ganzem Herzen wünschte, daß ich jemand anders wäre.

Trotzdem waren sie fair, das mußte ich zugeben. Zwar wurde ich nicht gerade überschwenglich begrüßt, und wenn ich ihnen sagte, wie ich über den Fall dachte, hörten sie mit unverhohlener Skepsis zu, aber wenn ich meine Jacke auszog und mich in die Arbeit hineinkniete, merkte ich, daß sie ein wenig auftauten. Und sie waren gastfreundlich. Mochten sie auch enttäuscht sein, daß sie es nur mit mir zu tun hatten, sie baten mich stets ins Haus. «Kommen Sie herein und essen Sie einen Happen», war ein Satz, den ich fast jeden Tag hörte. Manchmal kam mir die Einladung sehr zupaß, und ich verzehrte einige denkwürdige Mahlzeiten bei ihnen.

Oft legten sie mir auch ein halbes Dutzend Eier oder ein Pfund Butter in den Wagen, wenn ich abfuhr. Die Gastfreundschaft war eine Tradition in den Dales, und ich wußte, daß sie wahrscheinlich für jeden Besucher das gleiche tun würden, aber es war immerhin ein Zeichen für die freundliche Gesinnung, die sich hinter den finsteren Mienen dieser Leute verbarg, und das half.

Ich fing an, die Bauern besser kennenzulernen, und was ich über sie herausfand, gefiel mir. Ihre Widerstandskraft und ihre philosophische Haltung erregten meine Bewunderung. Mißgeschicke, bei denen der Städter vor Verzweiflung mit dem Kopf gegen die Wand rennen möchte, wurden achselzuckend mit einem «Na schön, solche Dinge passieren eben» abgetan.

Kapitel 7

Ich bemerkte kaum, wie die Wochen dahingingen, während ich auf meiner täglichen Runde die Straßen entlangratterte. Aber der Bezirk Darrowby begann Form anzunehmen, die Leute standen mir als Individuen vor den Augen. An den meisten Tagen hatte ich eine Panne. Sämtliche Reifen waren völlig abgefahren, und ich konnte nur staunen, daß sie mich überhaupt noch irgendwohin trugen.

Eines der wenigen ‹Extras› an dem Wagen war ein rostiges Schiebedach. Es quietschte schrecklich, wenn ich es öffnete oder schloß. Meistens aber ließ ich es, ebenso wie die Fenster, offen und fuhr in Hemdsärmeln, während die köstliche Luft um mich herumwirbelte. An feuchten Tagen hatte es nicht viel Sinn, das Dach zu schließen, denn der Regen tropfte durch die Fugen und bildete Wasserlachen auf meinem Schoß und dem Beifahrersitz.

Ich entwickelte ein großes Geschick, in Slalomfahrt den Pfützen auszuweichen. Hindurchzusteuern war ein Fehler, da das schmutzige Wasser durch die Lücken zwischen den Bodenbrettern hochspritzte.

Aber es war ein schöner Sommer, und lange Tage im Freien bräunten mich so sehr, daß meine Hautfarbe es mit der unserer Bauern aufnehmen konnte. Auf den hochliegenden, nicht eingezäunten Straßen mit den kreisenden Brachvögeln und dem Wind, der den Duft von Blumen und Bäumen aus den Tälern heraufstrug, empfand ich es nicht einmal als Strafe, einen Reifen flicken zu müssen. Und ich fand auch noch weitere Vorwände, damit ich aussteigen, mich in das frische Gras setzen und über die luftigen Höhen von Yorkshire blicken konnte. Ich hatte Zeit, Abstand von den Dingen zu gewinnen und meine Fortschritte abzuschätzen. Alles war so anders, daß es mich verwirrte: diese Landschaft nach Jahren des Großstadtlebens, das Gefühl, vom Zwang des Studiums und der Prüfungen befreit zu sein, die Arbeit mit ihrer täglichen Herausforderung. Und dann mein Chef.

Siegfried Farnon sauste vom Morgengrauen bis in die Dunkelheit mit wilder Energie umher, und oft fragte ich mich, was ihn trieb. Geld war es nicht, denn daran lag ihm nicht viel. Wenn die Rechnungen bezahlt wurden, wanderte das Bargeld in den Krug auf dem Kaminsims, und bei Bedarf schnappte er sich ganze Hände voll Silbergeld und zusammengeknüllter Banknoten.

Nach ein oder zwei Wochen stürmischer Hast pflegte er zu verschwinden, manchmal für den Abend, manchmal die ganze Nacht, und oft ohne zu sagen, wohin er ging. Mrs. Hall kochte stets für zwei Personen, und wenn sie sah, daß ich allein aß, räumte sie die Reste kommentarlos ab.

Jeden Morgen überflog er die Liste der Anrufe so flüchtig, daß ich oft zum falschen Hof geschickt wurde oder einen falschen Auftrag bekam. Erzählte ich ihm später von so einer unangenehmen Situation, dann lachte er herzhaft.

Einmal geriet er selbst in eine peinliche Lage. Ich hatte gerade einen Anruf von einem Mr. Heaton aus Bronsett entgegengenommen, der die Autopsie eines verendeten Schafs wünschte.

«Ich möchte, daß Sie mitkommen, James», sagte Siegfried. «Heute liegt ohnehin nichts Besonderes vor, und ich glaube, auf dem College lernt ihr Burschen ein recht zügiges Autopsieverfahren. Ich will mir das mal ansehen.»

Als wir das Dorf Bronsett erreichten, steuerte Siegfried den Wagen in einen Weg zur Linken. «Wohin wollen Sie denn?» rief ich. «Heaton wohnt am anderen Ende des Dorfes.»

«Aber Sie sagten Seaton.»

«Ich versichere Ihnen . . .»

«James, ich stand direkt neben Ihnen, als Sie mit dem Mann sprachen. Ich hörte genau, wie Sie Seaton sagten.»

Ich öffnete den Mund, um weiterzuargumentieren, aber der Wagen sauste den Weg hinunter, und Siegfried preßte die Kinnbacken verbissen zusammen. Ich beschloß, es ihn selbst herausfinden zu lassen.

Wir hielten mit kreischenden Bremsen vor dem Bauernhaus an. Der Wagen hatte noch nicht aufgehört zu zittern, da war Siegfried schon draußen und wühlte im Kofferraum herum. «Zum Teufel», brüllte er, «jetzt habe ich kein Seziermesser. Na, dann leihe ich mir eben irgend etwas im Haus.» Er knallte den Deckel herunter und eilte zur Tür.

Die Bauersfrau öffnete, und Siegfried sah sie mit strahlendem Lächeln an. «Guten Morgen, Mrs. Seaton, haben Sie ein Vorlegemesser?»

Die gute Frau zog die Augenbrauen hoch. «Ein was . . .?»

«Ein Messer zum Bratenschneiden, Mrs. Seaton, und zwar ein recht scharfes, bitte.»

«Zum Tranchieren meinen Sie?»

«Ja, genau, ein Tranchiermesser!» schrie Siegfried, dessen geringer Vorrat an Geduld erschöpft war. «Und vielleicht beeilen Sie sich ein bißchen, ich habe nicht viel Zeit.»

Die verwirrte Frau zog sich in die Küche zurück, und ich

hörte aufgeregtes Geflüster und Gemurmel. Ab und zu kamen Kinderköpfe zum Vorschein, um einen raschen Blick auf Siegfried zu werfen, der ungeduldig von einem Fuß auf den anderen trat. Nach einiger Zeit erschien eine der Töchter und streckte ihm mit ängstlicher Miene ein langes, gefährlich aussehendes Messer entgegen.

Siegfried riß es ihr aus der Hand und strich mit dem Daumen über die Schneide. «Das taugt überhaupt nichts!» brüllte er wütend. «Begreift ihr denn nicht, ich brauche etwas wirklich Scharfes. Hol mir einen Wetzstahl.»

Das Mädchen eilte in die Küche zurück, und nun erhob sich ein leises Stimmengewirr. Ein paar Minuten vergingen, dann wurde ein anderes Mädchen aus der Tür geschoben. Sie näherte sich Siegfried bis auf Armeslänge, gab ihm den Stahl und brachte sich eilig in Sicherheit. Siegfried war sehr stolz auf sein Geschick, Messer zu schärfen. Er hatte großen Spaß daran. Je öfter er das Messer über den Stahl zog, desto mehr begeisterte ihn seine Arbeit, und schließlich fing er an zu singen. Aus der Küche drang kein Laut, man hörte nur das Klirren von Stahl auf Stahl, begleitet von dem unmelodischen Gesang; hin und wieder gab es eine Pause, während er sorgfältig die Schneide prüfte; dann begann das Schleifen von neuem.

Als Siegfried die Arbeit zu seiner Zufriedenheit beendet hatte, spähte er ins Haus. «Wo ist Ihr Mann?» rief er.

Da er keine Antwort bekam, marschierte er in die Küche und schwenkte triumphierend die schimmernde Klinge. Ich folgte ihm. Mrs. Seaton und ihre Töchter kauerten in einer Ecke und starrten Siegfried mit großen, erschrockenen Augen an. Er machte eine weit ausholende Bewegung mit dem Messer. «So, kommen Sie, ich kann jetzt anfangen.»

«Anfangen? Womit?» flüsterte die Mutter und drückte ihre Kinder fest an sich.

«Ich möchte Ihr Schaf sezieren. Sie haben doch ein totes Schaf, nicht wahr?»

Nun folgten Erklärungen und Entschuldigungen.

Später machte mir Siegfried ernste Vorhaltungen, weil ich ihm angeblich die falsche Adresse genannt hatte. «In Zukunft müssen Sie etwas besser aufpassen, James», sagte er streng. «So was macht nämlich einen sehr schlechten Eindruck.»

Eine interessante Erscheinung in meinem neuen Leben war das ständige Kommen und Gehen von jungen Damen in Skeldale House. Sie stammten alle aus guter Familie, waren meistens hübsch und hatten eines gemeinsam: Begierde. Sie kamen zu einem Drink, zum Tee, zum Dinner, aber das alles war nur ein Vorwand, um Siegfried anzustarren, als wären sie durstgeplagte Reisende in der Wüste, die eine Oase sichten.

Ich fand es schädlich für mein Selbstbewußtsein, wenn ihr Blick uninteressiert, ohne ein Zeichen des Wiedererkennens über mich hinwegglitt und sich auf meinen Kollegen heftete. Nicht etwa, daß ich neidisch war, aber ich stand vor einem Rätsel. Ich beobachtete ihn heimlich und versuchte das Geheimnis seiner Anziehungskraft zu ergründen. Beim Anblick der abgetragenen Jacke, die um seinen mageren Körper schlotterte, des durchgescheuerten Hemdkragens und der billigen Krawatte kam ich zu dem Schluß, daß Kleidung nichts damit zu tun hatte. Das lange, knochige Gesicht und die humorvollen blauen Augen waren zwar recht attraktiv, aber die meiste Zeit sah er so elend und hohlwangig aus, daß ich mich fragte, ob er etwa krank sei.

Oft entdeckte ich Diana Brompton in dem Strom der Besucherinnen, und ich mußte jedesmal gegen den Impuls ankämpfen, unter das Sofa zu kriechen. Wenn sie verzückt zu Siegfried aufsah, an seinen Lippen hing und wie ein Schulmädchen kicherte, erschien es kaum glaubhaft, daß sie mit jener unnahbaren Schönheit von damals identisch war.

Mir wurde ganz anders bei dem Gedanken, Siegfried könnte sie heiraten. Wirklich, das bereitete mir schwere Sorgen, denn mir war klar, daß ich dann meinen Hut nehmen müßte, gerade zu jener Zeit, da ich Gefallen an dem Leben in Darrowby zu finden begann.

Aber Siegfried machte keine Anstalten, Diana Brompton oder irgendeine andere zu heiraten, und so ging die Prozession hoffnungsvoll weiter. Schließlich gewöhnte ich mich daran und beunruhigte mich nicht mehr.

Ich gewöhnte mich auch an die Neigung meines Chefs zu krassem Meinungsumschwung. Eines Morgens kam Siegfried zum Frühstück herunter und rieb sich müde die rot geränderten Augen.

«Um vier Uhr früh raus», knurrte er und bestrich apathisch seinen Toast mit Butter. «Ich sage es Ihnen nicht gern, James, aber das ist einzig und allein Ihre Schuld.»

«Meine Schuld?» wiederholte ich überrascht.

«Ja, mein Junge. Es handelte sich um eine Kuh mit einem leicht eingeklemmten Pansen. Der Bauer hatte schon ein paar Tage an ihr herumgepfuscht, hatte es mit Leinöl versucht, mit Bikarbonat und Ingwer, und heute nacht um vier stellte er fest, daß es Zeit sei, den Tierarzt zu rufen. Als ich meinte, nun hätte er auch noch ein paar Stunden länger warten können, erwiderte er, Mr. Herriot habe ihm gesagt, er könne zu jeder Tages- und Nachtzeit anrufen, wenn er Hilfe brauche.» Er köpfte sein Ei mit einer so müden Bewegung, als fehle ihm selbst dafür die Kraft. «Natürlich ist es gut, gewissenhaft zu sein, aber wenn ein Bauer tagelang wartet, bevor er uns ruft, dann kann er auch noch bis zum Morgen warten. Sie verwöhnen diese Burschen, James. Ich habe es satt, wegen solcher Lappalien aus dem Bett geholt zu werden.»

«Es tut mir aufrichtig leid, Siegfried. Ich hatte wirklich nicht den Wunsch, Ihnen das anzutun. Vielleicht liegt es einfach daran, daß mir die Erfahrung fehlt. Wenn ich nicht sofort hinginge, hätte ich zu große Angst, das Tier könnte sterben. Angenommen, ich warte bis zum Morgen und komme zu spät – wie stehe ich dann da?»

«Unsinn», rief Siegfried ärgerlich. «Nichts bringt die Leute so schnell zur Vernunft wie ein totes Tier. Das nächste Mal rufen sie uns dann ein bißchen früher.»

Ich schluckte diesen Ratschlag und versuchte mich danach zu richten. Eine Woche später sagte Siegfried, er habe ein Wörtchen mit mir zu reden. «James, ich weiß, Sie werden es mir nicht übelnehmen, wenn ich Ihnen sage, daß der alte Sumner sich heute über Sie beschwert hat. Er sagte, er hätte Sie letzte Nacht angerufen, und Sie hätten sich geweigert, nach seiner Kuh zu sehen. Er ist ein guter Kunde und ein sehr netter Mensch, aber er war ziemlich eingeschnappt. Wir wollen uns den alten Burschen doch nicht zum Feind machen.»

«Seine Kuh hat lediglich eine chronische Mastitis», wandte ich ein. «Die Milch klumpte ein bißchen, das war alles. Er hatte das Tier fast eine Woche mit irgendeiner Quacksalbermedizin behandelt. Die Kuh fraß völlig normal, und deshalb dachte ich, man könnte ruhig bis zum nächsten Tag warten.»

Siegfried legte mir die Hand auf die Schulter, und sein Gesicht nahm einen ungewöhnlich geduldigen Ausdruck an. Ich wappnete mich dagegen. An seine Ungeduld war ich gewöhnt, ich konnte sie ertragen. Aber seine Geduld stellte die meine auf eine harte Probe.

«James», sagte er sanft, «es gibt eine Grundregel in unserem Beruf, die über allen anderen Regeln steht, und ich will Ihnen sagen, wie sie lautet. DU MUSST HELFEN. Das ist es, und diese Worte sollten mit feurigen Buchstaben in Ihr Gedächtnis eingebrannt sein.» Er hob den Zeigefinger. «DU MUSST HELFEN. Denken Sie immer daran, James, es ist die Basis aller Dinge. Ganz gleich wie die Umstände sind, ob Regen oder Sonnenschein, ob Tag oder Nacht, wenn man Sie ruft, *müssen* Sie hingehen – freudig hingehen. Sie sagen, nach Sumners Bericht war es kein dringender Fall. Schön. Aber Sie haben nur die Angaben des Kunden, und er als Laie kann nicht entscheiden, ob es dringend ist oder nicht. Nein, mein Junge, Sie müssen hingehen. Auch wenn der Besitzer das Tier selbst behandelt hat, es kann eine Wendung zum Schlimmeren eingetreten sein. Und vergessen Sie nicht –» er drohte feierlich mit dem Finger – «das Tier könnte sterben.»

«Aber neulich sagten Sie doch, daß nichts die Leute so rasch zur Vernunft bringt wie ein totes Tier», protestierte ich.

«Was reden Sie da?» bellte Siegfried aufs höchste erstaunt. «Das ist der größte Unsinn, den es gibt. So etwas will ich nie wieder hören. Denken Sie immer daran: DU MUSST HELFEN.»

Dann kam der Tag, an dem Siegfried beschloß, meinen Wagen überholen zu lassen. Der bisherige Verbrauch von einem Liter Benzin täglich war Siegfried ganz normal erschienen, aber als die Menge auf mehr als zwei Liter pro Tag stieg, fand er, daß jetzt etwas geschehen müßte. Den Anstoß dazu gab vermutlich ein Bauer, der ihm am Markttag erzählte, er wüßte immer, wenn der junge Doktor käme, denn die blaue Rauchwolke sei meilenweit zu sehen.

Als der kleine Austin aus der Werkstatt zurückkam, machte Siegfried viel Aufhebens von ihm. «Kommen Sie mal her,

James», rief er, «ich möchte mit Ihnen reden.»

Ich sah, daß er wieder die geduldige Tour hatte, und nahm mich zusammen.

«James», sagte er, während er das uralte Vehikel umkreiste und Flecken vom Lack abwischte, «sehen Sie dieses Auto?»

Ich nickte.

«Schön. Es ist überholt worden, James, überholt mit großen Kosten, und darüber möchte ich mit Ihnen reden. Sie haben ja jetzt einen Wagen in Ihrem Besitz, der praktisch neu ist.» Mit einiger Anstrengung entriegelte er den Verschluß, und die Motorhaube öffnete sich quietschend unter einem Regen von Rost und Dreck. Er zeigte auf den schwarzen, öligen Motor, um den herum lose Leitungsschnüre und Gummischläuche wie Girlanden hingen. «Sie haben hier einen hervorragenden und äußerst komplizierten Mechanismus vor sich, und ich wünsche, daß Sie ihn mit Respekt behandeln. Ich habe Sie oft genug wie einen Wahnsinnigen durch die Gegend rasen sehen, und das darf nicht sein. Sie müssen diese Maschine auf den nächsten zwei- oder dreitausend Meilen schonend behandeln; dreißig Meilen in der Stunde ist schnell genug. Ich finde es geradezu verbrecherisch, wie manche Leute einen neuen Motor quälen, man sollte sie einsperren. Also denken Sie immer daran, mein Junge, nicht einfach drauflos rasen, sonst bekommen Sie es mit mir zu tun.»

Er schloß sorgfältig die Motorhaube, wischte mit dem Jakkenärmel über die vielfach gesprungene Windschutzscheibe und ging weg.

Seine Mahnung beeindruckte mich derart, daß ich an diesem Tag auf meiner Besuchsrunde fast im Fußgängertempo dahinkroch.

Am selben Abend, gerade als ich ins Bett gehen wollte, kam Siegfried herein, begleitet von zwei Bauernburschen, die dämlich grinsten. Ein starker Biergeruch füllte den Raum.

Siegfried sprach würdevoll, wenn auch etwas undeutlich. «James, ich habe diese beiden Herren heute abend im *Black Bull* kennengelernt. Wir spielten ein paar großartige Dominopartien, aber leider haben sie den letzten Bus verpaßt. Wären Sie so freundlich, den Austin zu bringen, damit ich sie nach Hause fahren kann?»

Ich holte den Wagen vom Hof, und die beiden Burschen zwängten sich hinein, der eine vorn, der andere hinten. Als ich sah, wie Siegfried sich schwankend auf dem Fahrersitz niederließ, beschloß ich mitzufahren. Ich stieg hinten ein.

Die beiden jungen Leute wohnten auf einem Hof hoch oben in den North Moors. Drei Meilen außerhalb der Stadt bogen wir von der Hauptstraße ab, und unsere Scheinwerfer machten einen schmalen Wegstreifen ausfindig, der sich an dem dunklen Berghang entlangschlängelte.

Siegfried hatte es eilig. Er trat kräftig auf das Gas, der Motor heulte gequält auf, und der kleine Wagen sauste in die Dunkelheit hinein. Ich hielt mich krampfhaft fest und beugte mich so weit vor, daß ich meinem Chef ins Ohr schreien konnte: «Denken Sie daran, dies ist der Wagen, der gerade erst überholt worden ist.»

Siegfried sah sich um und lächelte nachsichtig. «Ja, ja, James, ich weiß. Warum regen Sie sich so auf?» Während er sprach, schoß der Wagen von der Straße herunter und holperte mit einer Geschwindigkeit von sechzig Meilen in der Stunde über das Gras. Wir hüpften wie Korken, bis Siegfried die Fahrbahn wieder erreichte. Unbeirrt fuhr er mit derselben Geschwindigkeit weiter. Das Grinsen war den Burschen vergangen; sie saßen steif und starr da. Niemand sagte ein Wort.

Die Passagiere wurden an einem schweigenden Bauernhaus abgeladen, und dann begann die Rückfahrt. Da die Strecke bergab führte, fand Siegfried, jetzt könne er noch schneller fahren. Der Wagen sprang und holperte über das unebene Gelände, und der Motor jaulte. Wir machten einige kurze, aber aufregende Abstecher in das umliegende Moor, gelangten jedoch unversehrt nach Hause.

Einen Monat später hatte Siegfried von neuem Gelegenheit, mich zur Rede zu stellen. «James», sagte er betrübt, «Sie sind ein großartiger Kerl, aber mit Autos gehen Sie verdammt rücksichtslos um. Schauen Sie sich den Austin an. Vor kurzem gründlich überholt, tiptop in Ordnung, und jetzt säuft er schon wieder Benzin wie ein Loch. Wie Sie das in so kurzer Zeit geschafft haben, ist mir ein Rätsel. Sie sind ein furchtbarer Mensch.»

Kapitel 8

Ich sah noch einmal auf das Stück Papier, auf dem ich meine Besuche notiert hatte. «Dean, Thompson's Yard Nr. 3. Kranker alter Hund.»

Darrowby hatte viele solcher Yards. Es handelte sich dabei um Gäßchen, die in einem Roman von Dickens hätten vorkommen können. Einige gingen vom Marktplatz ab, und viele lagen verstreut hinter den Hauptverkehrsstraßen in dem alten Teil der Stadt. Von außen sah man lediglich einen Bogengang, und ich war immer von neuem überrascht, wenn ich am Ende eines solchen schmalen Ganges plötzlich auf die ungleichmäßigen Reihen kleiner Häuser stieß, von denen nicht eines dem anderen glich und die sich über acht Fuß Kopfsteinpflaster hinweg in die Fenster blickten.

Vor manchen Häusern gab es einen Streifen Garten, und Ringelblumen und Kapuzinerkresse wucherten über die holperigen Steine hinaus; aber am Ende der schmalen Gassen waren die Häuser in einem elenden Zustand. Einige standen leer, und ihre Fenster waren mit Brettern vernagelt.

Das Haus Nr. 3 lag an diesem Ende und sah aus, als werde es demnächst einstürzen. Von dem verfaulten Holz der Tür blätterten Farbschnitzel ab, als ich klopfte: oben wölbte sich das Gemäuer beiderseits eines Risses gefährlich nach außen.

Ein kleiner, weißhaariger Mann öffnete. Aus seinem hohlwangigen, von Falten durchfurchten Gesicht blickten ein Paar fröhliche Augen; er trug eine gestopfte Wolljacke, eine geflickte Hose und Hausschuhe.

«Ich wollte mal nach Ihrem Hund sehen», sagte ich, und der alte Mann lächelte.

«Ich bin froh, daß Sie kommen», sagte er. «Der alte Bursche macht mir Sorgen.» Er führte mich in ein winziges Wohnzimmer. «Ich lebe allein. Meine Frau ist vor einem Jahr gestorben. Sie hat sehr an dem Hund gehangen.»

Überall offenbarten sich die erbarmungslosen Zeichen der Armut: in dem abgetretenen Linoleum, dem feuerlosen Kamin, dem feuchtkalten, muffigen Geruch. Die Tapete hing in Fetzen von der Wand, und auf dem Tisch sah ich die bescheidene Abendmahlzeit des alten Mannes: ein Stückchen Speck, ein paar Bratkartoffeln und eine Tasse Tee.

Auf einer Decke lag mein Patient, ein nicht rassereiner Neufundländer. Er mußte seinerzeit ein großer, kräftiger Hund gewesen sein, aber die Spuren des Alters zeigten sich in den weißen Haaren rund um die Schnauze und in den fahlen, trüben Augen. Er sah mich ohne Feindseligkeit an.

«Er ist nicht mehr der jüngste, stimmt's, Mr. Dean?»

«Allerdings. Fast vierzehn, aber bis vor ein paar Wochen ist er noch wie ein junger Hund herumgaloppiert. Ein prächtiges Tier für sein Alter, mein guter Bob, und er hat nie in seinem Leben jemand gebissen. Die Kinder können alles mit ihm machen. Er ist jetzt mein einziger Freund – ich hoffe, Sie machen ihn bald wieder gesund.»

«Frißt er, Mr. Dean?»

«Nein, gar nichts, und das ist seltsam, denn er konnte ganz schön was verdrücken. Er saß bei den Mahlzeiten immer neben mir und legte den Kopf auf meine Knie, aber in letzter Zeit hat er das nicht mehr getan.»

Ich betrachtete den Hund mit wachsendem Unbehagen. Der Bauch war geschwollen, ich konnte die verräterischen Schmerzsymptome erkennen: das stoßweise Atmen, die verkniffene Linie der Lefzen, der ängstliche Ausdruck in den Augen.

Als sein Herr sprach, schlug der Hund zweimal mit dem Schwanz auf die Wolldecke, und in den weißlichen Augen glomm ein flüchtiges Interesse auf, das aber sogleich wieder dem leeren, nach innen gewandten Blick wich.

Ich befühlte vorsichtig den Bauch des Hundes. Eine ausgeprägte Bauchwassersucht, und die gestaute Flüssigkeit erzeugte nun einen starken Druck. «Komm, alter Bursche», sagte ich. «Laß dich mal auf die Seite rollen.» Der Hund leistete keinen Widerstand, als ich ihn langsam auf die andere Seite drehte, dann aber winselte er und sah sich um. Ich betastete ihn ganz sanft. Durch den dünnen Muskel an der Flanke konnte ich eine harte, gewellte Masse fühlen, zweifellos ein Milz- oder Leberkarzinom, riesengroß und völlig inoperabel. Ich streichelte den Kopf des alten Hundes, während ich mich zu konzentrieren suchte. Dies war kein leichter Fall.

«Wird er lange krank sein?» fragte der alte Mann, und wieder klopfte der Schwanz beim Klang der geliebten Stimme. «Es ist so traurig, wenn Bob mir nicht nachläuft, während ich hier herumwirtschafte.»

«Tut mir leid, Mr. Dean, aber die Sache ist sehr ernst. Sehen Sie hier die große Schwellung? Sie wird von einem Tumor verursacht.»

«Sie meinen . . . Krebs?» fragte der kleine Mann leise.

«Ich fürchte, ja, und zwar in einem Stadium, in dem nichts mehr zu machen ist. Ich wünschte, ich könnte Ihrem Bob helfen, aber es ist hoffnungslos.»

Der alte Mann sah völlig verwirrt aus, und seine Lippen zitterten. «Dann muß er also sterben?»

Ich schluckte. «Ja, aber wir können ihn nicht einfach sich selbst überlassen, meinen Sie nicht auch? Er hat jetzt schon Schmerzen, und bald werden sie unerträglich sein. Wäre es nicht das beste, ihn einzuschläfern? Schließlich hat er ein schönes, langes Leben gehabt.» Ich bemühte mich in solchen Fällen immer, einen Ton munterer Sachlichkeit anzuschlagen, aber diesmal klangen die alten Klischees leer.

Der alte Mann schwieg. Dann sagte er: «Einen Augenblick bitte», und kniete sich mühsam neben dem Hund nieder. Wortlos strich er immer wieder über die graue Schnauze und die Ohren, während der Schwanz des Hundes auf den Boden klopfte.

Lange kniete er so, und ich stand derweil in dem freudlosen Raum, ließ meinen Blick über die verblichenen Bilder an den Wänden, über die ausgefransten, schmutzigen Vorhänge und den schadhaften Lehnstuhl wandern.

Schließlich stand der alte Mann schwerfällig auf und schluckte ein paarmal. Ohne mich anzusehen, murmelte er: «Gut, wollen Sie es jetzt tun?»

Ich füllte die Spritze und sagte das, was ich immer sagte: «Sie brauchen sich keine Sorgen zu machen, er wird überhaupt nichts merken. Dies ist lediglich die Überdosis eines Betäubungsmittels. Es ist wirklich ein schmerzloser Tod.»

Der Hund rührte sich nicht, als ich die Nadel einführte. Während das Barbiturat in die Vene floß, wich die Angst aus seinen Augen, und die Muskeln begannen sich zu entspannen. Als die Injektion beendet war, hatte die Atmung aufgehört.

«Ist das alles?» fragte Mr. Dean heiser.

«Ja, das ist alles», antwortete ich. «Er hat jetzt keine Schmerzen mehr.»

Der alte Mann stand regungslos da, nur seine Hände krampften sich immer wieder ineinander. Als er sich schließlich mir zuwandte, leuchteten seine Augen. «Sie haben recht, wir konnten ihn nicht so leiden lassen, und ich bin dankbar für das, was Sie getan haben. Und was bin ich Ihnen schuldig, Sir?»

«Ach, das ist schon in Ordnung, Mr. Dean», sagte ich hastig. «Dafür nehme ich nichts. Ich kam sowieso hier vorbei.»

Der alte Mann sah mich erstaunt an. «Aber Sie können das doch nicht umsonst tun.»

«Lassen Sie's gut sein, Mr. Dean, bitte. Wie ich schon sagte, ich kam sowieso hier vorbei.» Ich verabschiedete mich, verließ das Haus und ging durch den Torweg auf die Straße. Im Gedränge der Leute und in dem hellen Sonnenlicht sah ich immer nur das ärmliche kleine Zimmer, den alten Mann und seinen toten Hund.

Als ich zu meinem Wagen ging, hörte ich hinter mir jemand rufen. Der alte Mann kam in seinen Pantoffeln aufgeregt angeschlurft. Auf seinen Wangen waren Tränenspuren zu sehen, aber er lächelte.

«Sie waren sehr freundlich, Sir. Ich habe hier etwas für Sie.» Er hielt mir einen kleinen braunen Gegenstand hin, der arg mitgenommen, aber noch immer erkennbar war: ein kostbares Überbleibsel von einem längst vergangenen Fest.

«Hier», sagte der alte Mann, «darf ich Ihnen eine Zigarre anbieten?»

Kapitel 9

Als der Herbst in den Winter überging und auf den hohen Berggipfeln die ersten Schneestreifen erschienen, entdeckte ich, was für Beschwerlichkeiten eine Praxis in den Dales mit sich brachte. Man mußte stundenlang mit eiskalten Füßen und in schneidendem Wind fahren, um zu den hoch gelegenen Höfen zu gelangen. Dazu das ständige Sichauskleiden in zugigen Ställen, das Waschen in kaltem Wasser, mit Scheuerseife und oft einem Stück Sack als Handtuch. Ich merkte jetzt erst so richtig, was es heißt, aufgesprungene Hände zu haben. Wenn viel zu tun war, wurden meine Hände nie richtig trocken, und die kleinen roten Risse zogen sich fast bis zu den Ellenbogen hinauf.

In solchen Zeiten war es ein Segen, wenn man zu einem Kleintier gerufen wurde, für eine Weile der rauhen, harten Routinearbeit entrinnen und sich statt dessen in einem warmen Wohnzimmer aufhalten konnte. Und von all den gemütlichen Wohnzimmern war keines so verlockend wie der Salon von Mrs. Pumphrey.

Mrs. Pumphrey war eine ältliche Witwe. Ihr verstorbener Mann, ein Biermagnat, dessen Brauereien und Pubs über ganz Yorkshire verstreut waren, hatte ihr außer einem beachtlichen Vermögen auch ein wunderschönes Haus am Stadtrand von Darrowby hinterlassen. Hier lebte sie mit einer großen Anzahl von Bediensteten, einem Gärtner, einem Chauffeur und Tricki Woo. Tricki Woo war ein Pekinese und der Augapfel seiner Herrin.

Als ich jetzt vor dem prächtigen Portal stand, sah ich in Gedanken bereits den tiefen Sessel dicht neben den züngelnden Flammen des Kamins, die Schale mit den Cocktailplätzchen, die Flasche mit dem ausgezeichneten Sherry. Wegen des Sherrys richtete ich es immer so ein, daß ich eine halbe Stunde vor dem Lunch erschien.

Ein Mädchen öffnete mir die Tür, begrüßte mich mit strahlendem Lächeln und führte mich in den Salon, der vollgestopft war mit teuren Möbeln, herumliegenden Illustrierten und den neuesten Romanen. Mrs. Pumphrey, die in einem hochlehnigen Sessel am Kamin saß, legte ihr Buch mit einem Schrei des Entzückens aus der Hand. «Tricki! Tricki! Onkel Herriot ist da.» Ich war vor kurzem zum Onkel avanciert und hatte, da ich die Vorteile einer solchen Verwandtschaft erkannte, keine Einwände erhoben.

Tricki hüpfte wie stets von seinem Kissen, sprang auf die Sofalehne und legte seine Vorderpfoten auf meine Schulter. Dann leckte er mein Gesicht gründlich ab, bevor er sich erschöpft zurückzog. Er war immer schnell erschöpft, denn er bekam etwa zweimal soviel Futter, wie ein Hund seiner Größe benötigte. Außerdem war es das falsche Futter.

«Oh, Mr. Herriot», sagte Mrs. Pumphrey und blickte besorgt auf ihren Liebling, «ich bin so froh, daß Sie gekommen sind, bei Tricki bockt es wieder einmal.»

Mit diesem Ausdruck, der in keinem Lehrbuch zu finden ist, beschrieb sie die durch Trickis eingeklemmte Afterdrüsen hervorgerufenen Symptome. Wenn die Drüsen sich füllten, zeigte er sein Unbehagen, indem er sich plötzlich mitten im Laufen hinsetzte, und dann stürzte seine Herrin in großer Aufregung zum Telefon. «Mr. Herriot, bitte, kommen Sie, bei Tricki bockt es schon wieder!»

Ich hob den kleinen Hund auf einen Tisch und drückte einen Wattebausch auf den Anus, um die Drüsen zu entleeren.

Ich begriff nicht, weshalb der Pekinese sich immer so freute, wenn er mich sah. Ein Hund, der einen Mann gern hatte, obgleich dieser Mann ihm bei jeder Begegnung schmerzhaft das Gesäß quetschte, ein solcher Hund mußte ein unglaublich nachsichtiges und gutmütiges Wesen sein. Tricki zeigte niemals irgendwelche Ressentiments; er war ein wirklich liebes Tierchen, das vor Intelligenz sprühte, und ich empfand echte Zuneigung für ihn. Es war ein Vergnügen, sein Leibarzt zu sein.

Als die Prozedur vorbei war, hob ich meinen Patienten vom Tisch herunter. Dabei fiel mir auf, daß Tricki schwerer geworden war und dicke Fleischpolster auf den Rippen hatte. «Hören Sie, Mrs. Pumphrey, ich glaube, Sie überfüttern ihn wieder. Habe ich Ihnen nicht gesagt, daß Sie ihm keine Süßigkeiten geben dürfen und daß er mehr Proteine braucht?»

«Ja, ja, Mr. Herriot, aber was soll ich tun?» jammerte Mrs. Pumphrey. «Er mag nun mal kein Hühnerfleisch.»

Es war hoffnungslos. Ich ließ mich von dem Mädchen zu dem palastartigen Badezimmer führen, wo ich immer ein rituelles Händewaschen vollzog. Es war ein ungeheuer großer Raum mit einem voll bestückten Frisiertisch und Reihen von Glasborden, beladen mit Toilettenartikeln. Neben der teuren Toilettenseife war mein privates Gästehandtuch zurechtgelegt.

Dann kehrte ich in den Salon zurück, mein Sherryglas wurde gefüllt, und ich setzte mich an den Kamin, um Mrs. Pumphrey zu lauschen. Eine Unterhaltung konnte man es nicht nennen, denn sie allein besorgte das Reden, aber ich fand immer, daß es sich lohnte.

Mrs. Pumphrey war liebenswert, spendete großzügig für wohltätige Zwecke und half jedem, der in Not war. Sie besaß Intelligenz, Witz und sehr viel Charme. Aber wie die meisten Leute hatte sie einen schwachen Punkt, und bei ihr war es Tricki Woo. Die Geschichten, die sie über ihren Liebling erzählte, waren zumeist im Reich der Phantasie angesiedelt, und so wartete ich gespannt auf die nächste Fortsetzung.

«Stellen Sie sich vor, Mr. Herriot, Tricki hat jetzt einen Brieffreund! Ist das nicht aufregend? Ja, er hat an den Chefredakteur der *Welt des Hundes* geschrieben und eine Spende beigelegt. In dem Brief erzählte er, daß er von chinesischen Kaisern abstamme, aber trotzdem beschlossen habe, Verbindung zu gewöhnlichen Hunden aufzunehmen. Er bat, der Zeitungsmann möge unter den Hunden, die er kenne, einen Brieffreund für ihn aussuchen – zum gegenseitigen Gedankenaustausch, wissen Sie. Zu diesem Zweck, schrieb Tricki, werde er sich den Namen Mr. Utterbunkum zulegen. Und denken Sie nur, er bekam einen ganz reizenden Brief von dem Chefredakteur. Dieser Herr meinte, er werde ihn gern mit Bonzo Fotheringham bekannt machen, einem einsamen Dalmatiner, der bestimmt entzückt wäre, Briefe mit einem neuen Freund in Yorkshire zu wechseln.»

Ich trank ein Schlückchen Sherry. Tricki schnarchte auf meinem Schoß.

«Aber ich bin so enttäuscht über die neue Gartenlaube», fuhr Mrs. Pumphrey fort. «Sie wissen, ich ließ sie speziell für Tricki aufstellen, damit wir an warmen Nachmittagen zusammen im Freien sitzen könnten. Es ist ein so hübsches rustikales Häuschen, aber er kann es einfach nicht ausstehen. Er hat einen Abscheu davor und weigert sich entschieden, hineinzugehen. Sie sollten seine angewiderte Miene sehen, wenn er es nur von weitem erblickt. Und wissen Sie, wie er es gestern genannt hat? Oh, ich wage es Ihnen kaum zu erzählen.» Sie schaute sich im Zimmer um, bevor sie hinter der vorgehaltenen Hand flüsterte: «Er nannte es Scheißbaracke!»

Das Mädchen fachte das Feuer von neuem an und füllte nochmals mein Glas. Der Wind schleuderte eine Handvoll Graupeln gegen das Fenster. Ich wartete auf weitere Neuigkeiten.

«Und habe ich Ihnen schon erzählt, Mr. Herriot, daß Tricki gestern wieder gewonnen hat? Wissen Sie, ich bin sicher, daß er die Rennberichte liest, denn er weiß immer, welches Pferd am besten in Form ist. Also gestern riet er mir, beim Drei-Uhr-Rennen in Redcar auf Canny Lad zu setzen, und wie üblich gewann dieses Pferd. Tricki setzte einen Shilling auf Sieg und Platz, und das brachte ihm neun Shilling ein.»

Diese Wetten wurden immer im Namen von Tricki Woo abgeschlossen, und ich dachte voller Mitgefühl an die örtlichen Buchmacher. Im Laufe des Jahres eine Shillingflut an einen Hund zu verlieren, das mußte für diese Männer höchst unerfreulich sein.

«Letzte Woche ist etwas Schreckliches passiert», sprach Mrs. Pumphrey weiter. «Ich dachte schon, ich würde Sie rufen müssen. Der arme kleine Tricki – er schnappte völlig über. Es war entsetzlich, ich war ganz außer mir. Der Gärtner warf Ringe für Tricki – Sie wissen ja, er macht das jeden Tag eine halbe Stunde lang.»

Ich hatte dieses Schauspiel mehrere Male miterlebt. Hodgkin, ein mißmutiger alter Mann, der aussah, als hasse er alle Hunde und speziell Tricki, mußte jeden Tag auf dem Rasen kleine Gummiringe werfen, die Tricki dann holte und zurückbrachte.

Mrs. Pumphrey fuhr fort: «Also Tricki machte sein Ringspiel, er liebt es doch so sehr. Aber plötzlich schnappte er über. Er vergaß seine Ringe, fing an, im Kreis zu rennen, und dabei bellte und kläffte er so merkwürdig. Und auf einmal fiel er um. Wie ein Toter lag er da. Wissen Sie, Mr. Herriot, ich dachte wirklich, er wäre tot, weil er sich überhaupt nicht rührte. Und was mich am meisten verletzte – Hodgkin lachte darüber. Er ist seit vierundzwanzig Jahren bei mir, und ich habe ihn niemals auch nur lächeln sehen, aber beim Anblick dieser reglosen kleinen Gestalt brach er in ein seltsames schrilles Kichern aus. Es war grauenhaft. Ich wollte gerade zum Telefon laufen, als Tricki aufstand und davonging – er wirkte völlig normal.»

Hysterie, dachte ich, verursacht durch falsche Ernährung und übermäßige Erregung. Ich stellte mein Glas hin und blickte Mrs. Pumphrey streng an. «Sehen Sie, deswegen warne ich Sie ja dauernd, Tricki zu überfüttern. Wenn Sie ihn weiterhin mit all diesem ungesunden Zeug vollstopfen, ruinieren Sie seine Gesundheit. Was er braucht, das ist eine vernünftige Hundediät – ein- oder höchstens zweimal am Tag eine kleine Mahlzeit. Nur Fleisch und Schwarzbrot oder Zwieback. Und nichts zwischendurch.»

Mrs. Pumphrey sank förmlich in sich zusammen, ein Bild tiefsten Schuldbewußtseins. «Ach, bitte, sprechen Sie nicht so streng mit mir. Ich versuche ja, ihm die richtigen Dinge zu geben, es ist nur so schwierig. Wenn er um seine kleinen Leckerbissen bettelt, kann ich einfach nicht nein sagen.» Sie betupfte ihre Augen mit einem Taschentuch.

Aber ich war unnachgiebig. «Gut, Mrs. Pumphrey, es liegt bei Ihnen, aber glauben Sie mir, wenn Sie so weitermachen, wird Tricki immer häufiger solche Anfälle erleiden.»

Ich verließ den gemütlichen Hafen nur ungern. Auf dem Kiesweg blieb ich stehen, um mich nach Mrs. Pumphrey umzublicken, die mir nachwinkte. Tricki hockte wie immer hinter der Fensterscheibe, und sein Gesicht mit der breiten Schnauze war offensichtlich zu einem herzlichen Lachen verzogen.

Auf der Heimfahrt dachte ich darüber nach, wie vorteilhaft es doch war, Trickis Onkel zu sein. Wenn er ans Meer fuhr, schickte er mir Kisten mit frischgeräucherten Bücklingen, und wenn die Tomaten in seinem Gewächshaus reiften, bekam ich jede Woche ein oder zwei Pfund. Regelmäßig traf Tabak in Blechdosen ein, dem manchmal ein Foto mit einer liebevollen Widmung beilag. Für diese Gaben bedankte ich mich telefonisch, und Mrs. Pumphrey sagte stets ziemlich kühl, nicht sie, sondern Tricki habe mir das geschickt und ihm gebühre daher der Dank.

Als zu Weihnachten der große Präsentkorb eintraf, wurde mir plötzlich klar, daß ich mir einen schweren taktischen Fehler hatte zuschulden kommen lassen. Ich setzte mich sofort hin, um Tricki einen Brief zu schreiben. Ohne Siegfrieds sardonisches Lächeln zu beachten, dankte ich meinem Hundeneffen für die Weihnachtsgeschenke und für all seine Großzügigkeit in der Vergangenheit. Ich äußerte die Hoffnung, daß die Feiertagskost seinem empfindlichen Magen gut bekommen sei, und empfahl ihm für den Fall von Beschwerden, das schwarze Pulver einzunehmen, das ihm sein Onkel immer verschreibe. Ein vages Gefühl beruflicher Scham ertrank in Visionen von Lachs, Bücklingen, Tomaten und Geschenkkörben. Ich adressierte das Dankschreiben an Master Tricki Pumphrey, Barlby Grange und warf es fast ohne Gewissensbisse in den Briefkasten.

Bei meinem nächsten Besuch nahm mich Mrs. Pumphrey beiseite. «Mr. Herriot», flüsterte sie, «Tricki war ganz entzückt von Ihrem bezaubernden Brief, und er wird ihn immer aufbewahren. Nur etwas hat ihn sehr verstimmt – Sie adressierten den Brief an *Master* Tricki, und das ist doch eine Anrede für kleine Jungen. Er besteht auf Mister. Zuerst war er furchtbar beleidigt, aber als er sah, daß der Brief von Ihnen war, kehrte seine gute Laune zurück. Ich weiß gar nicht, woher er diese kleinen Eigenheiten hat. Vielleicht liegt es daran, daß er ein Einzelhund ist – ich glaube, ein Einzelhund entwickelt mehr Eigenheiten als einer, der viele Geschwister hat.»

Als ich Skeldale House betrat, hatte ich das Gefühl, in eine kältere Welt zurückzukehren. Auf dem Gang lief mir Siegfried in die Arme. «Ach, wen haben wir denn da? Ist das nicht der liebe Onkel Herriot? Und was haben Sie heute gemacht, Onkelchen? Sich in Barlby Grange abgemüht, vermute ich. Armer Junge, Sie müssen ja völlig fertig sein. Glauben Sie wirklich, daß es sich lohnt, bis zum Umfallen für einen neuen Geschenkkorb zu schuften?»

Kapitel 10

Wenn ich zurückblicke, kommt es mir unwahrscheinlich vor, daß wir Stunden und Stunden mit der Herstellung von Arzneien verbrachten. Aber unsere Präparate kamen nicht in Markenpackungen zu uns, und bevor die Besuchsrunde beginnen konnte, mußten wir unsere Autos mit einer Vielzahl sorgfältig gemischter und zum größten Teil nutzloser Medikamente füllen.

Eines Morgens, als Siegfried herunterkam, hielt ich gerade eine Flasche in Augenhöhe und füllte sie mit Coccilana-Sirup. Tristan mischte schlechtgelaunt Magenpülverchen in einem Mörser und bewegte den Stöpsel schneller, als er die Augen seines Bruders auf sich gerichtet sah. Er war umgeben von Päckchen mit Pulver, und weiter hinten auf der Bank lagen Stapel von Pessaren, die er hergestellt hatte, indem er Cellophanrollen mit Borsäure füllte.

Tristan machte einen sehr eifrigen Eindruck; sein Ellenbogen fuhr wild hin und her, während er das Ammoniumkarbonat mit der Brechnuß vermischte. Siegfried lächelte wohlwollend.

Ich lächelte ebenfalls. Wenn Spannung zwischen den Brüdern herrschte, spürte ich es sofort, aber an diesem Morgen schienen die beiden friedlich gestimmt. Die Atmosphäre hatte sich merklich gebessert, seit Tristan gleich nach Weihnachten ins College zurückgekehrt war und – scheinbar ohne jede Vorbereitung – seine Examen bestanden hatte. Aber Siegfried hatte zweifellos einen besonderen Grund zur Freude, denn er strahlte vor innerer Zufriedenheit.

«Ich bringe euch eine gute Nachricht.»

Ich preßte den Korken in die Flasche. «Dann spannen Sie uns nicht auf die Folter. Sagen Sie's schon.»

Siegfried sah Tristan an und dann mich. Er grinste. «Erinnert ihr euch noch an dieses gräßliche Durcheinander, als Tristan für die Rechnungen verantwortlich war?»

Tristan wandte den Blick ab und rührte noch schneller, aber Siegfried klopfte ihm freundschaftlich auf die Schulter. «Nur keine Angst, ich will dir nicht etwa zumuten, es noch einmal zu tun. Du brauchst dich nie wieder damit zu befassen, denn in Zukunft wird das alles von einer Fachkraft erledigt.» Er machte eine Pause und räusperte sich. «Wir bekommen nämlich eine Sekretärin.»

Als wir ihn verdutzt anstarrten, fuhr er fort: «Ja, ich habe sie selbst ausgesucht und halte sie für perfekt.»

«Wie sieht sie aus?» fragte ich.

Siegfried schürzte die Lippen. «Hm, es ist schwierig, sie zu beschreiben. Aber überlegt mal – was brauchen wir hier? Keinesfalls so ein unbedarftes junges Ding, das hier nur herumhockt. Keine hübsche kleine Blondine, die hinter dem Schreibtisch sitzt, sich die Nase pudert und jedem schöne Augen macht.»

«So eine brauchen wir nicht?» unterbrach ihn Tristan sichtlich erstaunt.

«Nein.» Siegfried drehte sich zu ihm um. «Sie würde die Hälfte der Zeit mit offenen Augen von ihren Freunden träumen, und gerade wenn wir sie eingearbeitet hätten, würde sie kündigen und heiraten.»

Tristan schien noch immer nicht überzeugt davon, und Siegfried fügte gereizt hinzu: «Außerdem können wir unmöglich ein attraktives junges Mädchen ins Haus nehmen, solange du hier bist. Du würdest sie keine Minute in Ruhe lassen.»

«Wie steht's mit dir?» gab Tristan zurück.

«Ich rede von dir, nicht von mir!» brüllte Siegfried.

Ich schloß die Augen. Der Friede hatte nicht lange gedauert. Ich versuchte ein Ablenkungsmanöver. «Wie ist sie denn nun, die neue Sekretärin?»

Siegfried unterdrückte mühsam seine Erregung. «Eine Frau in den Fünfzigern, die sich nach dreißigjähriger Tätigkeit bei Green und Moulton in Bradford zur Ruhe gesetzt hat. Sie war da Chefsekretärin, und die Firma hat sie mir wärmstens empfohlen. Sie soll ein Muster an Tüchtigkeit sein, und genau das brauchen wir hier in der Praxis – Tüchtigkeit. Wir sind viel zu schlampig. Es ist ein wahrer Glücksfall, daß sie sich entschlossen hat, nach Darrowby zu ziehen. Übrigens werdet ihr sie in wenigen Minuten kennenlernen – sie kommt um zehn.»

Die Kirchenuhr schlug, und im gleichen Augenblick läutete die Türglocke. Siegfried eilte hinaus, um zu öffnen, und führte seine große Entdeckung triumphierend ins Zimmer.

«Meine Herren, ich möchte Sie mit Miss Harbottle bekannt machen.»

Sie war eine große, hochbusige Frau mit einem runden, gesunden Gesicht und einer goldgeränderten Brille. Unter ihrem Hut lugten üppige dunkle Locken hervor; das Haar sah aus, als sei es gefärbt, und paßte nicht zu der strengen Kleidung und den derben Schuhen.

Mir schoß der Gedanke durch den Kopf, daß wir uns keine Sorgen zu machen brauchten: Diese Frau würde bestimmt nicht weggeheiratet werden. Wenn sie auch nicht gerade häßlich war, so hatte sie doch ein vorspringendes Kinn, das ihr ein herrisches Aussehen verlieh, und damit würde sie jeden Mann in die Flucht schlagen.

Ich gab Miss Harbottle die Hand und war erstaunt, wie fest sie zupackte. Die freundschaftliche Kraftprobe dauerte ein paar Sekunden, dann endete sie unentschieden, und Miss Harbottle wandte sich Tristan zu. Er war völlig unvorbereitet und erschrak sichtlich, als sie seine Hand ergriff; sie ließ sie erst wieder los, als er leicht in den Knien einknickte.

Nun begann sie einen Rundgang durch das Büro, während Siegfried ihr händereibend folgte und aussah wie ein Verkäufer, der seinen Lieblingskunden herumführt. Am Schreibtisch blieb sie stehen und betrachtete das Durcheinander von bezahlten und unbezahlten Rechnungen, Formularen vom Landwirtschaftsministerium, Rundschreiben von pharmazeutischen Firmen, Tablettenschachteln und Tuben mit Eutersalbe.

Sie wühlte angeekelt in den Papieren, zog das alte Hauptbuch mit seinen vielen Eselsohren hervor und hielt es zwischen Zeigefinger und Daumen hoch. «Was ist das?»

«Unser Hauptbuch», erklärte Siegfried. «Hier hinein übertragen wir die Besuche aus unserem Terminkalender, der auch irgendwo liegen muß.» Er suchte auf dem Schreibtisch herum.

«Ach, da ist er ja. Hier werden die Anrufe notiert.»

Sie betrachtete die beiden Bücher ein paar Minuten lang mit einem Ausdruck des Erstaunens, der schließlich einem grimmigen Lächeln wich. «Meine Herren, Sie müssen anständig schreiben lernen, wenn ich mich um Ihre Buchführung kümmern soll. Hier sind drei verschiedene Handschriften, und diese ist bei weitem die schlimmste. Absolut unleserlich. Wer hat das geschrieben?»

Sie zeigte auf eine Notiz, die aus einer langen, gebrochenen und gelegentlich gewellten Linie bestand.

«Das war ich», gestand Siegfried und trat von einem Bein aufs andere. «Muß da gerade sehr in Eile gewesen sein.»

«Aber alle Ihre Eintragungen sind so geschrieben, Mr. Farnon. Sehen Sie, hier und hier und hier. Das geht nun wirklich nicht.»

Siegfried legte die Hände auf den Rücken und ließ den Kopf hängen.

«Ich nehme an, hier bewahren Sie Schreibpapier und Umschläge auf.» Die Schublade, die sie herauszog, quoll über von alten Samenpäckchen. Die meisten waren aufgeplatzt. Ein paar Erbsen und Bohnen rollten sanft von der Spitze des Haufens herab. Die nächste Schublade enthielt eine Menge Stricke, wie sie beim Kalben verwendet werden. Offenbar hatte man vergessen, sie zu waschen, denn sie stanken zum Himmel. Miss Harbottle prallte zurück. Aber sie war nicht so leicht abzuschrecken und zerrte hoffnungsvoll an der dritten Schublade, die sich mit einem melodischen Klingeln öffnete. Miss Harbottle sah auf eine staubige Reihe leerer Bierflaschen hinab.

Sie richtete sich langsam auf. «Und wo, wenn ich fragen darf, ist Ihre Geldkassette?»

«Ach, wir stopfen alles in den Topf hinein, wissen Sie.» Siegfried zeigte auf den Kaminsims, wo der Zinnkrug stand. «Wir haben keine richtige Geldkassette, aber dieses Ding eignet sich ausgezeichnet dafür.»

Miss Harbottle blickte mit Abscheu auf den Krug. «Sie stopfen das Geld einfach . . .» Zerknitterte Schecks und Banknoten ragten aus dem Gefäß; viele waren auch auf den Feuerrost geflattert. «Wollen Sie damit sagen, daß Sie Tag für Tag weggehen und das Geld herumliegen lassen?»

«Da passiert schon nichts», sagte Siegfried.

«Und wo ist Ihre Portokasse?»

Siegfried grinste verlegen. «Alles in dem Krug. Für kleine und große Ausgaben, wissen Sie.»

Miss Harbottles rotwangiges Gesicht wurde blaß. «Aber Mr. Farnon, das ist ja entsetzlich. Ich verstehe nicht, wie Sie so lange vor sich hin wursteln konnten. Ich verstehe es einfach nicht. Nun, jedenfalls werde ich das bald in Ordnung bringen. Es dürfte, soweit ich sehe, keine besonderen Schwierigkeiten machen. Eine einfache Kartei wäre für Ihre Buchführung wohl das Richtige. Und alles andere –» sie blickte vielsagend auf den Krug – «werde ich sehr schnell regeln.»

«Wunderbar, Miss Harbottle, wunderbar.» Siegfried rieb sich die Hände. «Wir erwarten Sie also Montag morgen.»

«Punkt neun Uhr, Mr. Farnon.»

Als sie gegangen war, blieb es eine Weile still. Tristan schien von Miss Harbottles Besuch sehr angetan und lächelte nachdenklich. Ich aber war mir nicht so sicher.

«Wissen Sie, Siegfried», sagte ich, «vielleicht ist sie ein Ausbund von Tüchtigkeit, nur . . . finden Sie nicht, daß sie ein bißchen tyrannisch ist?»

«Tyrannisch?» Siegfrieds Lachen war zu laut. «Keine Spur. Überlassen Sie sie nur mir. Ich werde schon mit ihr fertig.»

Kapitel 11

Ich sortierte mechanisch die Morgenpost. Der übliche Stoß von Rechnungen, Rundschreiben, bunten Werbeprospekten für neue Medikamente; nach ein paar Wochen hatten derartige Sendungen für mich den Reiz der Neuheit verloren, und ich las sie kaum noch. Ich hatte fast den Boden des Stapels erreicht, als ich auf etwas Ungewöhnliches stieß: ein Umschlag aus schwerem Büttenpapier, an mich persönlich adressiert. Ich riß ihn auf und zog eine goldumrandete Karte hervor, die ich schnell überflog. Das Blut stieg mir in die Wangen, und ich schob die Karte hastig in meine Brusttasche.

Siegfried, der mit dem Abhaken der Besuche fertig war, blickte auf. «Warum sehen Sie denn so schuldbewußt aus, James? Ist Ihnen Ihre Vergangenheit auf den Fersen? Vielleicht ein Brief von einer empörten Mutter?»

Ich reichte ihm die Karte. «Da haben Sie was zum Lachen. Sie würden ja sowieso dahinterkommen.»

Siegfried verzog keine Miene, während er die Karte laut las. «Tricki bittet um Onkel Herriots Gesellschaft am Freitag dem 5. Februar. Getränke und Tanz.» Er sah auf und sagte todernst: «Na, ist das nicht reizend? Tricki scheint einer der großzügigsten Pekinesen in England zu sein. Nicht genug damit, daß er Ihnen Bücklinge, Tomaten und Präsentkörbe schickt – er lädt Sie auch noch zu einer Party ein.»

Ich entriß ihm die Karte und verbarg sie. «Gut, gut, ich weiß. Aber was soll ich jetzt tun?»

«Tun? Sich auf der Stelle hinsetzen und einen Brief schreiben, in dem Sie mit herzlichem Dank für die Einladung Ihr Erscheinen am 5. Februar zusagen. Mrs. Pumphreys Parties sind berühmt. Berge von exotischen Leckerbissen, Ströme von Champagner.»

«Werden viele Leute da sein?» fragte ich und scharrte unbehaglich mit den Füßen.

Siegfried schlug sich mit der Hand gegen die Stirn. «Natürlich werden viele Leute da sein. Was dachten Sie denn? Daß Sie als einziger Gast geladen wären? Daß Sie und Tricki ein paar Glas Bier trinken und dann einen Slowfox zusammen tanzen würden? O nein, die Spitzen der Gesellschaft werden im höchsten irdischen Glanz erscheinen, aber der Ehrengast dürfte der liebe Onkel Herriot sein. Warum? Mrs. Pumphrey lud die anderen ein, aber Ihre Einladung kam von Tricki.»

«Okay, okay», sagte ich seufzend. «Dann bin ich also ein Außenstehender, und noch dazu besitze ich keinen Abendanzug. Ich finde das Ganze gräßlich.»

Siegfried erhob sich und legte mir die Hand auf die Schulter. «Mein lieber Junge, machen Sie keinen Quatsch. Bedanken Sie sich jetzt für die Einladung, und dann fahren Sie nach Brawton, wo es einen Frackverleih gibt. Sie werden nicht lange abseits stehen – die Debütantinnen werden sich gegenseitig niedertrampeln, um mit Ihnen zu tanzen.» Er gab mir einen Klaps auf die Schulter, bevor er zur Tür ging. Dort drehte er sich noch einmal um und sagte mit ernster Miene: «Und denken Sie daran, schreiben Sie um Himmels willen nicht an Mrs. Pumphrey. Adressieren Sie Ihren Brief an Tricki, sonst sind Sie erledigt.»

Mit sehr gemischten Gefühlen fand ich mich am Abend des 5. Februar in Mrs. Pumphreys Haus ein. Ein Mädchen führte mich in die Halle. Mrs. Pumphrey empfing ihre Gäste am Eingang zum Ballsaal, in dem ich eine festlich gekleidete Menschenmenge mit Drinks herumstehen sah. Gedämpftes Stimmengewirr klang herüber, und alles kündete von Reichtum. Ich rückte meine Krawatte zurecht, holte tief Luft und wartete.

Mrs. Pumphrey lächelte freundlich, als sie das Paar vor mir begrüßte, aber bei meinem Anblick strahlte sie über das ganze Gesicht. «O Mr. Herriot, wie reizend, daß Sie gekommen sind. Tricki war so entzückt von Ihrem Brief – wir müssen gleich zu ihm gehen.» Sie führte mich durch die Halle. «Er ist im Frühstückszimmer», flüsterte sie. «Unter uns gesagt, er findet Parties ziemlich langweilig, aber er wäre wütend, wenn ich Sie nicht für einen Moment zu ihm brächte.»

Tricki lag, behaglich zusammengerollt, in einem Lehnstuhl neben dem lodernden Kaminfeuer. Als er mich sah, sprang er auf die Lehne des Stuhls und bellte freudig. Ich wehrte gerade seine Versuche ab, mir das Gesicht zu lecken, als mein Blick auf zwei große Futternäpfe fiel, die neben dem Sessel standen. Der eine Napf enthielt etwa ein Pfund kleingehacktes Hühnerfleisch, der andere einen Berg Kuchenkrümel.

«Mrs. Pumphrey!» donnerte ich und zeigte auf die Näpfe. Die arme Frau legte die Hand über den Mund und wich erschrocken zurück.

«Oh, verzeihen Sie mir!» Sie war das verkörperte Schuldbewußtsein. «Es ist nur ein kleiner Extraschmaus, weil er heute abend allein ist. Und dazu dieses kalte Wetter.» Sie faltete die Hände und sah mich demütig an.

«Ich verzeihe Ihnen», sagte ich streng, «aber nur, wenn Sie den Kuchen und die Hälfte vom Hühnerfleisch wegnehmen.»

Nervös wie ein kleines Mädchen, das bei einer Unart ertappt worden ist, führte sie meinen Befehl aus.

Ich trennte mich ungern von meinem Freund, dem Pekinesen. Nach einem anstrengenden Tag und vielen Stunden in der schneidenden Kälte war ich müde, und dieses Zimmer mit seinem Feuer und der sanften Beleuchtung wirkte einladender als die lärmende Pracht der Ballsaals. Ich hätte es mir lieber für ein oder zwei Stunden im Sessel bequem gemacht, mit Tricki auf dem Schoß.

Mrs. Pumphrey wurde lebhaft. «Jetzt müssen Sie aber unbedingt einige meiner Freunde kennenlernen.»

Wir gingen in den Ballsaal, wo drei Kristallüster ein strahlendes Licht verbreiteten, das von den creme- und goldfarbenen Wänden mit ihren vielen Spiegeln reflektiert wurde. Wir gingen von Gruppe zu Gruppe, und Mrs. Pumphrey stellte mich als «Trickis lieber, guter Onkel» vor. Ich wäre am liebsten in die Erde versunken, aber entweder besaßen diese Leute eine phantastische Selbstbeherrschung, oder sie kannten den schwachen Punkt ihrer Gastgeberin, denn sie nahmen die Information auf, ohne mit der Wimper zu zucken.

Im Hintergrund stimmte ein fünfköpfiges Orchester die Instrumente. Kellner in weißen Jacken eilten mit Tabletts voller Speisen und Getränke zwischen den Gästen hindurch. Mrs. Pumphrey hielt einen der Kellner an. «François, ein Glas Champagner für den Herrn.»

«Sehr wohl, Madame.» Der Mann bot sein Tablett an.

«Nein, nein, bringen Sie eines von den großen Gläsern.»

François verschwand und kam mit einem Glas zurück, das aussah wie ein Suppenteller mit einem Stiel. Es war bis zum Rand mit Champagner gefüllt.

«François.»

«Ja, Madame?»

«Dies ist Mr. Herriot. Bitte sehen Sie ihn sich genau an.»

Der Kellner richtete die schwermütigen Augen eines Spaniels auf mich und prägte sich mein Gesicht ein.

«Ich möchte, daß Sie für ihn sorgen. Achten Sie darauf, daß sein Glas immer voll ist und er reichlich zu essen hat.»

«Sehr wohl, Madame.» Er verbeugte sich und ging weiter.

Ich schlürfte den eiskalten Champagner, und als ich aufsah, stand François da und präsentierte mir ein Tablett voller Sandwiches mit geräuchertem Lachs.

So ging es den ganzen Abend. François wich mir nicht von der Seite, er füllte entweder mein Riesenglas nach, oder er servierte mir irgendwelche Delikatessen. Ich fand es herrlich; die salzigen Bissen riefen einen starken Durst hervor, den ich mit Champagner löschte, dann aß ich wieder ein paar Häppchen, die mich von neuem durstig machten, worauf François prompt mit der großen Champagnerflasche zur Stelle war.

Hier hatte ich zum erstenmal Gelegenheit, Champagner literweise zu trinken, und es war ein lohnendes Erlebnis. Sehr bald spürte ich eine wunderbare Leichtigkeit, und ich empfand auch alles viel intensiver. Jetzt ängstigte mich diese neue Welt nicht mehr, ich begann sie zu genießen. Ich tanzte mit allen Damen, die mir über den Weg liefen – mit bezaubernden jungen Schönheiten, würdigen Matronen und zweimal mit einer kichernden Mrs. Pumphrey.

Ich redete auch, und zwar geistreich. Mehrfach staunte ich selbst über meine Geistesblitze. Einmal sah ich mich in einem Spiegel – ein distinguierter Herr mit einem Glas in der Hand. Bei diesem Anblick verschlug es mir glatt die Sprache.

Essen, Trinken, Plaudern, Tanzen – der Abend verging wie im Flug. Als es Zeit zum Aufbruch war und ich schon im Mantel in der Halle stand, um mich von Mrs. Pumphrey zu verabschieden, erschien François abermals, und zwar mit einem Teller heißer Suppe. Er schien zu befürchten, daß ich auf der Heimfahrt einen Schwächeanfall erleiden könnte.

Nach der Suppe sagte Mrs. Pumphrey: «Und jetzt müssen Sie Tricki gute Nacht wünschen. Er wird es Ihnen niemals verzeihen, wenn Sie es nicht tun.» Wir gingen in sein Zimmer. Der kleine Hund gähnte mir aus der Tiefe seines Sessels entgegen und wedelte mit dem Schwanz. Mrs. Pumphrey legte die Hand auf meinen Arm. «Da Sie gerade hier sind, möchte ich Sie bitten, sich freundlicherweise seine Krallen anzusehen. Ich fürchte, daß sie zu lang sind.»

Ich hob eine Pfote nach der anderen hoch und betrachtete kritisch die Krallen, während Tricki meine Hände leckte.

«Nein, Sie brauchen sich nicht zu beunruhigen, sie sind völlig in Ordnung.»

«Vielen Dank, Mr. Herriot. So, jetzt müssen Sie sich die Hände waschen.»

In dem vertrauten Badezimmer mit den meergrünen Waschbecken, den Emailfischen an den Wänden, dem Frisiertisch und den Flaschen auf den Glasborden sah ich mich um, während das dampfende Wasser aus dem Hahn floß. Da war mein Handtuch neben dem Waschbecken, und da lag das übliche neue Stück Seife – eine Seife, die sofort schäumte und einen köstlichen Duft verströmte. Dies war der letzte Hauch von Luxus an einem verschwenderischen Abend. Hinter mir lagen ein paar Stunden voller Pracht und Licht, und ich nahm die Erinnerung mit nach Skeldale House.

Ich ging ins Bett, knipste das Licht aus und starrte, auf dem Rücken liegend, in die Dunkelheit. Musikfetzen schwirrten mir noch immer durch den Kopf, und gerade begann ich mich wieder im Tanz zu drehen, als das Telefon läutete.

«Hier ist Atkinson von Beck Cottage», sagte eine ferne Stimme. «Ich habe hier eine Sau, die nicht ferkeln kann. Sie versucht es schon den ganzen Abend. Können Sie herkommen?»

Ich sah auf die Uhr, nachdem ich den Hörer aufgelegt hatte. Es war zwei Uhr nachts. Ich war völlig benommen. Eine ferkelnde Sau unmittelbar nach dem Champagner, dem geräucherten Lachs und diesen kleinen Biskuits mit den schwarzen Kaviarhäufchen! Und noch dazu in Beck Cottage, einem der primitivsten Bauernhöfe in unserer Gegend. Es war gemein.

Verschlafen streifte ich den Pyjama ab und zog mein Hemd an. Als ich nach der steifen, abgewetzten Kordhose langte, die ich bei der Arbeit trug, versuchte ich, nicht zu dem Leihanzug hinzusehen, der an einer Ecke des Kleiderschrankes hing.

Es waren nur zwei Meilen bis Beck Cottage. Das Anwesen lag in einer Senke und verwandelte sich im Winter in einen Sumpf. Ich stieg aus meinem Wagen und watete durch den Matsch zur Haustür. Da niemand auf mein Klopfen antwortete, ging ich zu den gegenüberliegenden Gebäuden und öffnete die Tür des Kuhstalls. Warmer, süßlicher Rindergeruch schlug mir entgegen. Weiter hinten erspähte ich ein Licht, dessen trüber

Schein eine stehende Gestalt aus dem Dunkel heraushob. Ich ging an den Kühen vorbei, zwischen denen sich schadhafte hölzerne Trennwände befanden und hinter denen sich Berge von Dung türmten. Mr. Atkinson schien nichts von allzu häufigem Ausmisten zu halten.

Über Löcher im Boden stolpernd, durch Urinpfützen planschend, erreichte ich endlich einen provisorischen Verschlag. Von der Sau waren kaum mehr als die Umrisse zu erkennen: ein fahles, auf der Seite liegendes Etwas. Das Tier bewegte sich nicht auf seinem dürftigen Strohlager, nur von Zeit zu Zeit lief ein Zittern über seine Flanken.

Mr. Atkinson empfing mich kühl. Er war in mittleren Jahren, hatte einen acht Tage alten Bart und trug einen verbeulten Hut, dessen Krempe ihm bis über die Ohren reichte. Er lehnte mit hängenden Schultern an der Wand. Die eine Hand hatte er in die Jackentasche gestopft, in der anderen hielt er eine Fahrradlampe mit einer fast ausgebrannten Batterie.

«Ist das alles an Licht, das wir haben?» fragte ich.

«Ja, alles», antwortete Mr. Atkinson, offensichtlich erstaunt. Er sah mich mit einer Miene an, die deutlich besagte: Sonst noch Wünsche?

«Dann geben Sie mal her.» Ich richtete den schwachen Strahl auf meine Patientin: «Ist noch ein junges Tier, wie?»

«Ja, wirft das erste Mal.»

Das Schwein streckte sich, erzitterte und lag wieder still.

«Irgendwas festgefahren, schätze ich. Würden Sie mir einen Eimer mit heißem Wasser, ein Stück Seife und ein Handtuch bringen?»

«Hab kein heißes Wasser. Das Feuer ist aus.»

«Gut, dann bringen Sie mir, was Sie haben.»

Der Bauer polterte den Kuhstall entlang. Er nahm das Licht mit, und in der Dunkelheit kehrte die Musik wieder. Es war ein Walzer von Strauß, und ich tanzte ihn mit Lady Frenswick. Sie war sehr jung, sehr hübsch, und sie lachte, als ich sie herumschwenkte. Ich sah ihre weißen Schultern, die Diamanten, die an ihrem Hals funkelten, und die kreisenden Spiegel.

Mr. Atkinson kam zurückgeschlurft und setzte den Eimer mit Nachdruck auf den Boden. Ich tauchte einen Finger ins Wasser; es war eiskalt. Und der Eimer hatte schon vieles mitgemacht – ich mußte aufpassen, daß ich mich nicht an dem zackigen Rand verletzte.

Rasch zog ich meine Jacke und das Hemd aus. Ich hielt die Luft an, denn es zog fürchterlich durch eine Ritze in der Wand.

«Die Seife, bitte», murmelte ich mit zusammengebissenen Zähnen.

«Im Eimer.»

Ich tauchte einen Arm ins Wasser und suchte zitternd vor Kälte herum, bis ich einen rundlichen Gegenstand fand, der etwa die Größe eines Golfballes hatte. Ich zog ihn heraus und untersuchte ihn; er war glatt und gesprenkelt wie ein Kieselstein am Strand. Optimistisch rieb ich ihn zwischen meinen Händen, in der Erwartung, es werde sich Schaum bilden. Aber die Seife war steinhart und gab nichts her.

Ich mochte nicht um ein anderes Stück bitten, denn vielleicht hätte das den Bauern gegen mich eingenommen. Statt dessen ließ ich mir die Lampe geben und ging nach draußen. Auf dem Hof spritzte der Schlamm an meinen Wellingtons hoch; eine Gänsehaut überzog meine nackte Brust. Zähneklappernd suchte ich im Kofferraum herum, bis ich auf eine Dose mit antiseptischer Salbe stieß.

Als ich wieder in dem Verschlag war, schmierte ich die Salbe auf meinen Arm, kniete mich hinter das Schwein und schob meine Hand vorsichtig in die Vagina. Schließlich waren Hand, Handgelenk und Ellenbogen im Innern des Schweins verschwunden, und ich sah mich gezwungen, eine seitliche Lage einzunehmen. Die Steine waren kalt und feucht, aber ich vergaß mein Unbehagen, als meine Finger etwas berührten. Es war ein winziger Schwanz. Fast quer liegend steckte ein großes Ferkel im Leib der Muttersau wie ein Korken in einer Flasche.

Ich drückte mit einem Finger die Hinterbeine zurück, bis ich sie packen und das Schweinchen herausziehen konnte. «Sehen Sie, deshalb ging es nicht weiter. Das Ferkel ist tot – ist zu stark gequetscht worden. Vielleicht sind noch ein paar lebende Tiere drinnen. Ich werde mal fühlen.»

Wieder fettete ich meinen Arm ein und kniete mich hin. Genau innerhalb der Uterusmündung ertastete ich ein zweites Ferkel, und plötzlich gruben sich winzige, aber sehr scharfe Zähne in meinen Finger.

Ich schrie auf. «Na, das hier lebt jedenfalls», sagte ich zu dem Bauern. «Ich hab's gleich draußen.»

Das Ferkel hatte jedoch andere Ideen im Kopf. Es zeigte keine Neigung, den warmen Hafen zu verlassen, und sooft ich seinen glitschigen kleinen Fuß zu packen bekam, zog es ihn weg. Nach ein oder zwei Minuten fühlte ich einen Krampf im Arm. Ich lehnte mich zurück, schloß die Augen, und sofort war ich wieder im Ballsaal, in der Wärme und dem strahlenden Licht. François schenkte mir Champagner ein; dann tanzte ich, und der Kapellmeister drehte sich zu mir um und verbeugte sich lächelnd.

Ich lächelte zurück, aber das Gesicht des Kapellmeisters zerfloß, und nun war Mr. Atkinson da, der ausdruckslos auf mich hinabsah. Mühsam hob ich den Kopf. Es ging doch nicht, daß ich bei der Arbeit einschlief. Wieder tastete ich umher. Diesmal gelang es mir, den Fuß fest mit zwei Fingern zu packen und das Ferkel trotz seines Strampelns herauszuziehen. Als es glücklich draußen war, schien es sich mit seinem Schicksal abzufinden und torkelte zum Euter seiner Mutter.

«Sie hilft überhaupt nicht mit», sagte ich. «Na ja, sie ist eben völlig erschöpft. Ich werde ihr eine Spritze geben.»

Eine weitere mühsame Expedition durch den Matsch zum Wagen, eine Pitruitin-Injektion, und wenige Minuten später setzten starke Wehen ein. Bald darauf wälzte sich ein rosa Ferkel im Stroh, dann noch eines und noch eines.

«Kommen heraus wie am Fließband», sagte ich. Mr. Atkinson brummte irgend etwas.

Acht Ferkel waren geboren, und das Licht der Lampe drohte schon zu erlöschen, als eine dunkle Masse, die Nachgeburt, aus der Scheide der Sau quoll.

Ich rieb meine kalten Arme. «So, das wär's wohl.» Die kleinen Ferkel tappten unbeholfen zu der langen Doppelreihe der Zitzen, und die Mutter streckte sich aus, um möglichst viel von ihrem Euter den hungrigen Mäulern darzubieten.

Mich fror plötzlich. Ich machte noch einen Versuch mit der steinharten Seife, aber vergebens. Meine rechte Wange und die Rippen starrten vor Schmutz. So gut es ging, kratzte ich ihn mit den Fingernägeln ab, dann wusch ich mich in dem kalten Wasser.

«Haben Sie ein Handtuch da?» keuchte ich.

Der Sack, den Mr. Atkinson mir wortlos reichte, war an den Rändern steif von altem Dung, und er roch muffig nach dem Mehl, das er vor langer Zeit enthalten hatte. Ich nahm ihn und rieb meinen Oberkörper ab. Als ich das Hemd anzog, hatte ich das Gefühl, in meine eigene Welt zurückzukehren. Bevor ich den Stall verließ, warf ich einen letzten Blick in den Verschlag. Die Fahrradlampe brannte nur noch ganz schwach, und ich mußte mich über die Trennwand beugen, um sehen zu können, wie die kleinen Ferkel eifrig und völlig vertieft saugten. Die junge Sau bewegte sich vorsichtig und ließ ein Grunzen tiefer Zufriedenheit hören.

Auf der Heimfahrt mußte ich einmal aussteigen, um ein Gatter zu öffnen. Ich stand eine Weile da und blickte über die dunklen Felder. Meine Gedanken wanderten zurück zu meiner Schulzeit. Eines Tages hatte ein alter Lehrer zu uns über Berufswahl gesprochen. «Wer sich entschließt, Tierarzt zu werden, der wird zwar niemals zu den Reichen zählen, aber dafür ein interessantes und abwechslungsreiches Leben haben.»

Ich lachte laut in die Dunkelheit hinein. Der alte Bursche hatte recht gehabt. Abwechslungsreich. Ja, abwechslungsreich war dieses Leben bestimmt.

Kapitel 12

Ich ließ die chirurgische Nadel auf das Tablett fallen und trat zurück, um die fertige Arbeit zu begutachten. «Also ohne mich loben zu wollen, es sieht recht hübsch aus.»

Tristan stand über den bewußtlosen Hund gebeugt und untersuchte den sauberen Schnitt mit der Reihe regelmäßiger Stiche. «Tatsächlich sehr hübsch, mein Junge. Ich selbst hätte es nicht besser machen können.»

Der große schwarze Neufundländer lag regungslos auf dem

Tisch, die Zunge herausgestreckt, die Augen blicklos und glasig. Man hatte ihn mit einer häßlichen Geschwulst über den Rippen zu uns gebracht, und ich hatte entschieden, daß es ein harmloses Lipom sei, gutartig und sehr geeignet für einen operativen Eingriff. Und diese Diagnose hatte sich bestätigt. Ich hatte die Geschwulst mühelos herausschälen können, sie war rund, intakt und glatt. Keine Blutung, und es war auch nicht zu befürchten, daß sich ein neues Lipom bildete.

Die häßliche Schwellung war durch diese saubere Naht ersetzt worden, die in einigen Wochen nicht mehr zu sehen sein würde. Ich war froh und zufrieden.

«Am besten behalten wir ihn hier, bis er zu sich kommt», sagte ich. «Fassen Sie mal mit an, Tristan, wir wollen ihn auf die Decken legen.» Wir betteten den Hund vor einem elektrischen Ofen, und dann brach ich zu meiner morgendlichen Runde auf.

Beim Lunch hörten wir den seltsamen Laut zum erstenmal. Es war ein Mittelding zwischen Stöhnen und Heulen, fing ganz leise an, steigerte sich zu gellender Höhe und glitt dann die Tonleiter wieder hinab.

Siegfried sah erschrocken von seiner Suppe auf. «Um Gottes willen, was ist das?»

«Muß der Hund sein, den ich heute morgen operiert habe», antwortete ich. «Die Wirkung der Barbiturate läßt nach, und er kommt langsam zu sich. Ich denke, das Geheul wird bald aufhören.»

Siegfried sah mich zweifelnd an. «Na, hoffentlich. Mir langt's. Klingt ja schauerlich.»

Wir gingen hinüber und sahen nach dem Hund. Der Puls war kräftig, die Atmung tief und regelmäßig, die Schleimhäute hatten eine gute Farbe. Das Tier lag noch immer regungslos ausgestreckt, und das einzige Anzeichen des zurückkehrenden Bewußtseins war das Heulen, das sich alle zehn Sekunden wiederholte.

«Ja, er ist völlig in Ordnung», sagte Siegfried. «Aber was für ein gräßliches Geräusch! Kommt bloß hier raus.»

Die Mahlzeit wurde hastig und schweigend beendet, man hörte nur das Jammern im Hintergrund. Siegfried hatte kaum den letzten Bissen hinuntergeschlungen, da war er schon auf den Beinen. «Ich muß abschwirren. Habe 'ne Menge zu tun heute nachmittag. Tristan, das Beste ist wohl, wenn du den Hund ins Wohnzimmer bringst und vor den Kamin legst. Auf diese Weise kannst du ihn im Auge behalten.»

Tristan starrte seinen Bruder entgeistert an. «Du meinst, ich soll mir den ganzen Nachmittag dieses Geheul anhören?»

«Ja, genau das meine ich. Wir können ihn in diesem Zustand nicht nach Hause schicken, und ich möchte nicht, daß ihm etwas passiert. Er braucht Pflege und Beaufsichtigung.»

«Soll ich vielleicht seine Pfote halten oder ihn im Kinderwagen um den Marktplatz herumschieben?»

«Verschone mich mit deinen Unverschämtheiten. Du bleibst bei dem Hund, und damit basta!»

Tristan und ich zogen das schwere Tier auf den Decken den Korridor entlang; dann mußte ich zu meiner nachmittäglichen Runde aufbrechen. An der Tür blieb ich stehen und blickte zurück auf das große schwarze Tier neben dem Feuer und auf Tristan, der unglücklich in einem Sessel hockte. Das Geheul war fürchterlich. Ich schloß hastig die Tür.

Es war dunkel, als ich zurückkam, und das alte Haus ragte schwarz und schweigend in den kalten Himmel. Schweigend – das heißt mit Ausnahme des Geheuls, das gespenstisch in der menschenleeren Straße widerhallte.

Ich sah auf meine Uhr. Es war sechs, also hatte Tristan diese Tortur vier Stunden über sich ergehen lassen. Ich eilte die Stufen hinauf und durch den Korridor. Als ich die Wohnzimmertür öffnete, stand Tristan mit dem Rücken zu mir an dem französischen Fenster und blickte in den dunklen Garten hinaus. Er hatte die Hände tief in die Taschen gesteckt, und aus seinen Ohren hingen Wattebüschel.

«Na, wie sieht's aus?» fragte ich.

Da keine Antwort kam, ging ich zu ihm und berührte ihn an der Schulter. Die Wirkung war ungeheuerlich. Er sprang in die Luft und fuhr herum. Sein Gesicht war aschfahl, und er zitterte heftig. «Mein Gott, Jim, Sie hätten mich beinahe getötet. Ich kann durch diese Ohrpfropfen nichts hören – bis auf den Hund natürlich.»

Ich kniete mich hin und untersuchte den Neufundländer. Sein Zustand war ausgezeichnet, aber außer einem schwachen Augenreflex deutete nichts auf eine Wiederkehr des Bewußtseins hin. Das durchdringende Heulen ertönte nach wie vor in regelmäßigen Abständen.

«Er braucht aber entsetzlich lange, um zu sich zu kommen», sagte ich. «War er den ganzen Nachmittag so?»

«Ja, genauso. Verschwenden Sie bloß kein Mitleid an diesen jaulenden Teufel – *er* weiß ja nichts davon. Aber sehen Sie mich an! Ich bin nach all den Stunden völlig mit den Nerven herunter. Noch ein bißchen länger, und Sie müssen auch mir eine Spritze geben.» Er fuhr sich mit zitternder Hand durch das Haar, und in seiner rechten Wange zuckte unaufhörlich ein Muskel.

Ich nahm ihn am Arm. «Essen Sie erst mal was, dann werden Sie sich gleich besser fühlen.» Er folgte mir widerstandslos ins Eßzimmer.

Während der Mahlzeit war Siegfried in ausgezeichneter Stimmung. Er lachte, scherzte und führte das große Wort, ohne das schrille Geheul im Nebenzimmer zu beachten. Um so heftiger zerrte es zweifellos an Tristans Nerven.

Als wir das Zimmer verließen, legte mir Siegfried die Hand auf die Schulter. «Vergessen Sie nicht die Versammlung heute abend in Brawton, James. Der alte Reeves spricht über Schafskrankheiten – er macht so was immer sehr gut. Schade, daß du nicht mitkommen kannst, Tristan, aber ich fürchte, du mußt bei dem Hund bleiben, bis er zu sich kommt.»

Tristan zuckte zusammen, als hätte ihn jemand geschlagen. «O nein, bitte nicht! Das verdammte Biest treibt mich zum Wahnsinn!»

«Leider geht es nicht anders. James oder ich hätten dich heute abend ablösen können, aber wir müssen nun mal zu dieser Versammlung. Es würde einen schlechten Eindruck machen, wenn wir nicht kämen.»

Tristan wankte ins Wohnzimmer zurück, und ich zog meinen Mantel an. Auf der Straße blieb ich einen Augenblick stehen und lauschte. Der Hund heulte immer noch.

Die Versammlung war ein Erfolg. Sie fand in einem Luxushotel statt, und wie meistens war das anschließende gesellige Beisammensein der Tierärzte das Beste vom Abend. Es war ungemein beruhigend, von den Problemen und Fehlern der Kollegen zu hören – besonders von den Fehlern.

Gegen elf Uhr brachen wir auf. Ich dachte schuldbewußt daran, daß ich Tristan und seine Nachtwache in den letzten paar Stunden völlig vergessen hatte. Aber gewiß hatte er an diesem Abend keine Schwierigkeiten gehabt. Der Hund war sicherlich ruhiger geworden. Doch als ich in Darrowby aus dem Auto sprang, erstarrte ich, denn aus dem Haus drang ein schwaches Jaulen. Unglaublich, der Hund heulte noch immer. Und was war mit Tristan? Ich wagte mir nicht vorzustellen, in welcher Verfassung er war. Beinahe ängstlich öffnete ich die Wohnzimmertür.

Tristans Sessel bildete eine kleine Insel in einem Meer von leeren Bierflaschen. Eine hochkant gestellte Kiste lehnte an der Wand, und Tristan saß mit feierlicher Miene sehr aufrecht da. Ich stieg über die Flaschen hinweg.

«Nun, war es sehr schlimm, Triss? Wie fühlen Sie sich?»

«Könnte schlimmer sein, mein Lieber, viel schlimmer. Bald nachdem ihr abgefahren wart, bin ich zu den Drowers gegangen und habe 'nen Kasten Bier geholt. Das half mir über das Schlimmste hinweg. Nach drei oder vier Stunden ließ mich der Hund völlig kalt – ich habe sogar mitgejault. Wir hatten einen recht interessanten Abend. Übrigens kommt er jetzt zu sich. Schauen Sie mal.»

Der Hund hatte den Kopf gehoben, und in seinen Augen lag ein Ausdruck des Wiedererkennens. Das Geheul war verstummt. Ich ging zu ihm und streichelte ihn, und das Tier wedelte mit dem buschigen schwarzen Schwanz.

«So ist's schon besser, alter Junge», sagte ich. «Und jetzt solltest du dich ein bißchen zusammennehmen. Du hast dem armen Onkel Tristan ganz schön zugesetzt.»

Der Hund reagierte sofort. Er richtete sich mühsam auf und machte ein paar schwankende Schritte. Dann brach er zwischen den Flaschen zusammen.

Siegfried erschien in der Türöffnung und blickte angewidert auf Tristan, der noch immer sehr gerade dasaß. Dann betrachtete er den Hund zwischen den Flaschen. «Was ist denn das für ein Tohuwabohu? Kannst du nicht auf den Hund aufpassen, ohne eine Orgie zu veranstalten?»

Beim Klang von Siegfrieds Stimme richtete sich der Neufundländer auf und versuchte in einem Anflug von Selbstvertrauen mit wedelndem Schwanz zu ihm zu laufen. Aber er kam nicht weit. Nach wenigen Schritten sackte er wieder zusammen und stieß dabei eine leere Flasche um, die langsam bis vor Siegfrieds Füße rollte.

Siegfried bückte sich und streichelte den glänzenden schwarzen Kopf. «So ein liebes, freundliches Tier. Bestimmt ist er ein großartiger Hund, wenn er seine fünf Sinne beisammen hat. Morgen früh wird er wieder ganz normal sein, die Frage ist nur, was wir heute nacht mit ihm machen. Wir können ihn nicht hier unten herumtorkeln lassen, sonst bricht er sich womöglich ein Bein.» Er blickte Tristan an, der jetzt noch steifer, noch aufrechter dasaß. «Weißt du, am besten nimmst du ihn mit in dein Zimmer. Jetzt, wo er glücklich über den Berg ist, wollen wir doch nicht, daß er sich verletzt. Ja, er soll die Nacht bei dir verbringen.»

«Vielen Dank, vielen herzlichen Dank», sagte Tristan tonlos, die Augen starr geradeaus gerichtet.

Siegfried warf ihm einen scharfen Blick zu und wandte sich zum Gehen. «Also gut, räume den Kram hier weg, und dann ab ins Bett.»

Tristan und ich schliefen Tür an Tür. Mein Zimmer war der Hauptraum, riesengroß, quadratisch, mit hoher Decke und einem von Pfeilern flankierten Kamin. Tristans Zimmer, der ehemalige Ankleideraum, war lang und nicht sehr breit, so daß man das schmale Bett an die hintere Querwand hatte quetschen müssen. Auf den glatten, gebohnerten Dielen lag kein Teppich. Ich legte den Hund auf einen Stapel Decken und wandte mich Tristan zu, der sich erschöpft auf sein Bett geworfen hatte.

«Er ist ganz ruhig – schläft wie ein Baby», sagte ich tröstend. «Ich denke, Sie werden jetzt Ihre wohlverdiente Ruhe haben.»

In meinem Zimmer zog ich mich rasch aus und stieg ins Bett. Ich schlief sofort ein. Wann der Lärm wieder anfing, kann ich nicht sagen, ich weiß nur, daß ich plötzlich hochfuhr, weil ein wütender Schrei in meinen Ohren gellte. Dann hörte ich ein Rutschen, einen dumpfen Schlag und noch einen Schrei aus Tristans Kehle.

Ich schrak vor dem Gedanken zurück, nach nebenan zu gehen – tun konnte ich sowieso nichts –, also kuschelte ich mich in die Decken und lauschte. Nach einer Weile döste ich ein, wurde aber jäh aus dem Schlaf gerissen, als weitere Schlaggeräusche und Schreie durch die Wand drangen.

Nach etwa zwei Stunden änderten sich die Laute. Der Neufundländer schien seine Beine wieder gebrauchen zu können, denn er wanderte im Zimmer auf und ab, wobei seine Pfoten ein regelmäßiges Tack-a-tack auf dem Holzfußboden machten. Das ging unentwegt so weiter, und von Zeit zu Zeit brüllte Tristan, der schon stockheiser war: «Hör auf, zum Donnerwetter! Setz dich, verdammter Köter!»

Ich mußte wohl trotzdem fest eingeschlafen sein, denn als ich aufwachte, füllte graues Morgenlicht das Zimmer. Ich wälzte mich auf den Rücken und lauschte. Das Tack-a-tack der Pfoten war noch immer zu hören, aber ganz unregelmäßig, als liefe der Neufundländer bald hierhin, bald dorthin, statt blindlings von einem Ende des Zimmers zum anderen zu stolpern.

Ich stand auf. Zitternd in der eiskalten Luft zog ich mein Hemd und die Hose an. Dann schlich ich zu der Verbindungstür und öffnete sie. Ich wurde fast umgeworfen, als sich zwei große Pfoten gegen meine Brust drückten. Der Neufundländer war hocherfreut, mich zu sehen, und schien sich hier schon ganz heimisch zu fühlen. Er wedelte ekstatisch mit dem Schwanz.

«Na, bist du wieder in Ordnung, Freundchen?» sagte ich. «Komm, zeig mal deine Wunde.» Ich untersuchte die Naht über den Rippen. Keine Schwellung und nicht einmal schmerzempfindlich.

«Wunderbar!» rief ich. «Du bist ja so gut wie neu.» Ich gab ihm einen scherzhaften Klaps, der einen Begeisterungsausbruch hervorrief. Das Tier sprang an mir hoch, umarmte und leckte mich.

Ich versuchte ihn abzuwehren, als ich ein jämmerliches Stöhnen aus dem Bett hörte. In dem trüben Licht sah Tristan gespenstisch aus. Er lag auf dem Rücken, hatte beide Hände in die Bettdecke gekrallt, und seine Augen leuchteten wild. «Nicht eine Minute Schlaf, Jim», flüsterte er. «Nicht eine einzige Minute. Hat einen herrlichen Humor, mein Bruder, läßt mich die ganze Nacht bei diesem schwarzen Satan. Beobachten Sie ihn nachher – ich gehe jede Wette ein, daß er zufrieden aussehen wird.»

Beim Frühstück ließ sich Siegfried die Einzelheiten von Tristans qualvoller Nacht erzählen und war sehr mitfühlend. Wortreich entschuldigte er sich für all die Aufregung, die der Hund dem Bruder bereitet hatte. Aber wie Tristan es vorausgesagt hatte: Er sah zufrieden aus.

Kapitel 13

Ich entdeckte plötzlich, daß der Frühling gekommen war. Ende März, als ich ein paar Schafe in einer Bergmulde untersucht hatte, lehnte ich mich beim Abstieg im Windschatten eines kleinen Tannenwaldes gegen einen Baum, um kurz zu verschnaufen, und auf einmal spürte ich die Wärme des Sonnenlichts auf meinen geschlossenen Augenlidern, hörte den Gesang der Lerchen und das gedämpfte Rauschen des Windes in den hohen Zweigen. Obwohl der Schnee noch immer in langen Streifen hinter den Mauern lag und das Gras leblos und winterlich gelb war, schien mir, daß sich eine Veränderung vollzogen hatte, eine Befreiung, denn ohne es zu wissen, hatte ich mich mit einem Panzer gegen die harten Monate, die unerbittliche Kälte umgeben.

Es war kein warmer Frühling. Ein scharfer Wind ließ die weißen Köpfe der Schneeglöckchen erzittern und knickte die Narzissen auf dem Dorfanger. Im April leuchteten die Straßenböschungen vom frischen Gelb der Primeln. Und im April kamen auch die jungen Lämmer zur Welt. Diese Geburten brachen wie eine große Flutwelle über uns herein, immer dann, wenn wir am meisten zu tun hatten.

Im Frühjahr spürte das Vieh die Auswirkungen des langen Winters. Die Kühe standen seit Monaten im Stall und brauchten dringend grünes Gras und Sonnenschein; die Kälber hatten zuwenig Widerstandskraft gegen Krankheiten. Und gerade wenn wir uns fragten, wie wir mit den Erkältungen, Lungenentzündungen und Azetonämien fertig werden sollten, überflutete uns die Welle der neugeborenen Lämmer, und in den folgenden zwei Monaten verdrängten diese wolligen kleinen Dinger nahezu alles andere.

Da waren zunächst die Früherkrankungen der Mutterschafe, die Blutvergiftungen während der Trächtigkeit und die Vorfallserscheinungen. Dann kam die Geburtenwelle, deren Folge oft Kalzium-Mangelerscheinungen waren oder die fürchterliche brandige Mastitis, bei der das Euter schwarz wird und Schrunden bildet. Und dann die Krankheiten der Lämmer. Allmählich ebbte die Flut ab, und Ende Mai war sie praktisch versiegt. Die Schafe wurden wieder zu den wolligen kleinen Dingern auf den Berghängen.

In diesem ersten Jahr war ich fasziniert von den Lämmergeburten, und so ist es seither geblieben. Das Lammen erschien mir ebenso erregend wie das Kalben und obendrein längst nicht so mühsam für den Geburtshelfer, weil die Schafe meist im Freien warfen, entweder in zugigen Verschlägen, die man aus Strohballen und Gattern improvisiert hatte, oder, häufiger noch, draußen auf dem Feld. Es kam den Bauern nicht in den Sinn, daß das Schaf seine Jungen lieber im warmen Stall zur Welt gebracht hätte oder daß der Tierarzt nicht gerade begeistert war, wenn er stundenlang in Hemdsärmeln im strömenden Regen hocken mußte.

Die eigentliche Arbeit war dagegen die einfachste Sache von der Welt. Nach meinen Erlebnissen bei der Korrektur von Fehllagen bei Kälbern machte es geradezu Spaß, den winzigen Geschöpfen auf die Welt zu helfen. Lämmer werden meistens zu zweit oder zu dritt geboren, und dabei kommt es mitunter zu einem großen Durcheinander. Ein Knäuel von Köpfen und Beinen will gleichzeitig heraus, und es ist Aufgabe des Tierarztes, die einzelnen Körperteile zu sortieren und festzustellen, welches Bein zu welchem Kopf gehört. Ich genoß es sehr, endlich einmal stärker und größer zu sein als der Patient, doch ich habe über diesem Vorteil nie vergessen, daß beim Lammen zwei Dinge sehr wichtig sind – Sauberkeit und Sanftheit.

Alle Jungtiere sind niedlich, aber das Lamm besitzt einen besonderen Charme. Ich erinnere mich an einen bitterkalten

Abend, als ich auf einem windumbrausten Berghang ein Mutterschaf von Zwillingen entband. Die Lämmer schüttelten krampfhaft die Köpfe, und schon nach wenigen Minuten richtete sich eines der beiden auf und lief wackelig und x-beinig zum Euter der Mutter, während das andere auf den Knien hinterherkroch.

Der Schäfer, dessen rotes, wettergegerbtes Gesicht fast in dem hochgeschlagenen Kragen seines schweren Mantels verschwand, ließ ein kurzes Lachen hören. «Zum Teufel, woher wissen sie das nur?»

Er hatte es tausendmal miterlebt und empfand es immer wieder als Wunder. Mir geht es genauso.

Und dann erinnere ich mich an zweihundert Lämmer in einer Scheune an einem warmen Nachmittag. Wir impften sie gegen Nierenerkrankungen, und der schrille Protest der Jungtiere, vermischt mit dem unablässigen tiefen Bä-ä-ä von nahezu hundert Mutterschafen, die draußen unruhig umherliefen, machte jede Unterhaltung unmöglich. Ich fragte mich, ob diese Schafe imstande wären, ihre eigenen Kinder in der Masse der nahezu gleich aussehenden kleinen Geschöpfe aufzuspüren. Zumindest würde es eine Ewigkeit dauern.

Es dauerte ungefähr fünfundzwanzig Sekunden. Als wir mit dem Impfen fertig waren, öffneten wir die Scheunentore, und die herausströmenden Lämmer wurden stürmisch von ihren besorgten Müttern empfangen. Zunächst war der Lärm ohrenbetäubend, aber er ebbte bald ab, und als das letzte verirrte Lamm in Sicherheit war, hörte man nur noch gelegentliches Blöken. Dann, immer hübsch zu zweien, zog die Herde aufs Feld.

Den ganzen Mai herum wurde die Welt um mich herum zunehmend milder und wärmer. Der kalte Wind legte sich, und in der Luft, die frisch wie die See war, hing der zarte Dufthauch unzähliger Feldblumen. Manchmal empfand ich es geradezu als ungerecht, daß ich für meine Arbeit bezahlt wurde, besonders wenn ich frühmorgens hinausfuhr und die Felder in dem fahlen Sonnenlicht glänzten, während die hohen Berggipfel noch von Nebelschwaden umhüllt waren.

In Skeldale House brachte die Glyzinie eine verschwenderische Fülle malvenfarbener Blüten hervor, die sich durch die offenen Fenster drängten. Allmorgendlich atmete ich beim Rasieren den berauschenden Duft der langen Blütentrauben ein.

Das Leben war idyllisch, und es gab nur einen einzigen Mißton: die Pferde. In den dreißiger Jahren waren noch viele Pferde auf den Bauernhöfen, obwohl die Traktoren sie bereits zu verdrängen begannen. Auf den Höfen am Fuß des Dale, wo es ziemlich viel Ackerland gab, waren die Ställe halb leer, aber immerhin reichte die Anzahl der Pferde aus, den Mai und den Juni für uns recht beschwerlich zu machen. Sobald das Wetter wärmer wurde, kamen nämlich die Bauern und wollten ihre einjährigen Fohlen kastrieren lassen.

Ich mochte diese Arbeit nicht, und da bis zu hundert Fälle erledigt werden mußten, warf sie einen Schatten über diese schönste Zeit des Jahres. Seit Generationen war man bei der Kastration so vorgegangen, daß man das Fohlen zu Boden warf und ihm dann die Beine zusammenband. Es war ein bißchen mühsam, aber das Tier war unfähig, sich zu bewegen, und so konnte man völlig konzentriert arbeiten. Zu der Zeit aber, als ich das Examen machte, kam die Kastration im Stehen auf. Bei dieser Methode brauchte man nur eine Lippenbremse einzusetzen und den Hoden örtlich zu betäuben. Dann konnte man frisch drauflos arbeiten. Zweifellos ging das schneller, aber nur, wenn alles programmgemäß verlief. Manchmal schlug das Fohlen aus oder warf sich auf uns oder wurde einfach wild. Es war immer ein Risiko. Ich weiß nicht, ob andere Tierärzte sich fürchteten, ich weiß nur, daß ich immer ungeheuer nervös war, wenn ich eine Kastration vornehmen mußte.

Natürlich lag es zum Teil daran, daß ich kein Reiter war und auch nie einer sein werde. Meiner Meinung nach muß man entweder als Reiter geboren werden oder die Kunst in früher Jugend erlernen. Ich wußte, es hatte keinen Sinn, mit fünfundzwanzig Jahren anzufangen. Ich kannte mich zwar in Pferdekrankheiten aus, ich traute mir auch zu, kranke Pferde wirksam zu behandeln, aber ich besaß nicht die Fähigkeit, die der echte Reiter besitzt, nämlich ein Tier zu beruhigen, zu besänftigen und geistig zu beherrschen.

So war an solchen Morgen meine Stimmung nicht gerade die beste. Würde das Tier wild oder ruhig sein? Und wie groß? Ich hatte von Kollegen gehört, daß sie große Pferde vorzögen, weil die Zweijährigen leichter zu handhaben wären – man bekäme die Hoden besser zu fassen. Aber mir waren kleine Tiere sehr viel lieber – je kleiner, desto besser.

Eines Morgens, als die Saison auf ihrem Höhepunkt war und ich schon kein Pferd mehr sehen konnte, rief Siegfried mich zu sich. «James, der Bauer Wilkinson in White Cross hat ein Pferd mit einer Geschwulst am Bauch. Fahren Sie hin und erledigen Sie das. Möglichst noch heute. Wenn Sie's nicht mehr schaffen, bestimmen Sie selbst den Zeitpunkt, ich überlasse es Ihnen.»

Ein wenig mißgestimmt, weil das Schicksal mir zu all der vielen Arbeit auch noch diese aufhalste, kochte ich Skalpell, Tumorlöffel und Spritze aus und legte die Instrumente zusammen mit einem Lokalanästhetikum, Jod und einem antitoxischen Serum auf mein Tablett.

Ich fuhr los, und das Tablett auf dem Rücksitz klapperte unheilverkündend. Ich fragte mich, was für ein Pferd ich wohl vorfinden würde – vielleicht war es nur ein Jährling. Bei Jährlingen bildeten sich manchmal kleine Geschwülste. Während der sechs Meilen langen Fahrt gaukelte mir meine Phantasie ein sanftäugiges, kleines Fohlen mit Hängebauch und üppiger Mähne vor; es war ihm nicht gutgegangen im Winter, und wahrscheinlich hatte es Würmer – war vor Schwäche wackelig auf den Beinen.

Bei Wilkinson war alles still. Kein Mensch auf dem Hof – mit Ausnahme eines zehnjährigen Jungen, der nicht wußte, wo der Bauer war.

«Und wo ist das Pferd?»

Der Junge zeigte auf den Stall. «Da drinnen.»

Ich ging hinein. Aus einer hohen, oben offenen Box, deren Holzwände mit einem Eisengitter umzäunt waren, drang wütendes Wiehern und Schnauben, begleitet von heftigen Hufschlägen. Ein Schauder überlief mich. Da drinnen war kein kleines Fohlen.

Ich öffnete die obere Türhälfte und prallte zurück. Vor mir stand ein riesiges Tier und sah auf mich herab; ich hatte mir niemals klargemacht, daß Pferde so groß sein konnten. Es war ein kastanienbrauner Hengst mit einem schön gewölbten Hals und schwellenden Muskeln an Schultern und Kruppe. Bei meinem Anblick legte er die Ohren an, verdrehte die Augen und schlug bösartig aus. Ein langer Splitter flog in die Luft, als der mächtige Huf gegen die Bretter krachte.

«Allmächtiger Gott», flüsterte ich und schloß hastig die Tür. «Wie alt ist das Pferd?» fragte ich den Jungen.

«Sechs Jahre, Sir.»

Ich versuchte ruhig nachzudenken. Wie sollte man so ein mörderisches Geschöpf anpacken? Ich hatte noch niemals ein solches Pferd gesehen – es mußte mindestens eine Tonne wiegen. Plötzlich fiel mir die Geschwulst ein, die ich entfernen sollte. Ich öffnete die Tür einen Spalt weit und spähte hinein. Ja, da baumelte etwas vom Bauch des Hengstes herab; vermutlich ein Papillom, etwa so groß wie ein Kricketball, mit zerklüfteter Oberfläche, einem Blumenkohl nicht unähnlich. Es schwang bei jeder Bewegung des Pferdes sanft hin und her.

Keine Schwierigkeit, das Ding zu entfernen; ein paar Kubikzentimeter Lokalanästhesie, und ich konnte es mit den Löffeln herausdrehen.

Die Sache hatte nur einen Haken: ich mußte unter diese glänzende Tonne von Bauch kriechen – in Reichweite der großen Hufe – und mit der Nadel in die Haut über der Geschwulst stechen. Keine sehr angenehme Vorstellung.

Ich zwang mich, an praktische Dinge zu denken. Was ich vor allem brauchte, was heißes Wasser, Seife und Handtuch. Und einen kräftigen Mann für die Lippenbremse. Ich ging zum Haus hinüber.

Auf mein Klopfen rührte sich nichts. Ich versuchte es noch einmal – wieder erfolglos. Nun hielt ich es für die natürlichste Sache der Welt, die Operation auf einen anderen Tag zu verschieben. Der Gedanke, daß in den Wirtschaftsgebäuden oder auf den Feldern jemand sein könnte, kam mir überhaupt nicht.

Ich ging, besser gesagt, ich rannte zum Wagen, wendete mit quietschenden Reifen und ratterte davon.

Siegfried war erstaunt. «Niemand da? Komisch, ich bin sicher, daß von heute die Rede war. Na, macht nichts, ich überlasse es Ihnen, James. Rufen Sie Wilkinson an und verabreden Sie so bald wie möglich einen Termin.»

Es war herrlich einfach, den Hengst im Lauf der folgenden Tage und Wochen zu vergessen, nur vergaß ich ihn leider nicht ganz. Mindestens einmal in der Nacht donnerte er mit geblähten Nüstern und fliegender Mähne durch meine Träume, und ich entwickelte die unangenehme Angewohnheit, um fünf Uhr morgens aus dem Schlaf zu fahren und in Gedanken das Pferd zu operieren.

Ich sagte mir, es wäre bedeutend einfacher, einen Termin zu vereinbaren und die Sache hinter mich zu bringen. Worauf wartete ich eigentlich? Hoffte ich vielleicht im Unterbewußtsein, daß ich es nur lange genug hinauszuschieben brauchte, damit irgend etwas passierte und ich aus allen Schwierigkeiten heraus wäre? Der Tumor konnte einfach abfallen oder schrumpfen und verschwinden, oder das Pferd konnte tot umfallen.

Ich hätte Siegfried den Fall übergeben können – er wußte gut mit Pferden umzugehen –, aber ich litt sowieso schon an Minderwertigkeitskomplexen.

Die Entscheidung fiel, als Mr. Wilkinson eines Morgens anrief. Er war nicht im geringsten ärgerlich über die Verzögerung, sagte jedoch rundheraus, daß er nicht länger warten könne. «Sehen Sie, junger Mann, ich will das Pferd verkaufen, aber dazu muß erst mal dieses Baumelding weg, verstehen Sie?»

Meine Fahrt zu Wilkinson wurde nicht heiterer durch das vertraute Klappern des Tabletts auf dem Rücksitz; es erinnerte mich an das letzte Mal, als ich überlegte, was mir wohl bevorstünde. Jetzt wußte ich es.

Als ich aus dem Wagen stieg, kam ich mir körperlos vor. Mir schien, daß ich ein paar Zoll über dem Boden schwebte. Aus dem Stall drang ein ohrenbetäubender Lärm: das gleiche wütende Wiehern und splitternde Krachen, das ich schon einmal gehört hatte. Ich versuchte mich zu einem Lächeln zu zwingen, als ich den Bauern begrüßte.

«Meine Burschen legen ihm einen Halfter um», sagte er, aber seine Worte wurden durch wilde Proteste aus der Box und zwei donnernde Schläge gegen die Holzwände fast übertönt. Ich fühlte, wie mir die Zunge am Gaumen klebte.

Der Lärm kam näher; dann flogen die Stalltüren auf, das riesige Pferd schoß heraus und schleifte zwei kräftige Burschen am Halftergriff hinter sich her. Die Kopfsteine sprühten Funken unter den Stiefeln der schlitternden Männer. Ich hatte das Gefühl, daß der Boden unter meinen Füßen bebte, so stark stampften die Hufe auf die Steine.

Nach vielem Hin und Her brachten die Männer das Pferd endlich zum Stehen. Einer der beiden schob die Bremse auf die Oberlippe des Hengstes und zog sie fachmännisch fest; der andere packte den Halfter und rief mir zu: «So, Sie können anfangen, Sir.»

Ich durchstach die Gummikappe auf der Kokainflasche, zog den Kolben der Spritze zurück und beobachtete, wie die klare Flüssigkeit in den Glaszylinder floß. Sieben, acht, zehn Kubikzentimeter. Wenn es mir gelang, soviel zu injizieren, war das übrige einfach. Trotzdem zitterten mir die Hände.

Nun näherte ich mich dem Pferd, und mir war, als beobachtete ich eine Filmszene. Der Mann, der hier ging, war gar nicht ich – das Ganze war etwas Unwirkliches. Das mir zugewandte Auge des Hengstes flackerte gefährlich, als ich mit der linken Hand über seine Halsmuskeln strich, über die glatte, zitternde Flanke und dann den Bauch entlang, bis ich die Geschwulst zu packen bekam. Ich hatte sie jetzt in der Hand und zog sie sanft nach unten, reckte die braune Haut, die die Geschwulst mit dem Körper verband. Hier wollte ich das Betäubungsmittel injizieren. Es würde schon nicht so schlimm werden. Der Hengst legte die Ohren an und wieherte warnend.

Ich holte tief Luft, hob meine rechte Hand mit der Spritze, setzte die Nadel gegen die Haut und stieß zu.

Der Schlag kam prompt und traf mich mit voller Wucht. Zunächst empfand ich eigentlich nur Staunen, daß ein so riesiges Tier sich so flink bewegen konnte. Es war ein blitzschneller Schlag nach außen, den ich nicht einmal gesehen hatte; der Huf traf die Innenseite meines rechten Oberschenkels. Als ich auf dem Boden landete, fühlte ich mich merkwürdig benommen. Trotzdem wollte ich mich aufrichten, aber ein stechender Schmerz durchzuckte mein Bein.

Als ich die Augen öffnete, stand Mr. Wilkinson über mich gebeugt. «Ist alles in Ordnung mit Ihnen, Mr. Herriot?» Seine Stimme klang besorgt.

«Ich glaube, nicht.» Ich wunderte mich, daß ich so ruhig und sachlich sprechen konnte. «Es wird wohl das beste sein, Mr. Wilkinson, wenn Sie das Pferd zurück in seine Box bringen. Wir werden die Operation ein paar Tage verschieben. Könnten

Sie bitte Mr. Farnon anrufen, damit er herkommt und mich abholt? Ich fürchte, ich kann nicht fahren.»

Mein Bein war zwar nicht gebrochen, aber ein starker Bluterguß an der Stoßstelle bewirkte, daß sich der ganze Oberschenkel mit einer Skala von Farben – vom zartesten Orange bis zum tiefsten Schwarz – überzog und ich noch immer wie ein Veteran aus dem Krimkrieg humpelte, als Siegfried und ich vierzehn Tage später mit einer kleinen Schar von Helfern zurückkehrten, den Hengst fesselten, ihn chloroformierten und das Gewächs entfernten.

Ich habe zur Erinnerung an diesen Tag eine Narbe am Oberschenkel zurückbehalten, aber der Vorfall hatte auch etwas Gutes. Ich erkannte, daß die Angst schlimmer ist als die Wirklichkeit, und seither hat es mir nichts mehr ausgemacht, Pferde zu behandeln.

Kapitel 14

Das erste Mal sah ich Phin Calvert auf der Straße, als ich mich gerade mit Brigadier Julian Couts-Browne über seine Jagdhunde unterhielt. Der Brigadier war fast eine Bühnenversion des englischen Aristokraten. Sehr groß, ein wenig vorgebeugt, mit einem Habichtgesicht und einer hohen, näselnden Stimme. Während er sprach, stieg der Rauch einer dünnen Zigarre von seinen Lippen auf.

Ich wandte den Kopf, als ich schwere Schritte hörte. Ein untersetzter Mann kam auf uns zugestapft, die Hände unter die Hosenträger geschoben, die schäbige Jacke weit offen, so daß die gewölbte Fläche eines kragenlosen Hemds sichtbar wurde. Graue Haarsträhnen hingen wie Fransen unter einer schmierigen Mütze. Er lächelte strahlend vor sich hin und summte ein Liedchen.

Der Brigadier streifte ihn mit einem kalten Blick und brummte: «Morgen, Calvert.»

Phineas hob den Kopf. «Na, Charlie, wie geht's denn so?» brüllte er.

Der Brigadier machte ein Gesicht, als hätte er versehentlich Essig getrunken. Er nahm die Zigarre mit zitternder Hand aus dem Mund und starrte dem Mann nach. «Unverschämter Kerl», murmelte er.

Wenn man Phin so sah, hätte man ihn niemals für einen wohlhabenden Bauern gehalten. Eine Woche später wurde ich zu seinem Hof gerufen und fand zu meiner Überraschung ein stattliches Haus mit Wirtschaftsgebäuden vor. Auf den Feldern graste eine Herde schöner Milchkühe.

Ich hörte ihn schon, bevor ich aus dem Wagen stieg.

«Hallo, hallo! Wen haben wir denn da? Ein neuer Bursche, wie? Jetzt werden wir wohl was lernen!» Er hatte die Hände wieder unter die Hosenträger geschoben und grinste breit.

«Ich heiße Herriot», sagte ich.

«Wirklich?» Phin betrachtete mich prüfend und wandte sich dann an die drei jungen Männer, die hinter ihm standen. «Hat er nicht ein nettes Lächeln, Jungs? Eine richtige Frohnatur.» Er führte mich über den Hof. «Kommen Sie, ich hoffe, Sie verstehen ein bißchen was von Kälbern, denn ich habe ein paar, die sind etwas komisch.»

Als wir den Kälberstall betraten, wünschte ich insgeheim, daß es mir gelänge, etwas zu tun, was Eindruck machte – vielleicht konnte ich einige der neuen Medikamente und Seren anwenden, die ich im Auto hatte; es mußte schon etwas Besonderes sein, wenn ich den Leuten hier imponieren wollte.

Vor mir standen sechs gutgewachsene Jungtiere, und drei von ihnen benahmen sich höchst merkwürdig. Sie knirschten mit den Zähnen, hatten Schaum vor dem Maul und stolperten umher, als könnten sie nicht sehen. Eines der Tiere lief gegen die Wand und blieb dort stehen, die Nase an den Stein gepreßt.

Phin gab sich uninteressiert und summte vor sich hin. Als ich mein Thermometer aus dem Futteral nahm, schrie er: «Na, was passiert denn jetzt? Achtung, es geht los!»

Die halbe Minute, die mein Thermometer im After eines Tieres steckt, verbringe ich meistens mit hektischem Nachdenken. Diesmal aber stand meine Diagnose von vornherein fest; die Blindheit war ein eindeutiges Symptom. Ich begann die Wände des Stalles abzusuchen; es war dunkel, und ich mußte das Gesicht dicht an den Stein halten.

«He, was soll denn das?» rief Phin. «Sie sind ja ebenso schlimm wie meine Kälber mit ihrer Schnüffelei. Was suchen Sie?»

«Farbe, Mr. Calvert. Ich bin nahezu sicher, daß Ihre Kälber eine Bleivergiftung haben.»

Phin sagte genau das, was alle Bauern in solchen Fällen sagen. «Können sie gar nicht. Dies ist seit dreißig Jahren mein Kälberstall, und nie hat den Tieren etwas gefehlt. Außerdem gibt's hier keine Farbe.»

«Und was ist das?» Ich zog ein loses Brett aus der dunkelsten Ecke.

«Ach, damit habe ich letzte Woche ein Loch zugenagelt. Stammt von einem alten Hühnerstall.»

Ich blickte auf die zwanzig Jahre alte Farbe, die von dem Holz abblätterte. Kälber finden sie unwiderstehlich. «Das hier ist die Ursache des Übels», erklärte ich. «Schauen Sie, man kann die Spuren der Zähne erkennen.»

Phin untersuchte das Brett eingehend und ließ ein skeptisches Grunzen hören. «Gut, und was machen wir jetzt?»

«Vor allen Dingen muß dieses angestrichene Brett weg, und dann geben wir allen Kälbern Epsomsalz. Haben Sie welches da?»

Phin lachte rauh auf. «Natürlich, ich hab einen ganzen Sack voll, aber gibt's denn nichts Besseres dagegen? Wollen Sie ihnen nicht 'ne Spritze verpassen?»

Es war etwas peinlich. Die spezifischen Gegenmittel bei Metallvergiftungen hatte man damals noch nicht entdeckt, und das einzige, was manchmal half, war Magnesiumsulfat, das die Fällung von unlöslichem Bleisulfat bewirkt. In der Umgangssprache ist Magnesiumsulfat unter dem Namen Epsomsalz bekannt.

«Nein», sagte ich. «Gegen Bleivergiftung gibt es keine Injektion, und ich bin nicht einmal sicher, ob das Salz hilft. Aber ich möchte trotzdem, daß Sie den Kälbern dreimal täglich zwei gehäufte Eßlöffel voll geben.»

«Meine Güte, da gehen die armen Viecher ja drauf!»

«Möglich. Aber man kann nichts anderes dagegen tun», erwiderte ich. Phin machte einen Schritt auf mich zu, so daß sein dunkelhäutiges, runzeliges Gesicht dicht vor mir war. Die listigen braunen Augen sahen mich ein paar Sekunden unverwandt an.

«Gut», sagte er. «Kommen Sie rein und trinken Sie was.»

Er stapfte vor mir her in die Küche, warf den Kopf in den Nacken und brüllte, daß die Fenster klirrten: «Mutter! Dieser Bursche möchte ein Glas Bier. Komm her und sag guten Tag!»

Mrs. Calvert erschien unglaublich schnell mit Gläsern und Flaschen. Ich blickte auf das Etikett – Smith's Nutty Brown Ale – und füllte mein Glas. Es war das erste von ungezählten Bieren, die ich im Lauf der Jahre an diesem Tisch trinken sollte.

Mrs. Calvert setzte sich für einen Augenblick, faltete die Hände im Schoß und lächelte mich an. «Können Sie irgendwas für die Kälber tun?» fragte sie.

Phin ließ mich überhaupt nicht zu Wort kommen. «Und ob er was tun kann. Er hat ihnen Epsomsalz verschrieben.»

«Epsomsalz?»

«So ist es, Missis. Ich hab ihm gesagt, wir wollten was richtig Modernes und Wissenschaftliches. Geht doch nichts über neue Erkenntnisse.» Phin schlürfte feierlich sein Bier.

In den folgenden Tagen ging es den Kälbern allmählich besser, und nach zwei Wochen fraßen sie alle wieder normal. Nur eines schien noch ein wenig sehbehindert zu sein, aber ich war sicher, auch das würde sich geben.

Es dauerte nicht lange, bis ich Phin wiedersah. Eines Nachmittags war ich mit Siegfried im Büro, als die Haustür ins Schloß knallte und schwere Nagelschuhe den Korridor entlangstapften. Eine Stimme sang vor sich hin – heidideldei-rumtatum –, und Phineas trat ein.

«Sieh an, sieh an!» brüllte er vergnügt, als er Miss Harbottle sah. «Da ist sie ja, die Süße! Und was macht mein kleiner Liebling an diesem schönen Tag?»

Miss Harbottle verzog keine Miene. Sie bedachte den Eindringling mit einem eisigen Blick, aber Phin wandte sich Siegfried zu und entblößte grinsend eine Reihe gelber Zähne. «Na, Chef, wie stehen die Aktien?»

«Alles bestens, Mr. Calvert», antwortete Siegfried. «Was können wir für Sie tun?»

Phin zeigte mit dem Finger auf mich. «Der da ist mein Mann. Ich möchte, daß er sofort zu mir kommt.»

«Was ist los?» fragte ich. «Sind es wieder die Kälber?»

«Verdammt, nein. Ich wollte, sie wären es. Diesmal ist es mein guter Bulle. Keucht wie ein Blasebalg – so ähnlich wie bei Lungenentzündung, aber noch schlimmer. Er ist in einem gräßlichen Zustand. Sieht aus, als wollte er abkratzen.»

Ich hatte von diesem Bullen schon gehört. Beste Rasse, mehrmals preisgekrönt, der Stammvater seiner Herde. «Ich komme gleich, Mr. Calvert.»

«Guter Junge. Ich fahre schon vor.» An der Tür blieb Phin stehen, und sein wettergegerbtes Gesicht verzerrte sich zu einem Grinsen. «Bye-bye, meine Süße», rief er und verschwand.

Einen Augenblick lang war der Raum sehr leer und still, dann sagte Miss Harbottle säuerlich: «O dieser Mann! Entsetzlich!»

Als ich in den Hof einbog, warteten Phin und seine drei Söhne schon auf mich. Die jungen Leute sahen deprimiert aus, aber Phin war einfach nicht unterzukriegen. «Da ist er ja, unser guter Junge», schrie er. «Jetzt geht alles klar.» Er summte sogar eine kleine Melodie, als wir zu dem Verschlag gingen, aber nachdem er einen Blick über die Tür geworfen hatte, sank sein Kopf auf die Brust, und die Hände klammerten sich noch fester an die Hosenträger.

Der Bulle stand wie angewurzelt in der Mitte des Verschlages. Sein großer Brustkorb hob und senkte sich unter mühsamen, schweren Atemzügen. Das Maul war weit offen, er hatte Schaumblasen vor den Lippen und den geweiteten Nüstern, seine Augen starrten angstvoll auf die Wand. Dies war keine Lungenentzündung, es war ein krampfhaftes und vielleicht hoffnungsloses Ringen um Atem.

Er bewegte sich nicht, als ich das Thermometer einführte, und obwohl meine Gedanken sich überschlugen, fürchtete ich, die halbe Minute werde diesmal nicht ausreichen. Ich hatte eine beschleunigte Atmung erwartet, konnte aber nichts dergleichen feststellen.

«Armer alter Kerl», murmelte Phin. «Er hat mir die besten

Kälber gezeugt, die ich je gehabt habe, und er ist so gutmütig wie ein Schaf. Ich hab gesehen, wie meine Enkel unter seinem Bauch durchgelaufen sind, und er hat überhaupt nicht darauf geachtet. Es ist entsetzlich, ihn so leiden zu sehen. Wenn Sie nichts tun können, sagen Sie's mir, dann hole ich die Flinte.»

Ich nahm das Thermometer heraus. Dreiundvierzig Komma drei. Unmöglich! Ich schüttelte das Thermometer heftig, schob es nochmals in den After und ließ es eine Minute drinnen, damit ich Zeit zum Nachdenken hatte. Als ich dann nachsah, waren es wieder dreiundvierzig Komma drei Grad.

Was um Himmels willen war das? Es konnte Milzbrand sein . . . mußte es sein . . . und doch . . . Ich blickte hinüber zu der Reihe von Köpfen über der Halbtür; sie warteten darauf, daß ich etwas sagte, und ihr Schweigen ließ das qualvolle Ächzen und Keuchen noch schlimmer erscheinen. Über den Köpfen sah ich ein tiefblaues Himmelsviereck, und gerade verdeckte eine Wolke die Sonne. Als sie vorübergeschwommen war, traf mich ein blendender Strahl, so daß ich die Augen schloß. Paradoxerweise ging mir dabei ein Licht auf.

«War er heute draußen?» fragte ich.

«Natürlich, er war den ganzen Morgen auf der Wiese angekettet. Bei diesem schönen, warmen Wetter . . .»

«Holen Sie schnell einen Gartenschlauch. Sie können ihn an dem Hahn im Hof anschließen.»

«Einen Gartenschlauch? Was zum Teufel . . .»

«Ja, beeilen Sie sich – er hat einen Sonnenstich.»

In weniger als einer Minute war der Schlauch angeschlossen. Ich drehte ihn voll auf und ließ den kalten Wasserstrahl über das gewaltige Tier fließen – über Kopf und Hals, die Rippen entlang, die Beine hinauf und herunter. So spritzte ich etwa fünf Minuten – allerdings kam es mir viel länger vor, denn ich wartete auf ein Zeichen der Besserung. Ich dachte schon, ich hätte mich geirrt, aber plötzlich sah ich, daß der Bulle einmal tief schluckte.

Das war wenigstens etwas – bei seinem verzweifelten Bemühen, Luft in die Lungen zu bekommen, hatte er seinen Speichel nicht hinunterschlucken können. Ich begann eine deutliche Veränderung bei dem Bullen festzustellen. Er sah nicht mehr so verängstigt aus. Und ging der Atem nicht langsamer?

Dann schüttelte sich der Bulle, wandte den Kopf und sah uns an. Einer der jungen Männer flüsterte ehrfürchtig: «Donnerwetter, es hat geholfen!»

Ich freute mich. Nichts in meinem Berufsleben hat mir jemals größeres Vergnügen bereitet als in diesem Verschlag zu stehen, den rettenden Wasserstrahl zu dirigieren und zu beobachten, wie der Bulle es genoß. Am liebsten hatte er es im Gesicht, und während ich vom Schwanz hinauf den dampfenden Rücken abspritzte, drehte er seine Nase zum Wasser hin, wiegte den Kopf hin und her und blinzelte selig.

Nach einer halben Stunde sah er schon fast normal aus. Seine Brust hob und senkte sich noch ein bißchen hastig, aber er hatte keine Beschwerden mehr. Ich maß noch einmal die Temperatur. Sie war auf vierzig Komma vier heruntergegangen.

«Bald wird er wieder ganz in Ordnung sein», sagte ich. «Aber einer der Burschen sollte ihn noch etwa zwanzig Minuten lang besprengen. Ich muß jetzt gehen.»

«Sie haben noch Zeit für ein Glas», brummte Phin.

In der Küche brüllte er sein gewohntes «Mutter», aber es klang nicht so kraftvoll wie sonst. Er ließ sich auf einen Stuhl fallen und starrte in sein Glas Nutty Brown. «Ehrlich, mein Junge, diesmal haben Sie mich völlig durcheinandergebracht.» Er seufzte und rieb sich das Kinn. «Zum Teufel, ich weiß überhaupt nicht, was ich Ihnen sagen soll.»

Kapitel 15

Diesmal machte ich mir ernstliche Sorgen um Tricki. Ich hatte mein Auto angehalten, als ich ihn auf der Straße mit seiner Herrin sah, und sein Aussehen erschreckte mich. Er war ungeheuer fett geworden und sah aus wie ein Luftballon mit vier Beinen. Seine blutunterlaufenen, wässerigen Augen hatten einen starren Blick; die Zunge hing heraus.

«Er war so teilnahmslos, Mr. Herriot», erklärte Mrs. Pumphrey hastig. «Er schien überhaupt keine Energie mehr zu haben. Ich dachte, er litte an Unterernährung, und daher habe ich ihm zwischen den Mahlzeiten immer ein paar Extrahäppchen zur Stärkung gegeben. Kalbssülze zum Beispiel, abends ein Schüsselchen Ovomaltine zum Einschlafen und natürlich Lebertran. Wirklich nicht viel.»

«Und haben Sie ihn mit Süßigkeiten kurzgehalten, wie ich es Ihnen riet?»

«Zuerst schon, aber dann kam er mir so entkräftet vor, und da mußte ich nachgeben. Er mag so gern Sahnetorte und Schokolade. Ich bringe es einfach nicht übers Herz, ihn darben zu lassen.»

Da lag der Hase im Pfeffer: Trickis einziger Fehler war seine Gier. Es kam ihm einfach nicht in den Sinn, Futter abzulehnen; er fraß zu jeder Tages- und Nachtzeit. Ich fragte mich, was Mrs. Pumphrey ihm wohl noch alles gegeben hatte, ohne es zu erwähnen. Gänseleberpastete auf Toast, feine Butterpralinen – so etwas liebte Tricki.

«Hat er genügend Bewegung?»

«Nun, Sie sehen ja, er macht seine kleinen Spaziergänge mit mir, aber Hodgkin liegt mit Hexenschuß im Bett, und daher gab es in letzter Zeit kein Ringspiel.»

Ich bemühte mich, mit äußerster Strenge zu sprechen. «Hören Sie, Mrs. Pumphrey, wenn Sie sein Futter nicht drastisch reduzieren und er nicht mehr Bewegung hat, kann es ihn das Leben kosten. Sie müssen hart sein und ihn auf eine sehr strenge Diät setzen.»

Mrs. Pumphrey rang die Hände. «Ja, Mr. Herriot, ich weiß, daß Sie recht haben, aber es ist so schwer, so furchtbar schwer.» Sie ging mit gesenktem Kopf weiter.

Ich sah den beiden besorgt nach. Tricki wackelte in seinem Tweedmäntelchen neben Mrs. Pumphrey her. Er besaß eine ganze Kollektion solcher Mäntel – aus warmem Tweed- oder Schottenstoff für kalte Tage, aus imprägniertem Gabardine für Regenwetter. Matt und kraftlos zottelte er die Straße entlang. Ich vermutete, daß ich bald von Mrs. Pumphrey hören würde.

Der erwartete Anruf kam nach ein paar Tagen. Mrs. Pumphrey war verzweifelt. Tricki wollte nicht fressen, wies sogar seine Lieblingsgerichte zurück und hatte sich mehrmals übergeben. Er lag apathisch auf seinem Lager und atmete keuchend. Zum Spazierengehen hatte er keine Lust und auch zu nichts anderem.

Mein Plan stand bereits fest: Tricki mußte für einige Zeit von Mrs. Pumphrey getrennt werden. Ich schlug ihr vor, ihn für etwa vierzehn Tage zwecks Beobachtung zu uns zu geben.

Die arme Frau wurde beinahe ohnmächtig. Sie war noch nie ohne ihren Liebling gewesen und behauptete, er werde vor Sehnsucht vergehen, wenn er sie nicht jeden Tag sehe.

Aber ich blieb fest. Tricki war sehr krank, und dies war die einzige Möglichkeit, ihn zu retten. Ich hielt es für das Beste, ihn gleich mitzunehmen, und so wickelte ich trotz Mrs. Pumphreys Gejammer den kleinen Hund in eine Decke und trug ihn hinaus zum Wagen.

Das ganze Haus war in Aufruhr. Dienstmädchen liefen hin und her, brachten sein Bett für den Tag, sein Bett für die Nacht, seine Lieblingskissen, Spielzeug und Gummiringe, Näpfe fürs Frühstück, für den Lunch, für das Abendessen. Da mir klar war, daß mein Wagen all diesen Kram unmöglich fassen konnte, fuhr ich kurzerhand los. Im letzten Augenblick warf Mrs. Pumphrey mit einem verzweifelten Schrei einen Armvoll kleiner Mäntel durch das Fenster. Bevor ich am Tor um die Ecke bog, blickte ich in den Spiegel: Alle waren in Tränen aufgelöst.

Ich sah auf das Mitleid erregende Tierchen hinab, das keuchend auf dem Beifahrersitz lag, und streichelte ihm den Kopf. Tricki machte einen tapferen Versuch, mit dem Schwanz zu wedeln. «Armer, alter Kerl», sagte ich, «du hast überhaupt keinen Mumm mehr, ich glaube, ich weiß eine Kur für dich.»

In der Praxis sprangen unsere Hunde wie wild um mich herum. Tricki blickte mit trüben Augen auf die lärmende Meute, und als ich ihn niedersetzte, blieb er regungslos auf dem Teppich liegen. Die anderen Hunde beschnüffelten ihn, stellten fest, daß er gänzlich uninteressant sei, und kümmerten sich nicht weiter um ihn.

Ich brachte Tricki in einer warmen Box unter, dicht neben dem Verschlag, in dem die anderen Hunde schliefen. Zwei Tage lang gab ich ihm kein Futter, aber sehr viel Wasser. Am Ende des zweiten Tages begann er Interesse für seine Umgebung zu zeigen, und am dritten Tag winselte er, als er die Hunde auf dem Hof hörte.

Ich öffnete die Tür, Tricki trottete heraus und wurde sogleich von Joe, dem Windhund, und seinen Freunden mit Beschlag belegt. Nachdem sie ihn spielerisch gestupst und gründlich inspiziert hatten, liefen sie in den Garten. Tricki folgte ihnen, leicht schwankend infolge seines Übergewichts, aber offensichtlich neugierig.

Später am Tag war ich zur Futterzeit anwesend. Ich sah zu, wie Tristan die Schüsseln füllte. Es gab das übliche stürmische Gedränge, das hastige Schlabbern und Schmatzen. Jeder Hund wußte, daß er sich beeilen mußte, wenn er beim letzten Teil der Mahlzeit keinen ‹Mitesser› haben wollte.

Als sie fertig waren, spazierte Tricki an den blanken Schüsseln vorbei und leckte in zweien von ihnen herum. Am nächsten Tag wurde ein Extranapf für ihn hingesetzt, und ich sah mit Freude, wie er sich darauf stürzte.

Von nun an machte er rapide Fortschritte. Er wurde überhaupt nicht medizinisch behandelt, sondern war den ganzen Tag mit den anderen Hunden zusammen und nahm an ihren freundschaftlichen Raufereien teil. Er fand das herrlich, wenn er hin und her gestoßen, geknufft und gepufft wurde. So entwikkelte er sich sehr bald zu einem akzeptierten Mitglied der Meute, zu einem entzückenden, seidigen kleinen Geschöpf, das bei den Mahlzeiten wie ein Tiger um seinen Anteil kämpfte und nachts im alten Hühnerstall auf Rattenjagd ging. Er hatte noch nie soviel Spaß gehabt.

Währenddessen stand Mrs. Pumphrey schreckliche Ängste aus und rief täglich mindestens zehnmal an, um das neueste Bulletin zu erfahren. Ich wich ihren Fragen aus, ob seine Kissen auch regelmäßig gewendet würden und er je nach dem Wetter den richtigen Mantel trüge. Aber ich konnte ihr berichten, daß ihr kleiner Liebling ganz außer Gefahr sei und sich zusehends erhole.

Das Wort ‹erholen› löste bei Mrs. Pumphrey eine Lawine nahrhafter Liebesbezeigungen aus. Sie brachte regelmäßig frische Eier herüber, jedesmal zwei Dutzend, um Tricki zu kräftigen. Eine Zeitlang gab es für jeden von uns zwei Eier zum Frühstück, aber erst als die Flaschen mit Sherry eintrafen, dämmerte es uns, was für ungeahnte Möglichkeiten sich hier boten.

Der Sherry war von demselben köstlichen Jahrgang, den ich so gut kannte, und er sollte Trickis Blut anreichern. Der Lunch wurde jetzt eine feierliche Angelegenheit mit zwei Glas Sherry vor und weiteren während der Mahlzeit. Siegfried und Tristan wetteiferten in Trinksprüchen auf Trickis Gesundheit, und das Niveau ihrer Reden steigerte sich mit jedem Tag. Mir als Trickis Onkel oblag es, die Toasts zu erwidern.

Wir trauten unseren Augen nicht, als der Brandy kam. Zwei Flaschen Cordon Bleu, die Trickis Konstitution den letzten Schliff geben sollten. Siegfried brachte von irgendwoher bauchige Gläser zum Vorschein, die seiner Mutter gehörten. Mehrere Abende lang schwenkten wir in ihnen den köstlichen Alkohol und atmeten den Duft ein, bevor wir den Brandy ehrfurchtsvoll schlürften.

Die Versuchung, Tricki als Dauergast zu behalten, war groß, aber ich wußte, wie sehr Mrs. Pumphrey litt, und so fühlte ich mich nach zwei Wochen verpflichtet, ihr telefonisch mitzuteilen, Tricki sei wieder wohlauf und könne jederzeit abgeholt werden.

Wenige Minuten später fuhren dreißig Fuß glänzendes schwarzes Metall vor. Der Chauffeur riß den Wagenschlag auf, und ich konnte undeutlich die Gestalt von Mrs. Pumphrey erkennen, die sich im Innern des großen Wagens fast verlor. Sie hatte die Hände ineinandergekrampft, und ihre Lippen bebten. «Mr. Herriot, bitte, sagen Sie mir die Wahrheit. Geht es ihm wirklich besser?»

«Ja, es geht ihm ausgezeichnet. Bleiben Sie ruhig sitzen – ich hole ihn.»

Ich ging durch das Haus in den Garten. Die Hunde tollten auf dem Rasen umher, und der goldfarbene winzige Tricki jagte mit flatternden Ohren und wedelndem Schwanz bald hierhin, bald dorthin. Binnen zwei Wochen hatte er sich in ein gelenkiges Tier mit festen Muskeln verwandelt. Er hielt prächtig mit der Meute Schritt und streckte sich bei den großen Sprüngen so sehr, daß seine Brust fast den Boden streifte.

Ich trug ihn durch den langen Korridor nach vorn. Der Chauffeur hielt noch immer die Wagentür offen. Als Tricki seine Herrin sah, sprang er mit einem gewaltigen Satz von meinem Arm und sauste auf Mrs. Pumphreys Schoß. «Ooooh!» rief sie erschrocken, und dann mußte sie sich wehren, weil Tricki sie mit Zärtlichkeiten förmlich überschwemmte.

Während dieser Wiedersehensszene half ich dem Chauffeur, die Betten, Kissen, Mäntelchen, Freßnäpfe und Spielsachen herauszutragen – nichts davon war benutzt worden. Als der Wagen anfuhr, beugte sich Mrs. Pumphrey aus dem Fenster. Sie hatte Tränen in den Augen, und ihre Lippen zitterten.

«Lieber Mr. Herriot», rief sie, «wie kann ich Ihnen nur danken? Dies ist ein Triumph der ärztlichen Kunst!»

Kapitel 16

Mr. Handshaws Miene verriet, daß er mir kein Wort glaubte. Er stand mit zusammengepreßten Lippen da und blickte auf seine Kuh.

«Ein Beckenbruch? Sie wollen mir einreden, daß sie nie mehr aufstehen kann? Sehen Sie doch, wie sie wiederkäut! Ich sage Ihnen, junger Mann – mein Vater hätte sie bald hochgebracht, wenn er noch lebte.»

In meiner damals einjährigen Praxis als Tierarzt hatte ich einiges gelernt, zum Beispiel, daß Bauern schwer zu überzeugen waren – vor allem die Männer aus den Yorkshire Dales.

Und dieses Gerede von seinem Vater! Mr. Handshaw war in den Fünfzigern, und sein Vertrauen in die Geschicklichkeit und das Urteilsvermögen seines seligen Vaters hatte etwas Rührendes. Aber ich hätte sehr gut ohne das auskommen können, denn der Fall brachte schon genügend Unannehmlichkeiten mit sich. Es gibt nämlich kaum etwas, was einem Tierarzt mehr an die Nieren geht als eine Kuh, die nicht aufstehen will. Dem Laien mag es seltsam erscheinen, daß ein offensichtlich von seinen ursprünglichen Beschwerden kuriertes Tier sich trotzdem nicht vom Boden erheben kann, aber es kommt vor. Und eine Milchkuh, die nur liegt, hat logischerweise keine Zukunft.

Die Sache hatte damit angefangen, daß mich Siegfried zu einem Fall von Milchfieber schickte. Dieser plötzlich auftretende Kalziummangel befällt hochergiebige Tiere unmittelbar nach dem Kalben und verursacht Kollaps und anhaltendes Koma. Als ich Mr. Handshaws Kuh zum erstenmal sah, lag sie regungslos ausgestreckt auf der Seite, und ich mußte sehr genau hinschauen, um mich zu vergewissern, daß sie nicht tot war.

Aber ich holte vertrauensvoll meine Kalziumflaschen hervor, denn glücklicherweise hatte ich mein Examen gerade zu dem Zeitpunkt gemacht, als die Gelehrten endlich Herr über dieses bis dahin tödliche Phänomen geworden waren. Mit Hilfe der Kalziumtherapie konnte man innerhalb weniger Minuten ein Tier vor dem unmittelbaren Tod bewahren. Das erforderte nur ein Minimum an Geschicklichkeit, machte aber stets großen Eindruck.

Als ich zwei Injektionen gemacht hatte – die eine intravenös, die andere subkutan – und Mr. Handshaw mir half, das Tier auf die Seite zu rollen, war bereits eine deutliche Besserung eingetreten. Die Kuh blickte umher und schüttelte den Kopf, als frage sie sich, wo sie in den letzten Stunden gewesen sei. Ich war sicher, daß es nicht lange dauern würde, bis sie wieder auf den Beinen stand. Aber ich konnte nicht warten, denn auch anderswo wurde ich gebraucht.

«Rufen Sie mich an, falls sie heute mittag noch nicht wieder hoch ist», sagte ich pro forma. Für mich stand fest, daß ich hier nicht mehr benötigt wurde.

Als der Bauer mittags anrief, um mir zu sagen, daß die Kuh noch immer lag, nahm ich das ziemlich gelassen hin. Manche Tiere brauchten eben eine zusätzliche Injektion. Ich fuhr hin und spritzte nochmals Kalzium.

Auch als ich am nächsten Tag erfuhr, daß sie noch immer nicht aufgestanden war, machte ich mir keine Sorgen. Mr. Handshaw dagegen, der mit hochgezogenen Schultern neben seiner Kuh stand, war tief enttäuscht über meinen Mangel an Erfolg.

«Wird Zeit, daß sie sich aufrappelt. Ewig kann sie hier doch nicht liegen. Können Sie ihr denn nichts geben? Ich habe ihr heute morgen schon eine Flasche Wasser ins Ohr gegossen, aber nicht mal das hat geholfen.»

«Sie haben ihr . . .?»

«Kaltes Wasser ins Ohr gegossen. Mein Vater kriegte damit jede Kuh wieder auf die Beine, und er verstand was von Tieren.»

«Das bezweifle ich nicht», sagte ich kühl. «Aber ich halte eine weitere Injektion für wirksamer.»

Der Bauer sah mürrisch zu, wie ich das Kalzium injizierte. Die Prozedur hatte ihre Magie eingebüßt.

Als ich die Spritze einpackte, sagte ich, sehr um Herzlichkeit bemüht: «Ich würde mir keine Gedanken machen. Viele Kühe bleiben ein oder zwei Tage liegen – morgen früh wird sie wahrscheinlich wieder umherspazieren.»

Das Telefon klingelte kurz vor dem Frühstück, und mein Magen krampfte sich zusammen, als ich Mr. Handshaws Stimme hörte. Sie klang düster. «Es hat sich nichts geändert. Sie liegt da und frißt, steht aber nicht auf. Was wollen Sie jetzt machen?»

Ja, was soll ich jetzt machen, dachte ich, als ich zum Hof des Bauern fuhr. Die Kuh lag nun schon achtundvierzig Stunden – es war im höchsten Grade peinlich.

Der Bauer ging prompt zur Attacke über. «Mein Vater hat immer gesagt, wenn sie so daliegen, haben sie einen Wurm im Schwanz, und dann hilft nur eins: das Schwanzende abhacken.»

Dieser Hinweis trug nicht dazu bei, meine Stimmung zu heben. Ich hatte schon früher Ärger mit diesem Mythos gehabt. Besonders tückisch daran war, daß Leute, die diese Barbarei betrieben, oft auf gute Erfolge verweisen konnten – wenn man das Schwanzende abhackt, berührt ja der Stumpf den Boden, und der dabei entstehende Schmerz hat schon so manche widerspenstige Kuh auf die Beine gebracht.

«Es ist überhaupt kein Wurm im Schwanz, Mr. Handshaw», sagte ich. «Und finden Sie es nicht grausam, einer Kuh den Schwanz abzuhacken?»

Der Bauer kniff die Augen zusammen. «Aber was wollen Sie denn unternehmen, in Dreiteufelsnamen? Irgendwie müssen wir die Kuh doch hochkriegen.»

Ich holte tief Luft. «Also das Milchfieber hat sie zweifellos überstanden, denn sie frißt gut und sieht recht zufrieden aus. Wahrscheinlich ist es eine leichte rückwärtige Lähmung. Noch mehr Kalziumspritzen sind sinnlos, ich werde es lieber mit einem Aufputschmittel versuchen.» Ohne die geringste Hoffnung machte ich die Spritze zurecht. Ich hatte nicht einen Funken Vertrauen zu dem Stimulans, aber ich konnte ja nicht einfach die Hände in den Schoß legen.

Als ich mich zum Gehen wandte, rief Mr. Handshaw mir nach: «He, Mister, da fällt mir gerade was ein. Mein Vater hat viele Kühe auch dadurch hochgekriegt, daß er ihnen ins Ohr brüllte. Ich hab keine sehr kräftige Stimme, aber wollen Sie's nicht versuchen?»

Es war ein bißchen spät, mich auf meine Würde zu berufen. Ich ging also zu dem Tier, packte es beim Ohr, beugte mich vor und schrie aus vollem Hals in die haarige Tiefe. Die Kuh hielt im Kauen inne und sah mich fragend an; dann sanken ihre Lider herab, und sie kaute zufrieden weiter. «Wir werden ihr noch einen Tag Zeit lassen», sagte ich müde. «Und wenn sie morgen immer noch so daliegt, werden wir versuchen, sie hochzuhieven. Könnten Sie ein paar Nachbarn bitten, mit anzufassen?»

Als ich an diesem Tag zu meinen anderen Patienten fuhr, war ich voller Minderwertigkeitsgefühle. Verdammte Geschichte! Wir schrieben das Jahr 1938, und meine Möglichkeiten waren begrenzt. Heutzutage gibt es auch noch Kühe mit Milchfieber, die nicht aufstehen wollen, aber der Tierarzt verfügt über eine viel größere Auswahl an Hilfsmitteln, wenn das Kalzium nicht wirkt.

Wie ich erwartet hatte, brachte der nächste Tag keine Veränderung im Zustand der Kuh. Mr. Handshaws Nachbarn umringten mich, als ich aus dem Wagen stieg. Sie waren in Feststimmung, grinsten voller Zuversicht und sparten nicht mit hilfreichen Ratschlägen, wie Bauern es immer tun, wenn dem Vieh anderer Leute etwas fehlt.

Es wurde viel gelacht und gefrotzelt, während wir Säcke unter den Körper der Kuh zogen. Eine Flut von verrückten Vorschlägen ergoß sich über mich, die ich jedoch zu überhören suchte. Als wir die Kuh mit einem gemeinsamen Hauruck aufrichteten, war das Ergebnis wie erwartet: Sie hing ganz gelassen mit baumelnden Beinen in der Luft. Ihr Besitzer lehnte an der Wand und beobachtete niedergeschlagen unsere Bemühungen.

Nach vielem Keuchen und Stöhnen ließen wir den schwerfälligen Körper herunter, und alle sahen mich erwartungsvoll an. Ich zermarterte mir noch verzweifelt das Gehirn, als Mr. Handshaw sich wieder zum Wort meldete.

«Mein Vater hat immer gesagt, ein fremder Hund bringt eine Kuh unweigerlich auf die Beine.»

Die versammelten Bauern murmelten zustimmend, und alle boten spontan ihre Hunde an. Ich versuchte ihnen klarzumachen, daß ein Hund genügen würde, aber ich hatte viel an Autorität eingebüßt: außerdem war jeder begierig, die Tüchtigkeit seines Hundes im Umgang mit Kühen zu demonstrieren. Es erfolgte ein plötzlicher erregter Aufbruch, und sogar Mr. Smedley, der Krämer, radelte in rasendem Tempo davon, um seinen Terrier zu holen. Schon wenig später wimmelte der Kuhstall von kläffenden, knurrenden Kötern. Die Kuh ignorierte sie jedoch alle; sie schwenkte lediglich ihre Hörner, wenn einer der Hunde sie zu sehr belästigte.

Der Höhepunkt wurde erreicht, als Mr. Handshaws eigener Hund vom Feld kam, wo er beim Schafehüten geholfen hatte. Er war ein knochiges, zähes Tier mit blitzschnellen Reaktionen und sehr reizbar. Angriffslustig stolzierte er in den Kuhstall, warf einen einzigen erstaunten Blick auf die Meute der vierbeinigen Eindringlinge und ging sofort daran, sein Territorium zu verteidigen.

Innerhalb von Sekunden war der schönste Hundekampf entbrannt, den ich je gesehen hatte. Die Rufe der Bauern übertönten das wütende Kläffen und Knurren. Ein beherzter Mann sprang mitten in das Gewühl hinein und tauchte mit einem winzigen Jack Russel auf, der sich in den Absatz seines Wellingtonstiefels verbissen hatte. Mr. Reynolds von Clover Hill rieb den Schwanz der Kuh zwischen zwei kurzen Stöcken und schrie: «Auf! Auf!» Ich stand hilflos dabei. Ein mir völlig unbekannter Mann zupfte mich am Ärmel und flüsterte: «Haben Sie schon versucht, ihr alle zwei Stunden einen Teelöffel Jeyestropfen in einem halben Liter Bier zu geben?»

Mir war, als wären alle Kräfte der schwarzen Magie entfesselt und fielen über mich her. Meine spärlichen wissenschaftlichen

Hilfsmittel schienen gegen diesen Ansturm keine Chance zu haben. Ich weiß nicht, wie ich bei dem Höllenlärm den knarrenden Laut hören konnte – vermutlich weil ich mich zu Mr. Reynolds hinuntergebeugt hatte und ihm ins Gesicht schrie, er solle aufhören, den Schwanz der Kuh zu reiben. Gerade in diesem Augenblick veränderte die Kuh ein wenig ihre Lage, und ich hörte das Knarren ganz deutlich. Es kam vom Becken.

Ich brauchte einige Zeit, um mir Gehör zu verschaffen – offenbar hatten alle meine Anwesenheit vergessen –, aber endlich wurden die Hunde voneinander getrennt und mit Stricken angeleint, das Geschrei verstummte, Mr. Reynolds wurde von dem Kuhschwanz weggezerrt, und die Bühne gehörte mir.

Ich wandte mich an Mr. Handshaw. «Würden Sie mir wohl heißes Wasser, Seife und ein Handtuch holen?»

Er schlurfte brummend davon, als erwarte er nicht viel von dem neuen Versuch. Meine Aktien standen offensichtlich schlecht.

Ich zog die Jacke aus, seifte meine Arme ein und schob eine Hand in den Mastdarm der Kuh, bis ich den harten Knochen des Schambeins fühlte. Ich packte ihn durch die Wand des Mastdarms hindurch und blickte zu meinem Publikum auf. «Würden zwei von Ihnen die Kuh an den Hüftknochen festhalten und sie ganz sanft hin- und herschaukeln?»

Ja, da war es wieder. Ganz einwandfrei. Ich konnte es hören und auch fühlen – eine Lockerheit, ein schwaches Knarren, fast ein Kratzen.

Ich stand auf und wusch meinen Arm. «Also, Mr. Handshaw, ich weiß, warum Ihre Kuh nicht hochkommt – sie hat einen Beckenbruch. Ist wahrscheinlich in der ersten Nacht passiert, als sie mit dem Milchfieber umherwankte. Die Nerven scheinen auch beschädigt zu sein. Es ist hoffnungslos, fürchte ich.» Obwohl ich eine schlechte Nachricht verkündete, empfand ich es als Erleichterung, daß ich eine vernünftige Diagnose zu bieten hatte.

Mr. Handshaw starrte mich an. «Hoffnungslos? Wieso das?»

«Tut mir leid», sagte ich, «aber so ist es nun einmal. Sie können nichts weiter tun, als das Tier zum Schlachter zu bringen. Es hat keine Kraft in den Hinterbeinen und wird nie wieder aufstehen.»

Das brachte Mr. Handshaw endgültig auf die Palme, und er hielt eine längere Rede. Er war nicht eigentlich unfreundlich oder beleidigend, aber er wies mit Nachdruck auf meine Unzulänglichkeit hin und beklagte von neuem die Tatsache, daß sein Vater nicht mehr am Leben war und alles in Ordnung bringen konnte. Die anderen Bauern standen um uns herum und genossen jedes Wort.

Als Mr. Handshaw mit seiner Rede fertig war, ging ich fort. Für mich gab es nichts mehr zu tun, und irgendwann würde der Bauer einsehen müssen, daß ich recht hatte.

Am nächsten Morgen war mein erster Gedanke die Kuh. Es war eine fatale Angelegenheit, aber wenigstens bestanden jetzt keine Zweifel mehr, und das fand ich beruhigend. Ich kannte die Ursache der Lähmung, ich wußte, es gab keine Hoffnung, und ich brauchte mir über nichts mehr den Kopf zu zerbrechen.

Ich war überrascht, Mr. Handshaws Stimme schon so bald wieder am Telefon zu hören. Ich hatte geglaubt, es würde zwei oder drei Tage dauern, bis er einsah, daß er im Unrecht war.

«Ist da Mr. Herriot? Ja, dann also guten Morgen. Ich rufe nur an, um Ihnen mitzuteilen, daß meine Kuh wieder auf den Beinen ist und es ihr gutgeht.»

Ich umklammerte den Hörer mit beiden Händen. «Was? Was sagen Sie?»

«Ich sagte, meine Kuh ist wieder in Ordnung. Spazierte heute morgen kreuzfidel im Stall umher. Kein Mensch würde glauben, daß ihr irgendwas gefehlt hat.» Nach einer Pause fügte er vorwurfsvoll wie ein strenger Schulmeister hinzu: «Und Sie haben dagestanden und behauptet, sie würde nie wieder aufstehen.»

«Aber ... aber ...»

«Sie wundern sich, wie ich das gemacht habe? Wissen Sie, mir fiel auf einmal ein anderer alter Trick meines Vaters ein. Ich besorgte mir das Fell von einem frischgeschlachteten Schaf und legte es der Kuh auf den Rücken. Im Handumdrehen war sie hoch – Sie müssen herkommen und sich das anschauen. War doch ein wunderbarer Mann, mein Vater.»

Ich ging wie betäubt ins Eßzimmer, um meinen Chef zu konsultieren. Siegfried war um drei Uhr nachts durch eine kalbende Kuh aus dem Schlaf gerissen worden und sah völlig zerknittert aus. Er hörte mir schweigend zu, während er sein Frühstück verzehrte. Dann schob er den Teller beiseite und goß sich eine letzte Tasse Kaffee ein. «Pech, James. Das alte Schafsfell – haben Sie noch nie davon gehört? Komisch, Sie sind doch schon über ein Jahr in den Dales. Wahrscheinlich kommt es allmählich aus der Mode. Wissen Sie, es steckt ein Fünkchen Vernunft darin wie bei vielen dieser alten Heilmittel. Sie können sich ja vorstellen, daß unter einem frischen Schafsfell eine ganz schöne Hitze herrscht, und folglich wirkt es wie ein Breiumschlag. Wenn eine Kuh aus purer Bosheit so daliegt, steht sie oft auf, nur um es loszuwerden.»

«Aber verdammt, was ist mit dem Beckenbruch? Ich sage Ihnen, es knarrte und kratzte und wackelte hörbar und fühlbar.»

«Mein lieber James, Sie sind nicht der erste, der darauf reingefallen ist. Manchmal ziehen sich die Beckenbänder erst ein paar Tage nach dem Kalben wieder zusammen, und in der Zwischenzeit liegt der Verdacht auf einen Bruch nahe.»

«O Gott», stöhnte ich und starrte auf das Tischtuch. «Was habe ich da zusammengepfuscht.»

«Nein, nein.» Siegfried zündete sich eine Zigarette an. «Diese alte Kuh spielte wahrscheinlich gerade mit dem Gedanken aufzustehen, als Handshaw ihr das Fell über den Rücken warf. Sie hätte ebensogut nach einer Ihrer Injektionen aufstehen können, und dann wären *Sie* der große Mann gewesen. Wissen Sie noch, was ich Ihnen damals gesagt habe, als Sie zu uns kamen? Ein Tierarzt kann noch so gescheit sein, er läuft jeden Augenblick Gefahr, sich unsterblich zu blamieren. Keiner von uns ist davor sicher, also vergessen Sie die Geschichte, James.»

Aber das war leichter gesagt als getan. Diese Kuh wurde zu einer Berühmtheit in unserer Gegend. Mr. Handshaw zeigte sie voller Stolz dem Postboten, dem Polizisten, den Getreidehändlern, den Lastwagenfahrern, den Beamten des Landwirtschaftsministeriums, und sie alle sprachen mich darauf an, oft genug mit belustigtem Lächeln. Mr. Handshaws Worte waren immer dieselben: «Da ist die Kuh, von der Mr. Herriot gesagt hat, sie würde nie wieder aufstehen.»

Ich bin sicher, daß Mr. Handshaw nicht aus Bosheit so handelte. Er hatte es besser gewußt als «der junge Klugscheißer», und niemand konnte ihm verübeln, wenn er sich darauf etwas einbildete. Übrigens hatte ich der Kuh einen Gefallen erwiesen, indem ich ihre Lebensspanne bedeutend verlängerte. Mr. Handshaw behielt sie nämlich als Ausstellungsstück. Noch Jahre, nachdem sie aufgehört hatte, mehr als neun Liter Milch täglich zu geben, graste sie fröhlich auf der Wiese am Straßenrand.

Eines ihrer Hörner war merkwürdig verkrümmt, so daß man sie leicht erkannte. Oft hielt ich meinen Wagen an und betrachtete nachdenklich die Kuh, die nie wieder aufstehen würde.

Kapitel 17

Siegfried kam vom Telefon. «Das war Mrs. Pumphrey. Sie möchte, daß Sie sich ihr Schwein ansehen.»

«Ihren Pekinesen, meinen Sie», sagte ich.

«Nein, ihr Schwein. Sie hat ein sechs Wochen altes Schwein und wünscht, daß Sie es gründlich untersuchen.»

Ich grinste verlegen. Meine Beziehungen zu Mrs. Pumphreys Pekinesen waren ein heikles Thema. «Schön, schön, sparen Sie sich Ihre Frotzeleien. Was wollte sie nun wirklich? Bockt es wieder mal bei Tricki Woo?»

«James», sagte Siegfried todernst, «ich weiß nicht, warum Sie an meinen Worten zweifeln. Ich will Ihnen Mrs. Pumphreys Auftrag wiederholen, und dann erwarte ich, daß Sie ihn sofort ausführen, ohne weitere Fragen zu stellen. Die Dame hat mir mitgeteilt, daß sie ein sechs Wochen altes Schweinchen erworben hat und das Tier gründlich untersuchen lassen will. Sie wissen, was ich von solchen Untersuchungen halte, und ich möchte auf keinen Fall, daß dabei gepfuscht wird. Achten Sie besonders auf die Atmung des Schweinchens – lassen Sie es ausgiebig galoppieren, bevor Sie Ihr Stethoskop ansetzen. Und übersehen Sie um Himmels willen keine ins Auge springenden Phänomene wie Warzen, Überbeine und Ähnliches. Übrigens sollten Sie auch die Größe des Tieres messen, wenn Sie schon einmal dabei sind; Sie finden den Zollstock im . . .»

Ich ergriff die Flucht, und seine Worte verhallten hinter mir. Diese Sache kam mir ein bißchen merkwürdig vor. Zwar wurde ich des öfteren geneckt, seit ich Trickis Adoptivonkel geworden war und regelmäßig Geschenke, Briefe und Fotos mit Widmungen von ihm erhielt, aber so weit pflegte Siegfried den Spaß nun doch nicht zu treiben. Mrs. Pumphrey mit einem Schwein – der Gedanke war unvorstellbar; in ihrem eleganten Haus war kein Platz für irgendwelches Viehzeug. Bestimmt hatte Siegfried sie mißverstanden.

Aber es war kein Mißverständnis. Mrs. Pumphrey empfing mich mit einem Freudenschrei. «Oh, Mr. Herriot, stellen Sie sich nur vor, ich habe das süßeste Schweinchen der Welt! Als ich jetzt bei Vettern von mir war, die auf einem Bauernhof wohnen, habe ich es mir selbst ausgesucht. Es wird Tricki Gesellschaft leisten – Sie wissen, wie traurig ich bin, daß er ein Einzelkind ist.»

Ich starrte Mrs. Pumphrey entgeistert an. Bei meinen Besuchen bekam ich von ihr oft genug phantastische Dinge zu hören, aber diesmal wußte ich überhaupt nicht mehr, woran ich war.

«Wollen Sie damit sagen, Sie hätten das Schwein hier im Haus?»

«Selbstverständlich.» Mrs. Pumphrey sah mich erstaunt an. «Es ist in der Küche. Kommen Sie mit.»

Ich war schon mehrmals in dieser Küche gewesen und hatte ehrfurchtsvoll ihre blinkende Makellosigkeit bewundert. Jetzt stand in einer Ecke ein Pappkarton mit einem winzigen Schwein darin, das die Vorderbeine auf den Rand des Kartons stützte und anerkennend seine neue Umgebung betrachtete.

Die ältliche Köchin blickte nicht auf, als wir eintraten; sie zerkleinerte Möhren und schleuderte sie mit übertriebener Heftigkeit in einen Kochtopf.

«Ist es nicht zauberhaft!» Mrs. Pumphrey bückte sich und kitzelte den kleinen Kopf. «Ich finde es so aufregend, ein eigenes Schwein zu haben. Mr. Herriot, ich habe beschlossen, ihn Nugent zu nennen.»

Ich schluckte. «Nugent?» Der breite Rücken der Köchin schien zu erstarren.

«Ja, nach meinem Großonkel Nugent. Er war ein kleiner rosiger Mann mit winzigen Augen und einer Stupsnase. Die Ähnlichkeit ist verblüffend.»

«Aha», sagte ich, und die Köchin begann wieder Möhren zu hacken.

Im ersten Augenblick wußte ich nicht, was ich tun sollte; der Berufsethiker in mir rebellierte gegen die Zumutung, mich mit diesem offensichtlich kerngesunden kleinen Wesen zu befassen. Schon war ich im Begriff zu sagen, daß alles in Ordnung sei, als Mrs. Pumphrey flötete: «Komm, Nugent, sei ein braver Junge und laß dich von Onkel Herriot untersuchen.»

Das genügte. Ich ergriff den bindfadendünnen Schwanz, so daß Nugent fast senkrecht nach unten hing, und maß die Temperatur. Dann horchte ich feierlich sein Herz und die Lungen ab, schaute ihm in die Augen, tastete seine Gliedmaßen ab und beugte seine Gelenke.

Der Rücken der Köchin strahlte Mißbilligung aus, aber ich ließ mich nicht beirren. Einen Hund zum Neffen zu haben, brachte unschätzbare Vorteile mit sich; da waren nicht nur die vielen Geschenke – und ich schmeckte noch immer die herrlichen Bücklinge, die Tricki mir aus Whitby geschickt hatte –, da war auch der Hauch von Luxus in meinem rauhen Leben: der Sherry vor dem Lunch, der warme Platz an Mrs. Pumphreys Kamin. Wenn nun noch ein Schweinchen als Neffe Nr. 2 aufkreuzte, sollte Onkel Herriot der letzte sein, der sich in das unerforschliche Walten des Schicksals einmischte.

Als die Untersuchung beendet war, wandte ich mich Mrs. Pumphrey zu, die ängstlich auf das Verdikt wartete. «Durch und durch gesund», sagte ich in munterem Ton. «Sie haben da wirklich ein sehr hübsches Schwein. Aber eins muß ich Ihnen sagen – es kann nicht im Haus leben.»

Zum erstenmal drehte die Köchin sich um, und ich las in ihren Augen einen stummen Appell. Ich fühlte mit ihr, denn die Ausscheidungen des Schweins riechen besonders intensiv, und selbst ein so kleines Geschöpf wie Nugent konnte seine Anwesenheit in der Küche nicht verleugnen.

Mrs. Pumphrey war zunächst entsetzt über den Gedanken, Nugent ins Freie zu verbannen, aber als ich ihr versicherte, er werde keine Lungenentzündung bekommen und draußen viel glücklicher und gesünder leben, gab sie ihre Zustimmung.

Ein Tischler wurde beauftragt, in einer Ecke des Gartens einen luxuriösen Schweinestall zu bauen. Ich sah zu, wie Nugent dort seinen Einzug hielt und sich selig auf seinem Lager aus sauberem Stroh zusammenrollte. Sein Trog wurde zweimal täglich mit dem besten Futter gefüllt, und es mangelte ihm nie an Extraleckerbissen, etwa einer saftigen Möhre oder ein paar Kohlblättern. Jeden Tag wurde er für eine Stunde hinausgelassen, um mit Tricki im Garten herumzutollen.

Kurz, Nugent hatte den Himmel auf Erden. Er war aber auch wirklich ein entzückendes Tierchen. Zwar sind die meisten seiner Artgenossen überaus anhänglich, doch bei ihm war dieser Zug bis zu einem ungewöhnlichen Grad entwickelt. Er hatte Menschen einfach gern, und in den folgenden Monaten trug der ständige Kontakt mit Menschen dazu bei, diese Vorliebe zu fördern.

Oft sah ich ihn mit Mrs. Pumphrey im Garten umherspazieren. In seinem Verschlag stand er die meiste Zeit aufrecht, die gespaltenen Füße gegen das Drahtgeflecht gestemmt, und wartete begierig auf den nächsten Besucher. Schweine wachsen schnell, und bald hatte Nugent das rosafarbene Babystadium hinter sich gelassen, aber sein Charme blieb unvermindert. Am liebsten hatte er es, wenn man ihm den Rücken kratzte; er grunzte dann tief, verdrehte ekstatisch die Augen und knickte immer mehr in den Knien ein, bis er schließlich umkippte.

Nugent hatte also ein sonniges Leben, und es wurde nur von einer einzigen Wolke getrübt – von dem alten Gärtner Hodgkin, der ein gestörtes Verhältnis zu Haustieren hatte, weil er tagtäglich Gummiringe für Tricki werfen mußte, und der nun zu Nugents Leibwächter ernannt worden war. Ihm oblag es, Nugent zu füttern, ihn beim Spielen zu beaufsichtigen und ihn ins Bett zu bringen. Der Gedanke, daß er das alles für ein Schwein tat, aus dem niemals Schweinepasteten gemacht werden würden, muß nahezu unerträglich für den alten Mann gewesen sein; die scharfen Linien in seinem Gesicht vertieften sich, sooft er nach dem Futtereimer griff.

Als ich meine erste Visite bei Nugent machte, begrüßte Hodgkin mich finster und fragte: «Wollen Sie Nudist besuchen?» Ich kannte ihn gut genug, um zu wissen, daß es sich nicht um ein ausgefallenes Wortspiel handelte; es war ein ehrlicher, aber vergeblicher Versuch, den Namen korrekt auszusprechen, und solange mein ‹Neffe› lebte, blieb er ‹Nudist› für den alten Mann.

Eine Erinnerung an Nugent ist mir besonders teuer. Eines Tages, unmittelbar nach dem Lunch, rief Mrs. Pumphrey an, und ihre bedrückte Stimme verriet mir, daß irgend etwas Unangenehmes passiert war; in diesem Ton pflegte sie mir auch Tricki Woos Krankheitssymptome zu beschreiben.

«O Mr. Herriot, Gott sei Dank, daß Sie da sind. Es geht um Nugent. Ich fürchte, er ist sehr, sehr krank.»

«Wirklich? Das tut mir aber leid. Was fehlt ihm denn?»

Am anderen Ende blieb es still; ich hörte nur schweres Atmen. Schließlich sagte Mrs. Pumphrey zögernd: «Ja ... er kann nicht ... er kann seine kleinen Geschäfte nicht verrichten.»

«Sie meinen, er kann kein Wasser lassen?»

«Ja ... nein ... jedenfalls ...» Anscheinend wand sie sich vor Verlegenheit. «Nicht richtig.»

«Seltsam», sagte ich. «Frißt er normal?»

«Ich denke, ja, aber ...» Und plötzlich brach es aus ihr heraus. «Ach, Mr. Herriot, ich mache mir so schreckliche Sorgen! Ich habe von Männern gehört, bei denen es auch so war, und die hatten ein gefährliches Leiden. Es ist eine Drüse, nicht wahr?»

«Wirklich, Mrs. Pumphrey, deswegen brauchen Sie sich nicht zu beunruhigen. Bei Schweinen gibt es dieses Leiden nicht, ganz abgesehen davon, daß eine Hypertrophie der Prostata unmöglich im Alter von vier Monaten auftreten kann.»

«Ach, da bin ich aber froh. Trotzdem, irgend etwas ... hemmt ihn. Sie kommen doch her, nicht wahr?»

«Gewiß. Ich fahre gleich los.»

Ich mußte ziemlich lange vor Nugents Verschlag warten. Er hatte sich zu einem kräftigen kleinen Mastschwein entwickelt und grunzte freundlich, als er mich durch das Drahtgeflecht sah. Offenbar wartete er auf irgendein Spiel. Schließlich wurde er ungeduldig und galoppierte steifbeinig hin und her. Ich war schon nahe daran, zu glauben, mein Besuch sei vergebens, als Mrs. Pumphrey plötzlich mit zitterndem Finger auf das Schwein zeigte.

«O Gott», hauchte sie. «Da! Jetzt!» Aus ihrem Gesicht war alle Farbe gewichen. «Ach, es ist entsetzlich! Ich kann nicht länger hinsehen.» Sie wandte sich stöhnend ab.

Ich beobachtete Nugent genau. Er war mitten im Laufen stehengeblieben und erleichterte sich zufrieden, indem er stoßweise Wasser ließ, wie männliche Schweine es zu tun pflegen.

«Was soll denn da nicht stimmen?» erkundigte ich mich bei Mrs. Pumphrey.

«Er ... er ...» Sie wagte noch immer nicht hinzublicken. «Er macht es doch ... mit Unterbrechungen.»

Ich hatte Übung darin, in Mrs. Pumphreys Gegenwart keine Miene zu verziehen, und das kam mir jetzt zugute.

«Aber so machen es alle, Mrs. Pumphrey.»

Zitternd drehte sie sich halb um und blickte aus dem Augenwinkel auf Nugent. «Sie meinen ... alle männlichen Schweine ...?»

«Ich habe noch kein männliches Schwein gesehen, bei dem es anders war.»

«Oh ... oh ... wie merkwürdig, wie überaus merkwürdig.» Die arme Mrs. Pumphrey fächelte sich mit ihrem Taschentuch. Ihr Gesicht bekam wieder Farbe.

Um ihre Verlegenheit zu überspielen, schlug ich einen sehr sachlichen Ton an. «Ja, es ist merkwürdig, und die meisten Leute werden stutzig, wenn sie das zum erstenmal sehen. Nun, ich muß jetzt weiter. Hat mich sehr gefreut, den kleinen Burschen so munter und vergnügt anzutreffen.»

Nugent hatte ein langes und glückliches Leben und entsprach voll und ganz meinen Erwartungen. Er beschenkte mich ebenso großzügig wie Tricki, und auch in diesem Fall ließ die Tatsache, daß ich ihn aufrichtig gern hatte, keine Gewissensbisse aufkommen, obwohl Siegfrieds ironische Bemerkungen mir ein wenig peinlich waren.

Kapitel 18

Ich war nur zwei Wochen fort gewesen, aber diese Zeit hatte genügt, mich von neuem erkennen zu lassen, wieviel mir die Arbeit im Hochland bedeutete. Mein erster Besuch nach der Reise führte mich eine der schmalen Straßen hinauf, die Sildale und Cosdale miteinander verbinden, und als ich mich im ersten Gang bis zum höchsten Punkt hinaufgequält hatte, tat ich, was ich so oft tat – ich parkte den Wagen am Straßenrand und stieg aus. Von hier oben blickte man über die Ebene von York bis zu dem wirren Komplex der vierzig Meilen östlich gelegenen Hambleton Hills, während sich hinter mir das rauhe Hochmoor weithin erstreckte. In meinem ersten Jahr in Darrowby habe ich oft an dieser Stelle gestanden, und der Blick über die Ebene war jedesmal anders. Im Winter war das Tiefland eine dunkle Mulde zwischen den schneebedeckten Pennines und dem fernen weißen Schimmer der Hambletons; im April treiben die Regenböen wie schwere Schleier langsam über die große grün und braun gesprenkelte Fläche. Es gab auch Tage, da stand ich im hellen Sonnenschein und sah hinauf auf eine meilenlange Nebelschicht, die einer sanft wogenden Wattedecke glich und aus der hier und dort dunkle Baumwipfel oder Bergspitzen hervorblickten.

An diesem Tag aber schlummerten die verschiedenfarbigen Vierecke der Felder im Sonnenschein, und sogar hier oben auf dem Berg war die Luft schwer von den Düften des Sommers. Ein tiefer Friede, den ich immer in der Stille und Leere des Hochmoors spürte, erfüllte mich.

In solchen Augenblicken schien ich außerhalb meiner selbst zu stehen. Es war leicht, auf mein Leben zurückzublicken – bis hin zu jenem Tag, an dem ich beschlossen hatte, Tierarzt zu werden. Ich war damals dreizehn und las im *Meccano Magazine* einen Artikel über Berufe für Jungen, und beim Lesen wurde mir immer klarer, daß Tierarzt das Richtige für mich war. Aber worauf gründete sich diese Überzeugung? Lediglich darauf, daß ich Hunde und Katzen liebte und keine Lust hatte, mein Leben am Schreibtisch zu verbringen. Eine schwache Basis für den Aufbau einer Karriere. Ich wußte nichts über Landwirtschaft oder Vieh, und wenn ich auch auf dem College einiges Wissen über diese Dinge erwarb, so stand es für mich doch von Anfang an fest, daß ich Arzt für Kleintiere werden würde. Diesen Plan verfolgte ich bis zum Zeitpunkt meines Examens. Ich wollte die Lieblingstiere der Leute in meinem eigenen Tierkrankenhaus behandeln, wo alles nicht nur modern, sondern ultramodern sein sollte. Ein Operationssaal, ausgestattet mit allen Schikanen, ein Laboratorium und ein Röntgenzimmer – das alles stand bis zu meinem Examen kristallklar vor meinen Augen.

Und weshalb saß ich in Hemdsärmeln und Wellingtons hier oben im Hochland von Yorkshire und roch vage nach Kühen?

Der Sinneswandel hatte sich schlagartig vollzogen, fast unmittelbar nach meiner Ankunft in Darrowby. Die Stellung, die mir in jenen Tagen der großen Arbeitslosigkeit wie ein Gottesgeschenk erschien, hatte lediglich ein Sprungbrett zu meinem eigentlichen Ziel sein sollen. Aber dann war alles anders gekommen.

Vielleicht lag es an der Luft, deren unglaubliche Süße mich immer von neuem überraschte, wenn ich morgens hinaustrat in den alten, verwilderten Garten von Skeldale House. Vielleicht lag es an der Pikanterie des Zusammenlebens in einem bezaubernden alten Haus mit meinem begabten, wenn auch reizbaren Chef Siegfried und seinem Bruder Tristan. Oder vielleicht hatte ich einfach erkannt, daß die Behandlung von Kühen und Schweinen, von Pferden und Schafen eine ungeahnte Faszination besaß, und das hatte zu einer neuen Konzeption meiner selbst geführt: Ich war ein winziges Rad in der großen Maschinerie der britischen Landwirtschaft.

Ich stieg in den Wagen und überflog die Liste meiner Besuche. Es war gut, wieder hier zu sein, und der Tag verging wie im Flug. Gegen sieben Uhr abends, gerade als ich dachte, jetzt hätte ich es geschafft, kam ein Anruf von Terry Watson, einem jungen Landarbeiter, der zwei Kühe besaß. Eine von ihnen, sagte er, sei an Sommermastitis erkrankt. Mitte Juli war ein bißchen früh dafür, aber im Spätsommer hatten wir mit Hunderten solcher Fälle zu tun. Es war eine unangenehme Krankheit, fast unheilbar, und sie führte meistens zur Verödung einer Zitze und des dazugehörigen Drüsengewebes, manchmal sogar zum Tod des Tieres.

Terry Watsons Kuh sah sehr krank aus. Als sie zur Melkzeit vom Feld zurückkam, hatte sie ihr rechtes Hinterbein weit nach außen geschwungen, damit es das schmerzende Euter nicht berührte. Nun stand sie zitternd im Stall, und ihre Augen starrten angstvoll geradeaus. Ich zog sanft an der entzündeten Zitze, und statt Milch spritzte eine dunkle, übelriechende Flüssigkeit in die Blechdose, die ich darunter hielt.

«Dieser Gestank schließt jeden Irrtum aus, Terry», sagte ich. «Es ist eine echte Sommermastitis.» Ich befühlte das heiße, geschwollene Euter. «Ziemlich hart. Die Sache sieht schlecht aus.»

Terry machte ein verbissenes Gesicht, als er mit der Hand über den Rücken der Kuh strich. Er war Anfang zwanzig, hatte eine Frau und ein Baby. Wenn er sich den ganzen Tag für andere abgerackert hatte, ging er nach Hause und kümmerte sich um sein eigenes Viehzeug. Er hatte zwei Kühe, ein paar Schweine und Hühner, und das bedeutete eine ganz hübsche Nebeneinnahme für jemanden, der von dreißig Shilling in der Woche leben mußte.

«Ich kann's gar nicht verstehen», murmelte er. «Meistens kriegen es doch Kühe, die trockenstehen, und die hier gibt noch neun Liter am Tag.»

«Sie irren sich, Terry. Alle Kühe können es kriegen, besonders solche, bei denen die Milchproduktion schon nachläßt.» Ich zog das Thermometer aus dem Rektum – es zeigte vierzig Grad.

«Was soll nun werden? Können Sie ihr helfen?»

«Ich werde tun, was ich kann, Terry. Ich gebe ihr eine Spritze, und dann müssen Sie die Zitze melken, so oft Sie nur können, aber Sie wissen ja selbst, daß nicht viel Hoffnung besteht.»

«Ja, das weiß ich.» Er sah finster zu, wie ich das Medikament in den Hals der Kuh injizierte. «Die entzündete Zitze stirbt ab, nicht wahr? Und sie selbst wird vielleicht ins Gras beißen?»

Ich bemühte mich, zuversichtlich zu sprechen. «Also ich glaube nicht, daß sie stirbt, und selbst wenn die eine Zitze abstirbt, bleiben immer noch drei übrig.» Aber wie stets, wenn ich in einer sehr wichtigen Angelegenheit wenig oder nichts tun konnte, quälte mich ein Gefühl der Hilflosigkeit. Ich wußte ja, wie schlimm das hier für den jungen Mann war.

«Sagen Sie, gibt es denn nichts, was *ich* tun könnte?» Terry Watsons schmale Wangen waren sehr blaß, und als ich seine schmächtige Gestalt mit den hängenden Schultern betrachtete, dachte ich – übrigens nicht zum erstenmal –, daß er für seinen Beruf nicht robust genug sei.

«Ich kann für nichts garantieren», erwiderte ich. «Aber die Fälle, bei denen die Zitze häufig gemolken wurde, sind am besten ausgegangen. Fangen Sie gleich heute abend damit an – wenn möglich alle halbe Stunde. Und Sie sollten das Euter in warmem Wasser baden und es gut massieren.»

«Womit soll ich es einreiben?»

«Ach, das ist egal. Hauptsache, das Gewebe wird hin und her bewegt, damit recht viel von dem stinkenden Zeug herauskommt. Vaseline würde sich gut eignen.»

«Ich habe Gänseschmalz.»

«Gut, nehmen Sie das.» Auf den meisten Höfen war Gänseschmalz die Allzwecksalbe für Mensch und Tier.

Terry war erleichtert, weil er nun wenigstens etwas tun konnte. Er holte einen alten Eimer hervor, klemmte den Melkschemel zwischen die Beine und hockte sich neben die Kuh. Dann blickte er mit einem seltsam herausfordernden Ausdruck zu mir auf. «Gut», sagte er. «Ich fange jetzt an.»

Am nächsten Morgen wurde ich in aller Frühe zu einem Fall von Milchfieber gerufen, und auf dem Heimweg beschloß ich, bei den Watsons nach dem Rechten zu sehen. Es war acht Uhr, als ich den Schuppen betrat, und Terry saß noch immer so da, wie ich ihn am Vorabend verlassen hatte. Mit geschlossenen Augen, die Wange an die Flanke der Kuh gelehnt, zog er an der infizierten Zitze. Er fuhr wie aus tiefem Schlaf hoch, als ich ihm zurief: «Hallo, Sie sind wieder mal dabei, wie ich sehe.»

Die Kuh schaute sich bei meinen Worten ebenfalls um, und ich bemerkte mit aller Freude, daß es ihr wesentlich besser ging.

Sie hatte nicht mehr diesen leeren, starren Blick, sondern betrachtete mich mit dem beiläufigen Interesse eines gesunden Rindes, und ihre Kinnbacken mahlten mit jener langsamen, regelmäßigen Seitwärtsbewegung, an der jeder Tierarzt seine Freude hat.

«Donnerwetter, Terry, sie sieht aber viel besser aus. Kaum zu glauben, daß es dieselbe Kuh ist.»

Der junge Mann schien nur mit Mühe die Augen offenzuhalten, aber er lächelte: «Ja, und schauen Sie sich mal das Euter an.» Er erhob sich langsam von dem Melkschemel, bog mühsam den Rücken gerade und stützte den Ellenbogen gegen den Steiß der Kuh.

Ich bückte mich, um die Schwellung am Euter zu befühlen, die der Kuh am Vorabend so starke Schmerzen verursacht hatte. Aber meine Hand traf auf eine glatte, elastische Fläche. Ungläubig massierte ich das Gewebe zwischen meinen Fingern. Das Tier zeigte keinerlei Unbehagen. Nun zog ich mit Daumen und Zeigefinger an der Zitze, und es gelang mir, einen Strahl reiner, weißer Milch in meine Hand fließen zu lassen.

«Was geht hier vor, Terry? Sie haben die Kuh vertauscht, stimmt's?»

«Nein, Meister, die Kuh ist dieselbe. Es geht ihr nur besser.»

«Das ist unmöglich! Was haben Sie denn mit ihr gemacht?»

«Genau das, was Sie mir gesagt haben. Reiben und Ziehen.»

Ich kratzte mich am Kopf. «Aber sie ist wieder völlig gesund. So was habe ich noch nie erlebt.»

«Das will ich meinen», ertönte eine Frauenstimme. Ich blickte mich um. An der Tür stand die junge Mrs. Watson mit ihrem Baby im Arm. «Sie haben gewiß noch nie erlebt, daß ein Mann die ganze Nacht seine Kuh massiert und reibt.»

«Die ganze Nacht?» wiederholte ich.

Sie sah ihren Mann mit einer Mischung aus Sorge und Ärger an. «Ja, auf dem Schemel da hat er gesessen, seit Sie gestern abend weggegangen sind. War überhaupt nicht im Bett, wollte nicht mal zum Essen reinkommen. Ich hab ihm ein paar Happen und Tee gebracht. Ein richtiger Narr.»

Ich sah Terry an, und mein Blick wanderte von dem blassen Gesicht über den dünnen, leicht schwankenden Körper zu dem fast leeren Schmalztopf zu seinen Füßen. «Großer Gott,

Mann», sagte ich, «Sie haben das Unmögliche vollbracht, aber Sie müssen ja restlos erschöpft sein. Ihre Kuh ist jedenfalls wieder so gut wie neu – Sie können sich jetzt also unbesorgt ausruhen.»

«Nein, das geht nicht.» Er schüttelte den Kopf und straffte die Schultern. «Ich muß zur Arbeit. Habe mich ohnehin schon verspätet.»

Kapitel 19

Nicht ohne einen Anflug von Selbstgefälligkeit drückte ich den hellroten Gummiball durch die Einschnittstelle im Magen des Hundes heraus. Wir hatten in Darrowby des öfteren mit Kleintieren zu tun, und diese Arbeit bedeutete eine angenehme Unterbrechung unserer täglichen Fahrten von Hof zu Hof. Ein Arzt mit einer großen Stadtpraxis betrachtet eine Gastrotomie zweifellos als einen reinen Routinefall, aber als ich jetzt sah, wie der kleine rote Ball über den Tisch rollte und auf dem Boden zersprang, hatte ich das wohlige Gefühl, etwas geleistet zu haben.

Der große irische Setter war uns am Morgen gebracht worden; seine Herrin sagte, er sei in einem elenden Zustand, übergebe sich von Zeit zu Zeit und zittere – das alles, seit vor zwei Tagen der Ball ihrer kleinen Tochter auf geheimnisvolle Weise verschwunden sei. Die Diagnose war nicht schwierig gewesen.

Während ich die Magenwunde nähte, fühlte ich mich angenehm entspannt, im Gegensatz zu Tristan, der sich wegen der Äthernarkose, die er dem Hund gab, keine Zigarette anzünden durfte. Er starrte mißmutig auf den Patienten, und die Finger seiner freien Hand trommelten auf dem Tisch.

Wenig später jedoch überkam mich Nervosität, denn die Tür

des Operationszimmers flog auf und Siegfried trat ein. Ich weiß nicht, warum, aber sooft Siegfried mir bei irgend etwas zusah, wurde ich unsicher; es war, als gingen Wellen von ihm aus – Ungeduld, Frustration, Kritik, Entrüstung. Auch jetzt spürte ich, wie die Wellen mich trafen, obwohl das Gesicht meines Chefs völlig ausdruckslos war. Er stand ganz ruhig am Tischende, aber ich hatte den Eindruck, der sich mit jeder Minute verstärkte, daß gleich ein Vulkan ausbrechen werde. Die Eruption erfolgte, als ich anfing, die tiefe Schicht der Bauchmuskulatur zu nähen. Ich zog gerade ein Stück Katgut aus dem Glas, als ich hörte, wie jemand scharf einatmete.

«Meine Güte, James!» schrie Siegfried. «Hören Sie doch auf, an dem verdammten Katgut zu ziehen! Wissen Sie, wieviel das Zeug kostet? Und dieser teure Puder, den Sie hier vergeuden – da muß ja ungefähr ein halbes Pfund in dem Hund sein.» Er machte eine Pause und atmete schwer. «Noch etwas. Wenn Sie abtupfen wollen, genügt doch ein kleiner Wattebausch – man braucht nicht jedesmal eine ganze Handvoll. Geben Sie mir mal die Nadel. Ich zeige Ihnen, wie man's macht.»

Er schrubbte sich eilig die Hände und nahm meinen Platz ein. Zuerst streute er eine winzige Prise Jodoformpuder behutsam in die Wunde – etwa so, wie eine alte Dame ihre Goldfische füttert –, dann schnitt er ein Stückchen Katgut ab und zog es durch die Wundränder. Wegen der Kürze des Fadens fand er es schwierig, den Knoten zu machen; er schaffte es erst nach ein paar Augenblicken scharfer Konzentration.

Dieser Prozeß wiederholte sich etwa zehnmal. Seine Nase berührte fast den Patienten, während er mühsam die kurzen Fadenenden mit der Pinzette verknotete.

«Gut», sagte er, als er fertig war, «stell den Äther ab, Tristan.» Er nahm ein bißchen Watte und tupfte die Wunde ab.

Dann wandte er sich mir zu und lächelte sanft. Wieder hatte sein Gesicht diesen geduldigen Ausdruck, den ich so haßte. «James, verstehen Sie mich bitte nicht falsch. Sie haben großartig gearbeitet, nur müssen Sie auch an die wirtschaftliche Seite der Dinge denken. Ich weiß, das alles interessiert Sie jetzt nicht die Bohne, aber wenn Sie eines Tages Ihre eigene Praxis haben, wird Ihnen klarwerden, wie wichtig Sparsamkeit ist.» Er klopfte mir auf die Schulter und lächelte verschmitzt. «Immerhin müssen Sie doch zugeben, James, daß es wünschenswert ist, wenn ein bißchen Profit dabei herausspringt.»

Eine Woche später kniete ich an einem glutheißen Tag auf dem Hals eines narkotisierten Fohlens mitten auf einem Feld. Ich beobachtete das friedlich schlafende Tier, goß noch ein paar Tropfen Chloroform auf die Maske und schraubte dann die Kappe auf die Flasche. Das Tier hatte jetzt bestimmt genug bekommen.

Ungezählte Male haben Siegfried und ich im Lauf der Jahre diese Szene gespielt: das Pferd auf seinem Graspolster, mein Chef beim Schneiden, ich als beobachtender Anästhesist. Siegfried war sowohl ein geborener Pferdespezialist als auch ein geschickter Chirurg, mit dem ich nicht konkurrieren konnte, und deshalb führte ich bei unserer gemeinsamen Arbeit stets die Narkose durch. Wir operierten gern im Freien; es war sauberer, und wenn das Pferd wild wurde, bestand weniger Gefahr, daß es sich verletzte.

Alles war wie üblich verlaufen. Ich war zu dem Fohlen in die Box gegangen, hatte die Narkosemaske unter dem Kummet befestigt und das Tier zu einer weichen, flachen Stelle auf dem Feld geführt. Während ein Gehilfe das Kummet hielt, goß ich etwas Chloroform auf die Maske. Das Fohlen schnüffelte und schüttelte bei dem seltsamen Geruch den Kopf. Während der Mann mit dem Fohlen langsam im Kreis herumging, fügte ich noch mehr Chloroform hinzu, bis das Fohlen zu schwanken begann. Dieses Stadium dauerte immer ein paar Minuten, und ich wußte genau, was Siegfried jetzt sagen würde – er sagte es nämlich jedesmal.

«Er geht nicht runter, James. Meinen Sie nicht, wir sollten ein Vorderbein hochbinden?»

Ich wandte meine übliche Politik an und stellte mich taub. Ein paar Sekunden später taumelte das Fohlen noch einmal und brach dann zusammen. Siegfried, von seiner erzwungenen Inaktivität befreit, übernahm das Kommando. «Setzen Sie sich auf seinen Kopf!» schrie er. «Schlingen Sie ein Tau um das obere Hinterbein und ziehen Sie es nach vorn! Bringen Sie mir den Eimer Wasser hierher! Los, Bewegung!»

Es war ein jäher Umschwung. Eben noch Friede und Stille, und jetzt Männer, die hierhin und dorthin rannten und, angefeuert durch Siegfrieds Befehle, einander im Eifer des Gefechts anrempelten.

Heute, dreißig Jahre später, narkotisiere ich noch immer Pferde für Siegfried, und er sagt noch immer: «Er geht nicht runter, James.»

Ich mache jetzt meistens eine intravenöse Injektion mit Thiopenton, die ein Pferd in etwa zehn Sekunden betäubt. Siegfried hat also nicht viel Zeit, sein Sprüchlein aufzusagen, aber er schafft es irgendwann zwischen der siebten und zehnten Sekunde.

An diesem Morgen hatten wir es mit einer Verletzung zu tun, einer schweren Verletzung, die eine Vollnarkose rechtfertigte. Das Fohlen, das von einer edlen Jagdstute abstammte, war in seiner Koppel umhergaloppiert. Als es den Drang verspürte, die Außenwelt zu besichtigen, hatte es ausgerechnet den einzigen scharfen Pfahl der Umzäunung gewählt, um hinüberzuspringen, und war zwischen den Vorderbeinen durchbohrt worden. Bei dem Versuch, freizukommen, hatte sich das Tier an der Brust sehr stark verletzt: Die Haut hing in Fetzen herab, und die großen Brustbeinmuskeln waren wie von einem Hackmesser zerschnitten.

«Rollt ihn auf den Rücken», ordnete Siegfried an. «Ja, so ist's gut.» Er nahm eine Sonde von dem Tablett, das neben ihm lag, und untersuchte vorsichtig die Wunde. «Knochen nicht beschädigt», brummte er. Nachdem er mit einer Pinzette alle Splitter herausgefischt hatte, die er finden konnte, drehte er sich zu mir um.

«Das wird eine lange Naht. Sie können weitermachen, wenn Sie wollen.»

Als wir die Plätze wechselten, fragte ich mich, ob er vielleicht enttäuscht sei, weil die Sache nicht interessant war. Bei einer komplizierten Operation hätte er mich sicherlich nicht aufgefordert, weiterzumachen. Dann fiel mir die Gastrotomie bei dem Hund ein. Wollte Siegfried mich wegen meiner Materialvergeudung auf die Probe stellen? Nun, diesmal würde ich aufpassen.

Ich fädelte ein winziges Stück Katgut ein, stach in den verletzten Muskel und brachte ihn mit einiger Anstrengung an seinen Platz zurück. Das Verknoten der kurzen Enden war mühsam – es kostete mich dreimal soviel Zeit wie unter normalen Umständen. Aber ich hielt verbissen durch. Die eine Mahnung, die ich hatte einstecken müssen, genügte mir vollauf.

Ich hatte etwa ein halbes Dutzend Stiche gemacht, als ich wieder die Wellen spürte, die von Siegfried ausgingen. Er kniete neben mir auf dem Hals des Pferdes, und seine Mißbilligung überspülte mich förmlich. Ich machte noch zwei Stiche, dann explodierte Siegfried und fauchte mich an: «Zum Teufel, was treiben Sie denn da, James?»

«Ich nähe, das sehen Sie doch.»

«Aber warum trödeln Sie mit diesen kurzen Fäden herum? Wenn das so weitergeht, sitzen wir heute abend noch hier.»

Ich fummelte an einem weiteren Knoten. «Wir müssen doch sparen», sagte ich tugendhaft.

Siegfried sprang auf, als hätte das Pferd ihn gebissen. «Ich halte das nicht länger aus! Lassen Sie mich mal ran.»

Er ging zum Tablett, wählte eine Nadel aus und ergriff das freie Ende des Katguts, das aus dem Glas herausragte. Mit einer schwungvollen Armbewegung zog er so heftig an dem Faden, daß sich die Spule in der Flasche wild surrend drehte wie eine Lachswinde mit einem großen Fisch an der Leine. Als er zu dem Pferd zurückkehrte, geriet er ein wenig ins Stolpern, weil sich das Katgut um seine Fußknöchel schlang. Das Nähen war nicht leicht, denn selbst mit ausgestrecktem Arm konnte er den Faden nicht strammziehen und mußte immer wieder aufstehen. Endlich war er fertig. Er keuchte, und ich sah, daß seine Stirn mit Schweiß bedeckt war.

«Da sickert noch ein bißchen Blut durch», murmelte er, inspizierte erneut das Tablett und zerrte wild an einer großen Rolle Watte. Weiße Watteschlangen über die Butterblumen schleifend kam er zurück. Er tupfte die Wunde mit einem Ende der Wattemasse ab und begab sich dann wieder zu dem Tablett. «Jetzt noch ein bißchen Puder, bevor ich die Haut zusammennähe», sagte er leichthin und ergriff einen Zweipfundkarton. Er hielt ihn einen Augenblick über dem Pferd in der Schwebe, bevor er den Puder mit übertriebenen ruckhaften Bewegungen seines Handgelenks zu verstreuen begann. Eine beträchtliche Menge geriet in die Wunde; das meiste aber sprühte über die anderen Körperteile des Pferdes, über mich, über die Butterblumen, und eine besonders weitreichende Puderwolke legte sich auf das schwitzende Gesicht des Mannes, der das gefesselte Vorderbein hielt. Als er aufhörte zu husten, sah er aus wie ein Clown.

Siegfried beendete seine Näharbeit und sparte dabei nicht mit Material. Dann trat er zurück, um das saubere Resultat zu betrachten, und ich sah, daß er in glänzender Stimmung war. «Gut so, sehr schön. Bei einem so jungen Pferd heilt das im Handumdrehen. Vielleicht bleiben nicht mal Narben.»

Als ich die Instrumente in einem Eimer wusch, kam er zu mir. «Tut mir leid, daß ich Sie so einfach beiseite gedrängt habe, James, aber offen gestanden konnte ich nicht begreifen, was in Sie gefahren war. Wissen Sie, es macht einen schlechten Eindruck, wenn man so geizig mit dem Material umgeht. Man muß mit einem gewissen – na, sagen wir – Schwung operieren, und das kann man nicht, wenn man an allem knappt.»

Ich trocknete die Instrumente ab, legte sie auf das Tablett und ging damit auf das Gatter zu. Siegfried blieb an meiner Seite. Er legte mir die Hand auf die Schulter. «Denken Sie nicht, daß ich Sie tadeln will, James. Es liegt wahrscheinlich an Ihrer schottischen Erziehung. Und verstehen Sie mich bitte nicht falsch. Diese Erziehung hat in Ihnen auch viele Eigenschaften ausgeprägt, die ich bewundere – Integrität, Fleiß, Loyalität. Aber ich bin sicher, Sie werden als erster zugeben –» hier unterbrach er sich und drohte mir mit dem Finger – «daß ihr Schotten manchmal die Sparsamkeit übertreibt.» Er lachte. «Also denken Sie daran, James, seien Sie nicht so – äh – so kleinlich, wenn Sie operieren.»

Kapitel 20

«Ich sehe Ihnen an, daß Sie Schweine mögen», sagte Mr. Worley, als ich mich in den Verschlag geschoben hatte.

«Können Sie mir das wirklich ansehen?»

«Ja, Ihnen und anderen auch. Sie sind so ruhig hineingegangen, haben Queenies Rücken gekratzt und so nett zu ihr gesprochen, und da wußte ich, das ist ein junger Mann, der Schweine gern hat.»

«O ja, da haben Sie recht. Ich mag Schweine sehr gern.» In Wahrheit hatte ich mich nur deshalb so vorsichtig an Queenie vorbeigeschlängelt, weil ich nicht wußte, wie sie reagieren würde. Sie war ein gewaltiges Tier, und Säue mit jungen Ferkeln können zu Fremden sehr feindselig sein. Ich hatte schon oft einen Schweinekoben sehr viel schneller verlassen, als ich in ihn hineingegangen war.

Aber Queenie schien mich akzeptiert zu haben. Sie grunzte zwar, aber ganz friedlich, dann ließ sie sich langsam auf das Stroh sinken und bot den gierigen kleinen Mäulern ihr Euter dar. Das gab mir Gelegenheit, ihren Fuß zu untersuchen.

«Ja, der ist es», sagte Mr. Worley besorgt. «Sie konnte kaum humpeln, als sie heute morgen aufstand.»

Etwas Besonderes schien ihr nicht zu fehlen. Das Horn des Hufs hatte sich etwas zu weit vorgewölbt und die empfindliche Fußsohle wund gerieben, aber wegen solcher Kleinigkeiten wurde für gewöhnlich kein Arzt gerufen. Ich kürzte den überstehenden Teil und behandelte die schmerzende Stelle mit unserer Allzwecksalbe. Mr. Worley kniete die ganze Zeit neben Queenie, streichelte sie und flüsterte ihr unverständliche Worte ins Ohr – es war vermutlich die Schweinesprache, denn die Sau schien ihm mit leisen Grunzlauten zu antworten. Jedenfalls half das besser als jedes Betäubungsmittel, und alle waren glücklich und zufrieden, auch die lange Reihe der Ferkel, die eifrig an den Zitzen saugten.

«So, Mr. Worley.» Ich stand auf und reichte ihm den Topf mit Salbe. «Reiben Sie sie damit zweimal am Tag ein, dann ist sie bald wieder gesund.»

«Danke, danke. Ich bin Ihnen wirklich sehr dankbar.» Er schüttelte mir kräftig die Hand, als hätte ich dem Tier das Leben gerettet. «Hat mich gefreut, Mr. Herriot. Ich kenne Mr. Farnon schon seit ein, zwei Jahren, und ich schätze ihn sehr. Er liebt Schweine, dieser Mann. Und sein junger Bruder war auch schon ein paarmal hier – mir scheint, auch er mag Schweine.»

«Außerordentlich, Mr. Worley.»

«Ah ja, das dachte ich mir. Ich kann so was sehen.» Er betrachtete mich mit feuchten Augen und lächelte dann zufrieden.

Wir gingen hinaus auf den Hinterhof des Gasthauses. Mr. Worley war nämlich kein richtiger Bauer, sondern der Besitzer vom *Langthorpe Falls Hotel*, und sein kostbares Vieh war in den ehemaligen Pferdeställen und der Wagenremise des Gasthofs untergebracht. Welche Tür man auch öffnete, man starrte stets in die Augen rotblonder Schweine. Natürlich gab es auch ein paar Eber, von denen einer zum Schlachten gemästet wurde, aber Mr. Worleys Stolz waren seine Säue. Er hatte sechs – Queenie, Princess, Ruby, Marigold, Delilah und Primrose.

Erfahrene Bauern hatten Mr. Worley oft genug versichert, aus seinen Säuen könne niemals etwas Vernünftiges werden. Wer sich aufs Züchten verlege, sagten sie, der müsse geeignete Räume dafür haben, es sei absolut sinnlos, Säue in behelfsmäßige Ställe zu stopfen. Aber Mr. Worleys Säue warfen trotzdem Ferkel von beispielloser Größe und zogen sie voller Liebe auf. Sie waren alle gute Mütter, die ihre Kinder nie grob behandelten oder sie unter ihren plumpen Körpern erdrückten. So passierte es mit unheimlicher Regelmäßigkeit, daß Mr. Worley am Ende von acht Wochen zwölf dicke Schweinchen zum Markt bringen konnte.

Das schmeckte den Bauern ganz und gar nicht, und die Pille war um so bitterer, als der Gastwirt aus dem Industriebezirk West Riding kam – aus Halifax, glaube ich –, ein schwächlicher, kurzsichtiger, kleiner Zeitungshändler, der sich zur Ruhe gesetzt hatte und als Landwirt keinerlei Erfahrung besaß. Von Rechts wegen hätte die Sache schiefgehen müssen.

Wir verließen den Hof und kamen zu der stillen Straßenschleife, wo ich meinen Wagen geparkt hatte. Gleich dahinter fiel die Straße steil ab in eine von Bäumen gesäumte Schlucht, durch die der Darrow über eine Felsschicht strömte, bevor er sich in das untere Dale ergoß. Von dort, wo ich stand, war nichts zu erkennen, aber ich hörte das schwache Brausen des Wassers und konnte mir die schwarze Felswand vorstellen, die senkrecht aus dem kochenden Fluß ragte. Auf der anderen Straßenseite war ein sanfter Grashang, den die Ausflügler gern als Rastplatz wählten, um die malerische Gegend zu bewundern.

Soeben war ein großes, glänzendes Auto eingetroffen, und die Insassen stiegen aus. Der Fahrer, ein wohlgenährter Mann, kam auf uns zu und rief: «Wir hätten gern Tee.»

Mr. Worley drehte sich zu ihm um. «Ja, den können Sie kriegen, Meister, aber erst wenn ich hier fertig bin. Ich hab mit diesem Herrn was Wichtiges zu besprechen.» Er kehrte dem Mann den Rücken zu und bat mich um letzte Instruktionen über Queenies Fuß.

Der Fremde war offensichtlich verblüfft. Mir schien, Mr. Worley hätte etwas taktvoller vorgehen können – schließlich verdiente er seinen Lebensunterhalt mit dem Verkauf von Speisen und Getränken –, aber als ich ihn im Lauf der Zeit besser kennenlernte, wurde mir klar, daß seine Schweine immer zuerst kamen und alles andere eine ärgerliche Störung bedeutete.

Mr. Worley gut zu kennen lohnte sich. Den größten Durst auf ein Glas Bier habe ich nämlich nicht abends, wenn die Wirtshäuser geöffnet sind, sondern gegen vier Uhr dreißig an einem heißen Nachmittag, nachdem ich stundenlang in einem stickigen Kuhstall tätig gewesen bin. Es war köstlich, sich schwitzend und müde in das schattige Heiligtum von Mr. Worleys Küche zurückzuziehen und ein kühles, schäumendes Bier zu trinken.

Der störungsfreie Verlauf dieses gesetzwidrigen Tuns wurde erleichtert durch die Haltung des Ortspolizisten P. C. Dalloway. Sein gutmütiges Wesen und seine elastische Auslegung der Lizenzgesetze hatten ihn zu einer hochangesehenen Persönlichkeit im Bezirk gemacht. Manchmal gesellte er sich zu uns, zog seine Uniformjacke aus und trank mit der ihm eigenen Würde in Hemd und Hosenträgern ein Glas Bier.

Meistens jedoch waren Mr. Worley und ich allein. Wenn er den großen Krug aus dem Keller geholt hatte, setzte er sich zu mir und sagte: «So, nun wollen wir uns was von Schweinen erzählen.»

Wir sprachen über Wundrose und Schweinefieber, über Vergiftungen durch unsachgemäße Salzfütterung und Paratyphus, über die jeweiligen Vorzüge von trockenem und feuchtem Mengfutter, während Fotos seiner unvergleichlichen Säue von den Wänden auf uns herabblickten.

Einmal – während einer tiefgründigen Diskussion über die Belüftung von Schweineställen – unterbrach sich Mr. Worley mitten im Satz, zwinkerte heftig hinter seinen dicken Brillengläsern und sagte: «Wissen Sie, Mr. Herriot, wenn ich hier sitze und mich mit Ihnen unterhalte, bin ich so glücklich wie der König von England.»

Seine Ergebenheit führte dazu, daß ich häufig wegen höchst belangloser Dinge zu ihm gerufen wurde, und ich fluchte leise, als er mich eines Nachts um ein Uhr telefonisch aus dem Schlaf riß.

«Marigold hat heute nachmittag geferkelt, Mr. Herriot, und ich glaube, sie hat nicht genug Milch. Die Kleinen sehen sehr hungrig aus. Würden Sie bitte herkommen?»

Ächzend stand ich auf, tappte die Treppe hinunter und wankte durch den Garten zum Hof. Erst als ich den Wagen aus der Garage gefahren hatte, begann ich aufzuwachen, und als ich vor dem Gasthaus hielt, war ich fähig, Mr. Worley fröhlich zu begrüßen.

Aber der arme Mann reagierte nicht in gleicher Weise. Er machte einen völlig verstörten Eindruck.

«Ich hoffe, Sie können schnell etwas für Marigold tun. Ich bin ganz durcheinander – sie liegt teilnahmslos da, und dabei hat sie so reizende Ferkel geworfen. Vierzehn Stück.»

Als ich in den Koben blickte, konnte ich seine Besorgnis verstehen. Marigold lag auf der Seite und rührte sich nicht, während die winzigen Ferkel ihr Euter belagerten, von einer Zitze zur anderen liefen und bei ihrer verzweifelten Suche nach

Nahrung quiekend übereinanderpurzelten. Man merkte ihnen sofort an, daß sie nichts im Magen hatten. Ich fand es immer sehr betrüblich, wenn Ferkel verhungerten, aber so etwas konnte leicht passieren. Sobald sie ihre Versuche zu saugen aufgaben und nur noch im Verschlag herumlagen, war es hoffnungslos.

Ich kroch hinter die Sau und schob ihr das Thermometer in den Mastdarm. «Hat sie heute abend gefressen?»

«Ja, genausoviel wie immer.»

Das Thermometer zeigte eine normale Temperatur an. Ich strich über das Euter und zog an den Zitzen. Die gierigen Ferkel schnappten mit ihren scharfen Zähnchen nach meinen Fingern, als ich sie zur Seite schob. Das Euter war zweifellos voll, aber es gelang mir nicht, auch nur einen Tropfen Milch aus den Zitzen herauszuholen.

«Sie hat keine Milch, nicht wahr?» flüsterte Mr. Worley besorgt.

Ich richtete mich auf und sah ihn an. «Es ist keine Mastitis oder eine andere Krankheit, und Milch ist genügend da, aber irgend etwas blockiert den Ausflußmechanismus. Ich gebe ihr eine Spritze, dann wird die Sache schon in Gang kommen.»

Das Medikament Pitruitin wirkt in solchen Fällen derart schnell, daß man versucht ist, an ein Wunder zu glauben.

Marigold gab keinen Laut von sich, als ich ihr intramuskulär drei Kubikzentimeter verpaßte. Sie war viel zu sehr in eine Unterhaltung mit ihrem Besitzer vertieft – die beiden, fast Nase an Nase, tauschten leise Grunzlaute aus.

Nachdem ich meine Spritze weggelegt und ein paar Augenblicke den zärtlichen Tönen gelauscht hatte, dachte ich, jetzt sei es wohl soweit. Mr. Worley blickte erstaunt auf, als ich wieder nach dem Euter griff.

«Was machen Sie denn da?»

«Ich will fühlen, ob die Milch schon durchkommt.»

«Unsinn, das ist doch gar nicht möglich. Sie haben ihr ja eben erst dieses Zeug gegeben, und sie ist knochentrocken.»

Jetzt hätte eigentlich ein Trommelwirbel ertönen müssen. Mit Finger und Daumen umfaßte ich eine der Zitzen. Ich vermute, daß ich einen Hang zum Exhibitionismus habe, denn bei solchen Gelegenheiten lenke ich den Milchstrahl immer auf die gegenüberliegende Wand. Diesmal aber hielt ich es für eindrucksvoller, dicht an Mr. Worleys linkem Ohr vorbeizuspritzen. Ich zielte jedoch nicht genau genug und bespritzte statt dessen seine Brille.

Er nahm sie ab und putzte sie langsam, als könne er nicht glauben, was er gesehen hatte. Dann bückte er sich und versuchte es selbst.

«Das ist ein Wunder!» schrie er, als die Milch über seine Hand floß. «So was habe ich noch nie gesehen!»

Die Ferkelchen brauchten nicht lange, um zu begreifen. Innerhalb von Sekunden hörten sie auf, zu quieken und einander zu stoßen; sie legten sich schweigend in einer langen Reihe nieder und saugten hingebungsvoll – es galt ja, die verlorene Zeit nachzuholen.

Ich ging in die Küche, um mir die Hände zu waschen. Als ich das Handtuch benutzte, das hinter der Tür hing, hörte ich etwas Seltsames: Stimmengewirr, Gläserklirren und das leise Scharren von Füßen. Um zwei Uhr nachts war das in einer Gastwirtschaft ungewöhnlich. Ich spähte durch die halboffene Tür. Der Schankraum war überfüllt. Im Licht einer einzigen schwachen Glühbirne sah ich eine Reihe von Männern an der Theke stehen, andere saßen weiter hinten auf den Holzbänken und hatten schäumende Gläser vor sich stehen.

Mr. Worley grinste, als ich ihn überrascht anblickte.

«Das haben Sie nicht erwartet, wie? Ich sage Ihnen, die richtigen Trinker kommen erst nach der Polizeistunde. Jede Nacht schließe ich die Vordertür ab, und diese Burschen kommen von hinten rein.»

Ich spähte noch einmal in den Schankraum. Alle zweifelhaften Charaktere der Stadt schienen sich hier versammelt zu haben. Leute, von deren Übeltaten die Wochenzeitung regelmäßig berichtete. Trunkenheit, Abzahlungsschulden, verprügelte Frauen, Tätlichkeiten und Schlägereien – ich las geradezu die Schlagzeilen, als mein Blick über die Gesichter glitt.

Jetzt hatte man mich entdeckt. Begrüßungsschreie wurden laut, und mir kam plötzlich zum Bewußtsein, daß alle Augen in dem verräucherten Raum auf mich gerichtet waren. Jemand brüllte: «Wollen Sie was trinken?» Am liebsten wäre ich wieder ins Bett gegangen, aber es machte bestimmt keinen guten Eindruck, wenn ich mich verdrückte, und so ging ich zur

Theke. Ich schien viele Freunde zu haben, denn innerhalb von Sekunden war ich Mittelpunkt einer fröhlichen Runde.

Mein Nachbar zur Rechten war ein gewisser Gobber Newhouse, ein ungeheuer fetter Mann, der allem Anschein nach durchs Leben kam, ohne zu arbeiten. Er verbrachte seine Zeit mit Trinken, Krakeelen und Spielen. Im Augenblick war er friedlich gestimmt, und auf seinem großen, schwitzenden Gesicht, das sich dicht neben dem meinen befand, lag ein kameradschaftliches Grinsen.

«Na, Mr. Herriot, wie geht das Hundegeschäft?» erkundigte er sich höflich.

Nie zuvor hatte jemand meinen Beruf so bezeichnet, und ich überlegte noch, was ich antworten sollte, als ich bemerkte, daß die Gesellschaft mich erwartungsvoll ansah. Mr. Worleys Nichte, die hinter der Theke bediente, sah mich ebenfalls erwartungsvoll an.

«Sechs Halbe vom besten – macht sechs Shilling, bitte», sagte sie und klärte damit die Lage.

Ich bezahlte. Mein erster Eindruck, daß jemand *mich* eingeladen habe, war offensichtlich falsch gewesen. Wer mir die Frage, ob ich was trinken wolle, zugerufen hatte, ließ sich natürlich nicht mehr ermitteln, und als das Bier ausgetrunken war, zogen sich die Männer einer nach dem anderen unauffällig von mir zurück.

Ich verließ das Lokal. Das Licht aus dem Schweinestall leuchtete durch die Dunkelheit des Hofes, und als ich hinüberging, sagte mir das sanfte Brummeln der Stimmen von Mensch und Schwein, daß Mr. Worley noch immer mit seiner Sau plauderte. Er blickte auf, als ich eintrat, und flüsterte mit verzückter Miene: «Mr. Herriot, sehen sie nicht süß aus?»

Er zeigte auf die Ferkelchen, die regungslos auf einem Haufen lagen, die Augen fest geschlossen, die kleinen Bäuche prallvoll mit Marigolds Milch.

«Ja, wirklich», sagte ich und tippte mit dem Finger in den schlafenden Haufen, was jedoch keine Reaktion hervorrief, außer daß ein Auge träge blinzelte.

Ich teilte Mr. Worleys Freude; dies hier war ein Ereignis, bei dem einem warm ums Herz wurde. Als ich in den Wagen stieg, fühlte ich, daß der nächtliche Besuch sich gelohnt hatte, obwohl ich listig zum Spendieren einer Runde verführt worden war, ohne daß jemand beabsichtigte, sich zu revanchieren. Nicht, daß ich mehr hätte trinken wollen – mein Magen war an soviel Bier nachts um zwei Uhr nicht gewöhnt und meldete sich bereits mit leisen Klagelauten –, aber ich war ein bißchen verärgert über das raffinierte Vorgehen der ‹Herren› im Schankraum.

Zu diesem Zeitpunkt ahnte ich nicht, daß die Hand der Vergeltung über der fröhlichen Bande schwebte. Es war tatsächlich eine schicksalhafte Nacht, denn zehn Minuten nachdem ich aufgebrochen war, fand in Mr. Worleys Gasthaus eine Razzia statt. Vielleicht ist ‹Razzia› ein allzu dramatisches Wort; jedenfalls hatte unser Ortspolizist seinen freien Tag, und der Ersatzmann, ein junger Polizist, der Mr. Dalloways liberale Ansichten nicht teilte, war mit dem Fahrrad gekommen und hatte die illegalen Zecher hinter Schloß und Riegel gebracht.

Der Prozeßbericht in der *Darrowby and Houlton Times* las sich sehr interessant. Gobber Newhouse & Co. erhielten zwei Pfund Strafe pro Kopf sowie eine Verwarnung. Die Richter, offensichtlich herzlose Kerle, ließen sich nicht durch Gobbers leidenschaftliche Beteuerungen rühren, daß er und seine Freunde das Bier in den Gläsern bereits vor der Polizeistunde bezahlt und die folgenden vier Stunden mit harmlosem Geplauder verbracht hätten.

Mr. Worley mußte fünfzehn Pfund Strafe bezahlen, aber ich glaube, das machte ihm nichts aus. Marigold und ihre Ferkel waren wohlauf.

Kapitel 21

Dies war das letzte Gatter. Da Tristan am Steuer saß, stieg ich aus, um es zu öffnen. Dabei blickte ich zu dem Bauernhof zurück, der jetzt tief unter uns lag. Unsere Reifen hatten Spuren auf den steilen Grashängen hinterlassen. Manche Höfe in den Dales sind seltsam; zu diesem führte nicht einmal eine Straße oder auch nur ein Feldweg. Von unten her fuhr man einfach querfeldein von Gatter zu Gatter, bis man auf die Hauptstraße über dem Tal kam. Und dies war das letzte Gatter; noch zehn Minuten, und wir waren zu Hause.

Tristan fungierte als mein Chauffeur, denn ich hatte mir bei einem komplizierten Eingriff eine Infektion zugezogen und trug den Arm in der Schlinge. Er fuhr nicht durch das Gatter, sondern stieg aus, lehnte sich an den Torpfosten und zündete eine Zigarette an.

Offenbar hatte er es nicht eilig, nach Hause zu kommen. Und im Hinblick auf die Sonne, die seinen Rücken wärmte, und die zwei Flaschen Whitbread in seinem Magen war anzunehmen, daß er sich überaus wohl fühlte. Er hatte ein paar Warzen vom Euter einer Färse entfernt, und der Bauer war mit ihm sehr zufrieden gewesen. Er mache sich gut für einen so jungen Mann, hatte er gesagt und uns zu einer Flasche Bier ins Haus gebeten, da es so heiß war. Beeindruckt von der Geschwindigkeit, mit der Tristan seine Flasche leerte, hatte er ihm noch eine vorgesetzt.

Ja, alles war in schönster Ordnung, und ich konnte sehen, daß Tristan ebenso dachte. Mit einem Lächeln satter Zufriedenheit atmete er die Luft des Hochmoors und den Rauch der Zigarette tief ein und schloß die Augen.

Er öffnete sie sogleich wieder, denn vom Wagen her kam ein schleifendes Geräusch. «Himmel, er haut ab, Jim!» schrie er.

Der kleine Austin rollte langsam rückwärts den Hang hinunter – der Gang mußte sich gelöst haben, und auf die Bremsen war kein Verlaß. Wir rasten hinterher. Tristan war am nächsten, es gelang ihm gerade noch, die Motorhaube mit einem Finger zu berühren, aber dann wurde die Geschwindigkeit zu groß, und wir mußten die Verfolgung aufgeben.

Der Hang war steil, und der kleine Wagen hüpfte in wildem Tempo über den unebenen Boden. Ich sah Tristan an; sein Geist arbeitete in einer Krise stets schnell und klar, und ich konnte mir vorstellen, was er dachte. Er hatte sich erst vor vierzehn Tagen mit dem Hillman überschlagen, als er ein Mädchen nach dem Tanzen heimfuhr. Es war ein Totalschaden gewesen, und die Leute von der Versicherung hatten recht unangenehm reagiert. Natürlich war Siegfried maßlos wütend gewesen und hatte ihm endgültig die Tür gewiesen, ein für allemal – er wollte sein Gesicht nie wieder sehen.

Aber Tristan war schon so oft hinausgeflogen; er wußte, der Bruder würde alles vergessen, wenn er ihm nur ein paar Tage aus dem Weg ging. Und er hatte auch diesmal Glück gehabt, denn Siegfried hatte seinem Bankdirektor ein Darlehen für einen wunderschönen neuen Rover abgeschwatzt, und das hatte alles andere aus seinem Gedächtnis verdrängt.

Es war ein ausgemachtes Pech, daß nach dem Hillman nun auch noch der Austin in die Binsen ging. Der Wagen sauste jetzt mit etwa siebzig Meilen Stundengeschwindigkeit den langen, grünen Hang hinunter. Eine nach der anderen sprangen die Türen auf, bis alle vier wild flatterten und der Wagen wie ein riesiger, plumper Vogel bergab raste. Aus den offenen Türen fielen Flaschen, Instrumente, Bandagen und Watte und hinterließen eine lange Spur.

Tristan warf die Arme hoch. «Schauen Sie! Das verdammte Ding steuert genau auf die Hütte zu.» Er zog nervös an seiner Zigarette.

Auf dem kahlen Hang war weit und breit nur ein einziges Hindernis zu sehen – eine Hütte am Fuß des Berges, dort, wo das Land eben wurde –, und wie von einem Magneten angezogen, donnerte der Austin geradewegs darauf los.

Ich konnte es nicht länger mit ansehen. Unmittelbar vor dem Zusammenprall wandte ich mich ab und konzentrierte meine Aufmerksamkeit auf die leuchtendrote Glut von Tristans Zigarette. Dann krachte es, und ich blickte ins Tal. Die Hütte war nicht mehr da. Auf den Trümmern lag friedlich der kleine Wagen, und seine Räder drehten sich noch träge.

Als wir den Hang hinunterliefen, wußte ich genau, wie Tristan zumute war. Er mußte jetzt Siegfried beichten, daß er den Austin zertrümmert hatte – ein scheußlicher Gedanke! Auf dem Weg zum Schauplatz der Verwüstung kamen wir an Spritzen, Skalpellen und Ampullen mit Impfstoff vorbei.

Besorgt machten wir uns daran, den Austin zu untersuchen. Die Karosserie war vorher schon zerbeult und eingedrückt gewesen, so daß es nicht leicht war, irgendwelche neuen Beschädigungen zu erkennen. Das hintere Ende war allerdings stark eingedrückt, aber das fiel nicht sonderlich auf. Der einzige wirklich sichtbare Schaden war ein zerschmettertes Rücklicht. Von neuer Hoffnung erfüllt, machten wir uns auf den Rückweg zum Hof, um Hilfe zu holen.

Der Bauer begrüßte uns freundlich. «Na, ihr Burschen, kommt ihr, um noch ein Bier zu trinken?»

«Das wäre gar nicht so übel», meinte Tristan. «Wir haben nämlich einen kleinen Unfall gehabt.»

Wir gingen ins Haus, und der gastfreie Mann öffnete ein paar Flaschen. Die Nachricht von der Zerstörung der Hütte nahm er gleichmütig hin. «Das ist nicht meine – die gehört dem Golfklub.»

Tristan fuhr in die Höhe. «O nein! Sagen Sie nicht, wir hätten das Quartier des Golfklubs von Darrowby plattgewalzt!»

«Doch, mein Junge, das haben Sie getan. Es ist das einzige Holzhaus auf den Feldern. Dieser Teil meines Besitzes ist an den Klub vermietet, und sie haben dort einen kleinen Platz mit neun Löchern angelegt. Machen Sie sich keine Sorgen, es spielt sowieso kaum jemand darauf – eigentlich nur der Bankdirektor, und den Kerl kann ich nicht leiden.»

Mr. Prescott holte ein Pferd aus dem Stall. Wir kehrten zum Wagen zurück und richteten ihn auf. Leicht zitternd stieg Tristan ein und betätigte den Starter. Der wackere kleine Motor begann sofort zu rattern, und Tristan fuhr vorsichtig über die zertrümmerten Holzwände auf die Grasfläche.

«Vielen Dank, Mr. Prescott», rief er. «Wir scheinen noch mal davongekommen zu sein.»

Der Bauer zwinkerte uns zu und hob einen Finger. «Sie sagen nichts über die Sache, und ich sage auch nichts. Einverstanden?»

«Einverstanden! Los, Jim, steigen Sie ein.» Tristan trat auf den Gashebel, und wir tuckerten den Berg wieder hinauf. Als wir auf die Straße kamen, wandte sich Tristan mir zu. «Wissen Sie, Jim, das ist ja alles schön und gut, aber die Sache mit dem Rücklicht muß ich Siegfried doch beichten. Und natürlich kriege ich wieder einen Rüffel. Finden Sie es nicht ungerecht, daß er mich für alles verantwortlich macht, was seinen Autos passiert? Sie haben es ja oft genug erlebt – immer läßt er mich diese verdammten alten Wracks fahren, und wenn sie auseinanderfallen, gibt er mir die Schuld. Die verdammten Reifen haben überhaupt kein Profil mehr, aber wenn einer platzt, macht er mir die Hölle heiß. Es ist nicht fair.»

«Siegfried ist nun mal nicht der Mann, der stumm leidet», erwiderte ich. «Er muß sich durch Geschrei abreagieren, und bei wem könnte er das besser als bei Ihnen, seinem Bruder?»

Tristan schwieg einen Augenblick, dann sagte er in sachlichem Ton: «Also ich will nicht behaupten, daß ich an der Sache mit dem Hillman ganz unschuldig gewesen wäre – ich nahm diese scharfe Kurve in Dringley mit sechzig Meilen und hatte den linken Arm um eine kleine Krankenschwester gelegt –, aber alles in allem hatte ich einfach Pech. Tatsächlich, Jim, ich bin ein hilfloses Opfer von Vorurteilen.»

Siegfried war gesundheitlich nicht auf der Höhe, als wir ihn in der Praxis trafen. Er brütete eine Erkältung aus und wirkte recht teilnahmslos, reagierte aber trotzdem sehr heftig auf die Unglücksbotschaft. «Himmeldonnerwetter! Jetzt hast du also das Rücklicht kaputtgemacht, du Idiot! Ich arbeite überhaupt nur noch, um deine Reparaturrechnungen zu bezahlen. Du ruinierst mich. Los, mach, daß du rauskommst. Ich bin fertig mit dir.»

Tristan zog sich würdevoll zurück und ließ sich, wie er es in solchen Fällen stets tat, für den Rest des Tages nicht mehr blicken. Er sah seinen Bruder erst am folgenden Morgen wieder. Siegfrieds Zustand hatte sich verschlechtert; die Erkältung war zu einer Kehlkopfentzündung geworden. Er lag mit einem Halswickel im Bett und blätterte müde in der *Darrowby and*

Houlton Times, als Tristan und ich sein Schlafzimmer betraten.

«Habt ihr das hier gesehen?» krächzte er heiser. «Das Golfklubhaus ist gestern völlig zerstört worden, und niemand weiß, wie es passiert ist. Seltsame Sache. Stand es nicht auf Prescotts Wiese?» Sein Kopf fuhr plötzlich vom Kissen hoch, und er blickte seinen Bruder mißtrauisch an. «Du warst gestern da!» stieß er hervor. Dann sank er zurück und murmelte: «O nein, tut mir leid, das ist ja lächerlich. Ich kann dir doch nicht an allem die Schuld geben.»

Tristan machte große Augen. So milde hatte er Siegfried noch nie sprechen hören. Mich durchzuckte der angstvolle Gedanke, ob mein Chef etwa im Delirium sei.

Siegfried schluckte mühsam. «Eben ist ein dringender Anruf von Armitage aus Sorton gekommen. Eine seiner Kühe hat Milchfieber. Ich möchte, daß du James sofort hinfährst. Los, beweg dich!»

«Das geht leider nicht.» Tristan zuckte mit den Achseln. «Der Austin steht in Hammonds Werkstatt, und die Reparatur wird etwa eine Stunde dauern.»

«O Gott, und Armitage sagte, es sei keine Zeit zu verlieren. Er ist sehr aufgeregt. Meinte, die Kuh könnte jeden Moment sterben. Was machen wir da bloß?»

«Gib mir doch den Rover», sagte Tristan ruhig.

Siegfried erstarrte vor Schreck. Er richtete sich mit einiger Anstrengung auf und blickte Tristan in die Augen. Als er zu sprechen begann, verlieh das qualvolle Zischen seiner Stimme den Worten eine besondere Drohung. «Ja, du wirst wohl den Rover nehmen müssen. Ich hätte nie gedacht, daß ich dich einmal mit ihm fahren lassen würde, aber eines laß dir gesagt sein: Wenn der Wagen auch nur einen Kratzer abkriegt, bringe ich dich um. Ich bringe dich mit diesen meinen Händen um.»

Siegfried war wieder ganz der Alte. Seine Augen schienen aus den Höhlen zu quellen, und eine dunkle Röte bedeckte seine Wangen, während Tristans Gesicht völlig ausdruckslos war. Unter Aufbietung aller Kräfte richtete Siegfried sich kerzengerade auf. «Traust du dir wirklich zu, mit dem Rover die fünf Meilen nach Sorton und zurück zu fahren, ohne ihn zu ruinieren? Gut, dann mach dich auf den Weg. Und denke an das, was ich gesagt habe.»

Draußen auf dem Flur rieb sich Tristan vergnügt die Hände. «Was für ein Glücksfall, Jim. Eine einmalige Chance! Wissen Sie, ich hätte nicht gedacht, daß ich eines Tages am Steuer dieses Rover sitzen würde.» Er dämpfte seine Stimme zu einem Flüstern. «Da sehen Sie wieder mal, daß sich immer alles zum Guten wendet.»

Fünf Minuten später fuhr er rückwärts aus dem Hof heraus, und als wir auf der Straße nach Sorton waren, sah ich, daß es ihm Spaß machte. Über eine Strecke von zwei Meilen lag die Straße gerade frei vor uns, lediglich ein Milchauto wurde in der Ferne sichtbar. Bequem in die dicken Lederpolster zurückgelehnt, trat Tristan kräftig auf den Gashebel.

Wir fuhren mühelos mit achtzig Meilen Geschwindigkeit, als ich sah, wie ein Auto hinter dem Milchwagen zum Überholen ansetzte. Es war ein altmodisches hohes Vehikel, das mit dem viereckigen Verdeck wie eine Keksdose auf Rädern aussah und eigentlich nicht für ein Überholungsmanöver geeignet war. Ich wartete darauf, daß der andere Wagen es abhängte, aber es kam immer näher. Und das Milchauto wurde offenbar von einem wagemutigen Fahrer gelenkt, der ein Rennen veranstalten wollte.

Mit wachsender Unruhe sah ich die beiden Wagen auf uns zukommen. Sie waren jetzt nur noch ein paar hundert Yards entfernt, fuhren nebeneinander und nahmen die ganze Straßenbreite ein. Natürlich mußte der alte Wagen hinter dem Milchauto einschwenken, aber er ließ sich Zeit dafür. Tristan trat auf die Bremse. Wenn der Fahrer des Milchautos dasselbe tat, konnte der andere Wagen uns gerade noch ausweichen. Aber innerhalb von Sekunden wurde mir klar, daß nichts dergleichen geschehen würde, und ich machte mich in dumpfem Entsetzen auf einen Frontalzusammenstoß gefaßt.

Unmittelbar bevor ich die Augen schloß, sah ich flüchtig ein großes, erschrockenes Gesicht hinter dem Lenkrad des alten Wagens, dann traf etwas mit ohrenbetäubendem Krach die linke Seite des Rover.

Als ich die Augen öffnete, standen wir. Nur Tristan und ich waren da, und wir starrten auf die Straße, die sich vor uns leer und still durch das friedliche Grün der Hänge schlängelte.

Ich saß eine Weile regungslos mit pochendem Herzen da,

bevor ich über meine Schulter blickte und den Milchwagen mit hoher Geschwindigkeit in einer fernen Kurve verschwinden sah. Dann betrachtete ich interessiert Tristans Gesicht – es war grün.

Ein Luftzug, der von links kam, bewog mich, in diese Richtung zu schauen. Auf meiner Seite des Wagens gab es keine Türen mehr – die eine lag ein paar Yards hinter uns im Straßengraben, und die andere, die nur noch an einer zerbrochenen Angel hing, fiel in dem Augenblick, als ich hinsah, klappernd auf den Asphalt. Völlig benommen stieg ich aus, um mir den Schaden zu besehen. Die linke Seite des Rover war ein Wrack, aufgerissen von dem alten Wagen, der in letzter Sekunde zum Straßenrand hin ausgewichen war.

Tristan hatte sich ins Gras sinken lassen, sein Gesicht zeigte keinerlei Gefühlsregung. Ein häßlicher Kratzer auf dem Lack hätte ihn in Panik versetzt, aber die Totalzerstörung schien seine Sinne betäubt zu haben. Dieser Zustand dauerte jedoch nicht lange; er begann zu blinzeln und tastete dann nach seinen Zigaretten. Was wird er jetzt tun? fragte ich mich.

Nach einer kurzen Einschätzung der Lage kam ich zu dem Ergebnis, daß er drei Verhaltensmöglichkeiten hatte. Erstens, und das war wohl am günstigsten, konnte er für immer aus Darrowby verschwinden – notfalls emigrieren. Zweitens konnte er geradewegs zum Bahnhof gehen und nach Brawton fahren, um dort friedlich bei seiner Mutter zu leben, bis der Sturm vorüber war. Drittens, und daran wagte ich kaum zu denken, konnte er nach Skeldale House zurückkehren und Siegfried erzählen, daß er den neuen Rover kaputtgefahren hatte.

Während ich die Möglichkeiten abwägte, entdeckte ich den alten Wagen, der uns gestreift hatte. Er lag mit dem Verdeck nach unten in einem Graben etwa fünfzig Yards hinter uns. Ich lief sofort hin. Aus dem Wagen drang lautes Gegacker, und mir fiel ein, daß Markttag war und viele Bauern ein paar Kisten mit Hühnern sowie zwanzig bis dreißig Dutzend Eier für den Verkauf mit sich führten. Wir spähten durch eines der Wagenfenster. Ein fetter Mann, offensichtlich unverletzt, lag in einer großen Lache zerbrochener Eier. Sein Gesicht war zu einem breiten beruhigenden Lächeln verzogen. Um ihn herum flatterten und gackerten Hühner, die bei dem Zusammenprall aus ihren Kisten entkommen waren und nun einen Fluchtweg suchten.

Der fette Mann auf dem Eierlager sah uns strahlend an und schrie irgend etwas, aber die Hühner machten einen solchen Spektakel, daß er kaum zu verstehen war. Es gelang mir, ein paar Satzfetzen aufzuschnappen. «Tut mir sehr leid . . . einzig und allein meine Schuld . . . ich ersetze den Schaden.»

Tristan brachte es fertig, eine Wagentür aufzureißen, aber er wurde durch den wilden Ansturm der Hühner sofort zurückgedrängt. Einige suchten eiligst das Weite, während ihre weniger abenteuerlustigen Gefährten philosophisch an der Straßenböschung herumpickten.

«Ist Ihnen was passiert?» schrie Tristan.

«Nein, nein, junger Mann. Ich bin nicht verletzt. Machen Sie sich keine Sorgen um mich.» Der fette Mann bemühte sich erfolglos, aus der schwabbelnden Masse hochzukommen. «Äh, tut mir wirklich leid, das Ganze, aber ich ersetze Ihnen den Schaden, darauf können Sie sich verlassen.»

Er streckte uns seine triefende Hand entgegen, und wir halfen ihm heraus. Trotz seiner beschmutzten Kleidung und der Eierschalen in Haar und Schnurrbart hatte er die Fassung nicht verloren. Er strahlte Zuversicht aus, und mit derselben Zuversicht hatte er wohl auch gedacht, sein alter Wagen könne das schnelle Milchauto überholen.

Er legte die Hand auf Tristans Schulter. «Die Sache ist ganz einfach zu erklären. Ich wurde geblendet, weil mir die Sonne in die Augen schien.»

Es war zwölf Uhr mittags, und der fette Mann war genau nach Norden gefahren, aber es hatte wohl keinen Zweck, mit ihm zu argumentieren.

Wir hoben die abgerissenen Türen auf, packten sie in den Rover, fuhren nach Sorton, behandelten die an Milchfieber erkrankte Kuh und kehrten nach Darrowby zurück. Tristan sah mich mit einem verzweifelten Blick an, dann straffte er die Schultern und marschierte geradewegs zu dem Zimmer seines Bruders. Ich folgte ihm.

Siegfrieds Gesicht war vom Fieber gerötet, seine Augen glühten. Er bewegte sich nicht, als Tristan ans Fußende des Bettes trat.

«Na, seid ihr klargekommen?» Das Flüstern war kaum zu hören.

«O ja, die Kuh war wieder ganz munter, als wir abfuhren. Aber da ist etwas anderes – ich hatte einen kleinen Unfall mit dem Auto.»

Siegfried hatte röchelnd dagelegen und zur Decke hinaufgestarrt, aber jetzt verstummten die Atemgeräusche, als hätte man ihm die Luft abgeschnitten. Es herrschte ein unheimliches Schweigen, bis die regungslose Gestalt endlich drei Worte herausbrachte: «Was ist passiert?»

«War nicht meine Schuld. Ein Kerl versuchte, ein Milchauto zu überholen, schaffte es nicht und streifte den Rover.»

Wieder Schweigen, dann wieder das heisere Flüstern. «Großer Schaden?»

«Die vorderen und hinteren Kotflügel sind ziemlich mitgenommen, fürchte ich, und an der linken Seite wurden beide Türen herausgerissen.»

Wie von einer gewaltigen Feder angetrieben, schoß Siegfried in seinem Bett hoch. Es war, als erwache ein Leichnam zum Leben, und dieser Eindruck wurde noch verstärkt durch die Schlangen von Billrothbatist, die sich gelöst hatten und ihm von den Schultern herabhingen. Der Mund öffnete sich zu einem völlig tonlosen Schrei.

«Verdammter Idiot! Du bist fristlos entlassen!»

Er fiel krachend auf das Kopfkissen, als wäre die Sprungfeder zurückgeschnellt, und lag ganz still. Wir beobachteten ihn einige Augenblicke voller Unruhe, aber als wir hörten, daß er atmete, schlichen wir uns aus dem Zimmer.

Auf dem Treppenabsatz blies Tristan die Backen auf und nahm eine Zigarette aus der Packung. «Eine kitzlige Situation, Jim, aber Sie wissen ja, was ich immer sage.» Er zündete ein Streichholz an und inhalierte zufrieden den Rauch. «Die Dinge gehen meistens besser aus, als man erwartet.»

Kapitel 22

Viele Gehöfte in den Dales waren namenlos, und ich freute mich, ein so deutlich gekennzeichnetes zu finden. HESTON GRANGE stand in großen schwarzen Buchstaben an dem Gatter.

Ich stieg aus dem Wagen und öffnete den Riegel. Es war ein Gatter, das leicht in den Angeln schwang. Das Haus lag unter mir, massiv, aus grauen Steinen, mit zwei Erkerfenstern, die irgendein reicher Viktorianer dem ursprünglichen Bau hinzugefügt hatte.

Ich ging um die Wirtschaftsgebäude herum und rief, wie ich es immer tat, denn manche Leute empfanden es als Beleidigung, wenn man zum Haus ging und fragte, ob der Bauer da sei. Gute Bauern sind nur zu den Mahlzeiten im Hause. Aber auf meine Rufe kam keine Antwort, und so klopfte ich schließlich doch an die Tür, die tief in dem verwitterten Gestein angebracht war.

«Herein», ertönte eine Stimme. Ich öffnete die Tür und trat in eine riesige, mit Steinplatten ausgelegte Küche. Schinken und Speckseiten hingen von Haken an der Decke herab. Ein brünettes Mädchen in einer karierten Bluse und einer grünen Leinenhose knetete Teig in einer Schüssel. Sie blickte auf und lächelte.

«Tut mir leid, daß ich Ihnen nicht aufmachen konnte. Ich habe die Hände voll Teig.» Sie hielt ihre Arme hoch, die bis zu den Ellenbogen weiß von Mehl waren.

«Ist schon in Ordnung. Ich heiße Herriot und komme wegen des Kalbes. Es lahmt, wie ich gehört habe.»

«Ja, wir glauben, es hat sich ein Bein gebrochen. Ist wahrscheinlich mit dem Fuß in ein Loch geraten. Einen Augenblick bitte, ich bringe Sie hin. Mein Vater und seine Leute sind auf dem Feld. Ich bin übrigens Helen Alderson.»

Sie wusch ihre Arme, trocknete sie ab und zog ein paar kurze Wellingtons an. «Mach mit dem Brot weiter, Meg», sagte sie zu einer alten Frau, die aus einem Zimmer kam. «Ich muß Mr. Herriot das Kalb zeigen.»

Draußen sah sie mich an und lachte. «Leider ist es ziemlich weit zu gehen. Das Kalb ist in einem der oberen Ställe. Dort, sehen Sie?» Ihre Hand deutete auf einen niedrigen Steinbau hoch oben am Hang. Ich kannte diese Stallscheunen; sie lagen über das ganze Hochland verstreut, und der Weg zu ihnen kostete mich so manchen Schweißtropfen. Man benutzte sie teils als Heuschober, teils als Ställe für die Tiere auf den Bergwiesen.

Ich sah das Mädchen ein paar Sekunden lang an. «Ach, das macht nichts. Mich stört's kein bißchen.»

Wir überquerten den Fluß, und als ich hinter dem Mädchen über die schmale Brücke ging, kam mir der Gedanke, daß es vielleicht ein bißchen revolutionär sei, wenn Frauen in Hosen umherspazierten, daß aber viel für diese Mode spreche. Der Weg führte durch den Tannenwald hinauf, und hier wurde das Sonnenlicht gebrochen, so daß es leuchtendhelle Inseln zwischen den dunklen Stämmen bildete. Das Rauschen des Flusses war nur noch ganz schwach zu hören, und wir gingen auf einem dicken, weichen Teppich von Tannennadeln. Es war kühl im Wald und sehr still, nur ab und zu ertönte der Ruf eines Vogels.

Nach zehn Minuten mühsamen Aufstiegs traten wir wieder in den heißen Sonnenschein hinaus, und der Pfad wand sich jetzt noch steiler um eine Reihe großer Felsblöcke. Ich fing an zu keuchen, aber das Mädchen behielt mühelos den raschen Schritt bei. Ich war froh, als wir ebenen Boden erreichten und der Stall wieder in Sicht kam.

Ich öffnete die Halbtür. In dem dunklen Verschlag konnte ich meinen Patienten kaum erkennen. Die Luft war schwer vom Duft des Heus, das fast bis unters Dach gestapelt war. Das Kalb wirkte sehr klein und kläglich mit dem baumelnden Vorderbein, das es nutzlos über den mit Stroh bestreuten Boden schleifte.

«Würden Sie seinen Kopf festhalten, während ich es untersuche?» bat ich.

Helen Alderson faßte das Kalb fachmännisch an: Sie schob die eine Hand unter sein Kinn und packte es mit der anderen am Ohr. Während ich das Bein abtastete, stand das kleine Tier zitternd da, ein Bild des Jammers.

«Ja, Ihre Diagnose stimmt. Fraktur von Speiche und Elle. Aber die Verschiebung ist sehr gering, also dürfte ein Gipsverband genügen.» Ich öffnete meine Tasche und nahm ein paar

Gipsbandagen heraus. Dann füllte ich an einer nahen Quelle einen Eimer mit Wasser. Ich feuchtete eine der Bandagen gut an und wickelte sie um das Bein; ebenso machte ich es mit der zweiten und dritten Bandage, so daß eine vom Ellenbogen bis zum Fuß reichende, schnell hart werdende weiße Hülle entstand.

«Wir wollen ein paar Minuten warten, bis der Gips hart ist, dann können wir es laufenlassen.» Ich beklopfte den Verband immer wieder, und als er hart wie Stein war, sagte ich: «Gut, jetzt wollen wir es riskieren.»

Das Mädchen ließ den Kopf los, und das Kälbchen trabte davon. «Schauen Sie», rief Helen, «es kann das Bein schon belasten! Und sieht es nicht viel glücklicher aus?» Ich lächelte und hatte das Gefühl, wirklich etwas geleistet zu haben. Da die gebrochenen Enden des Knochens sich nicht verschieben konnten, hatte das Kalb keine Schmerzen mehr, und die Angst, die ein verletztes Tier immer quält, war verschwunden.

«Ja», sagte ich, «es hat sich schnell erholt.» Meine Worte gingen unter in einem fürchterlichen Gebrüll, und das Fleckchen blauer Himmel über der Halbtür wurde plötzlich von einem großen, struppigen Kopf verdunkelt. Zwei feucht glänzende große Augen starrten ängstlich auf das Kalb, das mit einem hohen Brüllton antwortete. Bald war ein ohrenbetäubendes Duett im Gange.

«Das ist die Mutter», erklärte das Mädchen mit erhobener Stimme. «Armes altes Ding, sie hat den ganzen Vormittag draußen gestanden und sich um ihr Kalb gesorgt. Sie ist nicht gern von ihm getrennt.»

Ich richtete mich auf und öffnete den Türriegel. «Sie kann jetzt hereinkommen.»

Die große Kuh stieß mich fast um, als sie an mir vorbeistürmte. Sie inspizierte sorgfältig und schnüffelnd ihr Kind, schob es mit dem Maul bald hierhin, bald dorthin und muhte leise.

Das kleine Tier ließ all das Getue beglückt über sich ergehen, und als die Mutter sich endlich zufriedengab, hinkte es zum Euter und begann herzhaft zu saugen.

«Es geht doch nichts über einen guten Appetit», sagte ich, und wir lachten beide.

Ich warf die leeren Blechdosen in meine Tasche und schloß sie. «Der Gips muß einen Monat lang draufbleiben. Rufen Sie mich dann bitte an, damit ich heraufkomme und den Verband abnehme. Behalten Sie das Tier im Auge und achten Sie darauf, daß sich das Bein an der Bandagenkante nicht wund reibt.»

Als wir die Scheune verließen, überspülten uns das Sonnenlicht und die süße warme Luft wie eine Welle. «Es ist wunderschön hier oben», sagte ich. «Sehen Sie nur die Schlucht da drüben. Und dieser große Hügel – ich glaube, man kann ihn schon einen Berg nennen.» Ich deutete auf einen Riesen, dessen mit Heidekraut bewachsenen Schultern weit über die anderen Berge hinausragten.

«Das ist Heskit Fell – fast zweieinhalbtausend Fuß hoch. Und dahinter ist Eddleton – und auf der anderen Seite Wedder Fell und Colver und Sennor.» Die Namen mit ihrem nordischen Klang gingen ihr leicht von den Lippen; es war, als spräche sie von alten Freunden.

Wir setzten uns am Hang in das warme Gras, eine sanfte Brise bewegte die Köpfe der Blumen, irgendwo rief ein Brachvogel. Darrowby, Skeldale House und die Praxis waren unendlich weit weg.

«Sie haben Glück, hier zu leben», meinte ich. «Aber das brauche ich Ihnen wohl nicht erst zu sagen.»

«Nein. Ich liebe dieses Land. Für mich gibt es keine schönere Gegend.» Sie blickte in die Runde. «Ich freue mich, daß es Ihnen gefällt – viele Leute finden es zu öde und wild. Es scheint Ihnen Angst einzuflößen.»

Ich lachte. «Ja, ich weiß, aber was mich betrifft, so kann ich nur all die Tausende von Tierärzten bedauern, die nicht in den Yorkshire Dales arbeiten.»

Ich begann von meiner Arbeit zu erzählen, dann von meiner Studentenzeit, von den Freunden, die ich gefunden hatte, von unseren Hoffnungen und Wünschen.

Mein Redefluß wunderte mich – im allgemeinen war ich alles andere als geschwätzig –, und ich fürchtete, ich würde sie langweilen. Aber sie saß ganz still und blickte über das Tal. Die Arme hatte sie um die Beine geschlungen, und von Zeit zu Zeit nickte sie verständnisvoll. Und sie lauschte an den richtigen Stellen.

Ich wunderte mich auch, weil ich am liebsten all meine Pflichten vergessen hätte und hier oben auf der sonnigen Höhe geblieben wäre. Dann fiel mir ein, daß es schon lange her war, seit ich zuletzt müßig dagesessen und mit einem Mädchen meines Alters gesprochen hatte.

Bei unserem Abstieg und auf dem Weg durch den duftenden Tannenwald beeilte ich mich gar nicht, und doch schien mir, daß wir im Handumdrehen wieder auf der hölzernen Brücke waren und über das Feld zum Gehöft gingen.

Schon im Begriff, in den Wagen zu steigen, drehte ich mich noch einmal um. «Also, ich sehe Sie in einem Monat.» Es hörte sich furchtbar lange an.

Das Mädchen lächelte. «Vielen Dank für Ihre Hilfe.» Als ich anfuhr, winkte sie und ging ins Haus.

«Helen Alderson?» sagte Siegfried später beim Essen. «Natürlich kenne ich sie. Ein sehr hübsches Mädchen.»

Tristan begnügte sich damit, Messer und Gabel aus der Hand zu legen, den Blick schwärmerisch zur Decke zu heben und einen langen, leisen Pfiff auszustoßen. Dann aß er weiter.

«O ja», fuhr Siegfried fort, «ich kenne sie sehr gut. Und ich bewundere sie. Seit ihre Mutter vor ein paar Jahren gestorben ist, wirtschaftet sie ganz allein. Kocht, sorgt für ihren Vater und die jüngeren Geschwister.» Er nahm sich noch etwas Kartoffelbrei. «Ob sie Freunde hat? Die Hälfte aller jungen Burschen in der Gegend laufen ihr nach, aber einen festen Freund scheint sie nicht zu haben. Ziemlich wählerisch, würde ich sagen.»

Kapitel 23

Von nun an verbrachte ich jeden Dienstagabend damit, im Musikverein von Darrowby auf Helen Aldersons Hinterkopf zu starren. Es war eine langsame Methode, sie näher kennenzulernen, aber mir war nichts Besseres eingefallen.

Seitdem ich oben im Hochmoor gewesen war, um das Bein des Kälbchens in Gips zu legen, hatte ich regelmäßig den

Terminkalender überflogen, in der Hoffnung, daß meine Hilfe auf dem Hof wieder einmal benötigt würde. Aber die Aldersons schienen beklagenswert gesundes Vieh zu besitzen. Ich konnte mich nur mit dem Gedanken trösten, daß ich ja am Ende des Monats hinauf mußte, um den Gipsverband abzunehmen. Aber dann kam ein vernichtender Schlag: Helens Vater rief an und teilte mir mit, er habe, da das Kalb wieder gesund sei, den Verband selbst abgenommen. Er freue sich, sagen zu können, daß der Bruch sehr gut verheilt und keine Lahmheit zurückgeblieben sei.

Ich hatte das Selbstvertrauen und die Aktivität der Leute aus den Dales oft bewundert, aber jetzt verfluchte ich diese Eigenschaften. So kam es, daß ich dem Musikverein beigetreten war. Ich hatte gesehen, wie Helen in das Schulgebäude ging – dort fanden die Zusammenkünfte statt –, und mit dem Mut der Verzweiflung war ich ihr gefolgt.

Das lag nun schon Wochen zurück, und noch immer war ich keinen Schritt weitergekommen. Ich konnte mich nicht erinnern, wie viele Tenöre, Soprane und Männerchöre aufgetreten waren, und einmal hatte sogar die Blaskapelle von Darrowby, in dem kleinen Klassenraum zusammengedrängt, mein Trommelfell beinahe zum Platzen gebracht; aber mehr war nicht geschehen.

An diesem Abend kratzte ein Streichquartett eifrig drauflos, doch ich hörte kaum hin. Meine Augen waren wie stets auf Helen gerichtet. Sie saß einige Reihen vor mir zwischen zwei alten Damen, die ihre ständigen Begleiterinnen zu sein schienen. Das machte alles noch schwieriger. Immer waren diese Anhängsel dabei, so daß nicht einmal in der Teepause eine private Unterhaltung zustande kommen konnte. Und dazu noch die allgemeine Atmosphäre: Die meisten Vereinsmitglieder waren ältere Leute, und über allem hing dieser schwere Klassenzimmergeruch von Tinte, Übungsbüchern und Kreide. Es war einfach unmöglich, sie hier zu fragen: «Haben Sie am Sonntag schon etwas vor?»

Das Gefiedel verstummte, und alle klatschten. In der ersten Reihe stand der Vikar auf und sagte strahlend: «Und jetzt, meine Damen und Herren, sollten wir eine Pause von fünfzehn Minuten einlegen, denn ich sehe, daß unsere freundlichen Helfer den Tee zubereitet haben. Der Preis ist wie immer drei Pence.» Die Leute lachten und erhoben sich unter allgemeinem Stühlescharren von ihren Plätzen.

Ich ging mit den anderen zum Büfett im Vorraum, legte mein Dreipencestück auf den Zahlteller und nahm eine Tasse Tee und einen Keks entgegen. Dies war immer der Moment, da ich in der blinden Hoffnung, daß irgend etwas geschehen werde, an Helen heranzukommen suchte. Es war nicht einfach, denn ich wurde oft von dem Schuldirektor und anderen Honoratioren angesprochen, die einen musikliebenden Tierarzt für eine interessante Kuriosität hielten, aber an diesem Abend gelang es mir, mich wie zufällig in Helens Gruppe zu schieben.

Sie sah mich über den Rand ihrer Tasse hinweg an. «Guten Abend, Mr. Herriot, gefällt es Ihnen?» O Gott, das sagte sie immer. Und Mr. Herriot! Aber was konnte ich tun? «Nennen Sie mich Jim», hätte doch zu intim geklungen. Also antwortete ich wie üblich: «Guten Abend, Miss Alderson. Ja, es ist sehr schön.» Punkt und aus.

Ich knabberte meinen Keks, während sich die alten Damen über Mozart unterhielten. Jeden Dienstagabend das gleiche. Es wurde Zeit, die ganze Sache aufzugeben. Ich fühlte mich geschlagen.

Aber da näherte sich, noch immer strahlend, der Vikar unserer Gruppe. «Leider, leider muß ich jemanden bitten, den Abwasch zu machen. Vielleicht würden unsere beiden jungen Freunde das heute abend übernehmen.» Sein freundlicher Blick glitt von Helen zu mir und zurück.

Teetassen abzuwaschen hatte mich nie gereizt, aber plötzlich war mir, als erblickte ich das gelobte Land. «Ja, gern, mit Vergnügen – das heißt, wenn es Miss Alderson recht ist.»

Helen lächelte. «Natürlich ist es mir recht. Jeder muß ja mal drankommen, nicht wahr?»

Ich rollte den Teewagen mit den Tassen und Untertassen in die Küche. Es war ein kleiner, schmaler Raum mit einem Spülbecken und ein paar Regalen, der gerade noch Platz für uns zwei bot.

«Möchten Sie lieber abwaschen oder abtrocknen?» fragte Helen.

«Abwaschen», sagte ich und ließ warmes Wasser in das

Becken laufen. Jetzt konnte es eigentlich nicht mehr schwierig sein, dem Gespräch jene Wendung zu geben, die ich anstrebte. Nie würde sich mir eine bessere Chance bieten als in diesem kleinen Raum.

Aber es war unheimlich, wie rasch die Zeit verging. Schon fünf Minuten, und wir hatten nur über Musik gesprochen. Mit wachsender Unruhe sah ich, daß wir uns durch den Stapel Geschirr fast hindurchgearbeitet hatten und ich immer noch nicht weitergekommen war. Die Unruhe steigerte sich zu panischer Angst, als ich die letzte Tasse aus dem Wasser fischte.

Jetzt oder nie. Ich hielt Helen die Tasse hin, und sie wollte sie mir abnehmen, aber ich ließ den Henkel nicht los. Sie zog sanft; ich gab nicht nach, denn ich wartete auf eine Inspiration. So entwickelte sich eine Art Tauziehen. Plötzlich hörte ich ein heiseres Krächzen, das ich mit Mühe und Not als meine eigene Stimme erkannte. «Kann ich Sie irgendwann sehen?»

Sie antwortete nicht gleich, und ich versuchte in ihrem Gesicht zu lesen. War sie überrascht, ärgerlich oder gar schockiert? Sie errötete und sagte: «Wenn Sie wollen.» Wieder hörte ich das Krächzen. «Samstagabend?» Sie nickte, trocknete die Tasse ab, und fort war sie.

Als ich zu meinem Platz ging, pochte mein Herz wie ein Hammer. Ich merkte nichts mehr von den Bemühungen des Quartetts, Haydn zu verstümmeln. Endlich hatte ich es also geschafft. Aber wollte sie auch wirklich kommen? Oder hatte ich sie nur überrumpelt? Meine Zehen krümmten sich vor Verlegenheit bei diesem Gedanken, aber ich tröstete mich in dem Bewußtsein, daß ich auf jeden Fall einen Schritt weitergekommen war. Ja, ich hatte es endlich geschafft.

Kapitel 24

Beim Frühstück beobachtete ich, wie sich der Herbstdunst in dem morgendlichen Sonnenschein auflöste. Es würde wieder ein schöner Tag werden, und doch wehte ein kühler Hauch durch das alte Haus, ein Frösteln, als berühre uns eine kalte Hand und erinnere daran, daß der Sommer vorbei war und die harten Monate bevorstanden.

Siegfried lehnte die *Darrowby and Houlton Times* sorgfältig gegen die Kaffeekanne. «Hier steht, daß Bauern nichts für ihre Tiere empfinden.»

Ich bestrich ein Stück Toast mit Butter und sah zu ihm hinüber. «Soll das heißen, daß sie grausam gegen ihre Tiere sind?»

«Nicht gerade grausam, aber dieser Bursche behauptet, für einen Bauern sei das Vieh etwas rein Kommerzielles und er bringe seinen Tieren kein Gefühl, keine Zuneigung entgegen.»

«Na ja, wenn sie alle so wären wie Kit Bilton, würden sie doch samt und sonders durchdrehen.»

Kit Bilton war ein LKW-Fahrer, der wie viele Arbeiter in Darrowby alljährlich sein Schwein für den Eigenbedarf mästete. Die Sache hatte nur einen Haken: Wenn Kit das Schwein schlachten mußte, weinte er drei Tage lang.

«Da haben Sie recht.» Siegfried beugte sich vor und säbelte von Mrs. Halls selbstgebackenem Brot eine Scheibe ab. «Aber Kit ist kein richtiger Bauer. Dieser Artikel handelt von Leuten, die eine Menge Vieh besitzen. Die Frage lautet: Ist es diesen Männern möglich, sich gefühlsmäßig zu engagieren? Kann der Bauer, der fünfzig Kühe oder mehr melkt, eine dieser Kühe wirklich gern haben, oder sind es einfach milchproduzierende Gegenstände?»

«Ein interessantes Thema», sagte ich. «Und ich glaube, es kommt in der Tat auf die Anzahl der Tiere an. Hier im

Hochland gibt es viele Bauern, die nur ein paar Kühe haben, und denen geben sie immer Namen – Daisy, Mabel, und neulich wurde ich sogar zu einer gerufen, die Kipperlugs hieß. Ich glaube unbedingt, daß diese Kleinbauern mit Liebe an ihren Tieren hängen, aber ich bezweifle, daß die Großbauern so etwas empfinden können.»

Siegfried stand vom Tisch auf und reckte sich behaglich. «Sie haben vermutlich recht. Vielleicht finden Sie es heute heraus, denn ich schicke Sie zu einem von diesen Großbauern. John Skipton in Dennaby Close – da müssen ein paar Zähne abgefeilt werden. Bei zwei alten Pferden in ziemlich mickeriger Verfassung. Am besten nehmen Sie alle Instrumente mit, wer weiß, was sich da noch ergibt.»

Ich ging in den kleinen Raum am Ende des Ganges und inspizierte die Zahninstrumente. Ich fühlte mich immer in mittelalterliche Zeiten zurückversetzt, wenn ich die Zähne von Großtieren behandeln mußte, aber in den Tagen des Zugpferdes gehörte so etwas zu den tierärztlichen Pflichten.

Voller Abscheu betrachtete ich die Instrumente: die mehr als zwei Fuß lange, gefährlich aussehende Zahnzange, die scharfe Schere, die Mundknebel, die Hämmer und Meißel, die Feilen und Raspeln – es war eine Art Musterkollektion für Folterknechte. Wir transportierten die Instrumente in einem Holzkasten mit Griff, und so schleppte ich die hübsche Sammlung zum Wagen.

Dennaby Close war nicht nur ein stattlicher Bauernhof, sondern auch ein Beweis dafür, was die Ausdauer und das Können eines Mannes vermögen. Das hübsche alte Haus, die großzügig gebauten Ställe und Scheunen, die weiten Flächen saftigen Graslands auf den unteren Hängen des Fell, alles war ein Beweis dafür, daß der alte John Skipton etwas nahezu Unmögliches vollbracht hatte: Er war vom einfachen Landarbeiter zum reichen Großgrundbesitzer aufgestiegen.

Dieses Wunder war nur durch unendliche Mühe und Arbeit möglich gewesen. Der alte John hatte ein hartes Leben hinter sich, das die meisten Männer umgebracht hätte, ein Leben, in dem kein Platz war für eine Frau, eine Familie oder ein wenig Müßiggang. Aber nicht mit Arbeit allein hatte er es geschafft. Er besaß einen erstaunlichen Scharfsinn in landwirtschaftlichen

Dingen, und dadurch hatte der alte Mann in der ganzen Gegend einen geradezu legendären Ruhm erlangt. «Wenn alle die eine Straße fahren, wähle ich die andere» – das war einer seiner vielzitierten Aussprüche, und die Skipton-Höfe hatten in den schlechten Zeiten, als andere Bauern bankrott gingen, tatsächlich Geld eingebracht. Dennaby war nur einer von Johns Höfen, er hatte weiter unten im Dale noch zwei andere Besitzungen mit je vierhundert Morgen Ackerland.

Er hatte gesiegt, aber manche Leute meinten, eigentlich sei er der Besiegte. Nachdem er sich all die Jahre derartig abgerackert hatte, konnte er nun nicht mehr aufhören. Sein Reichtum gestattete ihm, sich jeden Luxus zu leisten, aber er hatte dazu einfach keine Zeit; man sagte, die ärmsten seiner Arbeiter lebten besser als er.

Ich blieb stehen, als ich aus dem Wagen gestiegen war, und betrachtete das Haus, als sähe ich es zum erstenmal. Wieder staunte ich, mit welcher Anmut und Würde es dreihundert Jahre lang dem rauhen Klima die Stirn geboten hatte. Die Leute kamen von weit her nach Dennaby Close, um das schöne Herrenhaus mit seinen großen bleigefaßten Fenstern, den moosbewachsenen alten Dachziegeln und den gedrungenen Schornsteinen zu fotografieren. Sie wanderten auch durch den vernachlässigten Garten und erklommen die weit geschwungene Freitreppe, die zum Eingangsportal mit dem mächtigen Steinbogen über der großen Tür führte.

Aus einem dieser Fenster hätte eine schöne Frau in alter Tracht schauen müssen, um einem Kavalier mit Rüschen und Kniehose zu winken, der unter der hohen Mauer mit ihren spitzen Kappen einherstolzierte. Aber da war nur der alte John, der mir ungeduldig entgegenstapfte. Seine abgetragene, knopflose Jacke wurde durch einen um den Leib geschlungenen Strick zusammengehalten.

«Kommen Sie einen Moment herein, junger Mann», rief er. «Ich muß Ihnen noch eine Rechnung bezahlen.» Er führte mich zur Rückseite des Hauses. Durch eine mit Steinplatten ausgelegte Küche gelangten wir in ein geräumiges Zimmer, das nur mit einem Tisch, ein paar Holzstühlen und einem uralten Sofa möbliert war.

John Skipton ging zum Kamin und zog hinter der Uhr auf

dem Sims einen Stoß Papiere hervor. Er blätterte sie durch, warf einen Umschlag auf den Tisch, brachte dann ein Scheckbuch zum Vorschein und knallte es vor mir auf den Tisch. Ich tat das Übliche – nahm die Rechnung aus dem Umschlag, schrieb den Betrag auf das Scheckformular und schob es ihm zur Unterschrift hin. Er malte seinen Namenszug sorgfältig und konzentriert, das schmale, wettergegerbte Gesicht so weit vorgeneigt, daß der Schirm der alten Tuchmütze beinahe die Feder berührte.

Als ich den Scheck eingesteckt hatte, sprang John auf. «Wir müssen zum Fluß runter, die Pferde sind da unten.» Er verließ das Haus beinahe im Laufschritt.

Ich wuchtete den Instrumentenkasten aus dem Kofferraum des Wagens. Es war komisch, aber immer wenn ich schwer zu tragen hatte, waren meine Patienten weit weg. Der Kasten schien mit Blei gefüllt zu sein, und auf dem Weg über die mit Mauern umfriedeten Weiden würde er auch nicht leichter werden.

Der alte John ergriff eine Heugabel, spießte einen Ballen Heu auf und lud sich die Last mühelos auf die Schulter. Dann setzte er mit unverminderter Geschwindigkeit seinen Weg fort. Wir gingen von einem Gatter zum anderen, oft quer über die Felder. Auf halber Höhe kamen wir an einer Gruppe von Männern vorbei, die einen Riß in einer der trockenen Steinmauern reparierten. Einer der Männer sah auf. «Schöner Morgen heute, Mr. Skipton», rief er fröhlich.

«Zum Teufel mit dem Morgen. Arbeite lieber etwas schneller», brummte der alte John, und der Mann lächelte zufrieden, als hätte ihm der Bauer ein Kompliment gemacht.

Ich war froh, als wir das flache Land erreichten. Meine Arme schienen um einige Zoll länger geworden zu sein, und der Schweiß lief mir über die Stirn. Der alte John wirkte unverändert frisch und munter; er hob die Heugabel von seiner Schulter und ließ den Ballen schwungvoll ins Gras klatschen.

Bei dem Geräusch drehten sich die beiden Pferde zu uns um. Sie standen bis zu den Fesseln in dem seichten Wasser, dicht an einem kleinen Strand, der in den grünen Grasteppich überging. Die Tiere hatten unsere Ankunft nicht bemerkt, weil jedes sein Kinn ganz sanft am Rücken des anderen rieb. Eine hohe

Felswand ragte über dem jenseitigen Flußufer auf und bildete einen idealen Windschutz, während links und rechts von uns Eichen und Buchen in der Herbstsonne leuchteten.

«Ein hübsches Plätzchen, Mr. Skipton», sagte ich.

«Ja, hier können sie sich bei heißem Wasser abkühlen, und für den Winter haben sie die Scheune dort.» John zeigte auf ein niedriges Gebäude mit dicken Mauern und einer einzigen Tür. «Sie können kommen und gehen, wie es ihnen gefällt.»

Der Klang seiner Stimme lockte die Pferde aus dem Fluß. Als sie in schwerfälligem Trab näher kamen, sah ich, daß sie sehr alt waren. Die Stute war braun und der Wallach rotbraun, aber beide hatten so grau gesprenkelte Deckhaare, daß sie fast wie Falben aussahen. Das kam besonders in ihren Gesichtern zum Ausdruck; die weißen Haare und die tief in den Höhlen liegenden Augen verliehen ihnen ein wahrhaft ehrwürdiges Aussehen.

Trotzdem tollten sie um John herum, stampften mit den Füßen, warfen die Köpfe zurück und stupsten mit ihren Mäulern an Johns Mütze herum.

«Macht, daß ihr wegkommt!» schrie er. «Verrückte alte Burschen.» Aber er zupfte an der Mähne der Stute und strich kurz über den Nacken des Wallachs.

«Wann haben die Tiere zuletzt gearbeitet?» fragte ich.

«Ach, das wird wohl zwölf Jahre her sein.»

Ich starrte John an. «Zwölf Jahre! Und waren sie seither immer hier unten?»

«Ja, sie leben wie Rentner. Haben's auch verdient.» Er schwieg einen Augenblick, stand mit hochgezogenen Schultern da, die Hände tief in den Jackentaschen. Dann sagte er leise, wie zu sich selbst: «Sie waren Sklaven, als ich noch ein Sklave war.» Er drehte sich um und sah mich an, und einen Moment lang las ich in den blaßblauen Augen etwas von seinen Anstrengungen und Kämpfen, an denen diese Tiere teilgehabt hatten.

«Aber zwölf Jahre! Wie alt sind sie denn?»

John verzog den Mund zu einem Grinsen. «Wer von uns ist denn der Tierarzt? Stellen Sie es doch fest.»

Ich trat vertrauensvoll vor, packte die Oberlippe der Stute und besah mir die Zähne.

«Großer Gott!» keuchte ich. «So was hab ich noch nie gesehen.»

Die Schneidezähne waren ungeheuer lang, standen so weit vor, daß sie einen Winkel von fast fünfundvierzig Grad bildeten, und hatten überhaupt keine Altersmerkmale mehr.

Ich lachte und drehte mich wieder zu dem alten Mann um. «Ich könnte nur raten. Sie müssen es mir schon sagen.»

«Also die Stute ist ungefähr dreißig und der Wallach ein oder zwei Jahre jünger. Sie hat fünfzehn prächtige Fohlen gehabt und ist nie krank gewesen, bis auf die üblichen Zahnbeschwerden. Wir haben die beiden ein- oder zweimal raspeln lassen, und ich schätze, jetzt muß es wieder mal gemacht werden. Sie lassen das Heu halb gekaut aus dem Mund fallen. Bei dem Wallach ist es am schlimmsten, er hat mächtig viel Mühe, sein Futter zu kauen.»

Ich steckte meine Hand in das Maul der Stute, packte ihre Zunge und zog sie seitlich heraus. Eine rasche Untersuchung der Backenzähne mit der anderen Hand bestätigte meinen Verdacht: Die Außenkanten der oberen Zähne waren zu stark und schartig geworden, so daß sie die Wangen wundscheuerten. Die Innenkanten der unteren Backenzähne waren in einer ähnlichen Verfassung, und die Zunge rieb sich an ihnen.

«Das werden wir gleich haben, Mr. Skipton. Ich schleife diese scharfen Kanten ab, und dann geht es wieder.» Ich holte die Raspel aus dem Instrumentenkasten, hielt die Zunge mit einer Hand fest und ließ die rauhe Oberfläche der Raspel über die Zähne gleiten. Ab und zu prüfte ich mit den Fingern, ob die Spitzen schon genügend gekürzt seien.

«So wird's gehen», sagte ich nach ein paar Minuten. «Wenn ich zu sehr glätte, kann sie ihr Futter nicht kauen.»

«Ist gut», brummte John. «Nun sehen Sie sich noch den Wallach an. Mit dem stimmt irgendwas nicht.»

Ich befühlte die Zähne des Wallachs. «Genau wie bei der Stute. Kein Problem.»

Aber als ich die Raspel betätigte, hatte ich das unbehagliche Gefühl, daß irgend etwas nicht in Ordnung sei. Das Instrument rutschte nicht bis zum Ende der Zahnreihe; da war irgendein Hindernis. Ich hörte auf zu schleifen und tastete mit den Finger so weit wie möglich nach hinten. Und dabei stieß ich auf etwas Seltsames, Unerwartetes. Ein großes Stück Knochen schien aus dem Gaumen zu ragen.

Ich leuchtete mit meiner Taschenlampe über den Rücken der Zunge. Nun war der Schaden leicht zu erkennen. Der letzte obere Backenzahn war übermäßig lang geworden, so daß sich jetzt eine säbelartige, etwa drei Zoll lange Spitze in das zarte Gewebe des unteren Zahnfleischs bohrte.

Hier war ein sofortiger Eingriff notwendig. Meine zuversichtliche Stimmung verflüchtigte sich. Jetzt mußte ich nämlich die entsetzliche Schere benutzen – dieses große Ding mit dem langen Griff und der verstellbaren Schraube. Das Instrument machte mich nervös, denn ich gehöre zu den Leuten, die nicht mit ansehen können, wenn jemand einen Ballon aufbläst, und dies hier war die gleiche Prozedur, nur schlimmer. Man umschloß den Zahn mit den scharfen Schneideblättern der Schere und drehte dann sehr langsam die Schraube. Begann der Zahn bald darauf zu ächzen und zu knarren, so wußte man, daß er jede Sekunde abbrechen würde, und wenn er abbrach, war es so, als hätte jemand einen Schuß abgefeuert. Meistens war dann die Hölle los, aber ich hoffte inbrünstig, daß der Wallach, ein ruhiger, alter Gaul, nicht auf seinen Hinterbeinen herumtanzen würde. Die Operation verursachte keine Schmerzen, denn in dem überstehenden Teil des Zahns befand sich kein Nerv – nur das Geräusch war entnervend.

Aus meinem Kasten holte ich das gräßliche Instrument und einen Haussman-Knebel, den ich an den Schneidezähnen anbrachte. Dann öffnete ich die Sperrvorrichtung, bis der Mund weit aufgerissen war. Nun konnte ich alles gut erkennen, und natürlich – da war ein großer Zacken an der anderen Mundseite, genau wie der erste. Ich mußte also zwei von der Sorte entfernen.

Das alte Pferd stand geduldig da. Seine Augen waren fast geschlossen, als hätte es alles gesehen und nichts auf der Welt könnte es mehr aus der Ruhe bringen. Als das scharfe ‹Knack› ertönte, öffnete das Tier seine weißgeränderten Augen, aber sein Blick drückte nur sanftes Staunen aus. Es bewegte sich nicht einmal. Daß ich auch noch die andere Seite behandelte, schien es überhaupt nicht zu bemerken; mit dem Knebel, der seine Kiefer aufsperrte, sah es genauso aus, als gähne es vor Langeweile.

Während ich die Instrumente einpackte, sammelte John die

harten Zahnsplitter auf und betrachtete sie interessiert. «Armer alter Bursche. Ein Glück, daß ich Sie gerufen habe, junger Mann. Ich schätze, er fühlt sich jetzt wesentlich besser.»

Auf dem Rückweg ging der alte John, jetzt von dem Heuballen befreit, doppelt so schnell wie zuvor. Er stapfte unverdrossen bergauf und benutzte dabei die Gabel als Stock. Ich keuchte hinterher und wechselte den Kasten alle paar Minuten von einer Hand in die andere.

Auf halbem Weg entglitt mir das Ding, und so konnte ich endlich einmal stehenbleiben und Atem schöpfen. Obgleich der alte Mann ungeduldig brummte, blickte ich zurück und sah, daß die beiden Pferde zu der flachen Stelle im Fluß zurückgekehrt waren und planschend miteinander spielten. Die Felswand bildete den dunklen Hintergrund des Bildes – der schimmernde Fluß, die bronze- und goldfarben leuchtenden Bäume und das liebliche Grün des Grases.

Als wir den Hof erreichten, machte John einen Augenblick halt. Er nickte ein-, zweimal und sagte: «Ich danke Ihnen, junger Mann.» Dann drehte er sich abrupt um und ging weg.

Ich warf den Kasten erleichtert in den Kofferraum, und plötzlich fiel mein Blick auf den Mann, der uns vorhin so fröhlich gegrüßt hatte. Er saß in einer sonnigen Ecke, an einen Stapel Säcke gelehnt, und nahm gerade sein Eßpaket aus einem alten Brotbeutel.

«Sie waren da unten bei den Pensionären, nicht wahr?» sagte er. «Na, wenn einer den Weg dorthin kennt, dann der alte John.»

«Er besucht sie wohl regelmäßig?»

«Regelmäßig? Jeden Tag, den Gott werden läßt, stapft der alte Bursche zu ihnen hinunter, ganz egal, ob es regnet, schneit oder stürmt. Und immer hat er was bei sich – einen Sack Korn oder Stroh für ihr Lager.»

«Und das macht er schon seit zwölf Jahren?»

Der Mann schraubte seine Thermosflasche auf und goß sich eine Tasse schwarzen Tee ein. «Ja, die Pferde haben all die Zeit nicht gearbeitet, und er hätte von den Roßschlächtern ein gutes Stück Geld für sie kriegen können. Merkwürdiger Kerl, der Alte, nicht wahr?»

«Stimmt», sagte ich.

Der Gedanke, wie merkwürdig Johns Verhalten war, beschäftigte mich auf der Heimfahrt. Ich erinnerte mich an mein Gespräch mit Siegfried; wir waren zu dem Ergebnis gelangt, daß ein Mann mit sehr vielen Tieren wohl keine Zuneigung für einzelne unter ihnen empfinden könne. Aber was bewog John Skipton, dessen Viehbestand in die Hunderte ging, Tag für Tag und bei jedem Wetter zum Fluß hinunterzugehen? Warum hatte er dafür gesorgt, daß diese beiden alten Pferde einen schönen, friedlichen Lebensabend verbringen konnten? Warum hatte er ihnen jene Ruhe und Bequemlichkeit geschenkt, die er sich selbst nie gegönnt hatte?

Es konnte nur Liebe sein.

Kapitel 25

Tierärzte sind nutzlose Kreaturen, Parasiten der bäuerlichen Gemeinschaft, kostspielige Nichtskönner, die keine Ahnung von Tieren und ihren Krankheiten haben.

Dies war zumindest die Meinung der Familie Sidlow. Der einzige in meilenweitem Umkreis, der wußte, wie man kranke Tiere behandelte, war Mr. Sidlow selbst. Wurde bei ihm eine Kuh oder ein Pferd krank, so trat er unverzüglich mit seinem Vorrat hochwirksamer Medikamente in Aktion. Er genoß ein gottähnliches Prestige bei seiner Frau und seiner großen Familie; sie alle waren felsenfest von Vaters Unfehlbarkeit in diesen Dingen überzeugt; der einzige, der sich mit ihm hatte messen können, war der längst verstorbene Großvater Sidlow gewesen, von dem Vater so viele Behandlungsmethoden gelernt hatte.

Wohlgemerkt, Mr. Sidlow war ein gerechter und humaner Mann. Hatte er ein Tier fünf, sechs Tage lang hingebungsvoll gepflegt – beispielsweise der Kuh dreimal täglich ein halbes Pfund Schmalz und Rosinen ins Maul gestopft, ihr Euter kräftig mit Terpentin eingerieben und ihr eventuell das Schwanzende abgeschnitten –, dann rief er am Ende immer den Tierarzt. Nicht, weil er glaubte, es werde etwas nützen, sondern weil er dem Tier jede Chance geben wollte. Wenn der Tierarzt eintraf, fand er stets ein sterbendes Tier vor, und die verzweifelte Behandlung, die er dann versuchte, glich dem Zelebrieren der letzten Riten. Das Tier starb immer, und das bestätigte wieder und wieder die Meinung der Sidlows – Tierärzte taugten nichts.

Der Hof lag außerhalb unseres Praxisbereichs, aber Mr. Sidlow hatte sich, nachdem er von zwei Tierärzten bitter enttäuscht worden war, für Siegfried Farnon entschieden. Er war jetzt seit über einem Jahr bei uns, und es war eine unangenehme Beziehung, da Siegfried ihn schon bei seinem ersten Besuch schwer gekränkt hatte. Es ging um ein sterbendes Pferd, und Mr. Sidlow schilderte, wie er das Tier bisher behandelt hatte. Er habe dem Pferd rohe Zwiebeln in den After geschoben, sagte er, und er begreife gar nicht, warum es so unsicher auf den Beinen stehe. Siegfried hatte erwidert, wenn man Mr. Sidlow eine rohe Zwiebel in den After stecke, werde er zweifellos ebenso unsicher auf den Beinen stehen.

Das war ein schlechter Start gewesen, aber es gab keine Tierärzte mehr, auf die Mr. Sidlow hätte ausweichen können. Er war auf uns angewiesen.

Ich hatte unheimliches Glück gehabt, daß ich nun schon über ein Jahr in Darrowby war und niemals diesen Hof hatte aufsuchen müssen. Mr. Sidlow rief selten während der normalen Arbeitszeit an, denn nachdem er ein paar Tage mit seinem Gewissen gerungen hatte, verlor er den Kampf meistens gegen elf Uhr abends, und zufällig traf es sich immer so, daß Siegfried dann Nachtdienst hatte.

Als daher doch einmal die Reihe an mich kam, sauste ich nicht gerade begeistert los, obwohl es ein Fall war, der vermutlich keine Schwierigkeiten bot: Einem Ochsen war etwas im Hals steckengeblieben.

Der Hof lag näher bei Brawton als bei Darrowby, und zwar in der Ebene von York. Mir gefiel das Aussehen des Gehöfts nicht; die baufälligen Ziegelsteingebäude vor dem Hintergrund öden Ackerlandes und gelegentlicher Kartoffelmieten hatten etwas Deprimierendes.

Als ich Mr. Sidlow das erste Mal sah, fiel mir ein, daß er und seine Familie einer fanatisch engstirnigen Sekte angehörten. Das gleiche hagere Gesicht mit den bläulichen Wangen und den gequälten Augen hatte mich vor langer Zeit aus den Geschichtsbüchern angestarrt, und ich war sicher, daß Mr. Sidlow mich ohne Gewissensbisse auf dem Scheiterhaufen verbrannt hätte.

Der Ochse stand in einem halbdunklen Verschlag. Mehrere Familienmitglieder gingen mit uns hinein: zwei junge Männer in den Zwanzigern und drei halbwüchsige Mädchen, die gut aussahen und Zigeunerinnen glichen. Sie alle hatten den starren, niemals lächelnden Blick ihres Vaters geerbt. Als ich das Tier untersuchte, bemerkte ich eine weitere Eigentümlichkeit – alle Sidlows beobachteten mich, den Ochsen und einander mit raschen Seitenblicken, ohne dabei den Kopf zu bewegen. Niemand sagte etwas.

Ich hätte das Schweigen gern gebrochen, aber mir fiel nichts Aufmunterndes ein. Dieses Tier sah nicht nach einem gewöhnlichen Erstickungsanfall aus. Ich konnte die Kartoffel deutlich von außen fühlen, sie steckte in der Speiseröhre, außerdem aber erstreckte sich nach oben und unten eine ödematöse Masse über die linke Halsseite. Und damit nicht genug – aus dem Maul tropfte blutiger Schaum. Irgend etwas stimmte hier nicht.

Mir kam ein Gedanke. «Haben Sie versucht, die Kartoffel hinunterzuschieben?»

Ich spürte geradezu das Kreuzfeuer hin und her huschender Blicke. Die Muskeln von Mr. Sidlows fest zusammengepreßten Kinnbacken zuckten nervös. Er schluckte. «Ja, wir haben es ein bißchen versucht.»

«Womit?»

Wieder die vibrierenden Muskeln unter der dunklen Haut. «Mit einem Besenstiel und ein bißchen mit dem Gartenschlauch. Eben das Übliche.»

Das genügte. Es wäre schön gewesen, der erste Tierarzt zu sein, der hier einen guten Eindruck machte, aber es sollte nicht sein. Ich sah den Bauern an. «Leider haben Sie die Speiseröhre zerrissen. Wissen Sie, das ist ein sehr empfindliches Organ; man braucht nur etwas zu fest zuzustoßen, und schon ist es passiert.»

Schweigen. Nur hier und dort ein Zittern und Flattern der

Augenlider. «Ich erlebe so etwas nicht zum erstenmal», fuhr ich fort. «Eine schlimme Sache.»

«Was werden Sie tun?» brachte Mr. Sidlow mühsam hervor.

Ja, was sollte ich tun? Heute, dreißig Jahre später, würde ich vielleicht versuchen, die Speiseröhre zu reparieren. Ich könnte die Wunde mit antibiotischem Puder behandeln und eine Serie Penicillinspritzen geben. Aber hier, an diesem freudlosen Ort, wo das geduldige Tier unter Schmerzen schluckte und Blut aushustete, mußte ich die Waffen strecken. Eine zerrissene Speiseröhre war hoffnungslos. Ich suchte krampfhaft nach passenden Worten.

«Es tut mir leid, Mr. Sidlow, aber dafür gibt es keine Hilfe.» Die Blicke prasselten auf mich nieder, und Mr. Sidlow atmete scharf durch die Nase ein. Ich wußte, was sie dachten – schon wieder so ein Nichtskönner von Tierarzt. «Selbst wenn ich die Kartoffel verlagerte, würde die Wunde beim Fressen infiziert werden. Das Tier bekäme sofort Gangräne, und das bedeutet einen schmerzhaften Tod. An Ihrer Stelle würde ich es schlachten lassen, solange es noch in gutem Zustand ist.»

Die einzige Antwort war ein Zucken der Wangenmuskeln. Ich ließ alle Überredungskünste spielen. «Wenn Sie wollen, schreibe ich Ihnen ein Gutachten. Das Fleisch wird bestimmt zum Verkauf freigegeben.»

Mr. Sidlows Miene verfinsterte sich. «Das Tier ist noch nicht schlachtreif», flüsterte er.

«Nein, aber in ein paar Monaten wäre es gewiß soweit. Sie würden also nicht viel verlieren. Ich will Ihnen was sagen –» ich bemühte mich um einen herzlichen Ton – «wenn ich ins Haus kommen darf, schreibe ich Ihnen jetzt gleich diesen Zettel, und die Sache ist erledigt. Es gibt wirklich keinen anderen Ausweg.»

Ich wandte mich um und ging über den Hof auf die Küche zu. Mr. Sidlow und die Seinen folgten mir wortlos. Ich schrieb schnell die Bescheinigung aus, aber als ich das Papier zusammenfaltete, war ich plötzlich ganz sicher, daß Mr. Sidlow sich nicht im geringsten um meine Ratschläge kümmern, sondern ein oder zwei Tage warten würde, um zu sehen, wie sich die Dinge entwickelten. Der Gedanke an das große, verständnislose, von Hunger und Durst geplagte Tier, das krampfhaft zu schlucken versuchte, war mir unerträglich. Ich ging zum Telefon auf der Fensterbank.

«Ich rufe gleich mal Harry Norman im Schlachthof an. Wenn ich ihn darum bitte, kommt er sofort.» Ich verabredete das Nötige, legte den Hörer auf die Gabel und wandte mich zur Tür. Mr. Sidlow drehte mir sein Profil zu. «Es ist abgemacht», sagte ich. «Harry wird in einer halben Stunde hier sein. Solche Dinge erledigt man am besten so schnell wie möglich.»

Ich ging über den Hof und mußte mich beherrschen, damit ich nicht rannte. Als ich ins Auto stieg, dachte ich an Siegfrieds Ratschlag: «In schwierigen Situationen müssen Sie Ihren Wagen wenden, bevor Sie das Tier untersuchen. Lassen Sie eventuell sogar den Motor laufen. Ein schneller Start ist oft sehr wichtig.» Er hatte recht – es dauerte eine Ewigkeit, unter dem Kreuzfeuer unsichtbarer Blicke den Wagen zu wenden und aus dem Hof hinauszumanövrieren. Ich werde nicht so leicht rot, aber mein Gesicht glühte, als ich endlich losfahren konnte.

Dies war mein erster Besuch bei den Sidlows, und ich betete, es möge auch der letzte sein. Aber meine Glückssträhne war vorbei. Von nun an hatte ich jedesmal, wenn sie bei uns anriefen, zufällig Dienst, und irgend etwas ging dabei unweigerlich schief. Sosehr ich mich auch bemühte, ich konnte den Sidlows nichts recht machen, so daß ich schon bald in den Augen der Familie die größte Bedrohung für die Tierwelt darstellte, die sie je erlebt hatten.

An einem Samstagmorgen fragte mich Siegfried, ob ich wohl beim Pferderennen in Brawton als Tierarzt amtieren würde.

«Eigentlich sollte ich hinfahren, weil Grier im Urlaub ist», sagte er. «Aber ich hatte bereits versprochen, nach Casborough zu kommen, um Dick Henley bei einer Operation zu assistieren. Ich kann ihn nicht im Stich lassen. Der Job auf dem Rennplatz ist ganz harmlos. Der reguläre Arzt wird Ihnen mit Rat und Tat zur Seite stehen.»

Er war kaum abgefahren, als jemand von der Rennbahn anrief. Beim Ausladen war eines der Pferde gestürzt und hatte sich am Knie verletzt. Ob ich wohl gleich kommen könnte?

Selbst heute bin ich noch kein Experte für Rennpferde; sie stellen ein besonderes Fachgebiet dar. In Darrowby hatte ich bisher sehr wenig mit ihnen zu tun gehabt, denn Siegfried war ein Pferdenarr und übernahm prinzipiell jeden einschlägigen Fall. Daher besaß ich hier so gut wie gar keine praktische Erfahrung.

Mir war recht unbehaglich zumute, als ich meinen Patienten sah. Das Knie sah schrecklich aus. Der Hengst war beim Ausladen gestolpert und mit seinem vollen Gewicht auf den steinigen Boden gefallen. Die Haut hing in blutigen Lappen herunter, etwa sechs Quadratzoll der Gelenkkapsel lagen bloß, und die Streckmuskelsehnen schimmerten durch das zerfetzte Bindegewebe. Das schöne dreijährige Tier hielt zitternd das verletzte Bein hoch, so daß der Huf gerade noch den Boden berührte; das verletzte Knie bildete einen starken Kontrast zu dem glatten, sorgfältig gepflegten Fell.

Ich untersuchte die Wunde, befühlte sanft das Gelenk. Zum Glück war es ein ruhiges Tier. Manche leichten Pferde sind so nervös, daß sie bei der leisesten Berührung hochgehen, aber dieses bewegte sich kaum, als ich mich daranmachte, die Hautfetzen zu ordnen.

Dann wandte ich mich zu dem Stallburschen um. Klein, vierschrötig, die Hände in den Jackentaschen, stand er da und sah mir zu.

«Ich säubere die Wunde und nähe sie, aber er braucht fachmännische Pflege, wenn Sie ihn nach Hause bringen. Können Sie mir sagen, wer ihn behandeln wird?»

«Ja, Sir. Mr. Brayley-Reynolds wird sich um ihn kümmern.»

Ich fuhr aus der Hocke hoch. Der Name wirkte wie ein Trompetenstoß auf mich. Wenn in meiner Studienzeit über Pferde gesprochen wurde, kam die Rede früher oder später unweigerlich auf Brayley-Reynolds. Ich stellte mir vor, wie der berühmte Mann meine Arbeit inspizierte. «Und wer, sagten Sie, hat die Wunde versorgt? Herriot . . .? Herriot . . .?»

Ich kniete mich wieder hin und arbeitete mit klopfendem Herzen weiter. Zum Glück waren Gelenkkapsel und Sehnenscheiden unverletzt – kein Entweichen von Gelenkschmiere. Mit einer Chinosol-Lösung tupfte ich jede Ritze der Wunde ab, bis der Boden um mich herum weiß von Wattetampons war. Dann stäubte ich etwas Jodoformpuder darüber und bereitete die losen Fetzen Bindegewebe zum Nähen vor. Jetzt ging es darum, die Haut gut zusammenzufügen, um eine Entstellung zu vermeiden. Ich wählte dünnen Seidenfaden und eine sehr kleine Nadel.

Die Arbeit dauerte etwa eine Stunde. Ich brachte die Hautlappen sorgfältig in die richtige Lage und nähte sie mit unzähligen winzigen Stichen zusammen. Eine zerfetzte Wunde zu reparieren ist etwas Faszinierendes, und ich gab mir große Mühe.

Kapitel 26

Als ich mich schließlich aufrichtete, tat ich es langsam wie ein sehr alter Mann. Mit zitternden Knien stand ich vor dem Stallburschen. Er lächelte.

«Das haben Sie prima gemacht», sagte er. «Sieht wie neu aus. Ich möchte Ihnen danken, Sir – es ist einer meiner Lieblinge, ein Prachtpferd und obendrein gutmütig.» Er streichelte die Flanke des Tieres.

«Ich hoffe, daß alles richtig verheilt.» Ich holte ein Paket Gaze und eine Binde aus meiner Tasche. «Jetzt mache ich noch einen Verband; später können Sie dann eine Bandage aus dem Stall anlegen. Ich gebe ihm eine Spritze gegen Tetanus, und das wär's.»

Ich packte gerade meine Instrumente ein, als der Stallknecht wieder auf mich zukam. «Wetten Sie auf Pferde?» fragte er.

Ich lachte. «Nein, so gut wie nie. Ich verstehe zuwenig davon.»

«Das macht nichts.» Der kleine Mann blickte sich um und dämpfte die Stimme. «Ich werde Ihnen sagen, auf wen Sie heute nachmittag setzen müssen. Kemal beim ersten Rennen. Er ist aus unserem Stall und wird sicherlich gewinnen. Da kann ein schönes Stück Geld für Sie herausspringen.»

«Danke für den Tip. Ich werde eine halbe Krone auf ihn setzen.»

Das derbe kleine Gesicht verzog sich zu einer Grimasse. «Nein, nein, setzen Sie einen Fünfer. Kemal schafft's, verlassen Sie sich darauf. Behalten Sie's für sich, aber setzen Sie einen Fünfer.»

Er ging schnell fort.

Ich weiß nicht, weshalb, aber ich beschloß, seinen Rat zu befolgen. Das heisere Geflüster des kleinen Mannes und die unerschütterliche Zuversicht in seinen schwarzen Augen hatten suggestiv auf mich gewirkt. Der kleine Bursche wollte mir etwas Gutes tun. Mir war nicht entgangen, daß er auf meine alte Jacke und die zerknitterte Flanellhose gestarrt hatte, die sich so sehr von der eleganten Kleidung des typischen Pferdearztes unterschieden. Vielleicht dachte er, ich brauchte Geld.

In Darrowby hob ich von meinem Konto bei der Midland Bank fünf Pfund ab – etwa die Hälfte meines verfügbaren Kapitals. Dann beeilte ich mich mit den restlichen Besuchen, aß schnell ein paar Bissen und zog meinen besten Anzug an. Ich hatte noch reichlich Zeit, zur Rennbahn zu fahren und vor dem ersten Rennen um zwei Uhr dreißig meinen Fünfer auf Kemal zu setzen.

Das Telefon klingelte genau in dem Augenblick, als ich das Haus verlassen wollte. Es war Mr. Sidlow. Eine seiner Kühe litt an Durchfall und mußte sofort behandelt werden. Na, wunderbar, dachte ich mißmutig. Ausgerechnet jetzt, da meine Hoffnungen sich erfüllen sollten, hinderte mich dieser alte Unglücksbringer, dem Glück nachzujagen. Obendrein war es ein Samstagvormittag, das paßte auch wunderbar. Aber vielleicht klappte es trotzdem – der Hof lag in der Nähe von Brawton, und gewiß würde es nicht lange dauern, die Kuh zu behandeln; ich konnte es immer noch schaffen.

Meine gewählte Kleidung löste bei der versammelten Familie scheele Blicke aus. Mr. Sidlows zusammengepreßte Lippen und kerzengerade Schultern deuteten an, daß er bereit sei, meinen Besuch mutig zu ertragen.

Ich war wie betäubt, als wir den Kuhstall betraten. Und dieser Zustand hielt an, während Mr. Sidlow mir schilderte, wie er seit Monaten gegen die periodisch wiederkehrenden Anfälle von Diarrhö bei dieser Kuh gekämpft hatte. Nach dem ersten, harmlosen Versuch mit zerriebenen Eierschalen in Haferschleim hatte er sich allmählich bis zu seinem stärksten Mittel durchgearbeitet: Kupfervitriol und Löwenzahntee. Aber nichts davon hatte geholfen. Ich hörte ihm kaum zu, denn mir war klar, daß die Kuh an der Johneschen Krankheit litt.

Mit absoluter Sicherheit ließ sich das natürlich nicht sagen, aber die starke Abmagerung des Tieres und der sprudelnde Durchfall, dessen Zeuge ich beim Eintritt geworden war, lieferten nahezu einwandfrei die Diagnose. Instinktiv packte ich den Schwanz der Kuh und stieß ihr mein Thermometer in den After. Die Temperatur interessierte mich nicht sonderlich, aber ich brauchte ein paar Minuten zum Nachdenken.

Diesmal hatte ich jedoch höchstens fünf Sekunden zur Verfügung, denn unversehens entglitt das Thermometer meinen Fingern. Ein plötzlicher Sog hatte es nach innen gezogen. Ich fuhr mit den Fingern in den Mastdarm – nichts. Ich faßte mit der ganzen Hand hinein – vergebens. Ein Gefühl der Panik überkam mich. Hastig krempelte ich den Hemdsärmel auf und tastete nach dem Thermometer – ohne Erfolg.

Es half nichts, ich mußte um heißes Wasser, Seife und ein Handtuch bitten und mich ausziehen wie für einen komplizierten Eingriff. In meinen dreißig Jahren Praxis hat es viele Gelegenheiten gegeben, bei denen ich wie ein kompletter Idiot aussah, aber an diese Situation bewahre ich eine besonders schreckliche Erinnerung: Nackt bis zu den Hüften im Zentrum feindseliger Blicke stehend, wühlte ich verzweifelt in der Kuh herum. Ich war nur eines Gedankens fähig: Dies ist der Sidlow-Hof, alles kann hier passieren. In meiner geistigen Verwirrung hatten sich alle Kenntnisse von Pathologie und Anatomie in nichts aufgelöst, und ich stellte mir vor, wie sich die kleine Glasröhre blitzschnell durch den Darmtrakt schob und schließlich ein lebenswichtiges Organ durchbohrte. Dann tauchte ein anderes gräßliches Bild auf: Ich sah mich den Bauch der Kuh in voller Länge aufschneiden, um mein Thermometer zurückzuholen.

Es ist schwer, die Erleichterung zu beschreiben, die ich empfand, als ich plötzlich das Ding zwischen meinen Fingern fühlte; ich zog es heraus, es triefte von Kot, und ich stierte blöde auf die Skala der Röhre.

Mr. Sidlow räusperte sich. «Na, was ist? Hat sie Fieber?»

Ich fuhr herum und durchbohrte ihn mit meinem Blick. War es denkbar, daß der Kerl einen Witz machte? Aber das dunkle, verkniffene Gesicht war völlig ausdruckslos.

«Nein», murmelte ich, «kein Fieber.»

Der Rest dieses Besuchs ist gnädigerweise in meiner Erinnerung verschwommen. Ich weiß nur noch, daß ich mich wusch und anzog und zu Mr. Sidlow sagte, meiner Meinung nach habe seine Kuh die Johnesche Krankheit, die unheilbar sei, aber ich würde eine Kotprobe untersuchen lassen, um ganz sicherzugehen.

Ich verließ den Hof. Mehr denn je niedergedrückt von dem Gefühl, mich blamiert zu haben, sauste ich mit höchster Geschwindigkeit nach Brawton. Ich ratterte auf den Parkplatz neben der Rennbahn, stürmte durch den Eingang für Eigentümer und Trainer und packte den Pförtner am Arm.

«Ist das erste Rennen schon vorbei?» keuchte ich.

«Ja, gerade zu Ende», antwortete er vergnügt. «Kemal hat gewonnen, zehn zu eins.»

Ich wandte mich um und ging langsam zum Sattelplatz. Fünfzig Pfund! Das unbarmherzige Schicksal hatte mich um ein Vermögen gebracht. Und über der ganzen Tragödie schwebte eine düstere Erscheinung: Mr. Sidlow. Ich konnte ihm vieles verzeihen: daß er mich zu den unmöglichsten Zeiten aus dem Bett holte; daß er mich mit einer langen Kette hoffnungsloser Fälle konfrontiert und dadurch meine Selbstachtung bis auf den Grund zerstört hatte. Ich konnte ihm verzeihen, daß er mich für den größten Idioten in ganz Yorkshire hielt und diese Meinung überall verkündete. Niemals aber würde ich ihm verzeihen, daß ich seinetwegen fünfzig Pfund verloren hatte.

Kapitel 27

«Das *Reniston*?» sagte ich unsicher. «Ziemlich vornehm, nicht wahr?»

Tristan saß bequem zurückgelehnt in seinem Lieblingssessel und sah durch eine Wolke Zigarettenqualm zu mir auf. «Natürlich ist es vornehm. Außerhalb Londons ist es das luxuriöseste Hotel in England, aber für Ihren Zweck ist es ideal. Der heutige Abend ist doch Ihre große Chance, stimmt's? Sie möchten diesem Mädchen imponieren, oder? Schön, rufen Sie an und sagen Sie ihr, Sie gingen mit ihr ins *Reniston*. Das Essen ist phantastisch, und jeden Samstagabend ist Tanz. Und heute ist Samstag.»

Er setzte sich plötzlich auf. «Sehen Sie es nicht vor sich, Jim? Musik quillt aus Benny Thorntons Trompete, und Sie, mit überbackenem Hummerragout im Magen, schweben über das Parkett, während Helen sich an Sie schmiegt. Der einzige Haken bei der Geschichte sind die Kosten, aber wenn Sie bereit sind, ein halbes Monatsgehalt auszugeben, werden Sie einen wirklich schönen Abend verbringen.»

Den letzten Satz hörte ich kaum; ich konzentrierte mich auf die strahlende Vision einer Helen, die sich an mich schmiegte. Es war ein Bild, das solche profanen Dinge wie Geld auslöschte. Ich stand mit halb offenem Mund da und lauschte der Trompete.

Tristan riß mich aus meinen Träumen. «Noch etwas – haben Sie einen Smoking? Sie brauchen einen.»

«Also in punkto Abendkleidung sieht es bei mit nicht gerade toll aus. Für die Party bei Mrs. Pumphrey habe ich mir damals einen Anzug in Brawton geliehen, aber dafür ist jetzt keine Zeit mehr.» Ich dachte einen Moment nach. «Ich habe allerdings noch meinen ersten und einzigen Abendanzug, den ich als

Siebzehnjähriger bekam, aber ich weiß nicht, ob ich noch hineinpasse.»

Tristan wischte meine Zweifel beiseite. «Macht absolut nichts, Jim. Hauptsache, es ist ein Smoking, dann läßt man Sie schon herein, und bei einem großen, gut aussehenden Burschen wie Ihnen ist der Sitz des Anzugs ganz unwichtig.»

Wir gingen nach oben und förderten das Kleidungsstück aus den Tiefen meines großen Koffers zutage. Bei den Collegebällen hatte ich in diesem Anzug recht gute Figur gemacht, wenn er auch gegen Ende des Studiums ziemlich eng geworden war. Jetzt aber sah er rührend altmodisch aus. Die Mode hatte sich geändert; der Trend ging zu bequemen Jacken und weichen, ungestärkten Hemden. Dieser Anzug war sehr streng geschnitten, und zu ihm gehörten eine absurd kleine Weste und ein steifes Hemd mit einer glänzenden Vorderseite und einem hohen Eckenkragen.

Meine Probleme begannen jedoch erst richtig, als ich das gute Stück anprobierte. Das war harte Arbeit, denn die Gebirgsluft und Mrs. Halls gutes Essen hatten mich fülliger gemacht, so daß die Jacke über meinem Bauch sechs Zoll auseinanderklaffte. Auch schien ich größer geworden zu sein, denn es war sehr viel Platz zwischen dem unteren Saum der Weste und dem Hosenbund. Die Hose selbst spannte sich hauteng über mein Hinterteil, bauschte sich jedoch weiter unten in geradezu lächerlicher Weise.

Tristans Zuversicht schwand, als ich mich präsentierte, und er beschloß, Mrs. Hall zu Rate zu ziehen. Sie war eine phlegmatische Frau und ertrug das unregelmäßige Leben in Skeldale House ohne erkennbare Reaktion, aber als sie jetzt ins Schlafzimmer kam und mich ansah, begannen ihre Wangenmuskeln zu zucken. Schließlich überwand sie ihr Erstaunen und sagte in sachlichem Ton: «Ein kleiner Keil hinten in Ihrer Hose wird Wunder wirken, Mr. Herriot, und wenn ich eine Schlaufe aus Seidenkordel als Verschluß an die Jacke nähe, dann sieht das bestimmt sehr hübsch aus. Ein bißchen Zwischenraum wird wohl noch bleiben, aber das stört nicht. Und wenn ich den Anzug richtig aufbügle, werden Sie sehr distinguiert aussehen.»

Ich hatte nie besonderen Wert auf mein Äußeres gelegt, aber an diesem Abend gab ich mir alle Mühe, benutzte Hautkrem und scheitelte mein Haar bald so, bald so, bevor ich zufrieden war. Tristan hatte sich zum Garderobier ernannt und transportierte den Anzug, der noch heiß von Mrs. Halls Bügeleisen war, mit zärtlicher Sorgfalt die Treppe hinauf. Dann assistierte er mir wie ein professioneller Kammerdiener bei der Ankleidezeremonie. Der hohe Kragen machte am meisten Schwierigkeiten, und ich fluchte halb erstickt, als Tristan die Haut meines Halses unter dem Kragenknopf einklemmte.

Endlich war ich fertig. Tristan ging mehrere Male um mich herum, zupfte hier und klopfte dort, um den Sitz des Anzugs noch zu verbessern. Zuletzt baute er sich vor mir auf und musterte mich von vorn. Nie zuvor hatte ich ihn so ernst gesehen. «Fein, Jim, fein. Sie sehen großartig aus. Vornehm, wissen Sie. Nicht jeder kann einen Smoking tragen – viele Leute sehen darin wie Zauberkünstler aus, aber Sie nicht. Warten Sie, ich bringe gleich Ihren Mantel.»

Ich hatte gesagt, daß ich Helen um sieben Uhr abholen würde. Als ich in der Dunkelheit vor ihrem Haus aus dem Auto stieg, verspürte ich ein seltsames Unbehagen. Wenn ich sonst zu den Aldersons kam, dann kam ich als Tierarzt, als Experte, als Helfer in Notfällen. Ich hatte mir noch nie klargemacht, wie sehr das jedesmal, wenn ich ein Gehöft betrat, mein Selbstbewußtsein stärkte. Diesmal aber war die Situation anders. Ich kam, um die Tochter des Hofbesitzers auszuführen. Vielleicht mochte er das nicht und ärgerte sich darüber.

Als ich vor der Tür stand, holte ich tief Luft. Die Nacht war sehr dunkel und still. Kein Laut drang aus den großen Bäumen, und nur das ferne Rauschen des Darrow störte die Stille. Die schweren Regengüsse der letzten Zeit hatten den gemächlich dahinströmenden Fluß in einen brausenden Sturzbach verwandelt, der stellenweise über die Ufer getreten war und die umliegenden Wiesen überflutete.

Mr. Alderson las den *Farmer and Stockbreeder*. Er hatte seine Breeches aufgeschnürt, die Stiefel ausgezogen und streckte die bestrumpften Füße einem Stapel lodernder Holzklötze entgegen. Über seine Brille hinweg sah er zu mir auf.

«Kommen Sie rein, junger Mann, und setzen Sie sich ans Feuer», sagte er unbeteiligt.

Ich hatte den peinlichen Eindruck, daß es für ihn weder neu

noch aufregend war, wenn junge Leute bei ihm aufkreuzten, die zu seiner ältesten Tochter wollten.

Ich setzte mich in den anderen Sessel vor dem Kamin, und Mr. Alderson nahm die Lektüre des *Farmer and Stockbreeder* wieder auf. Das schwerfällige Tick-tack der großen Wanduhr dröhnte durch das Schweigen. Ich starrte in die rote Tiefe des Feuers, bis meine Augen zu schmerzen begannen; dann betrachtete ich ein großes, goldgerahmtes Ölgemälde über dem Kamin. Es stellte struppiges Vieh dar, das knietief in einem ungewöhnlich blauen See stand; dahinter ragten furchteinflößende, unwahrscheinliche Berge auf, über deren zackigen Gipfeln grüngelber Dunst hing.

Nach einiger Zeit wandte ich meine Augen von dem Bild ab und entdeckte die Speckseiten und Schinken, die von Haken an der Decke herabhingen. Mr. Alderson wendete eine Seite um. Die Uhr tickte. Drüben am Tisch kicherten die Kinder.

Es dauerte eine Ewigkeit, bis ich Schritte auf der Treppe hörte. Dann kam Helen herein. Sie hatte ein blaues Kleid an, das die Schultern frei ließ. Ihr dunkles Haar glänzte im Licht der einzigen Lampe, die den Raum erhellte und Schatten auf die weichen Linien ihres Halses und der Schultern warf. Über dem Arm trug sie einen Kamelhaarmantel.

Ich war überwältigt. In dieser rauhen Umgebung von Steinfliesen und geweißten Wänden wirkte sie wie ein kostbares Juwel. Sie lächelte mir freundlich zu. «Hallo, hoffentlich habe ich Sie nicht zu lange warten lassen.»

Ich murmelte irgend etwas zur Antwort und half ihr in den Mantel. Sie ging zu ihrem Vater und gab ihm einen Kuß, aber er blickte nicht auf, sondern winkte nur vage mit der Hand. Vom Tisch her kam ein erneutes Gekicher. Wir gingen hinaus.

Im Auto fühlte ich mich ungewöhnlich nervös und brachte anfangs nur ein paar blöde Bemerkungen über das Wetter zustande. Gerade fing ich an, mich ein wenig zu entspannen, als ich über eine kleine, buckelige Brücke fuhr und unversehens in eine Vertiefung geriet. Der Wagen blieb stehen. Der Motor hustete leise, und dann saßen wir schweigend und regungslos in der Dunkelheit, bis ich plötzlich merkte, daß meine Füße und Fußknöchel eiskalt waren.

«Mein Gott!» schrie ich. «Wir sind in eine Überschwemmung hineingeraten. Das Wasser steht schon im Wagen.» Ich sah Helen an. «Es tut mir schrecklich leid – Ihre Füße müssen klatschnaß sein.»

Helen lachte. Sie hatte die Füße auf den Sitz und die Knie bis unters Kinn hochgezogen. «Ja, ich bin ein bißchen feucht, aber vom Herumsitzen wird's nicht besser. Sollten wir nicht lieber schieben?»

Durch das schwarze, eiskalte Wasser zu waten war ein Alptraum, aber es gab kein Entrinnen. Zum Glück war der Wagen klein, und so schafften wir es in gemeinsamer Anstrengung, ihn aus dem Tümpel herauszuschieben. Im Licht der Taschenlampe trocknete ich die Zündkerzen ab und warf den Motor wieder an.

Helen zitterte vor Kälte, als wir im Wagen saßen. «Ich fürchte, ich muß zurück, um Schuhe und Strümpfe zu wechseln. Und Sie auch. Wir können über Fensley fahren. Die erste Abzweigung links.»

Mr. Alderson las noch immer den *Farmer and Stockbreeder*. Er hielt seinen Finger auf die Liste der Schweinepreise, während er mir über seine Brillenränder hinweg einen finsteren Blick zuwarf. Als er hörte, daß ich mir von ihm Schuhe und Socken ausleihen wollte, schleuderte er die Zeitung auf den Boden und erhob sich ächzend von seinem Stuhl. Er schlurfte aus dem Raum, und ich hörte ihn vor sich hin murmeln, während er die Treppe hinaufstieg.

Helen folgte ihm und ließ mich mit den beiden Kindern allein. Sie betrachteten meine durchnäßte Hose mit unverhülltem Vergnügen. Ich hatte zwar den größten Teil des Wassers ausgewrungen, aber das Ergebnis war katastrophal. Mrs. Halls messerscharfe Bügelfalte reichte gerade bis zu den Knien; darunter bauschte sich die Hose zu einer zerknitterten, formlosen Masse; als ich mich vor den Kamin stellte, um sie zu trocknen, stieg ein zarter Dampf auf. Die Kinder starrten mich beglückt an. Es war ein großer Abend für sie.

Endlich kam Mr. Alderson herein und warf mir ein paar Schuhe und derbe Socken vor die Füße. Ich zog die Socken rasch an, schrak aber zurück, als ich die Schuhe sah. Es waren Lackpumps aus der Zeit der Jahrhundertwende, und auf dem rissigen Leder saßen breite, schwarze Seidenschleifen.

Ich öffnete den Mund, um zu protestieren, aber Mr. Alderson hatte sich schon wieder in seinem Sessel vergraben und studierte die Schweinepreise. Ich hatte das Gefühl, falls ich um ein anderes Paar Schuhe bäte, würde er mit dem Schürhaken auf mich losgehen. Also zog ich die Lackpumps an.

Wir mußten einen Umweg machen, um den überschwemmten Straßenabschnitt zu vermeiden, aber ich trat kräftig auf den Gashebel, und nach einer halben Stunde hatten wir die steilen Hänge des Dale hinter uns gelassen und fuhren auf der Ebene weiter. Ich fühlte mich besser. Wir kamen gut voran, und der kleine, zitternde, quietschende Wagen hielt sich wacker. Ich dachte gerade, daß wir gar nicht soviel Verspätung hätten, als das Lenkrad nach einer Seite herüberzog.

Da ich fast jeden Tag eine Reifenpanne hatte, erkannte ich die Symptome sofort. Im Reifenwechsel war ich ein Experte geworden, und mit einem Wort der Entschuldigung sprang ich wie der Blitz aus dem Wagen. Es dauerte knapp drei Minuten, bis ich das Rad entfernt hatte. Der schadhafte Reifen hatte überhaupt kein Profil mehr. Ich schraubte das Reserverad an und stellte entsetzt fest, daß dieser Reifen in genau demselben Zustand war wie der andere. Aber ich weigerte mich standhaft, darüber nachzudenken, was ich im Fall einer zweiten Panne tun würde.

Bei Tag thronte das *Reniston* wie eine große mittelalterliche Festung über Brawton, und bunte Fahnen flatterten arrogant auf seinen vier Türmchen. An diesem Abend aber wirkte es wie eine dunkle Felswand mit einer leuchtenden Höhle in Straßenhöhe, vor der die Bentleys ihre teure Last abluden. Ich fuhr nicht am Haupteingang vor, sondern brachte mein Wägelchen in einer verschwiegenen Ecke des Parkplatzes unter. Ein stattlicher Portier hielt uns die Tür auf, und wir schritten lautlos über den kostbaren Teppich der Eingangshalle.

Dann trennten wir uns, um unsere Mäntel abzugeben. In der Herrengarderobe schrubbte ich wie wild meine öligen Hände. Es nützte nicht viel, denn beim Radwechsel hatten meine Fingernägel tiefschwarze Ränder bekommen, die gegen Seife und Wasser immun waren. Und Helen wartete auf mich.

Ich sah im Spiegel, daß der Garderobenmann in seiner weißen Jacke hinter mir stand und ein Handtuch bereithielt. Offensichtlich fasziniert von meinem Aufzug, starrte er auf die Clownsschuhe mit den großen Schleifen und die zerknitterten Hosenbeine. Als er mir das Handtuch reichte, lächelte er breit, als wäre er dankbar für dieses bißchen Kolorit in seinem eintönigen Dasein.

Ich traf Helen in der Halle wieder, und wir gingen zum Empfangspult. «Wann beginnt der Tanz?» erkundigte ich mich.

Das Mädchen hinter dem Pult blickte mich erstaunt an. «Tut mir leid, Sir, an diesem Wochenende ist kein Tanz. Nur alle vierzehn Tage.»

Ich sah Helen bestürzt an, aber sie lächelte ermutigend. «Das macht nichts», meinte sie. «Mir ist es einerlei, ob wir tanzen oder nicht.»

«Wir können auf jeden Fall zu Abend essen», sagte ich in fröhlichem Ton, aber eine kleine schwarze Wolke des Verhängnisses schien sich über meinem Kopf zu bilden. Würde an diesem Abend denn alles schiefgehen? Ich fühlte mich ziemlich bedrückt, als ich über den dicken, weichen Teppich ging, und beim Anblick des Speisesaals wurde meine Stimmung nicht besser.

Der Raum war so groß wie ein Fußballplatz und hatte Marmorsäulen, die eine kunstvoll bemalte Stuckdecke trugen. Das *Reniston* war in der spätviktorianischen Zeit erbaut worden, und all der Reichtum und die überladene Pracht jener Tage waren in diesem Saal vereinigt. Was die Gäste betraf, so hatte ich noch nie so viele schöne Frauen und gebieterisch wirkende Männer unter einem Dach gesehen. Zu meinem Entsetzen stellte ich fest, daß die Herren von dunklen Sakkos bis zu Tweedjacken alles trugen, daß aber nicht ein einziger Smoking zu entdecken war.

Eine majestätische, befrackte Gestalt kam auf uns zugeeilt. Mit der weißen Haarmähne, der hohen Stirn, der Adlernase und der fülligen Taille sah der Ober genauso aus wie ein römischer Imperator. Er musterte mich mit Kennerblick und fragte halblaut: «Sie wünschen einen Tisch, Sir?»

«Ja, bitte», murmelte ich und konnte mich gerade noch zurückhalten, ihn ebenfalls mit ‹Sir› anzureden. «Einen Tisch für zwei Personen.»

«Sind Sie Hotelgast, Sir?»

Diese Frage verwirrte mich. Wie konnte ich hier speisen, ohne Gast des Hotels zu sein?

«Ja, natürlich.»

Der Imperator machte eine Notiz auf einem Schreibblock. «Hier entlang, Sir.»

Er schritt höchst würdevoll zwischen den Tischen hindurch, während ich unterwürfig mit Helen folgte. Es war ein langer Weg bis zu dem Tisch, und ich bemühte mich, die Köpfe zu ignorieren, die sich nach mir umdrehten, als ich vorbeiging. Ich wurde das Gefühl nicht los, der von Mrs. Hall in meine Hose eingesetzte Keil rage deutlich sichtbar unter der kurzen Jacke heraus. Er brannte regelrecht auf meinem Hinterteil, als wir endlich am Ziel waren.

Wir bekamen einen guten Tisch. Mehrere Kellner bemühten sich um uns, zogen unsere Stühle heraus und schoben sie zurecht, entfalteten die Servietten und legten sie uns auf den Schoß. Als das getan war, übernahm wieder der Imperator das Kommando.

«Darf ich um Ihre Zimmernummer bitten, Sir?»

Ich schluckte und starrte ihn über meine gefährlich wogende Hemdbrust hinweg an. «Zimmernummer? Ich wohne nicht im Hotel.»

«Ah, also *kein* Hotelgast.» Er fixierte mich einen Augenblick mit eisigem Blick, bevor er auf seinem Schreibblock mit unnötiger Heftigkeit eine Notiz ausstrich. Nachdem er einem der Kellner irgend etwas zugemurmelt hatte, entfernte er sich.

In diesem Augenblick überkam mich ein Gefühl nahenden Unheils. Die schwarze Wolke über meinem Kopf wurde größer, senkte sich auf mich herab und hüllte mich ein. Der Abend war bisher eine einzige Katastrophe gewesen, und statt besser würde es wohl eher noch schlimmer werden. Ich mußte verrückt gewesen sein, angezogen wie ein Schmierenkomödiant in dieses pompöse Hotel zu kommen. Mir war entsetzlich heiß in dem ‹guten› Anzug, und der Kragenknopf zwickte mich boshaft in den Hals.

Ich nahm die Speisekarte aus den Händen eines Obers entgegen und versuchte sie mit gekrümmten Fingern zu halten, damit meine schmutzigen Nägel nicht zu sehen waren. Alle Gerichte hatten französische Namen, deren Bedeutung mir in meinem benommenen Zustand größtenteils entging, aber irgendwie brachte ich dann doch eine Bestellung zuwege, und während wir aßen, bemühte ich mich verzweifelt, das Gespräch in Gang zu halten. Es entstanden jedoch immer wieder lange Pausen; anscheinend waren Helen und ich die einzigen, die in diesem von Lachen und Schwatzen erfüllten Raum schwiegen.

Am schlimmsten war die innere Stimme, die mir unablässig zuflüsterte, daß Helen eigentlich gar keine Lust gehabt habe, mit mir auszugehen. Sie sei nur aus Höflichkeit mitgekommen und versuche nun das Beste aus einem langweiligen Abend zu machen.

Auf der Rückfahrt starrten wir geradeaus und wechselten nur gelegentlich ein paar belanglose Worte. Als wir vor dem Hof vorfuhren, hatte ich Kopfschmerzen. Wir schüttelten einander die Hände, und Helen dankte mir für den netten Abend. Ihre Stimme zitterte leicht, und im Mondlicht wirkte ihr Gesicht irgendwie verkrampft. Ich sagte gute Nacht, stieg in den Wagen und fuhr davon.

Kapitel 28

Wären die Bremsen meines Wagens intakt gewesen, so hätte ich sicherlich mit Vergnügen vom Hochmoor auf das Dorf Worton hinabgeblickt. Die alten Häuser, die vereinzelt am Ufer des Flusses standen, bildeten hübsche graue Kleckse auf dem grünen Teppich des Tals, und die kleinen Gärten mit den gepflegten Rasenplätzen verliehen dem kahlen Hang auf der anderen Seite des Dale eine gewisse Sanftheit.

Aber die schöne Szenerie wurde durch den Gedanken verdunkelt, daß ich diese Straße mit ihrem fast senkrechten Gefälle und den beiden gefährlichen S-Kurven hinunterfahren mußte. Denn wie gesagt, ich hatte keine Bremsen.

Natürlich war der Wagen ursprünglich mit einer Vorrichtung ausgestattet gewesen, die ihn zum Halten brachte, und bisher hatte ein heftiger Tritt auf das Pedal die gewünschte Wirkung erzielt, obwohl der Wagen dabei immer ein wenig ins Schleudern geriet. In letzter Zeit war die Reaktion jedoch schwächer geworden, und jetzt tat sich gar nichts mehr.

Natürlich hatte ich Siegfried des öfteren auf den schlechten Zustand des Wagens hingewiesen, und er war sehr teilnahmsvoll auf meine Klagen eingegangen.

«Das ist ja furchtbar, James. Ich werde mit Hammond darüber reden. Überlassen Sie das nur mir.»

Als sich nach ein paar Tagen noch immer nichts rührte, schnitt ich das Thema von neuem an.

«O Gott, ich wollte ja mit Hammond reden. Machen Sie sich keine Sorgen, James, ich kümmere mich darum.»

Schließlich teilte ich ihm mit, daß überhaupt nichts passierte, wenn ich auf das Pedal trat, und daß ich in den ersten Gang gehen mußte, um den Wagen zum Stehen zu bringen.

«Na, so ein Pech, James. Muß lästig für Sie sein. Aber lassen Sie nur, ich erledige das schon.»

Einige Zeit später fragte ich Mr. Hammond, den Mechaniker, ob Siegfried schon mit ihm gesprochen habe, und er sagte nein, stieg aber trotzdem in das Auto und fuhr langsam auf die Straße hinunter. Nach etwa fünfzig Yards blieb der Wagen mit einem Ruck schwankend stehen, und Mr. Hammond stieg aus. Er versuchte erst gar nicht, rückwärts zu fahren, sondern kam mir zu Fuß entgegen. Für gewöhnlich konnte ihn nichts erschüttern, aber jetzt war er ganz blaß und sah mich ungläubig an.

«Wollen Sie mir im Ernst erzählen, daß Sie alle Ihre Besuche in diesem Wagen machen?»

«Ja, gewiß.»

«Dann müßten Sie einen Orden bekommen. Ich würde mich nicht mal trauen, mit dem verdammten Ding über den Marktplatz zu fahren.»

Dabei war es geblieben. Schließlich gehörte der Wagen meinem Chef, und ich hatte zu warten, bis er etwas unternahm. Nun stand ich hier oben und blickte die steile Straße hinab. Das vernünftigste wäre natürlich gewesen, nach Darrowby zurück und auf der unteren Straße nach Worton zu fahren. Dort drohte keine Gefahr. Aber es bedeutete einen Umweg von fast zehn Meilen, und ich konnte den Kleinbauernhof, den ich besuchen wollte, tausend Fuß unter mir liegen sehen. Das Kalb, das an Gelenkentzündung litt, war in dem Schuppen mit der grünen Tür – und da kam auch gerade der alte Mr. Robinson aus dem Haus und stapfte mit einem Eimer über den Hof. Alles schien zum Greifen nahe.

Ich mußte mich entscheiden: zurück nach Darrowby oder geradewegs den Berg hinunter? Jeden Tag saß ich so wie jetzt mit Herzklopfen auf einem Berghang und kämpfte mit mir selbst. Und wie immer warf ich auch diesmal den Motor an und nahm den direkten Weg bergab.

Es ist erstaunlich, welche Geschwindigkeit man im ersten Gang erreichen kann, wenn einen nichts zurückhält, und als die erste Kurve auf mich zuschoß, stieß der Motor ein kreischendes Protestgeschrei aus. In der Kurve riß ich das Steuer nach rechts, die Reifen drehten sich ein paar Sekunden lang in den Steinen und der losen Erde am Rande des Abgrunds, dann hatte ich es geschafft.

Jetzt kam ein längerer, sogar noch steilerer Streckenabschnitt. Als ich in die Kurve hineinsauste, schien mir der Gedanke, das Steuer bei dieser Geschwindigkeit herumzureißen, hirnverbrannt, aber wenn ich es nicht tat, flog ich unweigerlich in den Abgrund. Voller Entsetzen schloß ich die Augen und drehte das Lenkrad mit aller Kraft nach links. Diesmal hob sich die eine Seite des Wagens vom Boden, und ich war sicher, er würde umkippen, doch dann fiel er auf die rechten Räder und blieb ein paar schreckliche Sekunden in der Schwebe, bevor er sich entschloß, aufrecht weiterzufahren.

Wieder ein fast senkrechtes Gefälle. Aber als der Wagen mit brüllendem Motor abwärts raste, überkam mich eine merkwürdige Gleichgültigkeit. Ich hatte anscheinend die äußerste Grenze der Angst überschritten; jedenfalls nahm ich die dritte Kurve kaum wahr. Die Strecke wurde flacher; meine Geschwindigkeit verringerte sich rapide, und in der letzten Kurve hatte ich höchstens zwanzig Stundenmeilen drauf. Ich hatte es geschafft.

Erst in diesem Augenblick sah ich die Schafe. Es waren Hunderte, und sie füllten die ganze Breite der Straße. Ein Strom wolliger Rücken wälzte sich zwischen den Mauern dahin. Die

Tiere waren nur ein paar Yards von mir entfernt, und ich fuhr noch immer bergab. Ohne zu zögern, riß ich das Steuer herum und fuhr direkt in die Mauer hinein.

Der Schaden war unerheblich. Ein paar Steine rutschten herunter, als der Austin gegen die Mauer prallte.

Langsam ließ ich mich in meinen Sitz zurücksinken, meine zusammengepreßten Kinnbacken entkrampften sich, meine Finger, die um das Steuer geklammert waren, lockerten ihren Griff. Die Schafe strömten an mir vorbei, und ich warf einen scheuen Blick auf den Schäfer. Er war mir fremd, und ich betete, er möge mich ebenfalls nicht kennen. Das beste war, gar nichts zu sagen; in einer Kurve aufzutauchen und absichtlich gegen eine Mauer zu fahren ist nicht gerade eine Basis für eine fruchtbare Unterhaltung.

Ich hörte, wie der Mann seine Hunde rief: «Weiter, Jess. Komm, Nell.» Aber ich blickte starr auf die Steine vor mir, obwohl er ganz dicht an mir vorbeiging. Die meisten Leute hätten mich vermutlich gefragt, was zum Teufel da passiert sei, aber ein Schäfer aus den Dales tut so etwas nicht. Der Mann ging schweigend weiter, aber als ich nach ein paar Sekunden in den Rückspiegel blickte, sah ich, daß er mitten auf der Straße stand und mich interessiert beobachtete.

An meine bremsenlose Zeit erinnere ich mich nach wie vor mit besonderer Deutlichkeit. Ich glaube, sie dauerte nur ein paar Wochen, aber wahrscheinlich hätte sie nie ein Ende genommen, wäre Siegfried nicht selbst davon betroffen worden.

Eines Tages machten wir einen gemeinsamen Besuch. Aus irgendeinem Grund beschloß er, meinen Wagen zu nehmen und selbst zu fahren. Ich hockte angstvoll neben ihm, als er in seinem üblichen Tempo losbrauste.

Hinchcliffes Hof liegt etwa eine Meile von Darrowby entfernt an der Hauptstraße. Es ist ein großes Anwesen mit einer breiten, geraden Zufahrt zum Haus. Wir wollten gar nicht zu diesem Hof, aber als Siegfried auf volle Geschwindigkeit ging, sah ich, daß vor uns Mr. Hinchcliffe in seinem großen Buick gemächlich in der Mitte der Straße fuhr. Siegfried setzte zum Überholen an, doch plötzlich streckte der Bauer die Hand heraus und bog nach rechts zu seinem Hof ab – quer über die Fahrbahn. Siegfrieds Fuß trat hart auf die Bremse, aber ohne den geringsten Erfolg. Wir rasten geradewegs auf die Flanke des Buick zu, und es war kein Platz, um nach links auszuweichen.

Siegfried verlor den Kopf nicht. In letzter Sekunde bog er zusammen mit dem Buick nach rechts ab, und die beiden Wagen ratterten nebeneinander die Zufahrt entlang. Mr. Hinchcliffe starrte mich aus nächster Nähe mit entsetzten Augen an. Er hielt auf dem Hof an, wir aber fuhren weiter.

Zum Glück konnte man ungehindert um das Haus herumfahren, und so ratterten wir über den hinteren Hof und zurück zur Vorderseite des Hauses, an Mr. Hinchcliffe vorbei, der ausgestiegen war und um die Ecke blickte, um zu sehen, was aus uns geworden war. Er glotzte uns mit offenem Mund an, als wir von der anderen Seite her vorbeifuhren, während Siegfried, der bis zum Schluß kaltes Blut bewahrte, ihm mit einem höflichen Nicken zuwinkte, bevor wir davonsausten.

Ich sah mich nach Mr. Hinchcliffe um. Er stand immer noch auf demselben Fleck, und eine gewisse Starrheit in seiner Haltung erinnerte mich an den Schäfer.

Als wir wieder auf der Straße waren, fuhr Siegfried vorsichtig links heran und hielt. Eine Weile blickte er starr geradeaus, ohne zu sprechen, und ich bemerkte, daß es ihm schwerfiel, seinem Gesicht diesen geduldigen Ausdruck zu geben, doch als er sich schließlich mir zuwandte, sah er ganz verklärt aus. Er lächelte wie ein Heiliger, und ich preßte meine Nägel in die Handflächen.

«Wirklich, James», sagte er, «ich begreife nicht, weshalb Sie so wichtige Dinge für sich behalten. Der Himmel weiß, wie lange Ihr Wagen schon in diesem Zustand ist, und doch haben Sie kein Sterbenswörtchen gesagt.» Er hob den Zeigefinger, und sein geduldiger Blick wich einem Ausdruck der Schwermut. «Ist Ihnen nicht klar, daß wir um Haaresbreite dem Tod entgangen sind? Sie hätten mir wirklich Bescheid sagen sollen.»

Kapitel 29

Ich verlebte nun schon den zweiten Winter in Darrowby, und daher war ich nicht so erstaunt wie im Vorjahr, als es bereits im November anfing, richtig kalt zu werden. Wenn es in der Ebene regnete, bedeckte sich das Hochland binnen weniger Stunden mit einer Schneeschicht, die sich über die Straße legte, vertraute Geländepunkte verschwinden ließ und aus unserer Welt eine seltsame und unbekannte Landschaft machte. Dies war es, was die Radiosprecher meinten, wenn sie sagten: «Leichte Regenfälle, in den höheren Lagen als Schnee.»

Wenn es stärker zu schneien begann, hatte das eine lähmende Wirkung auf die ganze Gegend. Die Fahrzeuge krochen mühsam zwischen den Wällen dahin, die von den Schneepflügen aufgeworfen worden waren. Das Herne Fell ragte hinter Darrowby wie ein großer, schimmernder Wal auf, und in der Stadt schaufelten die Leute tiefe Pfade zu den Gartenpforten und räumten die Schneewehen vor ihren Haustüren fort. Sie taten es ohne viel Aufhebens, mit der Ruhe langjähriger Gewohnheit und in dem Bewußtsein, daß sie es am nächsten Morgen wahrscheinlich wieder tun mußten.

Jeder neue Schneefall war ein Schlag für uns Tierärzte. Wir schafften es zwar, die meisten Besuche zu erledigen, aber es kostete uns viel Mühe und Schweiß. Manchmal hatten wir Glück und konnten hinter einem Schneepflug herfahren; meistens blieben wir jedoch unterwegs stecken und mußten zu Fuß weitergehen.

An dem Morgen, als Mr. Clayton von Pike House anrief, hatte es die ganze Nacht geschneit.

«Ein Jungtier hat sich ein bißchen erkältet», sagte er. «Würden Sie herkommen?»

Um zu seinem Hof zu gelangen, mußte man zum Pike Edge

hinauf- und dann in ein kleines Tal hinunterfahren. Im Sommer war das eine zauberhafte Fahrt, aber jetzt . . .?

«Wie ist denn die Straße?» fragte ich.

«Straße? Straße?» Mr. Claytons Reaktion war typisch. Bauern in schwer zugänglichen Gegenden pflegten derartige Fragen zu bagatellisieren. «Die Straße ist in Ordnung. Wenn Sie ein bißchen aufpassen, kommen Sie ohne Schwierigkeiten durch.»

Siegfried war nicht so sicher. «Über den Gipfel müssen Sie bestimmt zu Fuß gehen, und ob die Pflüge die untere Straße geräumt haben, ist fraglich. Ich überlasse Ihnen die Entscheidung.»

«Ach, ich versuch's mal. Heute vormittag ist sowieso nicht viel los, und ich sehne mich nach ein bißchen Bewegung.»

Auf dem Hof stellte ich fest, daß der alte Boardman gute Arbeit geleistet hatte: Das große zweiflügelige Tor war freigeschaufelt, so daß unsere Autos hinausfahren konnten. Ich packte alles, was ich möglicherweise brauchen würde, in einen kleinen Rucksack – eine Hustenmedizin, Latwerge, eine Spritze und ein paar Ampullen Serum gegen Lungenentzündung. Dann warf ich das wichtigste Objekt meiner Winterausrüstung, eine Schaufel mit breitem Blatt, hinten in den Wagen und fuhr los.

Die größeren Straßen waren alle schon von den städtischen Schneepflügen geräumt worden, aber die Fahrbahn war rauh, und ich kam nur langsam und holpernd voran. Es waren mehr als zehn Meilen bis zum Clayton-Hof, und es war einer jener bitterkalten Tage, an denen eine dicke Eisschicht sich auf der Windschutzscheibe bildete und innerhalb von Minuten die Sicht versperrte. Aber an diesem Morgen machte mir das nichts aus. Ich hatte gerade eine wunderbare neue Erfindung gekauft – ein paar Stränge Draht, die auf einen Streifen Bakelit montiert und mit Gummisaugpfropfen an der Windschutzscheibe befestigt waren. Das Ganze wurde von der Wagenbatterie gespeist und bewirkte einen schmalen Streifen Sicht.

Nun brauchte ich nicht mehr nach jeder halben Meile erschöpft auszusteigen und das Eis von der Scheibe abzukratzen. Ich spähte entzückt durch einen makellos klaren Halbkreis von etwa acht Zoll Breite auf die Landschaft, die wie in einem Film an mir vorüberzog: die Dörfer mit ihren grauen Steinhäusern, still und zurückgezogen unter ihrer dichten weißen Hülle, die schneebeladenen, tief herabhängenden Zweige der Bäume am Straßenrand. In meiner Begeisterung achtete ich gar nicht darauf, daß meine Zehen schmerzten. Damals, als es noch keine Autoheizung gab, waren eiskalte Füße etwas Normales, besonders wenn man durch die Löcher in den Bodenbrettern die Straße sehen konnte. Auf langen Fahrten war ich zuletzt fast erfroren. So erging es mir auch an diesem Tag, als ich am Fuß der Pike Edge-Straße aus dem Wagen stieg; in meinen Fingern prickelte es schmerzhaft, während ich umherstapfte und die Arme schwang.

Die Schneepflüge hatten nicht einmal versucht, die kleine Straße zu räumen, die zum Pike Edge hinaufführte. Aber trotz meiner Enttäuschung betrachtete ich bewundernd die Formen, die der Wind über Nacht geschaffen hatte. Fließende Falten von wunderbarer Glätte, die in haarfeine Spitzen ausliefen, tiefe Höhlungen mit messerscharfen Kanten, aufragende Klippen mit überhängenden Rändern, die so zart und zerbrechlich waren, daß sie fast durchsichtig wirkten.

Als ich den Rucksack umschnallte, überkam mich eine Art gedämpfter Begeisterung. In einer ledernen Golfjacke, die bis zum Hals zugeknöpft war, und mit einem Extrapaar dicker Socken unter meinen Wellingtons fühlte ich mich zu allem bereit. Zweifellos empfand ich das Wagemutige und Ritterliche an diesem Bild: der hingebungsvolle junge Tierarzt mit seinen Wunderarzneien auf dem Rücken, der gegen die Unbilden der Witterung ankämpft, um einem hilflosen Tier beizustehen.

Ich machte einen Augenblick halt und betrachtete das Herne Fell, das sich klar und kalt gegen den grauen Himmel abhob. Eine erwartungsvolle Stille lag über den Feldern, dem zugefrorenen Fluß und den Bäumen.

Weit ausschreitend überquerte ich auf einer Brücke den weißen, reglosen Fluß; dann führte der Weg bergauf, und ich ging vorsichtig über die Schneewehen, bis die fast unsichtbare Straße zwischen niedrigem Felsgestein den Gipfel erreichte. Trotz der Kälte begann der Schweiß auf meinem Rücken zu prickeln, als ich oben war.

Ich blickte mich um. Im Juni oder Juli war ich mehrere Male hier oben gewesen, und ich erinnerte mich gut an den Sonnenschein, an den Duft des warmen Grases, der Blumen und

Tannen, der aus dem Tal herauskam. Aber es war schwer, die lächelnde Landschaft des letzten Sommers mit dieser Einöde in Verbindung zu bringen.

Das flache Hochmoor auf dem Gipfel war nichts als eine weiße Fläche, die sich bis zum Horizont erstreckte und auf der wie eine dunkle Decke der Himmel lastete. Unter mir erspähte ich den Hof in seiner Mulde, und auch er sah anders aus: klein, fern, wie eine Kohlezeichnung vor dem Hintergrund der weißen Berge. Ein Tannenwald bildete einen schwarzen Fleck auf den Hängen, aber sonst wies die Gegend kaum noch Erkennungszeichen auf.

Die Straße war nur stellenweise zu sehen, da die Mauern praktisch unter dem Schnee verschwanden, aber der Hof war die ganze Zeit sichtbar. Nachdem ich ungefähr eine halbe Meile zurückgelegt hatte, blies ein plötzlicher Windstoß den Oberflächenschnee zu einer Wolke feiner Partikel auf. Ein paar Sekunden lang war ich völlig allein. Der Hof, das umliegende Moor, alles war verschwunden, und mich befiel ein beklemmendes Gefühl der Isolation, bis der Schleier zerriß.

Es war schwer, in dem tiefen Schnee zu gehen, und in den Verwehungen sank ich bis zu den Knien ein. Ich stapfte mit gesenktem Kopf weiter. Nun war ich nur noch ein paar hundert Yards von dem Gehöft entfernt. Ich dachte gerade, daß es gar nicht so schwierig gewesen sei, als ich aufblickte und einen wogenden Vorhang von Millionen schwarzer Pünktchen auf mich zukommen sah.

Ich beschleunigte meine Schritte. Unmittelbar bevor der Schneesturm mich erreichte, merkte ich mir die Lage des Hofes. Aber nach zehn Minuten Stolpern und Rutschen mußte ich feststellen, daß ich vom Weg abgekommen war. Ich bewegte mich auf etwas zu, was gar nicht da war, dessen Form sich nur meinem Gedächtnis eingeprägt hatte.

Ich blieb einen Augenblick stehen, wieder von dem lähmenden Gefühl der Einsamkeit befallen. Ich war überzeugt, daß ich mich zu weit links gehalten hatte, und so wandte ich mich nun nach rechts. Es dauerte nicht lange, bis ich entdeckte, daß ich wieder in die falsche Richtung gegangen war. Ich fiel in tiefe Löcher, versank bis zu den Ellbogen im Schnee, und das erinnerte mich daran, daß der Boden im Hochmoor nicht wirklich eben war, sondern unzählige Torfgruben aufwies.

Während ich mich vorwärtskämpfte, sagte ich mir, daß die ganze Sache lächerlich sei. Schließlich war ich hier nicht am Nordpol, und Pike House mit seinem warmen Kaminfeuer konnte nicht weit sein. Aber dann dachte ich wieder an die riesige Moorfläche hinter dem Hof, und ich mußte mich gegen die aufsteigende Angst wehren.

Die grausame Kälte schien jedes Zeitgefühl auszulöschen. Bald wußte ich nicht mehr, wie lange ich schon in Löcher fiel und aus ihnen herauskroch. Ich wußte nur, daß es mir jedesmal schwerer wurde, wieder auf die Beine zu kommen. Immer stärker fühlte ich das Verlangen, mich hinzusetzen und auszuruhen, ja zu schlafen; die weichen Flocken, die lautlos mein Gesicht streiften und sich auf die geschlossenen Lider legten, hatten etwas Hypnotisches an sich.

Ich versuchte mir die Überzeugung auszureden, daß ich, wenn ich noch ein paarmal hinfiel, nicht wieder aufstehen würde, als plötzlich etwas Dunkles vor mir auftauchte. Dann berührten meine ausgestreckten Arme etwas Hartes, Rauhes. Ungläubig tastete ich mich an den viereckigen Steinblöcken entlang, bis ich zu einer Ecke kam. Dahinter war ein erleuchtetes Viereck – das Küchenfenster der Claytons.

Ich schlug gegen die Tür und lehnte mich an die glatten Balken. Mit offenem Mund und qualvoll keuchender Brust rang ich nach Luft. Meine Erleichterung war so ungeheuer, daß sie schon an Hysterie grenzte. Mir schien, ich würde, wenn man die Tür öffnete, kopfüber ins Zimmer fallen. Ich stellte mir vor, wie die Familie sich um mich drängte und mir Brandy einflößte.

Aber als sich die Tür dann wirklich öffnete, hielt mich irgend etwas aufrecht. Der Anblick eines halbtoten Schneemannes rührte Mr. Clayton offensichtlich nicht im geringsten.

«Ach, Sie sind's, Mr. Herriot. Das paßt ja großartig – ich bin gerade fertig mit dem Mittagessen. Warten Sie einen Moment, ich will nur noch meinen Hut aufsetzen. Das Tier steht dort drüben im Stall.»

Mr. Clayton griff hinter die Tür, stülpte einen zerbeulten Schlapphut auf den Kopf, steckte die Hände in die Taschen und schlenderte pfeifend über die Kopfsteine des Hofes. Er stieß den Riegel des Kuhstalls auf, und mit einem Gefühl unendlicher

Erleichterung trat ich ein; die grimmige Kälte und das Schneegestöber blieben hinter mir zurück.

Während ich meinen Rucksack ablegte, glotzten mich vier langhaarige kleine Ochsen über eine Hürde hinweg ruhig an. Ihre Kinnbacken bewegten sich rhythmisch. Sie waren von meinem Aussehen ebensowenig beeindruckt wie ihr Besitzer und zeigten ein mildes Interesse, mehr nicht. Hinter den zottigen Köpfen entdeckte ich ein fünftes kleines Tier, dem man einen Sack umgebunden hatte und aus dessen Nase gelblicher Eiter floß.

Das erinnerte mich an den Grund meines Besuchs. Als ich mit steifen Fingern meine Tasche nach einem Thermometer durchwühlte, traf ein starker Windstoß die Tür, so daß der Riegel leise klickte, und trieb ein wenig Pulverschnee in den dunklen Raum.

Mr. Clayton drehte sich um und rieb mit seinem Ärmel über die Scheibe des einzigen kleinen Fensters. Er stocherte mit dem Daumennagel zwischen seinen Zähnen herum und schaute hinaus in den tobenden Schneesturm.

«Ja», sagte er und rülpste voller Behagen, «das Wetter ist wirklich nicht das beste.»

Kapitel 30

Während ich darauf wartete, daß Siegfried mir meine morgendliche Besuchsliste gab, zog ich den Schal bis fast über die Ohren, schlug den Mantelkragen hoch und knöpfte ihn fest unter dem Kinn zu. Dann zog ich ein Paar dicke Wollhandschuhe an.

Der schneidende Nordwind trieb den Schnee fast parallel zum Boden am Fenster vorbei. Die großen, wirbelnden Flocken löschten die Straße und alles andere aus.

Siegfried beugte sich über den Terminkalender. «Nun wollen wir mal sehen, was wir da haben. Barnett, Gill, Sunter, Dent, Cartwright . . .» Er kritzelte etwas auf einen Schreibblock. «Ach, und um Scrutons Kalb werde ich mich auch kümmern – Sie haben es behandelt, ich weiß, aber ich komme heute sowieso dort vorbei. Was war denn mit dem Tier los?»

«Ja, die Atmung war ein bißchen beschleunigt, und die Temperatur lag bei vierzig Grad. Ich glaube aber nicht, daß es Lungenentzündung ist. Mir scheint eher, daß sich eine Diphtherie entwickeln könnte – der Rachen ist geschwollen, und die Halsdrüsen sind stark vergrößert.»

Siegfried hatte unterdessen auf seinem Schreibtisch weitergeschrieben und nur einmal innegehalten, um Miss Harbottle etwas zuzuflüstern. Nun sah er strahlend auf. «Lungenentzündung? Wie haben Sie die behandelt?»

«Nein, ich sagte, daß ich *nicht* an Lungenentzündung glaube. Ich habe Prontosil injiziert und Liniment zum Einreiben der Halsgegend dagelassen.»

Siegfried schrieb eifrig weiter. Er sagte nichts, bis er zwei Listen angefertigt hatte. Er riß die eine vom Block ab und reichte sie mir. «Schön, Sie haben also Liniment für die Brust verordnet. Ist sicherlich wirksam. Welches Liniment genau?»

«Methylsalicylicum. Allerdings soll der Hals des Kalbs eingerieben werden, nicht die Brust.» Aber Siegfried hatte sich abgewandt, um Miss Harbottle die Reihenfolge seiner Besuche mitzuteilen, und so sprach ich gegen seinen Hinterkopf an.

Schließlich stand er auf und kam herüber. «Na schön, Sie haben Ihre Liste – dann kann's ja losgehen.» An der Tür blieb er stehen und drehte sich um. «Warum zum Teufel reiben Sie mit diesem Liniment den Hals des Tieres ein?»

«Ich dachte, es würde die Entzündung mildern.»

«Aber James, warum soll da überhaupt eine Entzündung sein? Glauben Sie nicht, es wäre besser, die Brust einzureiben?» Siegfried hatte wieder seinen geduldigen Blick.

«Nein, das glaube ich nicht. Jedenfalls nicht bei Kälberdiphtherie.»

Siegfried neigte den Kopf und lächelte voller Sanftmut. Er legte mir die Hand auf die Schulter. «Mein lieber alter James, vielleicht ist es am besten, wenn Sie mir die Sache ganz von vorn erzählen. Lassen Sie sich Zeit – wir haben keine Eile. Sprechen Sie langsam und ruhig, dann kommen Sie auch nicht durcheinander. Sie sagten also, es ginge um ein Kalb mit Lungenentzündung – fangen Sie da an.»

Ich bohrte meine Hände in die Manteltaschen und begann zwischen den Thermometern, Scheren und Fläschchen herumzuwühlen, die ich immer bei mir hatte. «Hören Sie, ich habe als erstes gesagt, daß es sich meiner Meinung nach nicht um eine Lungenentzündung handelt und ich eher auf eine Diphtherie tippe. Das Kalb hatte auch Fieber – vierzig Grad.»

Siegfried schaute an mir vorbei aus dem Fenster. «Mein Gott, sehen Sie bloß, wie das schneit. Wird ein Vergnügen sein, heute von einem Hof zum anderen zu fahren.» Er richtete seinen Blick wieder auf mich. «Meinen Sie nicht, daß Sie bei vierzig Grad Fieber Prontosil spritzen sollten?» Er hob die Arme und ließ sie sinken. «Ist ja nur ein Vorschlag, James – ich will mich da beileibe nicht einmischen, aber ich finde wirklich, daß hier ein bißchen Prontosil angebracht wäre.»

«Zum Donnerwetter, ich spritze doch Prontosil!» schrie ich. «Ich hab's Ihnen eben gesagt, aber Sie hören mir ja nicht zu. Ich versuche dauernd, es Ihnen beizubringen, aber wie kann ich ...»

«Beruhigen Sie sich, lieber Junge. Kein Grund zur Aufregung.» Siegfrieds Gesicht war von einem inneren Glanz verklärt. Es drückte Güte, Verzeihung, Toleranz und Zuneigung aus. Ich war nahe daran, ihm einen Tritt gegen das Schienbein zu versetzen.

«James, James.» Die Stimme hatte etwas Einschmeichelndes. «Ich bezweifle durchaus nicht, daß Sie auf Ihre Weise versucht haben, mir diesen Fall zu schildern, nur ist es leider nicht jedem gegeben, sich mitzuteilen. Sie sind ein großartiger Kerl, aber Sie müssen sich bemühen, diese Fähigkeit zu erwerben. Wenn es Ihnen erst einmal gelingt, die Fakten zusammenzustellen und dann geordnet zu präsentieren, werden Sie nicht mehr so durcheinandergeraten. Es ist alles nur Übungssache, glauben Sie mir.» Er winkte mir aufmunternd zu und verschwand.

Ich ging schnell in den Vorratsraum hinüber, und als ich dort einen großen, leeren Karton auf dem Boden stehen sah, gab ich ihm einen gewaltigen Tritt. Ich tat es mit so viel Zorn, daß mein

Fuß durch die Pappe hindurchstieß. Gerade versuchte ich mich zu befreien, als Tristan hereinkam. Er hatte das Feuer geschürt und war Zeuge unseres Gesprächs geworden.

Interessiert sah er zu, wie ich im Zimmer umherstampfte und den Karton abzuschütteln suchte. «Was ist los, Jim? Ist mein großer Bruder Ihnen auf die Nerven gefallen?»

Ich hatte mich endlich von dem Karton befreit und sank auf eines der niedrigen Regale. «Ich weiß nicht. Warum sollte er mir jetzt auf die Nerven fallen? Ich kenne ihn doch schon lange, und er war nie anders als jetzt, aber es hat mir nichts ausgemacht – zumindest nicht soviel wie heute. Zu jedem anderen Zeitpunkt würde ich darüber lachen. Zum Teufel, was ist eigentlich mit mir los?»

Tristan setzte den Kohleneimer ab und sah mich nachdenklich an. «Ihnen fehlt gar nichts, Jim, Sie sind nur ein bißchen nervös und gereizt, seit Sie mit der kleinen Alderson ausgegangen sind.»

«O Gott!» stöhnte ich und schloß die Augen. «Erinnern Sie mich bloß nicht daran. Übrigens habe ich sie nicht wiedergesehen und auch nichts mehr von ihr gehört. Die Sache ist also zu Ende, und ich kann es dem Mädchen nicht verdenken.»

Tristan zog seine Zigaretten hervor und hockte sich neben dem Kohleneimer auf den Boden. «Alles schön und gut, aber sehen Sie mal in den Spiegel. Sie leiden, und das ohne jeden Grund. Gut, der Abend war katastrophal, und sie hat Ihnen den Laufpaß gegeben. Na und? Was glauben Sie, wie viele Mädchen schon mit mir Schluß gemacht haben?»

«Schluß? Ich hatte ja noch nicht einmal angefangen.»

«Um so besser. Warum laufen Sie dann herum wie ein Ochse mit Bauchschmerzen? Vergessen Sie es, Mensch, gehen Sie hinaus in die weite Welt. Das Leben in seiner ganzen Fülle wartet auf Sie. Ich habe Sie beobachtet – Sie schuften den ganzen Tag, und wenn Sie nicht unterwegs sind, lesen Sie Ihre Fälle in den Lehrbüchern nach. Berufliches Interesse ist okay, aber nur bis zu einem bestimmten Punkt. Sie müssen auch ein bißchen leben. Denken Sie an all die hübschen Mädchen in Darrowby – jede einzelne wartet auf einen großen, gut aussehenden Kerl wie Sie. Enttäuschen Sie unsere Schönen nicht.» Er beugte sich vor und schlug mir aufs Knie. «Ich will Ihnen was sagen. Warum lassen Sie mich nicht irgendwas arrangieren? Eine hübsche kleine Party zu viert – genau das, was Sie brauchen.»

«Ach, ich weiß nicht, ich bin wirklich nicht scharf darauf.»

«Unsinn», sagte Tristan. «Ich weiß gar nicht, warum mir das nicht schon eher eingefallen ist. Dieses mönchische Leben ist schlecht für Sie. Überlassen Sie alles weitere mir.»

Ich beschloß, früh schlafen zu gehen, und wachte gegen elf Uhr wieder auf, als etwas Schweres auf mein Bett plumpste. Das Zimmer war dunkel, aber ich hatte das Gefühl, eine Wolke aus Bier und Rauch hülle mich ein. Ich hustete und setzte mich auf. «Sind Sie das, Triss?»

«Allerdings», sagte die dunkle Gestalt am Fußende des Bettes. «Und ich bringe Ihnen eine gute Nachricht. Erinnern Sie sich an Brenda?»

«Die kleine Krankenschwester, mit der ich Sie ein paarmal gesehen habe?»

«Genau die. Und sie hat eine Freundin, Connie, die sogar noch hübscher ist. Wir vier gehen am Dienstagabend ins Poulton Institute tanzen.»

«Was denn – ich auch?»

«Klar. Und Sie werden sich so gut amüsieren wie noch nie. Ich sorge dafür.» Er blies mir eine letzte dicke Rauchwolke ins Gesicht und ging leise lachend aus dem Zimmer.

Kapitel 31

«Es gibt warmes Essen, und für Unterhaltung ist auch gesorgt.»

Meine Reaktion auf diese Worte überraschte mich. Sie wirbelten eine Mischung aller möglichen angenehmen Gefühle auf. Wäre ich gebeten worden – wofür natürlich niemals die geringste Chance bestand –, Präsident der Königlichen Veterinärakademie zu werden, ich weiß nicht, ob mich das mehr gefreut hätte als diese Einladung zum Essen.

Der Grund war vermutlich darin zu suchen, daß aus den Worten die Einstellung eines typischen Bauern aus den Dales mir gegenüber sprach. Und dies allein zählte, denn wenn ich auch nach mehr als einem Jahr allmählich akzeptiert wurde, so war ich mir doch über die Kluft im klaren, die zwischen den Bergbauern und einer Stadtpflanze wie mir existierte. Obgleich ich diese Menschen sehr bewunderte, war ich mir immer bewußt, wie verschieden wir voneinander waren. Es war etwas ganz Natürliches, ich wußte es, und doch nagte es so an mir, daß ein echter Freundschaftsbeweis dieser Leute aus den Dales mich tief bewegte.

Besonders wenn es sich um jemanden wie Dick Rudd handelte. Ich hatte Dick im letzten Winter auf der Türschwelle von Skeldale House kennengelernt; es war um sechs Uhr früh gewesen, an einem dieser stockfinsteren Morgen, die einen Tierarzt auf dem Lande an der Richtigkeit seiner Berufswahl zweifeln lassen. Zähneklappernd knipste ich das Licht an und öffnete die Tür. Draußen stand ein kleiner Mann, der in einen alten Soldatenmantel und eine wollene Kapuze eingemummt war. Er hatte ein Fahrrad bei sich. Hinter ihm fiel das Licht auf ein Stückchen Bürgersteig. Es regnete in Strömen.

«Tut mir leid, Sie um diese Zeit aus dem Bett zu klingeln, Meister», sagte er. «Ich bin Dick Rudd aus Coulston und habe eine Färse, die kalbt, aber es will und will nicht weitergehen. Würden Sie kommen?»

Ich besah mir das schmale Gesicht etwas genauer. Das Wasser lief über die Wangen und tropfte von der Nasenspitze. «Ist gut, ich ziehe mich nur rasch an. Aber wollen Sie Ihr Rad nicht hierlassen und mit mir im Wagen fahren? Bis nach Coulston sind es doch gute vier Meilen, und Sie müssen ja durch und durch naß sein.»

«Nein, nein, so ist's schon in Ordnung.» Er grinste fröhlich, und unter der triefenden Kapuze strahlte mich ein Paar blaue Augen an. «Ich müßte sonst noch einmal zurückkommen und es holen. Ich fahre jetzt los und bin bestimmt nicht viel später da als Sie.»

Damit schwang er sich auf sein Rad und verschwand in der Dunkelheit. Leute, die glauben, ein Bauer führe ein angenehmes, bequemes Leben, hätten sehen sollen, wie die gekrümmte Gestalt durch den strömenden Regen davonradelte. Kein Auto, kein Telefon, eine Nachtwache bei der Färse, acht Meilen auf dem Rad – noch dazu bei diesem Wetter –, und vor ihm lag ein schwerer Tag. Wenn ich an das Leben der Kleinbauern dachte, erschienen mir die Dinge, die mir gelegentlich abverlangt wurden, recht unerheblich.

Ich half an diesem ersten Morgen einem hübschen lebenden Kalb auf die Welt, und später, als ich in der Küche des Bauernhauses dankbar eine Tasse heißen Tee trank, betrachtete ich verwundert die vielen jungen Rudds, die da umherliefen; es waren sieben, alle schon erstaunlich groß. Im Alter rangierten sie zwischen zwanzig und zehn; ich hätte nicht gedacht, daß Dick die Vierzig schon überschritten hatte, denn in der trüben Flurbeleuchtung von Skeldale House und später im Licht der rauchgeschwärzten Öllampe im Kuhstall hatte ich von seinen lebhaften Bewegungen und seiner munteren Art auf einen Mann in den Dreißigern geschlossen. Aber als ich ihn jetzt genauer ansah, stellte ich fest, daß sein kurzes, borstiges Haar schon grau meliert war und daß ein Labyrinth von Fältchen die Partie zwischen Augen und Wange überzog.

Am Anfang ihrer Ehe hatten die Rudds, die wie alle Bauern gern Söhne gehabt hätten, mit wachsendem Kummer die Ankunft von nacheinander fünf Töchtern beobachtet. «Wir waren schon nahe daran, aufzugeben», vertraute Dick mir einmal an; aber sie gaben nicht auf, und ihre Ausdauer wurde am Ende durch zwei kräftige Jungen belohnt. Ein Bauer arbeitet für seine Söhne, und Dick hatte nun etwas, wofür er arbeiten konnte.

Als ich sie besser kennenlernte, entdeckte ich zu meinem Erstaunen, daß alle fünf Mädchen groß und langgliedrig waren und daß die beiden stämmigen Jungen ebenfalls groß zu werden versprachen, obwohl die Eltern ausgesprochen schmal und zierlich gebaut waren – «kein bißchen Ähnlichkeit mit uns», sagte Mrs. Rudd immer.

Ich staunte auch, wie Mrs. Rudd, die nur über das Milchgeld von Dicks zottigen Kühen verfügte, es fertigbrachte, ihre Kinder so zu ernähren, daß sie geradezu vor Gesundheit strotzten. Einen ersten Anhaltspunkt bekam ich eines Tages, als ich mir ein paar Kälber angesehen hatte und die Rudds mich zu Tisch baten. Fleisch war bei den Bergbauern eine Seltenheit, und ich kannte die üblichen Behelfsspeisen, mit denen man sich vor dem Hauptgang den Magen füllte: Yorkshire Pudding oder Haufen von Hefeklößen. Aber Mrs. Rudd hatte ihre eigene Methode – als Horsd'œuvre gab es bei ihr eine große Schüssel Reispudding mit sehr viel Milch. Das war eine neuartige Vorspeise für mich, doch ich konnte sehen, wie die Familie immer langsamer aß, je weiter sie sich durch den Pudding hindurcharbeitete. Ich war heißhungrig gewesen, als wir zu Tisch gingen, aber nach dem Reis betrachtete ich den Rest der Mahlzeit mit größter Gleichgültigkeit.

Dick hielt sehr viel von tierärztlichem Rat, und so hatte ich häufig auf dem Birch Tree-Hof zu tun. Nach jedem Besuch gab es ein unveränderliches Ritual: Ich wurde zu einer Tasse Tee ins Haus gebeten, und alle Familienmitglieder legten ihre Geräte nieder und setzten sich, um mir beim Teetrinken zuzuschauen. An den Wochentagen mußte die älteste Tochter zur Arbeit gehen, und die Jungen waren in der Schule, aber sonntags entfaltete sich die Zeremonie zu vollem Glanz: Alle neun Rudds saßen bewundernd um mich herum, während ich meinen Tee trank. Jede Bemerkung aus meinem Mund wurde mit Kopfnicken und Lächeln aufgenommen. Zweifellos war es gut für mein Selbstbewußtsein, daß eine ganze Familie buchstäblich an meinen Lippen hing, doch gleichzeitig weckte es in mir ein seltsames Gefühl der Demut.

Es lag wohl an Dicks Charakter. Nicht daß er in irgendwelcher Hinsicht einzigartig war – es gab Tausende von Kleinbauern, die genauso wie er waren –, aber er schien die besten Eigenschaften der Leute aus den Dales zu verkörpern: Widerstandskraft und Unzerstörbarkeit, robuste Einstellung zum Leben, selbstverständliche Großzügigkeit und Gastfreundschaft. Und dann waren da noch jene Eigenschaften, die nur Dick besaß: die Integrität, die aus seinem ruhigen Blick sprach, und der Humor, den er nie verlor. Dick war kein Witzbold, aber er versuchte immer, sich so auszudrücken, daß es komisch klang.

Wenn ich meine Audienzen in der Küche abhielt, staunte ich, wie zufrieden die Rudds mit ihrem Los waren. Keiner von ihnen hatte jemals Bequemlichkeit oder Luxus kennengelernt, aber es machte ihnen nichts aus. Sie betrachteten mich als ihren Freund, und ich war stolz darauf.

Sooft ich den Hof verließ, fand ich irgend etwas auf dem Sitz meines Wagens – ein paar selbstgebackene Biskuits, drei Eier oder dergleichen. Ich weiß nicht, wie Mrs. Rudd sich das absparte, doch sie vergaß es nie.

Dick hatte den brennenden Ehrgeiz, seinen Viehbestand zu steigern, bis er eine Herde Milchkühe besaß, die seinen Wünschen entsprach. Da er keine Rücklagen hatte, war ihm klar, daß er nur langsam und mit großer Mühe vorankommen würde, aber sein Entschluß war gefaßt. Er rechnete nicht damit, daß er selbst es noch erlebte, doch irgendwann, vielleicht wenn seine Söhne erwachsen waren, würden die Leute kommen und die Kühe von Birch Tree bewundern.

Ich wurde Zeuge des allerersten Anfangs. Als Dick mir eines Morgens auf der Straße begegnete und mich bat, zu seinem Hof mitzukommen, merkte ich ihm an, daß etwas Besonderes geschehen war. Er führte mich in den Kuhstall und blieb schweigend stehen. Es bedurfte auch keiner Worte, denn ich starrte ungläubig auf ein Edelrind.

Dicks Kühe waren im Lauf der Jahre stückweise zusammengekauft worden und bildeten eine bunt zusammengewürfelte Herde. Die meisten Tiere waren alt und von den wohlhabenden Bauern wegen ihrer hängenden Euter oder weil sie nur noch drei Zitzen hatten ‹ausrangiert› worden. Andere hatte Dick selbst großgezogen; sie waren struppig und mager. Aber in der Mitte des Stalls stand – was für ein Gegensatz zu den anderen Tieren – eine prächtige Milchkuh.

«Woher haben Sie dieses Prachtstück?» fragte ich und starrte die Kuh unverwandt an.

«Ach, ich war drüben bei Weldons und habe sie mir ausgesucht», antwortete Dick mit gespieltem Gleichmut. «Gefällt sie Ihnen?»

«Sie ist ein Bild von einer Kuh. Ich habe noch nie eine schönere gesehen.» Die Weldons waren die größten Zuchtviehhalter in den nördlichen Dales, und ich fragte Dick nicht, ob er seinem Bankdirektor ein Darlehen abgeschwatzt oder seit Jahren für diese Kuh gespart hatte.

«Sie gibt dreißig Liter am Tag, wunderbar fette Milch. Ich

schätze, sie ist soviel wert wie zwei von meinen anderen Kühen. Ein Kalb von ihr wird gutes Geld bringen.» Er strich liebevoll über den tadellos geraden Rücken der Kuh. «Sie hat einen großartigen Stammbaumnamen, aber meine Frau nennt sie Strawberry.»

In diesem Augenblick begriff ich, daß in diesem primitiven Kuhstall mit den hölzernen Verschlägen und den unverputzten Wänden nicht einfach eine neue Kuh stand, sondern das Fundament einer neuen Herde, Dick Rudds Zukunftshoffnung.

Etwa einen Monat später rief er mich an. «Ich möchte, daß Sie kommen und Strawberry untersuchen. Sie macht sich großartig, schüttet die Milch nur so aus, aber heute morgen fehlt ihr irgendwas.»

Die Kuh sah nicht krank aus, und sie fraß auch, als ich sie abtastete, aber mir fiel auf, daß sie sehr hastig schluckte. Sie hatte kein Fieber, und ihre Lungen waren frei, aber als ich neben dem Kopf stand, hörte ich ein schwaches schnarchendes Geräusch.

«Es ist ihr Hals, Dick», sagte ich. «Wahrscheinlich eine leichte Entzündung, aber es könnte sich auch da drinnen ein kleiner Abszeß entwickeln.» Ich gab mich optimistisch, doch ich war es nicht. Rachenabszesse waren nach meiner begrenzten Erfahrung recht gefährlich. Sie saßen an unerreichbaren Stellen, und wenn sie sehr groß wurden, konnten sie die Atmung stark behindern. Ich hatte bisher nur wenige Fälle dieser Art behandelt und Glück mit ihnen gehabt; der Abszeß war entweder klein gewesen und hatte sich zurückgebildet, oder er war von selbst aufgegangen.

Ich injizierte Prontosil und sagte dann zu Dick: «Sie müssen ihr mindestens dreimal am Tag heiße Umschläge machen – hier, sehen Sie? – und hinterher die Halspartie mit dieser Salbe gut einreiben. Vielleicht haben wir Glück, und der Abszeß geht auf.»

In den folgenden zehn Tagen sah ich regelmäßig nach ihr. Obgleich der Abszeß sich ständig weiterentwickelte, war die Kuh nicht akut krank, aber sie fraß bedeutend weniger, wurde dünner und gab kaum noch Milch. Ich fühlte mich ziemlich hilflos, denn nur das Aufplatzen des Abszesses konnte Erleichterung bringen, und ich wußte, daß die verschiedenen Injektionen nicht viel Sinn hatten. Aber das scheußliche Ding wollte und wollte nicht aufgehen.

Gerade zu dieser Zeit nahm Siegfried an einer Konferenz über Pferdekrankheiten teil, die eine Woche dauern sollte. Für ein paar Tage war ich voll ausgelastet, und mir blieb kaum Zeit, über Dicks Kuh nachzudenken, bis er eines Morgens mit dem Rad bei mir erschien. Er begrüßte mich fröhlich wie immer, aber seine Heiterkeit wirkte irgendwie unnatürlich.

«Könnten Sie wohl kommen und sich Strawberry ansehen? Seit drei Tagen geht es ihr schlechter. Sie glauben gar nicht, wie elend sie aussieht.»

Ich fuhr sofort los und war lange vor Dick in Birch Tree. Beim Anblick von Strawberry blieb ich wie angewurzelt stehen und starrte entsetzt auf das, was noch vor kurzem ein Bild von einer Kuh gewesen war. Strawberry war jetzt nicht viel mehr als ein mit Fell bedecktes Skelett. Ihren kratzenden Atem hörte man im ganzen Stall, und beim Ausatmen blies sie die Backen auf – ein Phänomen, das mir noch nie begegnet war. Ihre Augen starrten angstvoll auf die Wand. Ab und zu hustete sie mühsam, und dann tropfte Speichel aus ihrem Maul.

Ich muß wohl lange so dagestanden haben, denn auf einmal war Dick an meiner Seite.

«Jetzt ist sie das schäbigste Tier im ganzen Stall», sagte er grimmig.

Für mich war das wie ein Stich ins Herz. «Es tut mir so leid, Dick. Ich hatte keine Ahnung, daß sie in einem solchen Zustand ist. Ich kann es noch gar nicht glauben.»

«Ja, es kam auch ganz plötzlich. Ich hätte es nie für möglich gehalten, daß eine Kuh sich so schnell verändert.»

«Der Abszeß muß unmittelbar vor dem Aufbrechen sein», sagte ich. «Sie bekommt ja kaum noch Luft.» Während ich sprach, begann die Kuh so heftig zu zittern, daß ich dachte, sie werde umfallen. Ich lief hinaus zum Wagen und holte eine Blechdose mit einem Koalin-Breiumschlag. «Kommen Sie, Dick, wir wollen ihr das auf den Hals legen. Vielleicht hilft es.»

Als wir fertig waren, sah ich Dick an. «Wenn wir Glück haben, passiert's heute abend. Es muß einfach aufgehen.»

«Und wenn nicht, dann kratzt sie morgen ab», brummte er. Ich sah wohl sehr bekümmert aus, denn plötzlich grinste er.

«Nehmen Sie's nicht so schwer, mein Junge, Sie haben getan, was Sie konnten.»

Ich war mir da nicht so sicher. Als ich fortging, stand Mrs. Rudd am Wagen. Sie hatte an diesem Tag gebacken und drückte mir einen kleinen Laib Brot in die Hand. Es war mir peinlich.

Kapitel 32

An diesem Abend saß ich allein in dem großen Zimmer im Skeldale House und brütete vor mich hin. Siegfried war noch immer verreist – ich hatte niemanden, den ich um Rat fragen konnte, und wünschte nur, ich wüßte, was ich mit Dicks Kuh am nächsten Morgen anstellen sollte. Als ich zu Bett ging, war ich zu dem Schluß gekommen, daß mir wohl nichts anderes übrigblieb, als den Abszeß mit dem Messer anzugehen: ich würde das Skalpell hinter dem Kieferwinkel ansetzen müssen.

Ich wußte zwar, wo der Abszeß saß, aber es war ein weiter Weg dorthin, und an diesem Weg lauerten so furchteinflößende Dinge wie die Halsschlagader und die Drosselvene. Verzweifelt versuchte ich, sie aus meinen Gedanken zu verbannen, aber sie verfolgten mich noch im Traum: riesige, pochende, pulsierende Gebilde, die bei der kleinsten Berührung mit dem Messer zu bersten drohten. Um sechs Uhr war ich bereits hellwach. Nachdem ich eine Stunde lang todunglücklich an die Decke gestarrt hatte, hielt ich es nicht mehr aus. Ich stand auf und fuhr ungewaschen und unrasiert nach Birch Tree.

Ich schlich beklommen in den Stall und sah zu meinem Entsetzen, daß Strawberrys Box leer war. Es war also passiert. Sie war also tot. Schließlich hatte sie ja auch schon gestern so ausgesehen, als würde sie eingehen. Ich wollte gerade wieder gehen, da rief Dick.

«Ich hab sie in einer Box am andern Ende des Hofes untergebracht. Da hat sie es ein bißchen bequemer.»

Ich rannte fast über die Pflastersteine. Als ich mich der Tür näherte, hörte ich schon ein schreckliches Keuchen. Strawberry war nicht mehr auf den Beinen – der Weg zur anderen Box hatte sie ihre letzte Kraft gekostet, und nun lag sie da, auf der Brust, den Kopf auf dem Boden ausgestreckt, mit geweiteten Nüstern und starr blickenden Augen, und rang verzweifelt nach Luft.

Aber sie lebte! Die Erleichterung darüber spornte mich zum Handeln an und verscheuchte meine Bedenken.

«Dick», sagte ich, «ich muß die Kuh operieren. Das Ding, was sie da drinnen hat, geht nicht mehr rechtzeitig auf. Also muß etwas geschehen – jetzt oder nie. Aber eins müssen Sie wissen: ich komme nur von hinten, hinter dem Kiefer, an die Stelle heran. Und das hab ich noch nie gemacht. Ich hab es nie gesehen und auch noch nie gehört, daß irgend jemand es gemacht hat. Wenn ich eines von den großen Blutgefäßen da drinnen verletze, ist sie in einer Minute tot.»

«So wie jetzt hält sie es doch nicht mehr lange aus», knurrte Dick. «Da ist nichts zu verlieren – also fangen Sie an.»

Wenn man große Rinder operieren will, muß man sie gewöhnlich mit Stricken herunterziehen, und meist geht es auch nicht ohne Vollnarkose. Bei Strawberry war beides nicht nötig. Sie war schon zu geschwächt. Ich stieß sie nur sanft gegen die Schulter, und schon rollte sie auf die Seite und lag wieder still da.

Ich injizierte in die Partie unterhalb des Ohrs bis hin zum Kieferwinkel ein Lokalanästhetikum und legte meine Instrumente bereit.

«Ziehen Sie Strawberrys Kopf möglichst gerade und biegen Sie ihn ganz leicht zurück, Dick», sagte ich. Im Stroh kniend, machte ich den ersten Einschnitt in die Haut, schnitt dann vorsichtig durch die lange, dünne Schicht des Brachiozephalmuskels und hielt die Fasern mit Wundhaken auseinander. Irgendwo da unten war mein Ziel, und ich versuchte, mir die Anatomie dieses Bereiches so klar wie nur irgend möglich zu vergegenwärtigen. Genau da liefen die Kiefervenen zusammen und bildeten die große Drosselvene, und ein Stück tiefer lag, noch gefährlicher, die Halsschlagader mit ihren Verästelungen und Verzweigungen. Wenn ich das Messer hier, hinter der Speicheldrüse am Unterkiefer, hineinstieß, dann mußte ich die richtige Stelle treffen. Doch als ich die rasiermesserscharfe Klinge ansetzen wollte und auf die freigelegte Stelle blickte, fing meine Hand an zu zittern. Ich versuchte sie ruhig zu halten, aber es war, als würde ich vom Malariafieber geschüttelt. Ich hatte einfach zu viel Angst. Mit diesen zitternden Händen durfte ich nicht schneiden. Also legte ich das Skalpell beiseite, nahm statt dessen eine lange Arterienpinzette und schob sie langsam durch die kleine Öffnung im Muskel. Es kam mir so vor, als hätte ich sie schon unendlich tief hineingestoßen, als ich plötzlich ein dünnes Rinnsal Eiter auf dem funkelnden Metall erblickte. Ich vermochte es kaum zu glauben: ich hatte den Abszeß aufgestochen.

Behutsam öffnete ich die Pinzette so weit wie möglich, um die Abflußöffnung in dem Abszeß zu vergrößern. Aus dem Rinnsal wurde jetzt ein dickflüssiger Strom, der sich über meine Hand, den Hals der Kuh und aufs Stroh ergoß. Ich wartete ab, bis der Strom versiegte, und zog dann die Pinzette heraus.

Dick sah mich von der Seite her an. «Na, was meinen Sie, Doktor?» fragte er leise.

«Tja», sagte ich, «der Eiter ist raus. Jetzt müßte es ihr aller Voraussicht nach bald besser gehen. Kommen Sie, wir rollen sie wieder auf die Brust.»

Nachdem wir die Kuh in eine bequeme Lage gebracht und ihr einen Haufen Stroh als Stütze für die Schulter aufgeschichtet hatten, sah ich sie mit flehenden Blicken an. Jetzt müßte sie doch zu erkennen geben, daß es ihr besser ging! Sie müßte doch eine gewisse Erleichterung empfinden! Aber Strawberry starrte nach wie vor ins Leere, und ihr Atem ging eher noch schwerer.

Ich ließ mir einen Eimer mit heißem Wasser geben, tat ein Antiseptikum hinein und wusch meine Instrumente. «Ich kann mir denken, was es ist. Die Wände von dem Abszeß haben sich verhärtet, sie sind dick und hart geworden, verstehen Sie? Weil sie das Ding schon so lange hat. Wir müssen uns gedulden, bis sie sich lösen.»

Am nächsten Tag schritt ich beschwingt und voller Zuversicht über den Hof und auf den Stall zu. Dick kam gerade aus der Box heraus. «Na?» rief ich. «Wie geht's unserer Patientin heute morgen?»

Er zögerte, und meine frohe Stimmung war dahin. Ich wußte,

was sein Zögern bedeutete: er überlegte, wie er mir die schlechte Nachricht möglichst schonend beibringen konnte.

«Tja, ich schätze, es geht ihr ungefähr so gut wie gestern.»

«Verdammt!» schrie ich. «Es sollte ihr längst sehr viel besser gehen! Na, sehen wir sie uns mal an.»

Tatsächlich ging es nicht so wie tags zuvor, sondern erheblich schlechter. Und abgesehen von all den anderen Symptomen hatte sie nun auch noch schrecklich tiefliegende Augen – bei Rindern gewöhnlich das sichere Zeichen des nahen Todes.

Beide standen wir da und starrten auf das jammervolle Wrack dieser einst so herrlichen Kuh. Schließlich brach Dick das Schweigen. «Tja, was meinen Sie?» fragte er mit taktvoll gedämpfter Stimme. «Ist das jetzt ein Fall für Mallock?»

Beim Gedanken an den Abdecker wurde mir elend. Verzweifelt trat ich von einem Bein aufs andere. «Ich weiß nicht, was ich sagen soll, Dick. Ich kann nichts mehr tun.» Ich warf noch einen Blick auf das arme keuchende Tier. Es hatte blubbernden Schaum vor dem Maul und um die Nüstern. «Sie möchten natürlich nicht, daß sie noch mehr leidet, und ich will das auch nicht. Aber lassen Sie Mallock noch nicht kommen – sie ist erschöpft und geschwächt, aber starke Schmerzen kann sie nicht haben. Ich würde ihr gern noch *einen* Tag Zeit geben. Falls bis morgen keine Besserung eintritt, rufen Sie Mallock.» Es kam mir selbst sinnlos vor. Jeder Instinkt sagte mir, daß keine Hoffnung mehr bestand. Ich wandte mich um, und das Gefühl, versagt zu haben, lastete schwerer auf mir als je zuvor. Als ich in den Hof hinaustrat, kam Dick hinter mir her.

«Machen Sie sich nichts draus, mein Junge. So ist das Leben. Jedenfalls vielen Dank für alles, was Sie getan haben.»

Die Worte trafen mich wie ein Peitschenschlag. Hätte er mich verflucht, wäre mir sehr viel wohler gewesen. Da lag seine Kuh im Sterben, die einzige gute Kuh, die er je gehabt hatte, und er bedankte sich bei mir! Er, Dick Rudd, für den der Tod dieser Kuh eine Katastrophe sein würde, sagte mir, ich sollte mir nichts draus machen!

Niedergeschlagen fuhr ich nach Hause. So sehr ich auch grübelte, ich entdeckte keinen Hoffnungsschimmer. Morgen früh würde Strawberry tot sein.

Ich war mir dessen so sicher, daß ich mir am nächsten Tag

Zeit ließ und beschloß, erst im Verlauf meiner allgemeinen Besuchsrunde nach Birch Tree zu fahren. Es war bereits Mittag, als ich dort eintraf. Ich wußte, was mich erwartete – die üblichen grausamen Zeichen ärztlichen Versagens: die Stalltür würde offen stehen, und am Boden würden die Spuren zu sehen sein, wo Mallock den Kadaver über den Hof zu seinem Lastwagen geschleift hatte. Aber alles war so wie sonst. Dennoch war ich auf das Schlimmste gefaßt. Der Abdecker war noch nicht dagewesen, aber mit Sicherheit würde meine Patientin tot in ihrer Box liegen. Vor lauter Nervosität brachte ich zuerst den Türhaken nicht auf. Es war, als sperrte sich etwas in mir, in den Stall hineinzuschauen. Aber schließlich riß ich die Tür mit einem Ruck weit auf.

Und da stand Strawberry und fraß ihr Heu! Und sie fraß nicht nur – sie riß das Heu munter zwischen den Stangen der Futterraufe hindurch, so wie Kühe das tun, wenn sie ihr Futter genießen. Es sah aus, als könne sie es gar nicht schnell genug herunterschlingen. Sie zerrte große, duftende Büschel herunter und zog sie sich mit ihrer rauhen, raspelartigen Zunge ins Maul. Ich starrte sie an, und irgendwo in meinem Innern erklang, mächtig und jubilierend, dröhnende Orgelmusik. Ich ging hinein, schloß die Tür hinter mir und setzte mich in einer Ecke aufs Stroh. Ich wollte diesen ersehnten Augenblick in vollen Zügen genießen.

Ich weiß nicht, wie lange ich so dasaß, aber ich kostete jede Minute aus. Es dauerte lange, bis ich begriff, daß alles, was ich vor mir sah, Wirklichkeit war: daß Strawberry mühelos kaute und schluckte, daß sie leicht und geräuschlos atmete und nicht mehr unter vermehrtem Speichelfluß litt. Als ich schließlich hinausging und die Tür hinter mir schloß, dröhnte die Orgel noch lauter und jubelnder als zuvor.

Strawberry erholte sich erstaunlich schnell. Als ich sie drei Wochen später wiedersah, waren ihre Knochen wieder schön mit Fleisch bedeckt, ihr Fell glänzte, und ihr großer herrlicher Euter baumelte rund und prall unter ihrem Leib.

Ein paar Wochen nach der Episode mit Strawberry saß ich eines Tages wieder einmal an meinem Stammplatz in der Küche der Rudds. Die Familie hatte sich um mich versammelt, doch diesmal war ich nicht in der Lage, mit Perlen meiner Weisheit um mich zu werfen. Ich war ganz damit beschäftigt, ein Stück von Mrs. Rudds Apfelkuchen zu verdrücken. Mrs. Rudd konnte, wie ich aus Erfahrung wußte, herrlichen Apfelkuchen bakken, doch dies war eine Spezialsorte, für Dick und die Kinder als Vesperbrot bestimmt, wenn sie draußen auf dem Feld arbeiteten. Ich kaute an dem fünf Zentimeter dicken Boden herum, und mein Mund war schon ganz ausgetrocknet.

«Mr. Herriot», sagte Mrs. Rudd in ihrer ruhigen, nüchternen Art. «Dick möchte Ihnen etwas sagen.»

Dick räusperte sich und setzte sich aufrecht. Mit vollen Backentaschen wandte ich mich ihm erwartungsvoll zu. Er sah ungewöhnlich ernst aus, und ich war leicht beunruhigt.

«Tja, was ich sagen wollte», fing er an. «Wir haben bald silberne Hochzeit, und da möchten wir ein bißchen feiern. Wir wollten Sie bitten, unser Gast zu sein.»

Ich erstickte fast an meinem Kuchen. «Oh, Dick, Mrs. Rudd, das ist aber sehr freundlich von Ihnen. Es wird mir eine Ehre sein.»

Dick verneigte sich feierlich. Er sah so aus, als habe er noch etwas Wichtiges zu verkünden.

«Gut, ich hoffe, es wird Ihnen gefallen. Es soll ein richtiges Fest werden. Wir haben einen Festsaal im King's Head in Carsley für den Tag reserviert.»

«Donnerwetter, das klingt ja großartig!»

«Ja, meine Frau und ich haben uns alles genau überlegt.» Er straffte seine Schultern und hob stolz den Kopf.

«Es gibt ein warmes Essen, und auch für Unterhaltung ist gesorgt. Wir haben Künstler bestellt.»

Kapitel 33

Es war eine ganz neue Erfahrung für mich, draußen vor dem Krankenhaus zu stehen und darauf zu warten, daß die Schwestern Dienstschluß hatten. Für Tristan dagegen war es schon Routine: ihn traf man hier an mehreren Abenden in der Woche. *Wie* erfahren er war, zeigte sich auf mancherlei Weise, vor allem aber daran, wie er in einer dunklen Ecke des Eingangs zu den Gaswerken unmittelbar neben dem Lichtkreis der Straßenlaterne Posten bezog: von dort aus konnte er auf der anderen Straßenseite den Eingang des Krankenhauses und den langen weißen Flur, der zu den Schwesternzimmern führte, überblikken. Vor allem bot der Platz den Vorteil, daß Tristan hier, falls Siegfried zufällig vorbeikam, unsichtbar und sicher war.

Um halb acht stieß er mich mit dem Ellbogen an. Zwei Mädchen kamen die Stufen vor dem Krankenhaus herunter und blieben erwartungsvoll auf dem Gehsteig stehen. Tristan blickte in beide Richtungen. Dann packte er mich am Arm. «Kommen Sie, Jim, da sind sie. Die linke, die rotblonde, das ist Connie – eine reizende kleine Person.»

Wir überquerten die Straße, und mit seinem gewohnten Charme stellte Tristan mich den beiden hübschen Mädchen vor. Und ich mußte zugeben, die Art, wie sie mich mit leuchtenden Augen ansahen, die Lippen halb geöffnet, hatte etwas Wohltuendes, Befreiendes. Sie strahlten, als sei ich die Antwort auf alle Gebete, die sie je zum Himmel geschickt hatten.

Sie sahen einander überraschend ähnlich, nur daß Brenda sehr dunkles Haar hatte, während Connies Haar kupferrot war und im Licht des Eingangs feurig schimmerte und glänzte. Beide sahen aus wie das blühende Leben – apfelfrische Wangen, weiße Zähne, lebhafte, muntere Augen. Und sie hatten noch etwas, wofür ich besonders empfänglich war: den Wunsch zu gefallen.

Tristan öffnete mit großer Geste die hintere Tür des Wagens. «Sei vorsichtig, Connie», sagte er. «Zwar sieht er harmlos aus, aber nimm dich in acht. Er ist ein Teufelskerl und weit und breit als großer Liebhaber bekannt.»

Die Mädchen kicherten und musterten mich neugierig. Tristan sprang auf seinen Sitz hinter dem Steuer, und wir schossen in halsbrecherischem Tempo davon.

Während draußen die dunkle Landschaft vorüberflog, saß ich zurückgelehnt in meiner Ecke und hörte Tristan zu, der groß in Fahrt war. Ich weiß nicht, ob er mich aufmuntern wollte oder ob ihm einfach danach zumute war, jedenfalls redete er ununterbrochen. Die Mädchen waren ein ideales Publikum. Was er auch sagte, sie lachten und schüttelten sich vor Vergnügen. Hin und wieder stieß Connie leicht gegen mich. Sie saß dicht neben mir, während auf ihrer anderen Seite viel freier Platz war. Als der Wagen durch eine scharfe Kurve sauste, flog sie gegen mich und verharrte ganz selbstverständlich in dieser Stellung, den Kopf an meiner Schulter. Ich fühlte ihr Haar an meiner Wange. Ich spürte ihren Duft. Sie duftete nach Seife, nach Frische; Parfum schien sie kaum zu benutzen. Meine Gedanken wanderten zurück zu Helen. Ich dachte nicht sehr viel an sie in diesen Tagen. Es war lediglich eine Frage der Übung, und ich hatte es schon recht gut heraus, jeden Gedanken an sie in dem Augenblick, da er auftauchte, zu unterdrücken. Jedenfalls war das alles vorbei – vorbei, noch ehe es richtig begonnen hatte.

Ich legte den Arm um Connie, und sie hob mir ihr Gesicht entgegen. Oh, wie gut, dachte ich, als ich sie küßte. Tristan sang jetzt mit lauter Stimme ein Lied, Brenda gluckste, und der alte Wagen ratterte die holperige Chaussee entlang.

Schließlich kamen wir nach Poulton. Die einzige Straße in diesem gottverlassenen Dorf kroch den Hang hinauf und endete an einer kreisrunden Grünfläche mit einem alten Steinkreuz und einer steilen Erhebung, auf der das Institut thronte.

Hier also sollte getanzt werden. Aber Tristan hatte zunächst anderes mit uns vor. «Es gibt hier einen hübschen kleinen Pub. Wir trinken erst ein Schlückchen, damit wir in Stimmung kommen.» Wir stiegen aus, und Tristan führte uns in ein niedriges Haus.

Wir traten in einen großen quadratischen Raum mit weißgekalkten Wänden und einem schwarzen Kochherd, in dem ein helles Feuer brannte. Über dem Herd erstreckte sich ein riesiger alter Balken, knorrig, voller Narben und vom Rauch geschwärzt. Wir ließen uns dem Herd gegenüber auf einer langen Sitzbank mit hoher Rückenlehne nieder und fühlten uns angenehm geborgen vor der Kälte draußen. Wir waren die einzigen Gäste.

Dann erschien der Wirt. Er trug ein gestreiftes Hemd ohne Kragen und eine Hose, die nicht nur von Hosenträgern, sondern zusätzlich von einem breiten Ledergürtel gehalten wurde. Sein freundliches rundes Gesicht strahlte, als er Tristan sah. «Na, Mr. Farnon, geht's gut?»

«Ausgezeichnet, Mr. Peacock, und wie geht's Ihnen?»

«Gut, Sir, recht gut. Ich kann nicht klagen. Und ich erkenne auch den anderen Herrn wieder. Sie waren schon einmal hier, nicht wahr?»

«Ja, Mr. Peacock, und sollte ich jemals auf einer verlassenen Insel verhungern, werde ich bis zuletzt an das wunderbare Mahl denken, das Sie mir damals vorgesetzt haben.»

Der Wirt zuckte mit den Schultern. «Na, so großartig wird's nicht gewesen sein, Sir. Nur das übliche», sagte er, doch offensichtlich freute er sich.

«Gut, gut», sagte Tristan ungeduldig. «Aber heute wollen wir nicht essen, sondern was trinken. Mr. Peacock hat eines der besten Faßbiere in Yorkshire. Ich bin gespannt, was Sie davon halten, Jim. Bringen Sie uns doch bitte zwei Maß und zwei Halbe, Mr. Peacock.»

Es fiel mir auf, daß die Mädchen gar nicht erst gefragt wurden, was sie haben wollten, aber sie schienen durchaus zufrieden. Nach einer Weile kam der Wirt ächzend wieder aus dem Keller herauf, einen großen, weiß emaillierten Krug in der Hand, und schenkte uns fachmännisch ein, so daß sich in jedem Glas über dem hellen Bier eine weiße Schaumkrone bildete.

Tristan hob sein Glas und betrachtete es ehrfürchtig. Dann schnupperte er erwartungsvoll daran, nahm ein Schlückchen, das er ein paar Sekunden lang kostend im Mund behielt, schluckte, schmatzte ein paarmal feierlich mit den Lippen, schloß dann die Augen und nahm einen großen Schluck. Als er schließlich die Augen wieder öffnete, war sein Blick verzückt, als hätte er eine wunderschöne Vision gehabt.

«Ein Erlebnis», hauchte er. «Ein gutes Faßbier muß gepflegt werden, und das erfordert viel Geschick. Aber Sie, Mr. Peacock, sind ein Künstler darin.»

Der Wirt neigte bescheiden den Kopf, und Tristan leerte sein Glas mit einer mühelosen Aufwärtsbewegung des Ellbogens.

Die Mädchen sahen ihm voller Bewunderung zu, doch ich stellte fest, daß sie selbst auch keinerlei Mühe hatten, ihre Gläser zu leeren. Mit einiger Anstrengung bewältigte auch ich mein Maß. Sogleich schenkte uns der Wirt wieder ein.

In Gesellschaft eines Virtuosen wie Tristan war ich stets im Nachteil, aber je mehr ich trank, um so besser konnte ich mithalten. Immer wieder stieg Mr. Peacock mit seinem Krug in den Keller, und als ich schließlich mein achtes Glas trank, wunderte ich mich, daß größere Mengen Flüssigkeit mir je Schwierigkeiten bereitet hatten. Es war doch ganz leicht, es beruhigte und machte das Leben angenehmer. Tristan hatte recht – genau das war es, was ich brauchte.

Zu meiner Verblüffung ging mir jetzt erst auf, daß Connie eines der schönsten Mädchen war, die ich je gesehen hatte. Vor dem Krankenhaus hatte ich sie zwar anziehend gefunden, doch in dem trüben Licht dort hatte ich weder ihre makellose Haut noch die geheimnisvolle grüne Tiefe ihrer Augen bemerkt. Und auch nicht diesen lachenden leuchtenden Mund mit den ebenmäßigen Zähnen und der kleinen rosa Zungenspitze! Ihr Anblick beflügelte mich. Alles, was ich sagte, war geistreich und komisch, meinte ich, und Connie sah mich immerfort über ihr Glas hinweg lachend und voller Bewunderung an. Ich fühlte mich wie ein König.

Plötzlich zupfte mich Tristan am Ärmel. Ich hatte ganz vergessen, daß er und Brenda auch noch da waren, und als ich mich ihm zuwandte, erblickte ich zwar sein Gesicht, doch schwamm es wie ein Ballon in einem leeren Raum: ein rotes gedunsenes Gesicht mit glasigen Augen.

«Möchten Sie vielleicht den verrückten Dirigenten sehen?» fragte der rote Ballon.

Ich war ergriffen. Dieses Angebot war ein weiteres Zeichen selbstloser Freundschaft, denn die Imitation des verrückten Dirigenten war die aufreibendste und mühevollste Nummer in

Tristans ganzem Repertoire. Sie erforderte ein ungeheures Maß an Energie, und Tristan war danach jedesmal zu Tode erschöpft. Und er war bereit, mir dieses Opfer zu bringen! Tief gerührt überlegte ich, ob es nicht angebracht war, in Tränen auszubrechen. Doch dann begnügte ich mich damit, Tristans Hand zu pressen.

«Es wäre mir ein Vergnügen, mein Lieber», sagte ich mit heiserer Stimme. «Und eine Ehre, die ich zu würdigen weiß. Lassen Sie mich die Gelegenheit nutzen und Ihnen sagen, daß es in ganz Yorkshire keinen großartigeren Gentleman gibt als Tristan Farnon.»

«Ich fühle mich durch Ihre Worte sehr geehrt», sagte das große rote Gesicht.

«Ich sage nur die nackte Wahrheit», antwortete ich mit schwerer Zunge. «Mein armseliges Gestotter reicht nicht, meine hohe Meinung von Ihnen zum Ausdruck zu bringen.»

«Sie sind zu gütig», sagte Tristan. Er hatte einen Schluckauf.

«Absolut nicht. Es ist ein Privileg, eine hohe Auszeichnung, Sie zu kennen.»

«Ich danke Ihnen», sagte Tristan und nickte mir feierlich zu. Wir starrten einander tief in die Augen, und der Austausch von Komplimenten wäre wohl noch stundenlang weitergegangen, hätte Brenda uns nicht unterbrochen.

«He, wenn ihr mit euren schönen Reden fertig seid, würde ich gern noch ein Glas trinken.»

Tristan sah sie kalt an. «Gedulde dich. Ich habe etwas vor.» Er erhob sich, reckte die Schultern und schritt würdevoll in die Mitte des Raumes. Als er sich mit entrücktem Ausdruck seinem Publikum zuwandte, ahnte ich, daß uns eine ungewöhnliche Vorstellung erwartete.

Er hob die Arme. Er blickte gebieterisch über das große imaginäre Orchester hin. Und dann gab er mit einer jähen Bewegung beider Hände den Einsatz. Rossini. Oder vielleicht auch Wagner, dachte ich, als ich sah, wie er den Kopf hin und her warf, wie er mit einer schwungvollen Bewegung der geballten Faust die Geigen hell erklingen ließ und mit funkelndem Blick und bebender, weit ausgestreckter Hand die Trompeten anfeuerte.

Und dann, wie immer ungefähr in der Mitte des Stückes, kam

der Anfall. Gebannt beobachtete ich, wie es in seinem Gesicht zu zucken begann und wie seine Lippen sich verzerrten. Die Bewegungen seiner Arme wurden immer fahriger, und schließlich wurde der ganze Körper von übermächtigen Krämpfen geschüttelt. Ich wußte, das Ende war nahe. Seine Augen rollten, das Haar hing ihm wirr ins Gesicht, und die Musik, die er nicht mehr in der Gewalt hatte, umwogte ihn wie ein tosendes Meer. Plötzlich wurde er ganz steif, die Arme fielen ihm herab, und er schlug zu Boden.

Ich applaudierte und lachte mit den beiden Mädchen, doch dann bemerkte ich, daß Tristan noch immer starr dalag. Ich beugte mich über ihn und stellte fest, daß er mit dem Kopf gegen das eine Bein der Sitzbank geschlagen und fast bewußtlos war. Die beiden Krankenschwestern sprangen auf. Brenda stützte fachmännisch Tristans Kopf, und Connie holte eine Schüssel mit heißem Wasser und ein Tuch und betupfte damit die kleine Beule über seinem Ohr. Mr. Peacock fragte ängstlich aus dem Hintergrund: «Ist alles in Ordnung? Kann ich etwas tun?»

Tristan schlug die Augen auf und verlangte nach seinem Bier. Er war noch sehr blaß. Er nippte an seinem Glas. «Ich bin gleich wieder in Ordnung. Wir trinken noch eine Runde, Mr. Peacock, und dann müssen wir aufbrechen.»

Der Wirt eilte in den Keller und kam mit dem frischgefüllten Emaillekrug wieder herauf. Das Bier wirkte Wunder: beim letzten Glas erwachte Tristan wieder zum Leben und sprang auf. Wir schüttelten Mr. Peacock die Hand und verabschiedeten uns. Dann tasteten wir uns durch die Dunkelheit die steile Straße zum Institut hinauf. Schon von draußen hörten wir Musik und ein dröhnendes rhythmisches Gestampfe.

Ein freundlicher junger Bauer kassierte das Eintrittsgeld. Dann traten wir in die Halle und gerieten sogleich in den Strudel der Tanzenden. Der Raum war brechend voll: junge Männer in steif aussehenden dunklen Anzügen und junge Mädchen in hellen Kleidern. Schwitzend und glücklich wirbelten sie zu der Musik im Kreis herum.

Auf dem niedrigen Podium am einen Ende des Saales spielten vier Musiker, was das Zeug hielt – Klavier, Akkordeon, Geige und Schlagzeug. Am anderen Ende standen ein paar Matronen hinter einem langen Tisch und wachten über die dick mit Schinken und Sülze belegten Brote, die selbstgebackenen Kuchen und die Krüge mit Milch.

Ringsherum an den Wänden drängten sich junge Burschen und hielten Ausschau nach Mädchen ohne festen Begleiter. Ich erkannte unter ihnen einen jungen Klienten. «Wie nennen Sie diesen Tanz?» schrie ich ihm durch das Getöse zu.

«Das ist der Eva-Walzer», rief er zurück.

Ich kannte diesen Tanz nicht, stürzte mich aber zuversichtlich mit Connie ins Gewühl. Es war ein Tanz mit vielen Drehungen und viel Gestampfe, und wenn die jungen Männer mit ihren schweren Stiefeln auf den Dielenbrettern aufstampften, erdröhnte und erbebte jedesmal die ganze Halle. Es machte mir viel Spaß – ich war groß in Form und wirbelte Connie ausgelassen inmitten des Gedränges im Kreis herum. Ich nahm es kaum wahr, wenn ich andere Leute mit den Schultern anstieß, und ich hatte das Gefühl, als schwebte ich, ohne daß meine Füße je den Boden berührten. Es war herrlich. Ich sagte mir, daß ich noch nie im Leben so glücklich gewesen war.

Nach einem halben Dutzend Tänzen überkam mich ein wilder Hunger, und ich führte Connie zu dem großen Tisch. Wir verschlangen ein Schinkenbrot und Eierpastete, aßen zum Nachttisch jeder ein Sahnebaiser und stürzten uns wieder ins Gedränge. Mitten in einem Walzer fühlte ich plötzlich meine Füße wieder auf dem Boden – bleischwer und schleppend. Und Connie ging es offenbar ebenso. Sie hing schwer in meinen Armen.

Sie sah zu mir auf. Ihr Gesicht war kreidebleich. «Mir ist ein bißchen komisch – entschuldigen Sie.» Sie löste sich von mir und steuerte auf den Vorraum zu. Als sie wieder im Saal erschien, war ihr Gesicht nicht mehr weiß: es war grün. Schwankend kam sie auf mich zu. «Ich könnte ein bißchen frische Luft brauchen. Begleiten Sie mich nach draußen?»

Ich ging mit ihr hinaus in die Dunkelheit, und es war mir, als befände ich mich an Bord eines schlingernden Schiffes. Der Boden hob und senkte sich unter meinen Füßen, und ich mußte breitbeinig wie ein Seemann gehen, um nicht der Länge nach hinzuschlagen. Ich lehnte mich an die Mauer des Gebäudes, aber auch das half nichts, denn die Mauer hob und senkte sich ebenso wie der Boden. Wellen von Übelkeit brandeten über mich hinweg. Ich dachte an den Schinken und die Eierpastete und stöhnte.

Nach Luft ringend stand ich in der Kälte und blickte hinauf zu dem klaren, strengen Nachthimmel, den mitleidlosen Sternen und dem mürrischen Mondgesicht, über das graue Wolkenfetzen hinwegtrieben. «Mein Gott», jammerte ich, «warum hab ich bloß all dies verdammte Bier getrunken?»

Aber ich mußte mich um Connie kümmern. Ich legte den Arm um sie. «Komm, es ist kalt, wir wollen uns ein bißchen Bewegung machen.» Taumelnd gingen wir um das Gebäude herum. Nach jeder zweiten oder dritten Runde blieben wir stehen, und ich atmete tief und schüttelte mich, um wieder einen klaren Kopf zu bekommen.

Doch ich hatte in meinem Rausch vergessen, daß sich das Gebäude auf einem kleinen Hügel befand, und so geschah es, daß wir bei einem unserer schwankenden Rundgänge plötzlich ins Leere traten und eine schlammige Böschung hinunterpurzelten, bis wir schließlich, zu einem Knäuel verschlungen, unten auf der harten Straße landeten.

Ich lag ganz friedlich da, bis ich ein klägliches Wimmern neben mir hörte. Connie! Bestimmt hat sie sich etwas gebrochen, dachte ich. Doch als ich ihr auf die Beine half, stellte ich fest, daß sie – ebenso wie ich – unverletzt war.

Wir gingen zum Eingang zurück und blieben an der Tür stehen. Connie war nicht wiederzuerkennen. Ihr schönes Haar hing ihr in Strähnen ins Gesicht, ihre Augen blickten leer, und dicke Tränen kullerten ihr über die Wangen. Mein ganzer Anzug war beschmutzt, und ich fühlte förmlich, wie der Lehm in meinem Gesicht verkrustete. Mir war sterbenselend zumute, verzweifelt sanken wir einander in die Arme.

In diesem Augenblick hörte ich, wie ganz dicht neben mir eine Frauenstimme «Guten Abend» sagte. Ich wandte mich um. Vor uns standen ein Mann und eine Frau, die uns interessiert von oben bis unten musterten. Sie schienen gerade gekommen zu sein.

Ich versuchte, meinen Blick auf die beiden Gestalten zu konzentrieren, und ein paar Sekunden lang sah ich sie glasklar: es waren Helen und ein mir unbekannter Mann. Sein rosa

Babygesicht, sein straff gescheiteltes strohblondes Haar und der makellos elegante Kamelhaarmantel paßten gut zusammen. Er starrte mich verächtlich an. Doch dann verschwammen die beiden wieder vor meinen Augen, und da war nur noch Helens Stimme. «Wir sind hier vorbeigekommen und wollten schnell mal hereinsehen. Amüsieren Sie sich gut?»

Plötzlich sah ich Helen wieder ganz deutlich. Sie lächelte freundlich, aber ich merkte, wie ihre Augen immer wieder verdutzt zwischen Connie und mir hin und her wanderten. Ich brachte kein Wort heraus. Ich stand nur da und starrte sie an, wie verzaubert von ihrer stillen Schönheit. Einen Augenblick lang dachte ich daran, einfach die Arme um sie zu schlingen. Aber ich verwarf den Gedanken und nickte statt dessen töricht.

«Ja, ich glaube, wir müssen weiter», sagte sie, und wieder lächelte sie. «Gute Nacht.»

Der blonde Mann nickte mir kühl zu, dann gingen sie fort.

Kapitel 34

Das Bild, das sich mir bot, als ich bei den Zigeunern anhielt, hätte ich gern mit der Kamera festgehalten. Der Grasrand war an dieser Biegung der Straße besonders breit, und dort hockten fünf Zigeuner um ein Feuer, offenbar Vater, Mutter und drei kleine Mädchen. Sie saßen regungslos da und sahen mich durch den aufsteigenden Rauch hindurch mit leeren Blicken an. Es schneite ein wenig, und auf dem dunklen Haar der Kinder glänzten ein paar dicke Flocken. Die Szene hatte irgend etwas Unwirkliches. Gebannt verharrte ich hinter dem Steuer und blickte durch die Scheibe. Ich hatte ganz vergessen, warum ich hier war. Schließlich kurbelte ich die Scheibe herunter und wandte mich an den Mann.

«Sind Sie Mr. Myatt? Ich höre, Sie haben ein krankes Pony.»

Der Mann nickte: «Stimmt. Da drüben.» Er stand auf, ein schmaler, dunkelhäutiger, unrasierter Mann, und kam zum Wagen herüber, eine Zehnshillingnote in der Hand.

Zigeuner wurden in Darrowby immer mit einem gewissen Mißtrauen betrachtet. Meist kamen sie im Sommer. Dann kampierten sie unten am Fluß und versuchten, ihre Pferde zu verkaufen. Wir waren schon einige Male zu ihnen gerufen worden. Viele von ihnen hießen oder nannten sich Smith, und nicht selten waren Patient und Besitzer, wenn ich am nächsten Tage wiederkam, über alle Berge. Deshalb hatte Siegfried mir, als ich am Morgen aus dem Haus ging, nachgerufen: «Lassen Sie sich, wenn möglich, gleich das Geld geben.» Er hätte sich keine Gedanken zu machen brauchen – Mr. Myatt war eine grundehrliche Haut.

Ich stieg aus dem Wagen und folgte ihm durch das Gras. Wir kamen an einem schäbigen, rot angemalten Wohnwagen vorbei, wo mich ein Wachhund ankläffte, und gelangten zu einer Stelle, wo ein paar Pferde und Ponies angebunden waren. Mein Patient war leicht zu finden: ein hübscher Schecke, der sich jedoch in einem sehr traurigen Zustand befand. Während die anderen Tiere sich an ihren Stricken umherbewegten und uns neugierig beobachteten, stand das scheckige Pony wie aus Stein gemeißelt da.

Schon aus einiger Entfernung sah ich, was ihm fehlte. Es war eine akute Rehe, eine Entzündung der Huflederhaut – nur sie rief eine solche geduckte Haltung hervor –, und im Näherkommen sah ich, daß offenbar alle vier Hufe davon befallen waren, denn das Pony hatte die Hinterhufe direkt unter seinem Körper – in dem verzweifelten Versuch, sein Gewicht auf die Fersen zu verlagern.

Ich maß seine Temperatur. «Hat es irgendwelches Extrafutter bekommen, Mr. Myatt?»

«Ja, gestern abend einen Sack Hafer.» Der Mann zeigte mir den großen, halbleeren Sack hinten im Wohnwagen. Es war schwer, ihn zu verstehen, aber ich entnahm seinen Worten und Gesten, daß sich das Pony losgerissen und mit dem Hafer vollgefressen hatte. Er hatte ihm daraufhin eine Dosis Rizinusöl gegeben.

Das Thermometer zeigte 40 Grad, und der Puls ging schnell

und unregelmäßig. Ich strich mit der Hand über die glatten, zitternden Hufe und fühlte die anomale Hitze. Dann betrachtete ich das angespannte Gesicht, die geweiteten Nüstern und die erschrockenen Augen. Wer einmal eine Nagelbettentzündung gehabt hat, kann sich eine ungefähre Vorstellung von den qualvollen Schmerzen eines an Rehe leidenden Pferdes machen.

«Können Sie es dazu bringen, daß es sich bewegt?» fragte ich.

Der Mann packte das Pony am Kummet, aber es wollte sich nicht vom Fleck rühren.

Ich packte an der anderen Seite zu. «Jetzt! Es ist immer besser, wenn sie sich bewegen.»

Wir zogen gemeinsam, und Mr. Myatt gab dem Pony einen Klaps. Es machte ein paar schwankende Schritte, aber so furchtsam, als sei der Boden glühendheiß. Und jedesmal, wenn es die Hufe aufsetzte, ächzte es. Nach wenigen Sekunden hatte es wieder die typische geduckte Haltung eingenommen.

«Nein, es will einfach nicht», sagte ich, drehte mich um und ging zum Wagen. Ich mußte tun, was ich konnte, um dem Pony Erleichterung zu verschaffen. Zunächst kam es darauf an, soviel wie möglich von dem Hafer herauszuholen. Ich nahm die Flasche mit Arecolin und gab dem Pony eine Injektion in den Nackenmuskel. Dann zeigte ich dem Zigeuner, wie er Tücher um die Hufe schlingen konnte, die er ständig mit kaltem Wasser tränken sollte.

Dann trat ich zurück und warf noch einen Blick auf das Pony. Das Arecolin hatte die Speichelabsonderung angeregt, und das Pony hatte seinen Darm entleert, aber die Schmerzen hatten nicht nachgelassen und würden auch nicht nachlassen, bis die schreckliche Entzündung abklang – falls sie jemals abklang. Ich hatte Fälle erlebt, in denen die Lymphe aus der Hufkrone gesickert war. Das führte meistens dazu, daß die Hufe sich ablösten, und manchmal sogar zum Tod.

Während mir diese finsteren Gedanken durch den Kopf gingen, kamen die drei kleinen Mädchen. Sie streichelten das Pony, und die größte schlang die Arme um seinen Hals. Obwohl sie nicht weinten, sah man ihnen an, wieviel das Pony ihnen bedeutete.

Ich ließ dem Mann noch eine Flasche Akonittinktur da. «Geben Sie ihm davon alle vier Stunden eine Dosis, Mr. Myatt, und sorgen Sie dafür, daß die Umschläge immer kalt und feucht sind. Ich komme morgen früh wieder vorbei.»

Ich schloß die Wagentür und blickte durch das Fenster noch einmal auf den langsam aufsteigenden Rauch, die treibenden Schneeflocken und auf die drei Mädchen, die noch immer das Pony streichelten.

«Fein, daß Sie das Geld gleich bekommen haben, James», sagte Siegfried beim Mittagessen und stopfte die Zehnshillingnote in seine volle Tasche. «Was hat das Pony denn?»

«Rehe, Hufverschlag – ein schlimmer Fall, wie ich ihn noch nie erlebt hab. Ich hab das arme Tier kaum von der Stelle bewegen können. Es leidet Höllenqualen. Ich hab das Übliche getan, aber sicher ist es nicht genug.»

«Keine sehr schöne Prognose.»

«Nein, ziemlich düster. Selbst wenn es das akute Stadium übersteht, wird es vermutlich deformierte Hufe behalten. Und dabei ist es so ein reizendes kleines Tier. Ich wünschte, ich könnte etwas tun.»

Siegfried sägte zwei dicke Scheiben von dem kalten Hammelbraten ab und packte sie mir auf den Teller. Dann sah er mich nachdenklich an. «Sie sind ein bißchen durcheinander, seit Sie zurück sind. Scheußlich, solche Fälle, ich weiß, aber es hat keinen Zweck, sich das Hirn zu zermartern.»

«Ach, ich muß einfach immerfort daran denken. Vielleicht hängt es auch mit den Leuten zusammen. Diese Myatts waren etwas völlig Neues für mich. Wie aus einer anderen Welt. Und drei kleine Mädchen, die furchtbar an dem Pony hängen.»

Während Siegfried sein Hammelfleisch kaute, sah ich, wie der alte Glanz in seine Augen trat – wie immer, wenn das Gespräch auf Pferde kam. Ich wußte, von sich aus würde er nichts sagen. Er wartete darauf, daß ich den ersten Schritt tat.

«Ich wünschte, Sie kämen mit und sähen sich das Pony einmal an. Vielleicht fällt Ihnen irgend etwas ein. Meinen Sie nicht, daß es vielleicht noch irgendein Mittel gibt?»

Siegfried legte Messer und Gabel auf den Teller und starrte ein paar Sekunden vor sich hin. Dann sah er mich an. «Wissen Sie, James, vielleicht gibt es tatsächlich etwas. Ganz offenbar ist dies ein besonders gemeiner Fall, bei dem die gewöhnlichen Mittel versagen. Ich hab eine Idee. Man kann nur eins tun.» Er lächelte verschmitzt. «Aber sicher wird es Ihnen nicht recht sein.»

«Oh, nehmen Sie auf mich keine Rücksicht», sagte ich. «Sie sind der Pferdespezialist. Wenn Sie dem Pony helfen können, ist mir alles recht.»

«Gut, dann essen Sie auf. Wir werden gemeinsam etwas unternehmen.»

Nach dem Essen führte er mich ins Instrumentenzimmer. Ich war überrascht, als er den Schrank öffnete, in dem Mr. Grants Instrumente aufbewahrt wurden – ein wahres Museum.

Als Siegfried die Praxis von dem alten Tierarzt erwarb, hatte er auch dessen Instrumente mit übernommen, und seither lagen sie da, sauber und geordnet, doch unbenutzt. Es wäre vernünftig gewesen, sie wegzuwerfen, aber vielleicht empfand Siegfried ihnen gegenüber das gleiche wie ich. Die polierten Holzkästen mit den funkelnden altmodischen Skalpellen, die Klistierspritzen, die Nadeln, die alten Brenneisen – sie waren so etwas wie das Testament sechzigjähriger Mühsal. Oft stand ich davor und malte mir aus, wie der alte Mann sich mit den gleichen Problemen herumgeschlagen hatte, die mich quälten, und wie er dieselben schmalen Straßen entlanggefahren war, die mich jetzt zu meinen Patienten führten. Er war stets allein gewesen – sechzig Jahre lang. Ich stand erst am Anfang, aber ich wußte schon ein wenig von den Triumphen und Katastrophen, von den Sorgen, den Hoffnungen und Enttäuschungen – und von der harten Arbeit.

Siegfried griff in den Schrank und holte ein flaches Etui heraus. Er blies den Staub von dem Lederdeckel und öffnete vorsichtig den Haken. Auf dem abgenutzten Samtpolster lag eine funkelnde Fliete, und daneben ein runder polierter Stab.

Ich sah Siegfried erstaunt an. «Sie wollen das Pony zur Ader lassen?»

«Ja, mein Junge, ich führe Sie zurück ins Mittelalter.»

Er sah mein überraschtes Gesicht und legte die eine Hand auf meinen Arm. «Und nun kommen Sie mir nicht mit all den wissenschaftlichen Argumenten gegen den Aderlaß. Ich könnte selbst keine starken Argumente dafür vorbringen.»

«Aber haben Sie es schon je getan? Ich habe Sie noch nie diese Geräte benutzen sehen.»

«Doch, ich hab's schon manchmal getan. Und ich hab hinterher die komischsten Sachen erlebt.» Er wandte sich ab, als wünschte er keine weitere Diskussion. Er säuberte die Fliete gründlich und legte sie in den Sterilisator. Mit unbewegtem Gesicht stand er da und horchte auf das Zischen des kochenden Wassers.

Die Zigeuner hockten wieder am Feuer, und als Mr. Myatt sah, daß Verstärkung eingetroffen war, kam er sogleich angeschlurft. Wieder hielt er eine Zehnshillingnote in der Hand.

Siegfried winkte ab. «Wir wollen sehen, was wir tun können, Mr. Myatt», brummte er und ging durch das Gras zu dem vor Schmerzen zitternden Pony.

«Das arme Vieh», sagte er sanft und fügte, ohne mich anzusehen, hinzu: «Sie haben nicht übertrieben, James. Würden Sie bitte das Etui aus dem Wagen holen?»

Als ich zurückkam, war er dabei, dem Pony einen Strick unten um den Hals zu binden. «Ziehen Sie ihn stramm», sagte er. Als die Drosselvene straff und angeschwollen hervorstand, desinfizierte er schnell die kleine Stelle, betäubte sie mit einem Lokalanästhetikum, öffnete das alte Lederetui und entnahm ihm die in sterile Scharpie gehüllte Lanzette.

Und dann ging es los. Er setzte die kleine Klinge der Fliete auf die hervorstehende Ader und schlug ohne Zögern einmal kräftig mit dem Holzstab darauf. Sofort spritzte eine beängstigende Kaskade von Blut aus der Öffnung und bildete einen dunklen See im Gras. Mr. Myatt rang nach Luft, und die drei kleinen Mädchen schnatterten plötzlich alle zugleich. Ich verstand, wie ihnen zumute sein mußte. Und ich überlegte selbst, wie lange das Pony wohl diesen gewaltigen Aderlaß aushalten konnte, ohne zusammenzubrechen.

Doch Siegfried zog einen anderen Stab aus seiner Tasche, stieß ihn dem Pony ins Maul und bearbeitete damit seine Kinnbacken, bis das Pony zu kauen begann und das Blut noch kräftiger strömte.

Als mindestens vier Liter abgeflossen waren, schien Siegfried zufrieden. «Jetzt lockern Sie den Strick, James!» rief er. Rasch schloß er die Wunde am Hals mit ein paar Nadelstichen. Dann ging er mit großen Schritten durch das Gras und blickte über ein Tor in der Mauer am Straßenrand hinweg. «Dacht' ich mir's doch», rief er. «Da ist ein kleiner Bach auf dem Feld. Wir müssen das Pony dort hinschaffen. Los, alle Mann zupacken!»

Er genoß offensichtlich die Situation, und wie gewöhnlich riß er alle anderen mit. Die Myatts fühlten sich angespornt. Sie stolperten ziellos hin und her und rannten einander fast um. Selbst das Pony schien sich zum erstenmal für seine Umgebung zu interessieren.

Die Myatts zogen alle fünf an dem Halfter, Siegfried und ich schlangen die Arme um die Beine des Ponys, und unter unseren aufmunternden Rufen setzte es sich schließlich in Bewegung. Es war ein mühsames Unternehmen, aber das Pony trottete weiter – durch das Tor und über das Feld bis zu der Stelle, wo der seichte Bach zwischen dichtem Röhricht dahinfloß. Da das Ufer flach war, machte es keine Schwierigkeiten, das Pony in die Mitte des Bachs zu bugsieren. Und als es dort stand und das eiskalte Wasser um seine entzündeten Hufe plätscherte, glaubte ich in seinen Augen zu lesen, daß es ihm endlich besser ging.

«Jetzt muß es eine Stunde dort stehen bleiben», sagte Siegfried. «Dann führen Sie es rund um das Feld, und danach muß es wieder eine Stunde in den Bach. Je besser es ihm geht, um so länger können Sie es herumführen, aber es muß immer wieder mit den Hufen in den Bach. Das alles macht eine Menge Arbeit. Wer will die Aufgabe übernehmen?»

Die drei Mädchen kamen schüchtern näher und sahen ihn mit großen Augen an. Siegfried lachte. «Ihr drei wollt es also machen? Gut, ich sage euch, was ihr tun müßt.»

Er zog die Tüte mit Pfefferminzbonbons, die er immer bei sich hatte, aus der Tasche, und ich machte mich auf eine lange Wartezeit gefaßt. Ich hatte ihn schon manchmal auf Bauernhöfen mit Kindern beobachtet, und wenn diese Tüte erst zum Vorschein kam, war das ein sicheres Zeichen dafür, daß er alles andere vergessen hatte.

Jedes der kleinen Mädchen nahm mit feierlicher Miene einen Bonbon, und dann hockte Siegfried sich vor ihnen hin und redete auf sie ein. Nach einer Weile tauten sie auf und riskierten die ersten Zwischenbemerkungen. Die kleinste erzählte eine lange Geschichte von den erstaunlichen Sachen, die das Pony gemacht hatte, als es noch ein Fohlen war. Siegfried hörte aufmerksam zu und nickte hin und wieder ernst mit dem Kopf.

Seine Worte waren offenkundig auf fruchtbaren Boden gefallen. Jedesmal, wenn ich an den folgenden Tagen bei den Zigeunern vorbeifuhr, sah ich die drei wilden kleinen Mädchen, wie sie am Bach vor dem Pony standen oder es an seinem Halfter um das Feld herumzogen. Ich brauchte mich nicht einzumischen – ich sah, daß es dem Pony besser ging.

Ungefähr eine Woche später zogen die Myatts weiter. Ich begegnete ihnen, als ihr roter Wohnwagen über den Marktplatz von Darrowby schaukelte. Die Pferde, an verschiedenen Enden des Wohnwagens angebunden, trotteten munter dahin. Die Nachhut bildete das Pony. Es war noch ein wenig steif, lief aber schon wieder recht gut. Bald würde es wieder ganz in Ordnung sein.

Die kleinen Mädchen blickten hinten aus der Tür heraus. Als sie mich entdeckten, winkte ich. Sie sahen ohne ein Lächeln zu mir herüber, doch dann, als der Wagen langsam um die Ecke fuhr, hob eine von ihnen schüchtern die Hand. Die anderen taten es ihr gleich, und ehe sie meinen Blicken entschwanden, winkten sie alle drei eifrig zurück.

Kapitel 35

«Ob Mr. Herriot sich wohl bitte meinen Hund ansehen könnte?»

Die Worte, die da aus dem Wartezimmer herausdrangen, hörte ich nur allzu oft, doch die Stimme ließ mich innehalten.

Nein, es konnte nicht sein. Ausgeschlossen. Und doch, die Stimme klang genau wie Helens Stimme. Ich schlich zurück und spähte durch die Türritze. Drinnen im Wartezimmer stand Tristan und sprach mit jemandem, der sich außerhalb meines Blickfelds befand. Ich sah nur eine Hand, die auf dem Kopf eines geduldigen Schäferhunds ruhte, und zwei Beine in Seidenstrümpfen.

Es waren hübsche Beine, und es konnten durchaus Helens Beine sein. Während ich noch darüber nachdachte, beugte sich ein Kopf zu dem Hund herab, und jetzt sah ich ein Profil wie in Großaufnahme vor mir: die gerade Nase und das dunkle Haar, das über die glatte weiche Wange fiel.

Völlig durcheinander spähte ich noch immer durch die Ritze, als Tristan aus dem Zimmer geschossen kam und mit mir zusammenprallte. Er unterdrückte einen Fluch, packte mich am Arm und zerrte mich den Flur entlang in das hintere Zimmer. Er schloß die Tür und flüsterte heiser:

«Sie ist es! Die Alderson! Und sie will Sie sehen! Nicht Siegfried, nicht mich, sondern Sie! Mr. Herriot persönlich!»

Er sah mich mit großen Augen an. Und dann, als ich zögerte, riß er die Tür auf und versuchte mich hinauszustoßen.

«Worauf warten Sie?» zischte er.

«Nun ja, es ist doch ein bißchen peinlich, oder etwa nicht? Nach dem Abend damals, meine ich. Ich muß einen hinreißenden Anblick geboten haben – stockbetrunken und unfähig zu reden.»

Tristan schlug sich mit der Hand vor die Stirn. «Herrgott! Lassen Sie doch diese Albernheiten. Sie will Sie sehen – was wollen Sie mehr? Los, gehen Sie!»

Unentschlossen ging ich ein paar Schritte durch den Flur.

«Moment», zischelte Tristan. «Warten Sie hier!»

Er eilte davon und kam gleich darauf mit einem weißen Kittel wieder. «Gerade aus der Wäscherei zurück», sagte er und machte sich daran, meine Arme in die gestärkten Ärmel zu zwängen. «Sie werden fabelhaft darin aussehen, Jim – der lautere junge Arzt.»

Ich leistete keinen Widerstand, als er mir den Kittel zuknöpfte. Doch als er meine Krawatte zurechtziehen wollte, schlug ich seine Hand weg. Er lachte und winkte mir aufmunternd zu.

Ich dachte nicht weiter nach, sondern marschierte schnurstracks ins Wartezimmer. Helen blickte auf und lächelte. Es war genau das gleiche Lächeln wie immer. Nichts verbarg sich dahinter. Es war das gleiche freundliche, stille Lächeln wie bei unserer ersten Begegnung.

Wir sahen einander schweigend an. Als ich nichts sagte, senkte sie den Kopf und deutete auf den Hund.

«Diesmal geht es um Dan», sagte sie. «Er ist unser Schäferhund, aber wir hängen alle so sehr an ihm, daß er fast schon zur Familie gehört.»

Der Hund wedelte mit dem Schwanz, als er seinen Namen hörte, jaulte jedoch, als er auf mich zukam. Ich streichelte seinen Kopf. «Ich sehe schon, er hat etwas an dem einen Hinterbein.»

«Ja, er ist heute morgen über eine Mauer gesprungen, und seither zieht er das Bein an. Es muß etwas Schlimmes sein – er kann sich nicht darauf stützen.»

«Gut. Bringen Sie ihn hinüber. Ich werde ihn mir ansehen. Und gehen Sie bitte mit ihm vor mir her, damit ich sehe, wie er läuft.»

Ich hielt Helen die Tür auf, und sie ging mit dem Hund vor mir her.

Zuerst hingen meine Blicke nur an Helens Beinen, doch bis wir die zweite Biegung des langen Flurs erreicht hatten, war es mir gelungen, mich auf meinen Patienten zu konzentrieren.

Es war eine Hüftverrenkung. Es konnte gar nichts anderes sein. Man sah deutlich, wie er das eine Bein unter dem Körper hielt und mit der Pfote eben nur den Boden berührte.

Ich betrachtete den Schaden mit gemischten Gefühlen. Es war eine schwere Verletzung. Andererseits konnte ich die Sache mit etwas Glück schnell in Ordnung bringen und so eine gute Figur machen. Ich wußte aus Erfahrung, daß die Korrektur einer traumatischen Hüftgelenkluxation eines der spektakulärsten, eindrucksvollsten Verfahren war.

Im Operationsraum hievte ich Dan auf den Tisch und untersuchte seine Hüfte. Kein Zweifel – der Oberschenkelkopf war nach hinten aus der Gelenkpfanne herausgetreten. Ich fühlte es deutlich mit dem Daumen.

Der Hund blickte sich nur einmal um, nämlich als ich behutsam versuchte, das Bein zu beugen. Dann wandte er sich wieder ab und starrte entschlossen geradeaus, demütig in sein Schicksal ergeben.

«Ein braver Hund», sagte ich. «Und obendrein ein sehr hübsches Tier.»

Helen strich ihm über den breiten weißen Stirnfleck. Dan wedelte langsam mit dem Schwanz.

«Ja», sagte sie. «Er ist der Liebling der Familie und außerdem sehr arbeitsam. Ich hoffe nur, die Verletzung ist nicht zu schlimm.»

«Hm, es ist eine Hüftverrenkung. Scheußliche Sache, aber mit ein bißchen Glück müßte ich's eigentlich in Ordnung bringen können.»

«Und was ist, wenn es nicht gelingt?»

«Dann würde sich da oben ein falsches Gelenk bilden. Er würde wochenlang lahmen und wahrscheinlich immer ein leicht verkürztes Bein haben.»

«O Gott, das wäre ja entsetzlich! Glauben Sie, er wird wieder in Ordnung kommen?»

Ich sah auf das folgsame Tier, das immer noch unbeirrt vor sich hinstarrte. «Ich glaube, er hat eine gute Chance. Es ist gut, daß Sie gleich mit ihm hergekommen sind. Je schneller man diese Dinge in Angriff nimmt, um so besser.»

«Fein, und wann können Sie mit der Behandlung beginnen?»

«Jetzt gleich.» Ich ging zur Tür. «Ich will nur Tristan rufen, damit er mir zur Hand geht.»

«Kann *ich* Ihnen nicht helfen? Bitte!»

Ich sah sie zweifelnd an. «Na, ich weiß nicht. Es wird ein heftiges Gezerre geben. Natürlich wird er betäubt, aber trotzdem ist es kein Spaß.»

Helen lachte. «Oh, ich bin nicht zimperlich. Ich bin den Umgang mit Tieren gewohnt.»

«Gut», sagte ich. «Dann ziehen Sie diesen Kittel an. Wir fangen gleich an.»

Der Hund zuckte nicht einmal, als ich die Nadel in die Vene stieß. Das Nembutal wirkte sofort. Sein Kopf sank gegen Helens Arm, und gleich darauf lag er bewußtlos auf der Seite.

Ich ließ die Nadel in der Vene und betrachtete das schlafende Tier.

«Ich sollte ihm vielleicht ein bißchen mehr geben. Je tiefer er schläft, um so mehr läßt der Widerstand der Muskeln nach.»

Schließlich lag Dan so schlaff wie eine Stoffpuppe da. Ich ergriff das verletzte Bein. Über den Tisch hinweg sagte ich zu Helen: «Jetzt falten Sie bitte die Hände unter seinem Schenkel, und dann halten Sie ihn so fest, wie Sie können, wenn ich ziehe. Verstanden? Also los – jetzt!»

Es erfordert erstaunlich viel Kraft, den Kopf eines verrenkten Oberschenkelknochens über den Rand der Gelenkpfanne zu ziehen. Ich zog fest und stetig mit der rechten Hand und drückte gleichzeitig mit der linken auf den Oberschenkelkopf. Helen machte ihre Sache gut. Sie stemmte sich mit aller Kraft gegen die Zugbewegung, und vor lauter Konzentration schoben sich ihre Lippen vor.

Ich meine, es müßte für diese Prozedur eine narrensichere Methode geben, ein Verfahren, das gleich beim erstenmal funktioniert, aber ich bin nie dahintergekommen. Ich habe immer erst nach mehreren Versuchen Erfolg gehabt, und so war es auch diesmal. Ich probierte es mit allen möglichen Drehungen und Bewegungen und mochte gar nicht daran denken, wie ich dastehen würde, falls es mir ausgerechnet in diesem Fall nicht gelang. Ich überlegte gerade, was Helen wohl von diesem Ringkampf hielt, als ich plötzlich das leise Knacken hörte. Ein süßer und willkommener Laut!

Ich bog das Hüftgelenk hin und her. Keinerlei Widerstand mehr! Der Oberschenkelkopf bewegte sich wieder geschmeidig in seiner Gelenkpfanne.

«So, das wär's», sagte ich. «Ich hoffe, es bleibt dabei. Wir wollen alle Daumen halten. Manchmal springt der Oberschenkelkopf wieder heraus, aber diesmal habe ich das Gefühl, es ist alles in Ordnung.»

Helen strich mit der Hand über die seidigen Ohren und den Hals des schlafenden Hundes. «Armer Dan», sagte sie. «Bestimmt wäre er nicht über die Mauer gesprungen, wenn er gewußt hätte, was ihn erwartete. Wann wird er wieder zu sich kommen?»

«Oh, ich nehme an, erst gegen Abend. Wenn er aufwacht, sollten Sie bei ihm sein und ihn stützen, sonst fällt er womöglich und renkt sich das Ding noch einmal aus. Vielleicht rufen Sie mich an, damit ich Bescheid weiß.»

Ich nahm Dan auf beide Arme und trug ihn vorsichtig hinaus. Im Flur kam mir Mrs. Hall entgegen. Sie trug ein Tablett mit zwei Tassen.

«Ich habe mir gerade Tee gekocht, Mr. Herriot», sagte sie,

«und da dachte ich mir, Sie und die junge Dame würden vielleicht auch gern ein Täßchen trinken.»

Ich sah sie prüfend an. Wollte sie etwa auch wie Tristan Cupido spielen? Aber ihr breites, wie immer gleichmütiges Gesicht verriet nichts.

«Fein, Mrs. Hall, vielen Dank. Ich will nur schnell den Hund nach draußen bringen.» Ich legte Dan behutsam auf den Rücksitz von Helens Auto und breitete eine Decke, die dort lag, über ihn. Er wirkte ganz zufrieden.

Helen saß bereits da und hielt eine Tasse in der Hand. Ich mußte daran denken, wie ich einst in diesem Zimmer mit einem jungen Mädchen Tee getrunken hatte. Am Tage meiner Ankunft in Darrowby. Sie war eine von Siegfrieds Verfolgerinnen gewesen und sicherlich die zäheste von allen.

Aber diesmal war es anders, und diesmal stockte die Unterhaltung nicht. Vielleicht weil ich mich auf meinem eigenen Boden befand – vielleicht war ich nie ganz frei und ungezwungen, wenn nicht irgendwo ein krankes Tier mit im Spiel war. Jedenfalls redete ich munter drauflos, genau wie damals, als wir einander zum erstenmal begegnet waren.

Das gleiche Gefühl der Sicherheit und des Selbstvertrauens hatte ich, als Helen mich am Abend anrief.

«Dan ist auf und spaziert herum», sagte sie. «Er ist noch ein bißchen wacklig auf den Beinen, aber das Hüftgelenk ist in Ordnung.»

«Großartig, er hat das erste Stadium hinter sich. Ich denke, es geht alles gut.»

Es folgte eine lange Pause. «Vielen Dank für alles, was Sie getan haben», sagte Helen schließlich. «Wir waren so in Sorge um Dan, besonders mein kleiner Bruder und meine Schwester. Wir sind Ihnen sehr dankbar.»

«Nichts zu danken. Ich freue mich auch. Ein prächtiger Hund.» Ich zögerte, aber dann überwand ich meine Scheu. «Ach so, ja», fuhr ich fort, «wir sprachen doch heute über Schottland. Ich bin vorhin am Plaza vorbeigekommen. Sie zeigen dort einen Film über die Hebriden. Ich dachte, vielleicht ... Ich wollte fragen ... Ich wollte Sie fragen, ob Sie Lust hätten, sich den Film mit mir anzusehen.»

Wieder eine Pause. Mein Herz klopfte dröhnend.

«Fein», sagte Helen endlich. «Sehr gern. Und wann? Freitagabend? Gut, vielen Dank, und dann auf Wiedersehen.»

Mit zitternder Hand legte ich den Hörer auf. Warum fand ich alle solchen Dinge so kompliziert? Aber es machte nichts – am Freitag würde ich Helen wiedersehen.

Kapitel 36

Tristan war damit beschäftigt, Flaschen aus einer Kiste auszupacken, die alle die gleiche rubinrote Flüssigkeit enthielten – unsere letzte Zuflucht, wenn wir kranken Tieren gegenüber ratlos waren. «Universalmedizin für Haustiere» stand in großen schwarzen Buchstaben auf dem Etikett, und darunter hieß es: «Angezeigt bei Husten, Erkältungskrankheiten, Durchfall, Blutfleckenkrankheit, Milchdrüsenentzündung, Milchfieber, Lungenentzündung, Klauenkrankheiten, Blähsucht. Zur raschen Linderung der Beschwerden.» Wenn die Bauern daran schnupperten und der scharfe Geruch von Kampfer und Ammoniak ihnen die Tränen in die Augen trieb, waren sie meist tief beeindruckt: «Donnerwetter, ist das aber ein starkes Zeug.» Doch immer, wenn Siegfried oder ich «Universalmedizin für Haustiere» verordneten, konnte man wetten, daß wir nicht wußten, was dem Tier wirklich fehlte.

Tristan stellte die Flaschen in dichten Reihen auf die Regalbretter. Als er mich sah, setzte er sich auf die Kiste, zog ein Päckchen Woodbines aus der Tasche und steckte sich eine an. Den Rauch tief inhalierend starrte er mich an.

«Sie gehen also mit ihr ins Kino?»

«Ja, allerdings», antwortete ich. «In einer Stunde.»

«Hm.» Er zog die Augenbrauen hoch. «Ich verstehe.»

«Wieso? Was ist denn?» fragte ich leicht gereizt. «Haben Sie etwas dagegen, daß ich ins Kino gehe?»

«Nein, nein, absolut nicht, Jim. Wirklich nicht. Ein sehr vernünftiger Zeitvertreib.»

«Oder haben Sie etwas dagegen, daß ich Helen mitnehme?»

«Nein, Sie werden sicher einen netten Abend haben. Ich hatte nur gedacht . . .» Er kratzte sich am Kopf. «Ich hatte gedacht, Sie würden . . . nun ja, ein bißchen mehr unternehmen.»

Ich lachte bitter. «Das hab ich damals im Reniston versucht. Oh, ich mache Ihnen keine Vorwürfe, Tristan. Sie hatten es gut gemeint, aber Sie wissen, es war ein völliger Reinfall. Ich möchte einfach, daß heute abend nichts schiefgeht.»

«Schön, ich will auch gar nichts dagegen sagen. Wenn Sie sich mit dem Plaza begnügen, gehen Sie tatsächlich kein Risiko ein.»

Als ich etwas später in der Badewanne lag, mußte ich mir eingestehen, daß Tristan recht hatte. Es war so etwas wie Feigheit, mit Helen ins Kino zu gehen, eine Flucht in eine, wie ich hoffte, sichere, dunkle Intimität. Doch ich tröstete mich mit dem Gedanken, daß es zumindest ein neuer Anfang war.

Und als ich die Haustür hinter mir schloß und die Straße entlangblickte, wo jetzt gerade die ersten Lampen in der Abenddämmerung aufleuchteten, fühlte ich, wie mein Herz höher schlug. Es war, als hätte mich ein von den nahen Hügeln herüberwehender Hauch gestreift, ein zarter Duft, der das Ende des Winters verkündete. Zwar war es noch kalt – in Darrowby war es gewöhnlich kalt bis in den Mai hinein –, doch die Verheißung war da, die Aussicht auf Sonne, auf warme Wiesen und milde Tage.

Der Eingang zum Plaza befand sich, unauffällig und halb verborgen, zwischen der Eisenwarenhandlung Pickergill und der Drogerie Howarth; er war nicht viel breiter als eine normale Ladenfront. Doch verwundert war ich, als ich feststellte, daß das ganze Haus noch im Dunkeln lag. Ich war zwar sehr zeitig gekommen, aber immerhin sollte die Vorstellung in zehn Minuten beginnen, und noch deutete nichts darauf hin.

Ich hatte Tristan nicht zu sagen gewagt, daß ich mich aus lauter Vorsicht mit Helen vor dem Kino verabredet hatte. Bei meinem Auto konnte man nie wissen, ob man rechtzeitig oder überhaupt irgendwo ankam, und ich hatte es für ratsam gehalten, jedes Risiko zu vermeiden.

«Wir treffen uns draußen vor dem Kino.» Mein Gott, großartig war das gerade nicht!

Aber alle trüben Gedanken waren verscheucht, als ich Helen über den Marktplatz kommen sah. Sie lächelte und winkte mir fröhlich zu, als sei ein Kinobesuch im Plaza das herrlichste Vergnügen, zu dem man ein Mädchen einladen konnte. Ihre Wangen waren leicht gerötet, und ihre Augen strahlten.

Alles war plötzlich schön. Ich wußte, es würde ein wunderbarer Abend werden – nichts konnte ihn verderben. Nachdem wir einander begrüßt hatten, erzählte mir Helen, daß Dan wieder umherspringe wie ein junger Hund. Diese gute Nachricht erhöhte noch mein Wohlbefinden. Das einzige, was mir Sorge machte, war der dunkle Kinoeingang.

«Komisch», sagte ich. «Die Vorstellung müßte gleich anfangen. Es ist doch hoffentlich nicht geschlossen!»

«Nein», sagte Helen. «Außer sonntags ist es immer geöffnet. Und die Leute da drüben wollen doch sicher auch ins Kino.»

Ich drehte mich um. Zwar stand keine Schlange vor dem Kino, aber es hatten sich inzwischen ein paar Leute versammelt – meist Paare mittleren Alters –, und auf der Straße balgte sich eine Horde kleiner Jungen. Niemand schien beunruhigt.

Genau zwei Minuten ehe die Vorstellung beginnen sollte, kam ein Mann im Regenmantel auf dem Fahrrad um die Ecke gebraust, trat vor dem Eingang auf die Bremse, steckte einen Schlüssel ins Schlüsselloch und öffnete die Tür. Dann betätigte er drinnen einen Schalter, und eine einsame Neonröhre flackerte über uns auf, erlosch wieder, flackerte abermals und drohte endgültig zu erlöschen. Der Mann stellte sich auf die Zehenspitzen und brachte das Ding mit einem kräftigen Faustschlag zur Räson. Dann streifte er seinen Regenmantel ab und stand in einem tadellosen Abendanzug da. Es war der Kinodirektor.

Inzwischen hatte sich eine beleibte Dame eingefunden und sich in die Kassenbox gezwängt. Wir stellten uns an und lösten unsere Eintrittskarten.

Die kleinen Jungen, die sich auch jetzt noch knufften, gingen durch einen Vorhang ins Parkett. Alle übrigen Besucher stiegen die Treppe hinauf zum Balkon. Der Direktor lächelte und verbeugte sich höflich, als wir an ihm vorbeigingen.

Oben stand zu meiner Überraschung Maggie Robinson, die

Tochter des Schmieds, und nahm die Eintrittskarten entgegen. Sie staunte uns mit großen Augen an. Kichernd und mit einem einfältigen Grinsen schob sie endlich die Vorhänge beiseite und dirigierte uns zu den Plätzen. Als ich mich hinsetzte, bemerkte ich, daß zwischen den beiden Sitzen keine Armlehne war.

«Das sind die Plätze für Liebespärchen», platzte sie heraus und eilte davon, die Hand vor dem Mund.

Ich sah mich um. Auf dem Balkon saßen etwa zwei Dutzend Leute. In geduldigem Schweigen blickten sie auf die kahlen, mit Leimfarbe gestrichenen Wände. Die Uhr vorn neben dem Vorhang war stehengeblieben und zeigte zwanzig nach vier.

Aber es war schön, neben Helen zu sitzen. Ich fühlte mich – von der unerträglichen Hitze abgesehen – so wohl wie ein Fisch im Wasser und machte es mir auf meinem Sitz gerade so richtig bequem, als plötzlich das Licht ausging und mit ohrenbetäubendem Getöse die Wochenschau begann. Ich zuckte zusammen. Offenkundig war der Ton viel zu laut eingestellt. Jetzt brüllte eine Stimme vierzehn Tage alte Neuigkeiten in den Saal. Schließlich endete die Wochenschau mit der gleichen dröhnenden Musik, mit der sie begonnen hatte.

Nach einer kurzen Atempause brach der Lärm wieder los, und der Hauptfilm begann – der Film über Schottland sollte danach vorgeführt werden. Es war ein Film mit viel Liebe und vielen Umarmungen, und bei jedem Kuß veranstalteten die Jungen unten im Parkett ein lautes Geschmatze.

Unterdessen wurde es immer heißer. Ich öffnete meine Weste und knöpfte meinen Hemdkragen auf. Ich war schon ganz benommen. Zweimal riß der Film, und wir starrten minutenlang auf die nackte Leinwand. Die Jungen unten pfiffen und johlten und stampften mit den Füßen.

Maggie Robinson, die in dem schwachen Licht neben dem Vorhang stand, konnte den Blick nicht von uns abwenden. Jedesmal wenn ich aufsah, stellte ich fest, daß sie uns grinsend anstarrte. Ungefähr in der Mitte des Films jedoch nahm ein plötzlicher Aufruhr jenseits des Vorhangs ihre Aufmerksamkeit in Anspruch. Im gleichen Augenblick wurde sie beiseite geschoben, und eine große, kräftige Gestalt kam hereingeschwankt.

Ich traute meinen Augen nicht. Es war Gobber Newhouse.

Offensichtlich hatte er wieder getrunken. Er verbrachte die meisten Nachmittage in den hinteren Räumen der Pubs und wollte sich hier vermutlich von einer besonders wilden Bierrunde erholen.

Zu meinem Entsetzen steuerte er ausgerechnet auf unsere Reihe zu, stützte sich kurz auf Helens Knie, trat mir auf die Füße und ließ sich in seiner ganzen Fülle ächzend auf dem Sitz zu meiner Linken nieder. Zum Glück war es ebenfalls ein Sitz ohne Armlehne. Dennoch hatte er Mühe, es sich auf seinem Platz bequem zu machen. Er rutschte hin und her, und sein Schnauben und Grunzen erinnerte an einen Schweinestall. Schließlich kam er zur Ruhe, und nach einem lauten Rülpser schlummerte er ein.

Sein Geschnarche und sein Gestank nach schalem Bier machten es mir vollends unmöglich, mich auf die Liebesgeschichte auf der Leinwand zu konzentrieren.

Ich atmete auf, als der Film zu Ende war und das Licht anging. Ich war ein wenig beunruhigt. Helen hatte mehrmals den Mund verzogen und die Stirn gerunzelt. Hoffentlich ist sie nicht verstimmt, dachte ich. Aber glücklicherweise erschien jetzt Maggie mit einem Tablett vor dem Bauch, und ich kaufte jedem von uns ein Schokoladeneis.

Ich hatte gerade davon abgebissen, als das Licht wieder ausging und Musik ertönte. Ich lehnte mich behaglich zurück. Jetzt mußte der Film über die Hebriden kommen. Aber irgend etwas stimmte nicht mit dem Programm. Was sollte diese kreischende Westernmusik? Dann erschien der Titel auf der Leinwand: «Schüsse in Arizona».

Ich wandte mich erschrocken Helen zu. «Was ist denn da passiert? Jetzt sollte doch der schottische Film kommen!»

«Sollte!» sagte Helen und machte eine Pause. Dann sah sie mich mit einem matten Lächeln an. «Aber ich fürchte, er *ist* es nicht. Sie wechseln oft den Beifilm, ohne es anzukündigen. Und die Leute haben anscheinend nichts dagegen.»

Ich ließ mich erschöpft zurücksinken. Ich hatte es mal wieder geschafft. Alles, was ich unternahm, ging schief. In dieser Beziehung war ich ein Genie.

«Es tut mir leid», sagte ich. «Hoffentlich sind Sie jetzt nicht wütend.»

Sie schüttelte den Kopf. «Überhaupt nicht. Warten wir ab Vielleicht ist es ja ein interessanter Film.»

Aber es war der typische, abgedroschene Western, und ich ließ alle Hoffnung fahren. Apathisch sah ich zu, wie die Reiter zum viertenmal an demselben Felsen vorbeipreschten, als plötzlich mit lautem Getöse die unvermeidliche Schießerei begann. Ich schreckte zusammen, und sogar Gobber fuhr aus seinem tiefen Schlaf auf.

«Hallooo! Hallooo!» brüllte er, schoß kerzengerade in die Höhe und schlug mit beiden Armen um sich. Einer seiner Hiebe traf mich am Kopf; und ich prallte gegen Helens Schulter. Ich wollte mich entschuldigen und sah, daß sie wieder die Stirn runzelte. Aber diesmal verzog sich ihr ganzes Gesicht, und dann fing sie plötzlich zu lachen an.

Ich hatte noch nie ein Mädchen so lachen sehen. Es war, als hätte sie schon lange darauf gewartet. Sie lehnte sich zurück, streckte beide Beine von sich, ließ die Arme herabbaumeln und lachte und lachte. Als sie schließlich wieder zu Atem kam, richtete sie sich auf und wandte sich mir zu.

Sie legte ihre Hand auf meinen Arm. «Hören Sie», sagte sie mit leiser Stimme. «Warum machen wir das nächste Mal nicht einfach einen Spaziergang?»

Kapitel 37

Nach unserem gemeinsamen Kinobesuch ergab es sich ganz von selbst, daß ich hin und wieder abends bei Helen hereinschaute. Und ohne daß ich es merkte, war plötzlich eine feste Gewohnheit daraus geworden. Abends gegen acht trieb es mich unweigerlich in Richtung Heston Grange. Natürlich kämpfte ich gegen diesen Impuls an – ich fuhr nicht *jeden* Abend hin. Zum einen hielt mich die Arbeit oft rund um die Uhr in Trab, und zum andern scheute ich die Begegnung mit Mr. Alderson.

Helens Vater war ein schwer durchschaubarer Mann. Seit dem Tode seiner Frau lebte er völlig zurückgezogen. Er war ein erfahrener Viehzüchter, und sein Hof konnte mit den besten Höfen weit und breit konkurrieren. Aber er war mit seinen Gedanken oft abwesend und hatte mancherlei kleine Eigenheiten. Er führte lange Selbstgespräche, und wenn er sich über irgend etwas besonders freute, summte er laut vor sich hin.

Anfangs hatte er mich kaum zur Kenntnis genommen, doch als meine Besuche häufiger wurden, beobachtete er mich mit einem gewissen Interesse und schließlich voller Beunruhigung. Er hing an Helen, und natürlich wünschte er ihr einen großartigen Lebensgefährten. Und es war auch einer in Sicht – der junge Richard Emundson, dessen Vater ein alter Freund der Aldersons war und einen großen Hof besaß. Verglichen mit ihm war ich, ein unbekannter mittelloser junger Tierarzt, eine armselige, schlechte Partie. So kam es, daß wir uns bei meinen Besuchen immer nur von der Seite her musterten. Und das war schade, denn irgendwie mochte ich ihn, und unter anderen Voraussetzungen wären wir sicher gut miteinander ausgekommen. Aber er hatte sich nun einmal darauf eingestellt, daß seine Tochter eines Tages den Sohn seines reichen Freundes heiraten und ein sorgloses Leben führen würde und setzte sich hartnäckig gegen alles zur Wehr, was diesen Plan vereiteln mochte.

Ich war darum immer erleichtert, wenn ich mit Helen wieder aus dem Hause war. Dann war alles in Ordnung. Wir fuhren zu den kleinen Tanzfesten in den umliegenden Dörfern oder machten stundenlange Spaziergänge auf den alten, grasbewachsenen Zechenwegen zwischen den Hügeln, und manchmal begleitete Helen mich auch einfach bei meinen abendlichen Krankenbesuchen. Wir waren einander genug.

Und es wäre wahrscheinlich immer so weitergegangen, hätte Siegfried mich nicht eines Tages zur Rede gestellt. Wir saßen wie so oft abends, bevor wir ins Bett gingen, im großen Zimmer und sprachen über die Ereignisse des Tages. Plötzlich lachte er laut auf und schlug sich auf die Knie.

«Der alte Harry Forster war vorhin hier und hat seine Rechnung bezahlt. Zu komisch – er saß da, sah sich im Zimmer um und sagte: ‹Ein hübsches kleines Nest haben Sie hier, Mr.

Farnon.› Und dann fügte er listig hinzu: ‹Zeit, daß ein Vogel in dieses Nest kommt.›»

Ich lachte. «Na, Sie sind ja solche Sprüche gewöhnt. Die Leute werden sich erst zufriedengeben, wenn Sie verheiratet sind.»

«Moment, nicht so schnell.» Er sah mich nachdenklich an. «Ich glaube nicht, daß Harry von mir sprach. Er meinte Sie.»

«Wieso?»

«Ja, überlegen Sie mal. Sie sind ihm doch einmal begegnet, als Sie mit Helen auf seinen Feldern spazierengingen, nicht wahr? Da wird ihm die Erleuchtung gekommen sein. Er meint, Sie sollten allmählich heiraten – ganz klar.»

Ich lehnte mich im Sessel zurück und lachte. «Ich und heiraten! Können Sie sich das vorstellen?»

Siegfried beugte sich vor. «Was lachen Sie da, James? Der Mann hat recht – es ist Zeit, daß Sie heiraten.»

«Was soll das?» Ich sah ihn fassungslos an. «Worauf wollen Sie hinaus?»

«Sehr einfach. Ich sage, Sie sollten heiraten, und zwar bald.»

«Siegfried, Sie scherzen! Ich stehe am Anfang meiner Karriere. Ich habe kein Geld. Nichts. Ich habe nie auch nur daran gedacht.»

«Nein? Gut, dann sagen Sie mir eines, machen Sie Helen Alderson den Hof oder nicht?»

«Nun, also . . . Wirklich, ich . . . Gut, ich glaube, man könnte es so nennen.»

Siegfried legte die Fingerspitzen aneinander und sah jetzt aus wie ein Richter. «Gut, gut. Sie geben zu, Sie machen dem Mädchen den Hof. Gehen wir mal einen Schritt weiter. Das Mädchen ist ungewöhnlich anziehend – sie verursacht eine regelrechte Verkehrsstauung, wenn sie am Markttag über den Platz geht. Es ist allgemein bekannt, daß sie intelligent ist, immer freundlich und eine exzellente Köchin. Würden Sie mir auch darin zustimmen?»

«Natürlich», sagte ich gereizt. «Aber warum führen Sie sich auf wie ein Richter?»

«Ich versuche nur, meinen Standpunkt klarzumachen, James, und der wäre, daß Sie eine ideale Frau an der Angel haben und nichts unternehmen. Um es weniger vornehm zu sagen, ich wünschte, Sie würden endlich mal zupacken.»

«Das ist nicht so einfach», sagte ich. «Ich kann ihr keinerlei Sicherheit bieten, und im übrigen sind wir ja auch erst seit ein paar Wochen befreundet – da denkt man doch nicht gleich ans Heiraten. Und dann ist da noch etwas: ihr Vater mag mich nicht.»

Siegfried neigte den Kopf zur Seite und sah mich väterlich-freundlich an. «Seien Sie mir nicht böse, mein Junge, aber ich muß Ihnen etwas sagen. Vorsicht ist zwar oft eine Tugend, aber man soll es damit auch nicht übertreiben. Sie neigen dazu. Das zeigt sich auf mancherlei Weise. Zum Beispiel in der bedächtigen Art, wie Sie bei Ihrer Arbeit Probleme anpacken. Sie sind immer zu bange, gehen ängstlich Schritt für Schritt vor, wo Sie einen kühnen Sprung tun sollten. Sie sehen Gefahren, wo keine sind. Sie müssen lernen, eine Chance zu ergreifen. Und noch etwas möchte ich Ihnen sagen – ich weiß, Sie nehmen es mir nicht übel. Ich fürchte, solange Sie nicht verheiratet sind, wird Ihre Assistenz mir nicht die Hilfe sein, die ich brauchte. Sie werden, offen gesagt, immer unkonzentrierter und wirrer, so daß ich allmählich glaube, Sie wissen oft gar nicht, was Sie tun.»

«Wovon reden Sie denn eigentlich? Ich habe noch nie ...»

«Lassen Sie mich ausreden, James. Was ich sage, ist wahr. Sie gehen umher wie ein Schlafwandler. Und Ihre neue Angewohnheit, in die Luft zu starren, wenn ich mit Ihnen rede, beunruhigt mich. Da gibt es nur *eine* Kur, mein Junge.»

«Eine ganz einfache, kleine Kur, nicht wahr?» schrie ich. «Kein Geld, keine Wohnung, aber ein kühner Sprung in die Ehe hinein!»

«Sehen Sie, das ist typisch für Sie: Sie suchen nach Schwierigkeiten.» Er sah mich mit einem mitleidigen Lächeln an. «Kein Geld, sagen Sie. Nun, in Kürze werden Sie mein Partner sein. Ihr Schild wird in den nächsten Tagen draußen am Zaun angebracht. Ums tägliche Brot brauchen Sie sich also nicht zu sorgen. Und was eine Wohnung betrifft – denken Sie an all die leeren Zimmer hier im Haus. Sie können von mir aus oben eine ganze Zimmerflucht haben.»

Ich fuhr mir zerstreut mit der Hand durchs Haar. Mir drehte sich alles vor den Augen. «Sie stellen es alles so einfach hin!» rief ich.

«Es *ist* einfach!» Siegfried sprang von seinem Stuhl auf. «Los, gehen Sie! Fragen Sie das Mädchen unverzüglich, und schleppen Sie die Person noch diesen Monat zum Traualtar!» Er drohte mir mit dem Finger. «Lernen Sie, entschlossen zu handeln, James. Werfen Sie Ihr Zaudern ab!» Er ballte die Hand zur Faust und nahm eine theatralische Haltung an. «Und bedenken Sie, es gibt in den Gezeiten des Lebens Augenblicke . . .»

«Gut, gut!» sagte ich und erhob mich erschöpft aus meinem Sessel. «Genug, ich habe die Botschaft verstanden. Ich gehe jetzt ins Bett.»

Sicherlich war ich nicht der erste, dessen Leben durch einen von Siegfrieds gelegentlichen Ausbrüchen entscheidend beeinflußt wurde. Als ich Helen fragte, ob sie mich heiraten wolle, sagte sie ja, und wir beschlossen, die Sache nicht auf die lange Bank zu schieben. Im ersten Augenblick war sie überrascht – vielleicht hatte sie eine ähnliche Meinung von mir wie Siegfried und hatte erwartet, daß es Jahre brauchen würde, bis ich mich aufraffte.

Wir waren glücklich. Nur eine einzige Wolke stand am Horizont, aber es war eine drohende Wolke. Helen erinnerte mich daran, als ich Hand in Hand mit ihr spazierenging.

«Du, Jim», sagte sie, «du mußt jetzt aber wirklich mit Vater sprechen. Es ist Zeit, daß er es erfährt.»

Kapitel 38

Ich hatte mich schon lange damit abgefunden, daß man als Tierarzt, zumal auf dem Lande, oft mit Schmutz und Gestank in Berührung kam. Aber eines Abends, als ich aus der Badewanne stieg und schnuppernd feststellte, daß meine Hände und Arme noch genauso scheußlich und penetrant nach Tom Dearlovers Reinigungsmittel rochen wie am Nachmittag, rebellierte etwas in mir. Ich wollte mit dieser übelriechenden Erinnerung nicht zu Bett gehen. Verzweifelt musterte ich die Flaschen auf dem Badezimmerregal. Bei Mrs. Halls rosarotem Badesalz stutzte ich. Ich hatte es noch nie ausprobiert. Ich nahm den Glaskrug und schüttete eine Handvoll ins heiße Wasser: ein benebelnder süßlicher Geruch stieg mir in die Nase. Ich schüttete fast den ganzen Inhalt in die Wanne und ließ mich mit einem triumphierenden Lächeln wieder ins Wasser gleiten. Diese Behandlung vermochte kein Gestank auf der Welt standzuhalten.

Halb betäubt legte ich mich danach schlafen und sank in einen köstlichen Schlummer. Als das Telefon an meinem Bett klingelte, empfand ich diese lästige Störung mehr noch als sonst als eine persönliche Beleidigung. Verschlafen blinzelte ich nach der Uhr: Viertel nach eins. Ich nahm den Hörer ab, und plötzlich war ich hellwach. Es war Mr. Alderson. Candy kalbte, und irgend etwas stimmte nicht. Ob ich sofort kommen könnte.

Ich war völlig munter und zugleich beunruhigt. Denn Candy, eine hübsche kleine Jersey-Kuh, war ein Prachtexemplar und Mr. Aldersons ganzer Stolz. Ihre Milch wurde nicht, wie die der andern Kühe, in die großen Molkereikannen gegossen, sondern kam zum Porridge auf den Frühstückstisch, wurde, zu Sahne geschlagen, auf Obsttorten gehäuft oder zu einer goldenen cremigen Butter verarbeitet, von der man träumen konnte. Ich hoffte zu Gott, daß es nichts Kompliziertes war.

Helens Vater hatte schon alles vorbereitet. Im hell erleuchteten Kuhstall sah ich zwei Eimer mit heißem Wasser dampfen, ein Handtuch hing über der Tür, und Stan und Bert, die beiden Knechte, standen wartend neben ihrem Chef. Candy lag behaglich im tiefen Stroh. Sie schien nicht zu leiden, und an der Vulva war nichts zu sehen, aber ihr besorgter, abwesender Blick verriet, daß irgend etwas mit ihr nicht in Ordnung war.

Ich schloß die Tür hinter mir. «Haben Sie schon hineingefühlt, Mr. Alderson?»

«Ja, aber es ist nichts zu fühlen.»

«Gar nichts?»

«Nichts. Sie ist nun schon ein paar Stunden dabei, und da sich nichts zeigte, hab ich hineingelangt, aber ich hab keinen Kopf und keine Beine gefühlt – nichts. Und da hab ich Sie angerufen.»

Merkwürdig, dachte ich. Ich hängte meine Jacke an einen Nagel und knöpfte nachdenklich mein Hemd auf. Als ich es über den Kopf zog, bemerkte ich, daß Mr. Alderson die Nase rümpfte. Die beiden Knechte schnupperten und sahen einander an. Der Duft von Mrs. Halls Badesalz, bis zu diesem Augenblick unter meiner Kleidung gefangen, erfüllte plötzlich den Raum und wetteiferte mit den Stallgerüchen. Keiner sagte etwas. Keiner machte eine anzügliche Bemerkung, die es mir erlaubt hätte, die Sache lachend klarzustellen. Bert und Stan starrten mich nur mit offenem Munde an. Mr. Alderson fixierte mit noch immer zuckenden Nasenflügeln die Wand.

Ich kniete hinter der Kuh nieder, und im gleichen Augenblick hatte ich meine Verlegenheit vergessen. Die Vagina war leer; ein glatter Gang, der sich schnell zu einer kleinen, gefürchteten Öffnung verengte, gerade weit genug, daß meine Hand hindurchpaßte. Dahinter fühlte ich die Füße und den Kopf des Kälbchens. Mir sank der Mut. Eine Uterustorsion. Das war eine heikle Sache.

Ich richtete mich auf und wandte mich Mr. Alderson zu. «Die Gebärmutter hat sich verdreht. Das Kalb ist drinnen, aber es kann nicht raus – ich komme kaum mit der Hand durch.»

«Hab mir schon gedacht, daß es was Absonderliches ist.» Er rieb sein Kinn und sah mich skeptisch an. «Was können wir da tun?»

«Wir müssen versuchen, die Gebärmutter in die richtige Lage zu bringen. Wir rollen die Kuh hin und her, und ich halte das Kalb dabei fest. Zum Glück sind wir ja genügend Männer.»

«Und das bringt alles wieder in Ordnung?»

Ich schluckte. Manchmal half das Rollen, manchmal nicht. Und damals waren wir noch nicht so weit, daß wir Kühe durch Kaiserschnitt entbinden konnten. Falls die Prozedur mißlang, mußte er Candy zum Schlachter bringen.

«Ja, das bringt alles wieder in Ordnung», sagte ich.

Ich postierte Bert an den Vorderbeinen, Stan an den Hinterbeinen und bat Mr. Alderson, den Kopf der Kuh am Boden zu halten. Dann legte ich mich der Länge nach hin, tastete mich mit der Hand vor und ergriff den Fuß des Kalbs.

«Jetzt rollt sie», rief ich, und die Männer zogen die Beine im Uhrzeigersinn herum. Ich hielt den kleinen Fuß mit aller Gewalt fest, als die Kuh auf die andere Seite plumpste, doch nichts schien sich innen verändert zu haben.

«Wälzt sie auf die Brust», keuchte ich.

Stan und Bert rollten die Kuh geschickt herum, im gleichen Augenblick brüllte ich vor Schmerzen. «Rollt sie zurück, schnell! In die andere Richtung!» Das glatte Gewebe hatte sich wie eine Fessel zusammengezogen und hielt mein Handgelenk umklammert.

Aber die Männer reagierten blitzschnell. Innerhalb weniger Sekunden lag Candy wieder mit ausgestreckten Beinen auf der ursprünglichen Seite. Wir waren wieder da, wo wir angefangen hatten. Ich biß die Zähne zusammen und ergriff wieder den Fuß des Kalbs. «So», sagte ich, «und jetzt in die andere Richtung!»

Stan und Bert wälzten die Kuh um 180 Grad herum, aber nichts passierte. Ich hielt mit aller Kraft den Fuß umklammert – diesmal war der Widerstand gewaltig. Ich mußte eine Atempause machen und lag ein paar Sekunden lang schweißgebadet, mit dem Gesicht nach unten da. Dann rief ich: «Noch etwas!» Und die Männer rollten die Kuh noch weiter herum.

Es war ein herrliches Gefühl, wie sich plötzlich alles auf wunderbare Weise lockerte und löste. Meine Hand lag jetzt frei in einem weiten Uterus, und das Kalb kam mir schon entgegengerutscht.

Candy begriff sofort, was los war, und jetzt strengte sie sich auch an. Und da sie den Sieg nahe fühlte, unternahm sie noch eine weitere Anstrengung, und das Kalb flog naß und zappelnd in meine Arme.

«Donnerwetter, das ging zum Schluß aber schnell», murmelte Mr. Alderson verwundert. Er nahm ein Büschel Heu und trocknete die kleine Kreatur damit ab.

Dankbar und erleichtert wusch ich mir Hände und Arme in einem der Eimer. Ein Gefühl der Erleichterung hat man nach jeder Entbindung, aber in diesem Fall war es überwältigend.

Ich sagte Bert und Stan, die sich wieder schlafen legen wollten, gute Nacht. Als sie an mir vorbeigingen, schnupperten sie noch einmal ungläubig. Mr. Alderson redete mit sanfter Stimme auf Candy ein und wandte sich dann wieder dem Kälbchen zu. Er betrachtete es immer wieder verzückt, und ich konnte ihn gut verstehen. Es sah bezaubernd aus, dieses winzige Etwas mit seinen großen dunklen Augen und seinem Ausdruck zutraulicher Unschuld.

Er hob es hoch, als wäre es ein kleines Hündchen, und legte es neben den Kopf seiner Mutter. Candy beschnüffelte es, brummte glücklich und leckte über seine flaumige Haut. Mr. Alderson stand wie gebannt da, die Hände auf dem Rücken gefaltet, und wippte auf seinen Absätzen vor und zurück. Und dann fing er, wie immer, wenn er sich freute, laut zu summen an.

Ich wußte, es würde nie eine bessere Gelegenheit geben. Ich hustete nervös, und dann sprach ich mit fester Stimme.

«Mr. Alderson», sagte ich, «ich möchte Ihre Tochter heiraten.»

Das Summen hörte jäh auf. Langsam drehte er sich um und wandte sich mir zu. Er sagte nichts, sondern blickte mir nur ernst in die Augen. Dann beugte er sich steif herab, goß die Eimer aus und ging zur Tür.

«Kommen Sie mit ins Haus», sagte er.

Die Küche wirkte ohne die Familie verloren und verlassen. Ich setzte mich auf einen Stuhl neben dem leeren Kamin. Mr. Alderson stellte die Eimer weg, hängte das Handtuch auf und wusch sich über dem Ausguß die Hände. Dann ging er ins Wohnzimmer hinüber, und ich hörte, wie er sich am Büfett zu schaffen machte. Als er zurückkam, trug er feierlich ein Tablett mit zwei Kristallgläsern und einer noch ungeöffneten Flasche Whisky vor sich her.

Er stellte das Tablett auf den Küchentisch, zog den Tisch ein Stück zu uns herüber und ließ sich auf dem Stuhl auf der anderen Seite des Kamins nieder. Noch immer schweigend musterte er den Verschluß der Flasche und schraubte ihn vorsichtig ab. Dann füllte er langsam und präzise die Gläser, prüfte mehrmals, ob auch beide das gleiche Quantum enthielten, und schob mir mit einer zeremoniellen Geste das Tablett zu.

Ich nahm mein Glas und wartete hoffnungsvoll.

Mr. Alderson blickte ein, zwei Minuten lang in den schwarzen Kamin und richtete dann den Blick auf das Ölgemälde mit den planschenden Kühen, das über dem Kaminsims hing. Er spitzte die Lippen, als wollte er pfeifen, besann sich dann aber offenbar anders und trank ohne ein Prosit einen Schluck Whisky, worauf er einen Hustenanfall bekam, von dem er sich nur langsam erholte. Danach setzte er sich kerzengerade auf, fixierte mich mit wässerigen Augen und räusperte sich. Ich wartete gespannt.

«Tja», sagte er, «schönes Wetter zum Heuen.»

Ich pflichtete ihm bei. Er nahm einen weiteren tüchtigen Schluck, verzog das Gesicht, schloß die Augen, schüttelte mehrmals heftig den Kopf und sagte: «Allerdings – eine Nacht Regen könnte nicht schaden.»

Ich teilte ihm mit, dieser Meinung sei auch ich. Dann herrschte wieder Schweigen. Mr. Alderson trank seinen Whisky aus, als habe er sich inzwischen an den Geschmack gewöhnt.

Nachdem er schweigend unsere Gläser ein zweites Mal gefüllt und wieder einen Schluck getrunken hatte, blickte er zu Boden und sagte mit leiser Stimme: «James, ich hatte eine, wie es unter Tausenden nur eine gibt.»

Das kam so unerwartet, daß ich nicht wußte, was ich sagen sollte. «Ja, ich weiß», murmelte ich. «Ich habe viel von ihr gehört.»

«Sie war das großartigste Mädchen weit und breit. Und das schönste.» Er sah mich mit dem Anflug eines Lächelns an. «Keiner hätte damals gedacht, daß sie je einen Burschen wie mich nehmen würde. Aber sie hat mich genommen.» Er machte eine Pause und blickte weg. «Ja, sie hat mich genommen.»

Und dann erzählte er mir von seiner verstorbenen Frau. Er sprach ruhig, ohne Selbstmitleid und voll Dankbarkeit für das Glück, das er erfahren hatte. Und er sprach auch über Helen, über Dinge, die sie gesagt und getan hatte, als sie noch ein kleines Mädchen war, und wie sehr sie in jeder Weise ihrer Mutter ähnelte. Ich spürte, daß er mir mit all dem etwas sagen wollte, auch wenn er nicht direkt auf mein Anliegen einging und mir keinerlei Fragen stellte. Und allein der Umstand, daß er so freimütig sprach, war mir ein Zeichen dafür, daß die Schranken fielen.

Er hatte inzwischen seinen dritten großen Whisky zur Hälfte getrunken. Nach meinen Erfahrungen vertrugen die Männer aus Yorkshire keinen Whisky – ich hatte erlebt, wie stämmige Burschen, die ohne weiteres ihre zehn Maß Bier bewältigten, nach einem Schluck Whisky zu Boden gingen, und der kleine Mr. Alderson war das Trinken so gut wie gar nicht gewohnt. Ich machte mir Sorgen um ihn.

Aber ich konnte nichts tun. Er saß jetzt bequem zurückgelehnt auf seinem Stuhl, vollkommen ungezwungen, und hing mit leuchtenden Augen seinen Erinnerungen nach. Tatsächlich hatte er wohl ganz vergessen, daß ich da war, denn als er mich nach einer langen Pause wieder zur Kenntnis nahm, sah er mich einen Moment erstaunt an. Dann schien er sich auf seine Gastgeberpflichten zu besinnen, doch als er wieder nach der Flasche griff, fiel sein Blick auf die Uhr an der Wand.

«Donnerwetter, schon vier Uhr. Da haben wir aber lange genug gesessen. Lohnt sich ja fast nicht mehr, ins Bett zu gehen. Na, ich denke, wir sollten doch noch ein, zwei Stunden schlafen.» Er kippte den Rest Whisky hinunter, sprang auf, sah sich einen Augenblick geschäftig um, und dann stürzte er plötzlich unter fürchterlichem Getöse kopfüber zwischen die Schüreisen.

Starr vor Schreck, beugte ich mich über ihn, um ihm zu helfen, aber ich hätte mir keine Sorgen zu machen brauchen, denn ein paar Sekunden später stand er wieder auf den Beinen und sah mir in die Augen, als wäre nichts geschehen.

«Ja, ich muß jetzt wohl losfahren», sagte ich. «Vielen Dank für den Whisky.» Ich hatte die Hoffnung aufgegeben, daß Mr. Alderson mich in dieser Nacht noch als Schwiegersohn willkommen hieß. Dennoch hatte ich das tröstliche Gefühl, daß alles gutgehen würde.

Mr. Alderson machte den ehrenwerten Versuch, mich hinauszubegleiten, aber er schlug die falsche Richtung ein und prallte mit voller Wucht gegen die Küchenanrichte. Verwundert starrte er mich mit großen Augen an.

Ich zögerte, dann kehrte ich um. «Ich begleite Sie schnell rauf, Mr. Alderson», sagte ich, und der kleine Mann leistete keinen Widerstand, als ich ihn am Arm nahm und ihn zur Flurtür dirigierte.

Wir stiegen die knarrende Treppe hinauf. Plötzlich stolperte er, und sicher wäre er die Stufen hinuntergepurzelt, hätte ich ihn nicht mit beiden Armen gepackt. Während ich ihn noch so hielt, sah er mir fest in die Augen. «Danke, mein Junge», brummte er, und wir grinsten einander einen Augenblick lang an, bevor wir weitergingen.

Vor der Tür seines Schlafzimmers blieb er zögernd stehen, so als wollte er etwas sagen. Aber schließlich nickte er mir nur ein paarmal zu und schwankte hinein.

Ich wartete draußen vor der Tür und horchte ängstlich auf das Gepolter drinnen. Doch dann hörte ich ein lautes Summen und atmete erleichtert auf – alles war in Ordnung.

Kapitel 39

Als Siegfried eines Morgens am Frühstückstisch mit rotgeränderten Augen die Post durchsah – er hatte die Nacht bei einer von Koliken geplagten Stute verbracht –, fiel ihm aus einem amtlich aussehenden Umschlag eine Rolle Formulare entgegen. Er stöhnte auf.

«Allmächtiger Gott! Sehen Sie sich das an!» Er strich die Formulare auf dem Tisch glatt und überflog die lange Liste der Höfe, auf denen Tuberkulinproben durchgeführt werden mußten. «Und wir sollen unbedingt nächste Woche anfangen – im Gebiet von Ellerthorpe.» Er sah mich mit funkelnden Augen an. «Das ist die Woche, in der Sie heiraten, nicht wahr?»

Ich rutschte auf meinem Stuhl hin und her. «Ja, leider.»

Aufgebracht klatschte er sich eine Scheibe Toast auf den Teller und bestrich sie mit Butter. «Großartig, wirklich! Ausgerechnet jetzt, wo die Praxis wie verrückt läuft, eine Woche Tuberkulinproben oben im Dale, am Ende der Welt, und dazu dann noch Ihre verdammte Heiraterei. Sie brausen fröhlich ab in Ihre Flitterwochen und kümmern sich um nichts, während ich hier wie ein Irrer in der Gegend herumsause.» Er biß ein Stück von seinem Toast ab und kaute wütend darauf herum.

«Tut mir leid, Siegfried», sagte ich. «Es war nicht meine

Absicht, Sie im Stich zu lassen. Ich konnte nicht ahnen, daß in der Praxis gerade jetzt soviel zu tun ist, und ich hab nie damit gerechnet, daß man uns diesen ganzen Testkram aufhalsen würde.»

Siegfried hörte auf zu kauen und deutete mit dem Zeigefinger auf mich. «Genau das ist es, James – Sie blicken nicht voraus. Sie leben gedankenlos in den Tag hinein, selbst wenn es um Ihre eigene Hochzeit geht. Sie denken, es wird schon alles werden, und scheren sich um nichts.» Er hatte sich in seiner Erregung verschluckt und mußte husten. «Ich verstehe auch gar nicht, was diese Eile soll – Sie sind noch jung, Sie haben Zeit genug zum Heiraten. Und im übrigen – Sie kennen das Mädchen doch kaum, Sie sind doch erst seit ein paar Wochen mit ihr befreundet . . .»

«Moment, Sie haben doch selbst gesagt . . .»

«Lassen Sie mich bitte ausreden, James. Eine Heirat ist ein ernster Schritt, den man sich wohl überlegen sollte. Warum in Gottes Namen muß es nächste Woche sein? Nächstes Jahr hätte es auch noch gereicht, und Sie hätten eine schöne lange Verlobungszeit gehabt. Aber nein, Sie müssen immer alles überstürzen.»

«Verdammt, Siegfried, das geht zu weit. Sie wissen doch genau, daß Sie derjenige waren, der . . .»

«Einen Moment! Ihr übereilter Entschluß macht mir zwar erhebliche Kopfschmerzen, aber glauben Sie mir, ich wünsche Ihnen nur das Beste. Und ich hoffe, es geht alles gut, trotz Ihres Mangels an Vorausschau. Dennoch muß ich Sie an ein altes Sprichwort erinnern: ‹Schnell gefreit, lang bereut.›»

Ich sprang auf und schlug mit der Faust auf den Tisch.

«Verdammt!» schrie ich. «Es war doch Ihre Idee! Ich wollte ja noch warten, aber Sie . . .»

Siegfried hörte nicht zu. Er hatte sich abreagiert und lächelte jetzt sanft wie ein Engel. «Aber, aber, James, Sie regen sich wieder einmal auf. Setzen Sie sich, beruhigen Sie sich doch. Sie haben ja nichts Unrechtes getan – es ist die natürlichste Sache von der Welt, wenn man in Ihrem Alter in den Tag hinein lebt. Die Sorglosigkeit ist das Vorrecht der Jugend.» Siegfried war ganze sechs Jahre älter als ich, aber er war mühelos in das Gewand des allwissenden Graubarts hineingeschlüpft.

Ich stand auf und trat ans Fenster. Nach einer Weile drehte ich mich um und sah meinen Chef an. Ich hatte eine Idee. «Hören Sie, Siegfried», sagte ich, «es würde mir nichts ausmachen, meine Flitterwochen in der Gegend von Ellerthorpe zu verbringen. Es ist wunderschön dort oben in dieser Jahreszeit. Wir könnten im Hotel Wheat Sheaf wohnen, und ich würde von dort aus herumfahren können und die Tuberkulinproben machen.»

Er sah mich verblüfft an. «Aber ... Das ist doch unmöglich – was würde Helen sagen?»

«Sie hätte bestimmt nichts dagegen. Außerdem könnte sie mir den Schreibkram abnehmen. Wir wollten sowieso nur etwas mit dem Wagen durch die Gegend fahren. Und wir haben schon oft gesagt, daß wir gern einmal ein paar Tage im Wheat Sheaf verbringen würden – ein reizender alter Gasthof.»

Siegfried schüttelte energisch den Kopf. «Nein, James. Kommt nicht in Frage. Ich werde mit der Arbeit schon fertig. Vergessen Sie es, fahren Sie los und amüsieren Sie sich.»

«Nein, ich bin fest entschlossen. Und der Gedanke gefällt mir immer besser.» Ich nahm die Liste in die Hand. «Ich fange bei den Allens an, fahre am Dienstag zu den kleineren Höfen, komme am Mittwoch zur Hochzeit hierher, fahre dann wieder rauf und mache am Donnerstag und Freitag die zweite Injektion und die Kontrolluntersuchungen. Bis zum Wochenende kann ich mit der Liste durch sein.»

Siegfried blickte mich an, als sähe er mich zum erstenmal. Er protestierte, aber diesmal setzte ich meinen Willen durch. Ich suchte mir die nötigen Papiere zusammen und traf die Vorbereitungen für unsere Hochzeitsreise.

Am Dienstag um 12 Uhr mittags hatte ich die riesige, meilenweit über die kahlen Hänge des Dale verstreute Herde der Allens verarztet und setzte mich mit den gastfreien Leuten zum Essen. Mr. Allen saß am Kopfende des gescheuerten Tischs. Mir gegenüber saßen seine zwei Söhne, der zwanzigjährige Jack und der siebzehnjährige Robbie. Die beiden Jungen waren fabelhaft kräftig und robust, und ich hatte den ganzen Vormittag voller Bewunderung beobachtet, wie sie unermüdlich die ungebärdigen Tiere gejagt und eingefangen hatten.

Mrs. Allen, eine muntere, gesprächige Frau, hatte mich bei meinen früheren Besuchen immer damit gefoppt, daß ich noch Junggeselle war. Ich wußte, sie würde heute wieder davon anfangen, aber ich wartete es in Ruhe ab: ich hatte eine schlagende Antwort parat. Sie hatte die Tür des Backofens geöffnet, und ein köstlicher Duft erfüllte die Küche. Sie stellte ein riesiges Stück Röstschinken auf den Tisch und beugte sich mit einem Lächeln zu mir herunter.

«Nun, Mr. Herriot, ist es nicht an der Zeit, daß Sie ein nettes Mädchen finden? Sie wissen, wie besorgt ich um Sie bin, aber Sie nehmen nicht einmal Notiz davon.» Kichernd ging sie zum Herd und holte eine Schüssel Kartoffelbrei.

Ich wartete, bis sie an den Tisch zurückgekehrt war. «Ja, wirklich, Mrs. Allen», sagte ich. «Ich habe Ihren Rat beherzigt. Morgen heirate ich.»

Die gute Frau, die mir gerade einen Berg Kartoffelbrei auf den Teller häufte, hielt inne, den Löffel in der Luft. «Sie heiraten morgen?» fragte sie voller Staunen.

«So ist es. Ich dachte, Sie würden sich freuen.»

«Aber ... aber ... Sie kommen doch am Donnerstag und Freitag wieder herauf?»

«Ja, natürlich. Ich muß doch den Test zu Ende führen. Aber ich werde meine Frau mitbringen – ich freue mich schon darauf, sie Ihnen vorzustellen.»

Schweigen. Die jungen Männer starrten mich an. Mr. Allen hörte auf, an seinem Schinken zu säbeln, und blickte stumpf zu mir herüber. Schließlich lachte seine Frau unsicher.

«Oh, ich glaube Ihnen nicht. Sie wollen mich auf den Arm nehmen.»

«Mrs. Allen», sagte ich würdevoll. «Über eine so ernste Sache mache ich keine Witze. Ich wiederhole – morgen heirate ich, und am Donnerstag stelle ich Ihnen meine Frau vor.»

Darauf verfielen alle in Schweigen. Mrs. Allen sah mich immer wieder prüfend an, und auch die beiden Jungen hätten offensichtlich gern mehr erfahren. Nur Mr. Allen, ein großer, stiller Mann, dem es sicherlich auch egal gewesen wäre, wenn ich am nächsten Morgen eine Bank ausgeraubt hätte, schaufelte unbekümmert sein Essen in sich hinein.

Als ich aufbrach, faßte Mrs. Allen mich am Arm und fragte

mich mit verstörter Miene: «Sie meinen es doch nicht im Ernst?»

Ich stieg ins Auto und rief durchs Fenster hinaus: «Auf Wiedersehen und vielen Dank. Meine Frau und ich werden am Donnerstag gleich zu Ihnen kommen.»

Kapitel 40

Ich habe nicht viele Erinnerungen an unsere Hochzeit. Es war eine kleine Feier, und mir lag nur daran, es so schnell wie möglich hinter mich zu bringen. Aber eines ist mir sehr deutlich in Erinnerung geblieben: wie Siegfried, der in der Kirche unmittelbar hinter mir stand, während der ganzen Zeremonie in regelmäßigen Abständen «Amen» brummte – ich habe das bei keinem anderen Brautführer je erlebt.

Ich war erleichtert, als Helen und ich endlich aufbrechen konnten. Als wir am Skeldale House vorbeifuhren, griff sie nach meiner Hand.

«Da, sieh mal!» rief sie aufgeregt. «Sieh mal, da drüben!»

Unter Siegfrieds Messingschild, das seit eh und je schief an den Gitterstäben hing, prangte ein funkelnagelneues Schild. Es war modern, aus Bakelit, mit schwarzem Grund und weißen Buchstaben: «J. Herriot, Tierarzt». Und es war ganz gerade angeschraubt.

Stolz und glücklich verließen wir Darrowby und fuhren, beide noch ganz benommen, mehrere Stunden lang durch die Landschaft, stiegen aus, wenn uns danach zumute war, gingen zwischen den Hügeln spazieren und vergaßen Zeit und Stunde. Es war schon neun Uhr abends, und die Dunkelheit brach herein, als wir feststellten, daß wir weit von unserer Route abgekommen waren.

Wir mußten zehn Meilen über das einsame Hochmoor fahren, und es war stockdunkel, als wir die abschüssige schmale

Straße nach Ellerthorpe hinunterratterten. Das Wheat Sheaf lag unauffällig in der einzigen langen Straße des Dorfes, ein niedriges graues Steingebäude ohne eine Lampe über der Tür. Als wir in die Diele traten, hörten wir leises Gläserklirren aus der Schenkstube zu unserer Linken. Mrs. Burn, die Besitzerin des Gasthofs, eine ältere Witwe, kam aus einem der hinteren Räume und musterte uns gleichmütig.

«Wir kennen uns schon, Mrs. Burn», sagte ich, und sie nickte. Ich entschuldigte mich für unser spätes Kommen.

«Schon recht», sagte sie gelassen. «Wir haben Sie erwartet. Ihr Abendessen steht bereit.»

Sie führte uns ins Speisezimmer, wo ihre Nichte Beryl uns gleich darauf ein warmes Mahl servierte. Es gab dicke Linsensuppe und danach einen köstlichen Fleischeintopf mit Pilzen und Gemüse.

Das Wheat Sheaf war denkbar altmodisch – es war vollgestopft mit alten viktorianischen Möbeln, und überall fehlte es an frischer Farbe. Aber es war berühmt für seine exzellente Küche. Doch was uns gefangennahm, waren nicht nur der hausgemachte Schinken, der Wensleydalekäse, die Heidelbeertörtchen und die Berge von Yorkshirepudding. Mehr noch genossen wir den tiefen Frieden, den stillen Zauber dieses alten verschlafenen Gasthofes. Ich komme noch oft am Wheat Sheaf vorbei, und wenn ich die uralte Steinfassade betrachte, die sich auch in den inzwischen vergangenen dreißig Jahren nicht verändert hat, werden die Erinnerungen wieder lebendig: das Echo unserer Schritte in der leeren Straße, wenn wir unseren Abendspaziergang machten, das alte Messingbett, das fast unser ganzes Zimmer einnahm, die dunkle Silhouette der Berge vor dem nächtlichen Himmel, wenn wir aus unserem Fenster hinausblickten, das Gelächter der Bauern unten in der Schenkstube.

Es war mir ein besonderer Genuß, an unserem ersten Morgen Helen mit zu den Allens zu nehmen. Als ich aus dem Wagen stieg, sah ich Mrs. Allen durch die Küchengardine zu uns herüberspähen. Gleich darauf kam sie mit großen Kulleraugen heraus. Helen war eine der ersten Frauen in den Dales, die lange Hosen trugen, und an diesem Morgen hatte sie eine leuchtendrote an, die einen, wie man heute sagen würde, glatt umhaute. Mrs. Allen war halb schockiert und halb fasziniert, aber sie fand bald heraus, daß Helen vom gleichen Schlag war wie sie, und nach wenigen Minuten waren die beiden Frauen eifrig am Schwätzen. Aus Mrs. Allens heftigem Kopfnicken und ihrem breiten Lächeln schloß ich, daß Helen sie von den Qualen der Neugier erlöste und ihr erzählte, wie wir uns kennengelernt hatten.

Schließlich unterbrach Mr. Allen das Gespräch: «Wenn wir überhaupt gehen wollen, müssen wir jetzt gehen», sagte er bärbeißig. Und so machten wir uns auf den Weg.

Wir gingen zu einem sonnigen Hang, wo die Allens eine Gruppe Jungtiere eingepfercht hatten. Während Jack und Robbie losstürmten, um die Tiere einzufangen, nahm Mr. Allen seine Mütze ab und wedelte damit höflich den Staub von der Mauer.

«Ihre Frau kann hier sitzen», sagte er.

Ich wollte eben mit den Messungen beginnen und hielt inne. Meine Frau! Es war das erste Mal, daß jemand sie so genannt hatte. Ich sah zu Helen hinüber. Sie hatte sich auf die Steine gesetzt, das Notizbuch und den Bleistift in der Hand, und strich sich gerade eine glänzende dunkle Haarsträhne aus der Stirn. Dabei bemerkte sie meinen Blick und lächelte mich an. Ich lächelte zurück. Und plötzlich wurde ich mir der ganzen Pracht der Dales bewußt. Ich atmete den Duft des Klees und des warmen Grases ein, und es war mir, als hätten all die Ereignisse der zwei Jahre in Darrowby zu diesem Augenblick hingeführt, da Helen mir zulächelte und ich zugleich in Gedanken das neue Schild am Skeldale House vor mir sah.

Ich stand wie verzaubert da und hätte immerfort nur dort stehen und Helen betrachten können, aber Mrs. Allen räusperte sich vernehmlich, und so wandte ich mich wieder meiner Arbeit zu.

«Also», sagte ich und hielt meinen Greifzirkel an den Hals des Tieres. «Nummer achtunddreißig, sieben Millimeter», rief ich zu Helen hinüber. «Nummer achtunddreißig, sieben.»

«Achtunddreißig, sieben», wiederholte meine Frau und beugte sich mit dem Bleistift über ihr Notizbuch.

Dr. James Herriot, Tierarzt

Meiner Frau und meiner
Mutter in Liebe zugeeignet

Kapitel 1

Es war drei Uhr in der Frühe, als ich frierend und übermüdet von einem nächtlichen Besuch nach Skeldale House zurückkehrte. Müde ging ich zu Bett und legte den Arm um Helen. Und wieder einmal dachte ich, daß es kaum etwas Schöneres auf der Welt gab, als nachts halb erfroren heimzukommen und ein angewärmtes Bett vorzufinden.

In den dreißiger Jahren gab es noch keine elektrischen Heizdecken, und ich hatte manchmal große Mühe, wieder warm zu werden, wenn man mich nachts aus dem Bett geklingelt und zu einem weit abgelegenen Gehöft gerufen hatte. Ich lag dann oft noch lange wach und konnte nicht einschlafen, weil ich bis auf die Knochen durchgefroren war.

Aber seit unserer Heirat gehörten diese Leiden der Vergangenheit an. Helen regte sich halb im Schlaf – sie hatte sich daran gewöhnt, daß ich sie oft mitten in der Nacht verlassen mußte und kalt wie ein Eisblock zurückkam – und kuschelte sich an mich. Mit einem dankbaren Seufzer spürte ich, wie ihre Wärme mich umhüllte und sank sofort in tiefen Schlaf.

Als der Wecker klingelte, stand ich auf und ging ans Fenster. Es war ein schöner, klarer Morgen. Die ersten Sonnenstrahlen fielen auf das verwitterte Rot und Grau der dicht aneinandergedrängten Dächer, von denen einige sich unter der Last ihrer alten Ziegel senkten, und erhellten die grünen Wipfel der Bäume, die sich zwischen den dunklen Schornsteinkappen empordrängten. Und dahinter das ruhige Massiv der Fells, wie in Yorkshire die heidebewachsenen Berge genannt werden.

Das Glück war mir hold, daß ich dies allmorgendlich als erstes zu sehen bekam; nach Helen natürlich, was noch schöner war.

Nach unseren etwas ungewöhnlichen Flitterwochen, die wir mit Tuberkulinproben verbrachten, hatten wir uns unser erstes Heim in der obersten Etage von Skeldale House eingerichtet. Siegfried, bis zu meiner Heirat mein Chef und jetzt mein Partner, hatte sich erboten, uns die leerstehenden Zimmer im zweiten Stock kostenlos zu überlassen, und wir hatten sein Angebot dankbar angenommen; und wenn es sich auch nur um eine vorübergehende Notlösung handelte, war unser hochgelegenes Nest doch so angenehm luftig und reizvoll, daß uns sicher viele darum beneidet hätten.

Es war behelfsmäßig – wie alles zu jener Zeit einen provisorischen Charakter hatte und weil wir nicht wußten, wie lange wir dort bleiben würden. Siegfried und ich hatten uns beide freiwillig zur Air Force gemeldet und waren vorläufig vom Militärdienst zurückgestellt, doch damit soll das Thema Krieg auch schon beendet sein. Ich will in diesem Buch nicht von derlei Dingen berichten, die ohnedies sehr weit von Darrowby entfernt waren, sondern von den Monaten nach unserer Hochzeit bis zu meiner Einberufung. Ich erzähle von den alltäglichen Dingen, die immer unser Leben ausgemacht haben: von meiner Arbeit, den Tieren, den Yorkshire Dales.

In dem vorderen Raum war unser Wohnschlafzimmer, und wenn er auch nicht luxuriös eingerichtet war, so gab es darin doch ein sehr bequemes Bett, einen Teppich, einen hübschen Beistelltisch, der Helens Mutter gehört hatte, und zwei Lehnsessel. Auch ein alter Kleiderschrank stand darin, aber das Schloß funktionierte nicht, und wir konnten die Tür nur geschlossen halten, indem wir eine von meinen Socken dazwischen klemmten. Die Fußspitze hing heraus, aber das störte uns nicht.

Ich ging über den kleinen Treppenabsatz in die Küche, die zugleich unser Eßzimmer war. Dieser Teil unserer Behausung war eindeutig spartanisch. Ich polterte über nackte Dielen zu einem Arbeitstisch, den wir an der Wand neben dem Fenster angebracht hatten. Mangels anderer Küchenmöbel diente er als Abstellplatz für einen Gaskocher und unseren gesamten Bestand an Geschirr und Bestecken. Ich ergriff einen großen Krug und machte mich auf den Weg nach unten in die eigentliche Küche, denn die Mansardenräume hatten den Nachteil, daß es hier oben kein Wasser gab. Zwei Treppen hinunter zu den drei Zimmern im ersten Stock, dann zwei weitere und ein kurzer Galopp durch den langen Flur zu der großen, mit Steinplatten ausgelegten Küche auf der Rückseite des Hauses.

Ich füllte den Krug und kehrte, zwei Stufen auf einmal nehmend, zu unserem hochgelegenen Wohnsitz zurück. Heute würde es mir weniger gefallen, für jeden Tropfen Wasser einen solchen Weg machen zu müssen, aber damals machte es mir nicht das geringste aus.

Bald kochte das Wasser im Kessel, und wir tranken unsere erste Tasse Tee neben dem Fenster, das auf den langen, schmalen Garten hinausging. Wie aus der Vogelperspektive sahen wir von hier oben den ungepflegten Rasen, die Obstbäume, die Glyzinie, die an den verwitterten Backsteinen bis zu unserem Fenster emporkletterte, und die hohen Mauern mit ihren alten Kappensteinen, die sich bis zu dem gepflasterten Hof unter den Ulmen erstreckten. Jeden Tag ging ich dort entlang zur Garage im Hof, aber von oben sah alles ganz anders aus.

«Einen Augenblick, Helen», sagte ich. «Laß mich auf diesem Stuhl sitzen.»

Sie hatte das Frühstück auf den Arbeitstisch zurückgestellt, an dem wir immer saßen, und dies war der Punkt, wo die Schwierigkeiten begannen, denn der Tisch war sehr hoch, und unser jüngst erstandener hoher Hocker hatte die richtigen Maße, nicht aber unser Stuhl.

«Nein, ich sitze sehr bequem, Jim. Wirklich.» Den Teller quasi in Augenhöhe, lächelte sie mir von ihrem niedrigen Platz aus beruhigend zu.

«Du kannst nicht bequem sitzen», erwiderte ich. «Du hältst dein Kinn ja praktisch in die Corn Flakes. Bitte, gib mir den Stuhl.»

Sie klopfte auf den Sitz des Hockers. «Komm, mach keine

langen Geschichten. Setz dich und iß dein Frühstück.»

Als ich merkte, daß es so nicht ging, versuchte ich es auf andere Art.

«Helen!» Mein Ton war streng. «Steh von diesem Stuhl auf!»

«Nein», entgegnete sie, ohne mich anzusehen; trotzig schob sie die Lippen vor, was ihr einen bezaubernden Ausdruck verlieh, aber gleichzeitig bedeutete, daß sie nicht scherzte.

Was sollte ich tun? Ich spielte mit dem Gedanken, sie vom Stuhl zu ziehen, aber sie verfügte über große Körperkraft. Wir hatten unsere Kräfte einmal gemessen, als eine kleine Meinungsverschiedenheit sich zu einem Ringkampf auswuchs, und wenn ich dieses Spiel auch gründlich genossen und letztlich gewonnen hatte, so war ich doch erstaunt gewesen, wie stark sie war. Zu dieser frühen Stunde verspürte ich keine Lust darauf. Ich setzte mich auf den Hocker.

Nach dem Frühstück stellte Helen Wasser für den Abwasch auf – der nächste Schritt in unserem Tagesrhythmus. Unterdessen ging ich hinunter, holte meine Instrumente sowie Katgut für ein Fohlen, das sich am Bein geschnitten hatte, und trat durch die Seitentür hinaus. Genau dem Steingarten gegenüber drehte ich mich um und sah zu unserem Fenster hinauf. Die untere Hälfte war geöffnet, und ein Arm mit einem Geschirrtuch kam zum Vorschein. Ich winkte, und das Geschirrtuch winkte ungestüm zurück. So begann jeder Tag.

Als ich aus dem Hof fuhr, überlegte ich mir, daß es ein guter Beginn war. Tatsächlich war alles gut: das lärmende Krächzen der Krähen droben in den Ulmen, wenn ich das Eisentor schloß, die würzige Luft, die mich jeden Morgen empfing, und mein mich täglich aufs neue fordernder, nie langweiliger Beruf.

Das verletzte Fohlen war auf Robert Corners Hof, und ich hatte kaum mit meiner Arbeit begonnen, als ich Jock, den Collie, entdeckte. Ich beobachtete ihn, denn über die Hauptaufgabe hinaus, seine Patienten zu behandeln, erfährt man als Tierarzt bei der täglichen Arbeit ja auch immer viel von der Persönlichkeit der Tiere, und Jock war ein interessanter Fall.

Hofhunde haben oft eine Vorliebe dafür, sich ein wenig Abwechslung von ihren Pflichten zu verschaffen. Sie spielen gern, und eines ihrer Lieblingsspiele besteht darin, Wagen vom Grundstück zu verjagen. Oft galoppierte, wenn ich einen Hof verließ, ein behaartes Etwas neben mir her; für gewöhnlich ließ der Hund nach ein paar hundert Metern ein letztes, herausforderndes Bellen ertönen, ehe er kehrtmachte. Doch Jock war anders.

Er war mit Hingabe bei der Sache. Wagen nachzujagen war für ihn eine todernste Angelegenheit, der er sich tagaus, tagein ohne eine Spur von Nachlässigkeit widmete. Corners Hof lag am Ende eines ungefähr eine Meile langen, auf beiden Seiten von niedrigen Steinmauern gesäumten Feldwegs, der sich durch leicht abfallende Felder bis zur unten gelegenen Straße schlängelte, und Jock sah es als seine Pflicht an, jedes Fahrzeug bis dorthin zu begleiten. So war sein Hobby reichlich mühevoll.

Ich beobachtete ihn, während ich die letzten Nahtstiche am Bein des Fohlens machte und dann den Verband anlegte. Er schlich verstohlen zwischen den Gebäuden umher und tat so, als nähme er nicht die geringste Notiz von mir – ja, als sei er an meiner Anwesenheit völlig uninteressiert. Doch seine heimlichen Blicke in Richtung Stall und die Tatsache, daß er ein ums andere Mal mein Blickfeld kreuzte, verrieten ihn. Er wartete auf seinen großen Augenblick.

Als ich meine Schuhe anzog und die Stulpenstiefel in den Kofferraum warf, sah ich ihn wieder. Oder besser gesagt, einen Teil von ihm: nur eine lange Nase und ein Auge, die unter einer ausrangierten, zerbrochenen Tür hervorlugten. Erst als ich den Motor anließ und der Wagen sich in Bewegung setzte, gab er seine Absicht kund: Den Bauch dicht an den Boden gepreßt, den Schwanz nachschleifend, die Augen starr auf die Vorderräder des Wagens geheftet, kam er verstohlen aus seinem Versteck, und als ich mit zunehmender Geschwindigkeit den Feldweg hinunterfuhr, ging er in einen mühelosen Galopp über.

Ich hatte dies schon mehrmals erlebt und war immer voller

Angst, daß er vor den Wagen springen könnte; deshalb trat ich aufs Gaspedal. Der Wagen sauste bergab. Auf diesen Augenblick hatte Jock gelauert. Die schlanken Glieder streckten sich unermüdlich wieder und wieder nach vorn, flogen mit freudiger Leichtigkeit über den steinigen Boden und hielten mühelos Schritt mit dem schnellfahrenden Wagen.

Etwa auf der Hälfte der Strecke beschrieb der Weg eine scharfe Kurve, und hier segelte Jock unweigerlich über die Mauer, sauste, sich als kleiner dunkler Punkt von dem Grün abhebend, quer über das Wiesenstück und tauchte, nachdem er so geschickt die Ecke abgeschnitten hatte, jenseits der Kurve wieder auf. Dies gab ihm einen guten Vorsprung für den Wettlauf zur Straße, und wenn er mich schließlich bis dorthin begleitet hatte, sah ich als letztes, wie er mir keuchend, doch mit triumphierend erhobenem Kopf noch lange nachblickte. Offensichtlich war er überzeugt, seine Sache gut gemacht zu haben, und vermutlich wanderte er jetzt zufrieden zum Hof zurück, um auf die nächste Hetzjagd, sei es mit dem Postboten oder dem Bäckerwagen, zu warten.

Aber Jock hatte noch andere Qualitäten: Er war sehr gut abgerichtet, schnitt bei allen Dressurprüfungen hervorragend ab, und Mr. Corner hatte schon viele Preise mit ihm gewonnen. Er hätte das Tier ohne weiteres für viel Geld verkaufen können, aber nichts konnte den Bauern dazu bewegen, sich von ihm zu trennen. Vielmehr kaufte er eine Hündin, die selbst etliche Preise gewonnen hatte. Mit diesen beiden Tieren glaubte Mr. Corner, unübertreffliche Collies züchten zu können. Bei meinen Besuchen auf dem Hof schloß sich die Hündin der Hetzjagd an, aber ich hatte den Eindruck, daß sie es mehr oder weniger nur ihrem neuen Gefährten zu Gefallen tat, denn sie gab jedesmal bei der ersten Kurve auf und überließ Jock das Feld. Man konnte unschwer erkennen, daß ihr Herz nicht daran hing.

Als die Jungen kamen, sieben flaumige schwarze Wollknäuel, die im Hof herumkugelten und jedem zwischen die Füße gerieten, sah Jock nachsichtig zu, wie sie versuchten, ihm beim

Wettlauf mit meinem Wagen zu folgen, und man meinte fast, ihn lachen zu sehen, wenn sie über ihre kurzen Beine stolperten und weit zurückblieben.

Dann kam ich etwa zehn Monate lang nicht auf den Hof, aber ich begegnete Robert Corner hin und wieder auf dem Markt, und er erzählte mir, daß er die jungen Tiere abrichte und sie sich gut entwickelten. Viel brauche er gar nicht mit ihnen zu üben, es läge ihnen im Blut. Kaum daß sie richtig laufen konnten, hätten sie versucht, die Rinder und Schafe zusammenzutreiben. Als ich sie schließlich wiedersah, hatte ich das Gefühl, sieben Jocks vor mir zu haben, und ich merkte bald, daß sie mehr als nur das Schafehüten von ihrem Vater gelernt hatten. Die Art, wie sie im Hof herumlungerten, als ich mich daranmachte, in den Wagen zu steigen, wie sie verstohlen hinter den Heuballen hervorlugten und sich mit betonter Gleichgültigkeit an einen günstigen Platz für einen raschen Start schlichen, war mir nur allzu vertraut. Und als ich mich auf meinem Sitz niederließ, spürte ich, daß sie alle darauf lauerten, die Verfolgung aufzunehmen.

Ich schaltete den Motor ein, ließ ihn auf vollen Touren laufen, legte krachend den Gang ein und fuhr schnell davon. Binnen einer Sekunde kamen sie alle aus ihrem Versteck hervorgeschossen. Sobald ich auf den Feldweg kam, gab ich Vollgas, und zu beiden Seiten meines Wagens stürmten Schulter an Schulter die kleinen Tiere dahin, in ihren Gesichtern jener gespannte, fanatische Ausdruck, den ich so gut kannte. Als Jock über die Mauer sprang, taten die sieben Jungen es ihm nach, doch beim Endspurt nach der Kurve bemerkte ich etwas Neues: während Jock bei früheren Gelegenheiten immer den Wagen im Auge behalten hatte – denn das war für ihn der Gegner –, blickte er jetzt auf den letzten fünfhundert Metern auf die Jungen, als seien sie seine Hauptkonkurrenten.

Und kein Zweifel, er hatte Schwierigkeiten. So gut er auch in Form war, diese kleinen Bündel aus Sehnen und Knochen, die er gezeugt hatte, waren ebenso schnell wie er und besaßen zudem die Zähigkeit der Jugend. Er mußte seine ganze Kraft aufbieten, um mit ihnen Schritt zu halten. Und es gab sogar einen recht kritischen Augenblick, wo er stolperte und von den dahinrasenden Jungen eingeschlossen wurde; es schien, als ob alles verloren sei, aber in Jock steckte ein Kern aus Stahl. Wild kämpfte er sich durch die Meute, und bis wir zur Straße kamen, war er wieder an der Spitze.

Aber es hatte ihn arg mitgenommen. Ich verringerte das Tempo und blickte auf Jock hinunter, der mit heraushängender Zunge und fliegenden Flanken am Straßenrand stand. Er mußte das gleiche auch mit anderen Fahrzeugen erlebt haben, und es war kein lustiges Spiel mehr. Es klingt wahrscheinlich albern, wenn ich sage, man könne die Gedanken eines Tieres lesen, aber alles in Jocks Haltung verriet die steigende Befürchtung, daß die Tage seiner Vorherrschaft gezählt seien. Jeden Augenblick konnte ihm jetzt die unvorstellbare Schmach widerfahren, hinter seiner Nachkommenschaft zurückzubleiben, und als ich davonfuhr, blickte Jock mir nach, und er schien zu fragen:

«Wie lange kann ich das noch mitmachen?»

Ich hatte Mitleid mit dem kleinen Hund, und bei meinem nächsten Besuch, etwa zwei Monate später, bangte mir davor, die endgültige Entwürdigung erleben zu müssen, die ich für unvermeidlich hielt. Doch auf dem Hof herrschte nicht das gewohnte Leben und Treiben.

Robert Corner war im Kuhstall mit dem Einfüllen von Heu in die Futterraufen beschäftigt. Er drehte sich um, als ich hereinkam.

«Wo sind denn Ihre Hunde?» fragte ich.

Er ließ die Heugabel sinken. «Alle weg. Die Nachfrage nach gut abgerichteten Collies ist sehr groß, und ich habe, glaube ich, ein gutes Geschäft mit ihnen gemacht.»

«Aber Jock haben Sie doch behalten?»

«Natürlich, das brachte ich nicht übers Herz, mich von dem alten Kerl zu trennen. Er ist da drüben.»

Und tatsächlich, dort war er, schlich umher wie in alten Zeiten und gab vor, keinerlei Notiz von mir zu nehmen. Und als schließlich der große Augenblick kam und ich losfuhr, war alles wie früher: Entspannt, beglückt über das Spiel, sauste das kleine Tier neben dem Wagen her, schoß mühelos über die Mauer und jagte ohne jede Schwierigkeit dem Wagen voraus zur Straße hinunter.

Ich glaube, ich war ebenso erleichtert wie er, daß niemand ihm seine Vorherrschaft mehr streitig machte: daß er nach wie vor der Beste war.

Kapitel 2

Es war mein dritter Frühling in den Dales, und er war genau wie die beiden vorhergegangenen und wie alle danach. Das heißt, ein Frühling, wie ein Landtierarzt ihn kennt: das lärmende Durcheinander in den Pferchen, wo die Schafe lammten, das tiefe Geblöke der Mutterschafe und das hohe, beharrliche Brüllen der Lämmer. Darin kündigte sich für mich das Ende des Winters und der Beginn von etwas Neuem an – darin und in dem schneidenden Wind und dem harten, grellen Sonnenschein, der die kahlen Bergrücken überflutete.

Oben auf dem grasbewachsenen Hang standen in langer Reihe die notdürftig hergerichteten Pferche – Strohballen grenzten sie gegeneinander ab –, in denen sich jeweils ein Mutterschaf mit seinen Lämmern befand. Als ich dort eintraf, sah ich in der Ferne Rob Benson mit zwei Futtereimern näher kommen. Rob hatte alle Hände voll zu tun und ging zu dieser Zeit des Jahres etwa sechs Wochen lang überhaupt nicht zu Bett; er zog allenfalls seine Stiefel aus und döste nachts ein Weilchen am Küchenfeuer, aber er war sein eigener Schafhirte und entfernte sich niemals weit vom Schauplatz des Geschehens.

«Hab heut zwei Fälle für Sie, Jim.» Sein Gesicht, rissig und gerötet von Wind und Wetter, verzog sich zu einem Grinsen. «Weniger Sie selbst werden gebraucht als vielmehr Ihre kleine Frauenhand, und zwar ziemlich dringend.»

Er führte mich zu einem größeren Pferch, in dem sich mehrere Schafe befanden. Sie trippelten aufgeregt hin und her, als wir hineingingen, und versuchten zu entkommen, aber mit sicherem Griff hielt Rob eines fest. «Das hier ist das erste. Viel Zeit bleibt uns nicht, wie Sie sehen.»

Ich hob den wolligen Schwanz und hielt erschreckt die Luft an. Der Kopf des Lammes ragte aus der Vagina heraus und war zu mehr als seiner doppelten Größe angeschwollen. Die Augen wirkten wie aufgeblähte Schlitze, und die Zunge hing dem Tierchen blau und aufgetrieben aus dem Maul.

«Ich hab ja schon einige große Köpfe gesehn, Rob, aber dieser hier, glaube ich, übersteigt alles bisher Dagewesene.»

«Ja, das Kerlchen ist mit den Beinen nach hinten gekommen. Ich weiß, man muß sie rumbringen, aber mit solchen Flossen wie den meinen ist da nichts zu machen.» Er hielt mir seine riesigen Hände hin, die von den Jahren der Arbeit rauh und geschwollen waren.

Während er sprach, zog ich mir meine Jacke aus, und als ich die Ärmel meines Hemdes hochkrempelte, traf der Wind wie ein Messer auf meine bloße Haut. Ich seifte mir rasch meine Rechte ein und begann, um den Hals des Lammes herum nach einem Zwischenraum zu suchen. Eine Sekunde lang öffneten sich die kleinen Augen und sahen mich tieftraurig an.

«Auf jeden Fall lebt es», sagte ich. «Aber ihm muß schrecklich zumute sein, und es kann doch nicht das geringste dagegen tun.»

Behutsam tastete ich am Hals entlang und fand schließlich vorn an der Kehle einen Zwischenraum, wo ich durchzukommen hoffte. Bei solchen Gelegenheiten kam mir meine ‹kleine Frauenhand› zugute, und ich segnete sie jedes Frühjahr von neuem; ich konnte im Inneren der Muttertiere arbeiten, ohne ihnen viel Unbehagen zu verursachen, und das war von größter Wichtigkeit: durch das Leben im Freien sind Schafe zwar sehr widerstandsfähige Tiere, aber sie wollen zart angefaßt werden.

Mit größter Vorsicht drang ich Zoll für Zoll an der lockigen Halswolle entlang bis zur Schulter vor, dann ein kleiner Schubs nach vorn, und ich konnte einen Finger um das Bein legen und behutsam daran ziehen, bis ich die Beugung des Knies fühlte; noch eine leichte Drehung, dann hatte ich den winzigen Fuß in der Hand und zog ihn sanft ans Tageslicht.

Damit war die Hälfte der Arbeit getan. Ich erhob mich von dem Sack, auf dem ich gekniet hatte, und ging zu dem Eimer mit warmem Wasser. Für das andere Bein wollte ich die linke Hand gebrauchen und seifte sie deshalb gründlich ein; eines der Mutterschafe, das seine Lämmer ehrfurchtsvoll umstanden, starrte mich dabei ungehalten an und stampfte warnend mit dem Fuß.

Ich kniete mich wieder hin, um die gleiche Prozedur noch einmal zu wiederholen, da schlüpfte plötzlich ein winziges Lämmchen unter meinem Arm hindurch und fing am Euter meiner Patientin an zu saugen. Und nach dem kleinen Schwänzchen zu schließen, das da dicht vor mir herumwirbelte, genoß es seine Mahlzeit in vollen Zügen.

«Wo kommt denn dieser kleine Bursche her?» fragte ich, ohne meine Arbeit zu unterbrechen.

Der Bauer lächelte. «Oh, das ist Herbert. Ein armer kleiner Kerl – seine Mutter will partout nichts von ihm wissen. Hat ihn vom ersten Augenblick an nicht gemocht, sondern kümmert sich nur um ihr anderes Lamm.»

«Ziehen Sie ihn mit der Flasche auf?»

«Nein, denn ich seh, daß er sich allein durchzuschlagen versteht. Flitzt von einem Mutterschaf zum andern und holt sich, sooft es geht, rasch 'n Schluck. Ich habe so etwas noch nicht erlebt.»

«Erst eine Woche alt und schon ein unabhängiger Geist, was?»

«Ja, Sie haben ganz recht, Jim. Da ich morgens sehe, daß sein Bauch voll ist, nehme ich an, seine Mutter läßt ihn während der Nacht doch mal trinken. Im Dunkeln kann sie ihn ja nicht sehen – und es scheint mit seinem Aussehen zu tun zu haben, weshalb sie ihn ablehnt.»

Ich beobachtete das kleine Geschöpf einen Augenblick. Für mich hatte es genausoviel X-beinigen Charme wie jedes andere. Schafe waren seltsame Wesen.

Bald hatte ich auch das zweite Bein draußen, und nachdem dieses Hindernis beseitigt war, folgte rasch das ganze Lamm. Es bot einen grotesken Anblick, wie es da auf dem Stroh lag; sein riesiger Kopf ließ den Körper winzig erscheinen, aber seine Flanken hoben und senkten sich beruhigend, und ich wußte, daß der Kopf ebenso schnell wieder zu seiner normalen Größe zusammenschrumpfen würde, wie er angeschwollen war. Ich tastete das Mutterschaf innerlich noch einmal ab, aber der Uterus war leer.

«Mehr ist nicht, Rob», sagte ich.

«Dacht ich mir fast», brummte der Bauer, «nur ein einziges großes Lamm. Aber die machen immer die meisten Schwierigkeiten.»

Während ich mir Hände und Arme abtrocknete, beobachtete ich Herbert. Er hatte meine Patientin verlassen, als sie sich umwandte, um ihr Lamm zu lecken, und wanderte jetzt prüfend zwischen den anderen Mutterschafen umher. Einige von ihnen verscheuchten ihn mit energischem Kopfschütteln, aber schließlich gelang es ihm doch, sich an ein großes, kräftig gebautes Schaf heranzuschleichen. Kaum hatte Herbert seinen Kopf unter das Tier geschoben, als es sich umdrehte und mit seinem harten Schädel heftig zustieß, so daß Herbert hoch durch die Luft flog und mit einem dumpfen Aufprall auf dem Rücken landete. Als ich eilig auf ihn zulief, sprang er auf und trabte davon.

«Alte Gifthexe!» rief der Bauer achselzuckend, als ich mich ihm fragend zuwandte. «Ich weiß, für den Kleinen ist es schwer, aber ich hab das Gefühl, er will es lieber so, als mit den anderen Neugeborenen im Pferch gehalten und zusätzlich gefüttert zu werden. Sehen Sie sich das an!»

Unerschrocken näherte sich Herbert einem anderen Mutterschaf, und als das Tier sich über den Futtertrog beugte, schnappte er nach dem Euter, und wieder trat der kleine Schwanz in Aktion. Kein Zweifel, dieses Lamm hatte Mumm.

«Wie kommen Sie gerade auf Herbert?» fragte ich Rob, als er meine zweite Patientin einfing.

«Ach, das ist der Name meines jüngsten Buben, und das Tierchen ist genau wie er. Muß auch immer seinen Kopf durchsetzen und hat vor nichts Angst.»

Ich untersuchte das zweite Schaf. Hier gab es ein herrliches Durcheinander von drei Lämmern; kleine Köpfe und Beine, ein winziger Schwanz, alle wollten hinaus ins Freie und hinderten einander doch aufs schönste daran, sich auch nur einen Zoll zu bewegen.

«Quält sich schon den ganzen Morgen herum und kann nicht werfen», sagte Rob. «Da muß doch etwas nicht in Ordnung sein.»

Mit einer Hand behutsam in der Gebärmutter umhertastend, machte ich mich daran, das Knäuel zu entwirren, eine Arbeit, die mir immer großes Vergnügen machte. Ich mußte einen Kopf und zwei Beine zu fassen haben, um ein Lamm auf die Welt befördern zu können – aber sie mußten zu demselben Lamm gehören, sonst saß ich in der Tinte. Das bedeutete, jedes Bein in seiner ganzen Länge abzutasten, um herauszufinden, ob es sich um ein hinteres oder um ein vorderes handelte, und ob es sich mit dem Rücken verband oder sich in der Tiefe verlor.

Nach ein paar Minuten hatte ich ein Lämmchen mit all seinen Gliedern beieinander, doch als ich die Beine ans Tageslicht brachte, verdrehte sich der Hals, und der Kopf glitt zurück; es gab kaum genügend Platz, daß er zusammen mit den Schultern durch das Becken kommen konnte, und ich mußte ihn mit einem Finger in der Augenhöhle behutsam hindurchziehen. Die Knochen preßten sich schmerzhaft gegen meine Hand, aber nur für ein paar Sekunden, denn das Mutterschaf gab der Sache noch einen letzten Schub, und die kleine Nase kam zum Vorschein. Der Rest war ein Kinderspiel, und wenige Augenblicke später lag das winzige Geschöpf im Gras. Es schüttelte ein paarmal krampfhaft den Kopf, und der Bauer rieb es rasch mit Stroh ab, ehe er es der Mutter hinschob.

Sofort fing sie an, ihm Gesicht und Hals zu lecken, wobei sie jene tiefen, glucksenden Laute der Zufriedenheit von sich gab, wie man sie nur zu dieser Zeit von einem Schaf zu hören bekommt. Und diese wohligen Laute waren auch dann noch zu vernehmen, als ich zwei weitere Lämmer, eines davon mit dem Hinterteil zuerst, ans Tageslicht beförderte, und beim Abtrocknen meiner Arme sah ich dem Muttertier zu, wie es erfreut an seinen Drillingen herumschnüffelte.

Bald fingen die Kleinen an, ihr mit zitternden, hohen Rufen zu antworten, und als ich meine Jacke anzog, versuchte Lamm Nummer eins schon, sich auf die Knie zu rappeln; aber es gelang ihm noch nicht ganz, und es fiel ein ums andre Mal vornüber, doch es kannte sein Ziel genau: mit einer Hartnäckigkeit, die bald belohnt werden würde, steuerte es auf das Euter zu.

Ein eisiger Wind wehte mir über die Strohballen hinweg ins Gesicht, doch ich merkte es kaum, so friedvoll war die Szene, die sich mir bot. Dies war stets der schönste Teil, das Wunder, das immer wieder neu war, das Geheimnis der Natur, das man sich nicht erklären konnte.

Ein paar Tage später rief Rob Benson mich abermals an. Es war ein Sonntagnachmittag, und seine Stimme klang höchst beunruhigt.

«Jim, da war ein Hund zwischen meinen trächtigen Schafen. Irgendwelche Leute waren um die Mittagszeit mit dem Wagen hier oben. Mein Nachbar sagte, sie hatten einen Wolfshund dabei, der die Schafe quer übers ganze Feld jagte. Es sieht schlimm aus, glauben Sie's mir. Ich mag gar nicht hinschauen.»

«Ich komme sofort.» Ich legte den Hörer auf und lief rasch

zum Wagen hinaus. Mir war angst und bange vor dem, was mich dort oben erwartete. Im Geist sah ich die hilflosen Tiere mit durchgebissener Kehle daliegen, über und über mit schrecklichen Wunden bedeckt. Das hatte ich schon erlebt. Einige von den Tieren waren vielleicht noch zu retten und würden genäht werden müssen – in Gedanken überprüfte ich unterwegs den Vorrat an Katgut, den ich im Kofferraum hatte.

Die trächtigen Schafe befanden sich auf einer neben der Straße gelegenen Weide, und mit klopfendem Herzen blickte ich über den Zaun. Es war noch schlimmer, als ich gefürchtet hatte: Der lange, schmale Grashang war mit niedergestreckten Schafen übersät – es müssen rund fünfzig Stück gewesen sein, die da auf dem Grün lagen.

Rob stand jenseits des Zauns. Er sah mich kaum an. Machte nur eine Bewegung mit dem Kopf.

«Sagen Sie mir, was Sie davon halten. Ich trau mich nicht einen Schritt weiter.»

Ich ließ ihn stehen und ging zwischen den unglücklichen Geschöpfen umher, drehte sie um, hob ihre Beine, teilte das Fell am Hals, um sie zu untersuchen. Sie waren alle mehr oder weniger ohne Bewußtsein; keines von ihnen konnte aufstehen. Mich überkam eine zunehmende Verwirrung, während ich da von einem Tier zum anderen ging. Schließlich rief ich den Bauern.

«Sehen Sie sich das mal an», sagte ich, als Rob Benson zögernd näher kam. «Das ist höchst seltsam. Nirgends auch nur ein Tropfen Blut oder eine Wunde, und trotzdem liegen sie alle wie tot da. Ich verstehe das nicht.»

Rob beugte sich vor und hob sanft den kraftlos herabhängenden Kopf eines Schafes. «Ja, Sie haben recht. Verflixt noch mal, was ist denn bloß mit ihnen los?»

Auf der Stelle wußte ich ihm keine Antwort zu geben, aber irgendwo in meinem Kopf regte sich eine schwache Erinnerung. Irgendwie war mir der Anblick des Schafes vertraut, das der Bauer da gerade angefaßt hatte. Es war eines von den wenigen, die imstande waren, sich auf die Brust zu stützen, und es lag mit ausdruckslosen Augen da, blind gegen alles; aber . . . dieses trunkene Nicken des Kopfes, dieses wäßrige Nasensekret . . . das hatte ich schon gesehen. Ich kniete mich neben das Schaf, und als ich mein Gesicht dicht an das seine legte, hörte ich bei jedem seiner Atemzüge ein schwaches gurgelndes Geräusch, beinahe wie ein Rasseln. Da wußte ich Bescheid.

«Kalziummangel», rief ich und eilte den Hang hinunter zum Wagen.

Rob lief neben mir her. «Aber wieso denn? Daran leiden sie doch erst nach dem Lammen, oder?»

«Ja, für gewöhnlich», erwiderte ich atemlos. «Aber plötzliche Anstrengung oder Schreck können ihn ebenfalls verursachen.»

«Das hab ich nicht gewußt», keuchte Rob. «Wie kommt das?»

Ich schwieg. Mir stand der Sinn im Augenblick nicht danach, ihm einen Vortrag über die Auswirkungen einer plötzlichen Funktionsstörung der Nebenschilddrüse zu halten, sondern ich fragte mich voller Sorge, ob mein Kalziumvorrat wohl für fünfzig Schafe ausreichte. Doch aus dem Kofferraum blickte mir glücklicherweise eine lange Reihe von runden Blechverschlüssen entgegen; offenbar hatte ich meine Vorräte kürzlich erst aufgefüllt.

Beim ersten Schaf machte ich eine intravenöse Injektion, um meine Diagnose zu prüfen – Kalzium wirkt sofort bei Schafen –, und beobachtete mit freudiger Erregung, wie das bewußtlose Tier zu blinzeln begann, sich schüttelte und dann versuchte, sich auf die Brust zu drehen.

«Die anderen spritzen wir unter die Haut», sagte ich. «Das spart Zeit.»

Schaf für Schaf arbeitete ich mich das Feld hinauf. Rob zog das Vorderbein des jeweiligen Schafes nach vorn, so daß ich die Nadel in den kleinen Flecken nackter Haut knapp über dem Ellbogen einstechen konnte; und ich war kaum auf halber Höhe des Hanges angelangt, da wanderten die Schafe unten bereits umher und beugten sich über Futtertröge und Heuraufen.

Es war eines der befriedigendsten Erlebnisse meiner Praxis. Keine große Tat, aber eine magische Verwandlung: innerhalb weniger Minuten von Verzweiflung zu Hoffnung, vom Tod zum Leben.

Ich warf die leeren Fläschchen in den Kofferraum, als Rob zu mir trat. Er blickte staunend zu dem Schaf ganz oben auf dem Hang hinauf, das ich zuletzt behandelt hatte und das sich jetzt auf die Füße rappelte.

«Also, Jim, so etwas habe ich noch nicht erlebt. Aber wissen Sie, eins begreife ich nicht.» Er drehte mir sein von Wind und Wetter gegerbtes Gesicht zu, in dem ein Ausdruck von Verwirrung lag. «Ich kann verstehn, daß es einige von den Mutterschafen krank macht, von einem Hund gejagt zu werden, aber warum, zum Teufel, haben gleich alle daran glauben müssen?»

«Das weiß ich auch nicht, Rob», sagte ich.

Und auch jetzt, dreißig Jahre später, frage ich mich das immer noch. Ich weiß bis heute nicht, warum, zum Teufel, gleich alle daran glauben mußten.

Da ich der Ansicht war, Rob habe zur Zeit genügend Sorgen, verschwieg ich ihm meine Beunruhigung, daß die Geschichte mit dem Wolfshund doch noch weitere Folgen haben könnte. Und so überraschte es mich nicht, als ich wenige Tage später ein weiteres Mal zur Benson-Farm gerufen wurde.

Ich traf Rob wieder oben auf dem Hügel, wo immer noch der gleiche Wind über die aus Strohballen improvisierten Verschläge peitschte. Eine wahre Geburtenwelle war ausgebrochen, und der Lärm war größer denn je. Rob führte mich zu meiner Patientin.

«Ich glaube, die da hat nur tote Lämmer im Bauch», sagte er, auf ein Mutterschaf deutend, das mit herabhängendem Kopf und keuchenden Flanken dastand. Es machte keine Anstalten, davonzulaufen, als ich mich ihm näherte; das Tier war wirklich krank, und als mir der Gestank von Fäulnis in die Nase drang, wußte ich, daß die Diagnose des Bauern richtig war.

«Bei einem mußte nach dieser Sache ja was passieren», sagte

ich. «Das wundert mich gar nicht. Nun, lassen Sie uns sehen, was wir machen können.»

Eine Arbeit wie diese machte nicht den geringsten Spaß, aber sie mußte getan werden, um das Mutterschaf zu retten. Die Lämmer waren verwest, ihre Bäuche aufgetrieben. Ich enthäutete die Beine mit einem scharfen Skalpell bis zu den Schultern, um die kleinen Körper mit dem geringsten Unbehagen für die Mutter herausholen zu können. Als ich fertig war, hing der Kopf des Mutterschafes fast bis zum Boden, es atmete keuchend und knirschte mit den Zähnen. Ich hatte ihm nichts zu bieten – kein zappelndes kleines Wesen, das es lecken und das seine Lebensgeister wieder wecken konnte. Was es brauchte, war eine Penicillinspritze, aber wir schrieben das Jahr 1939, wo es noch keine Antibiotika gab.

«Das Tier ist schlimm dran», brummte Rob. «Sehen Sie irgendwelche Hoffnung?»

«Ich lege einige Pessare ein und gebe ihm eine Spritze, aber viel wichtiger wäre ein kleines Lämmchen, für das es sorgen kann. Sie wissen so gut wie ich, Rob, daß Mutterschafe in diesem Zustand für gewöhnlich aufgeben, wenn sie nichts haben, womit sie sich beschäftigen können. Haben Sie nicht irgendein Neugeborenes, das wir ihm unterschieben können?»

«Nein, im Augenblick nicht. Und gerade jetzt braucht es eins. Morgen ist es zu spät.»

Just in diesem Moment kam eine bekannte Gestalt in Sicht – Herbert, das Lämmchen, von dem niemand etwas wissen wollte, leicht zu erkennen an der Art, wie es sich auf Nahrungssuche von einem Schaf zum anderen bewegte.

«Was meinen Sie, ob unser Schaf hier den kleinen Burschen annehmen würde?» fragte ich den Bauern.

Er blickte zweifelnd drein. «Ja, ich weiß nicht – er ist immerhin schon fast zwei Wochen alt. Ein Neugeborenes wäre besser.»

«Aber finden Sie nicht, wir sollten es versuchen? Und den alten Trick probieren?»

Rob grinste. «Na gut, versuchen wir's. Wir haben ja nichts zu verlieren. Viel größer als ein Neugeborenes ist der kleine Kerl ja nicht. Ist nicht so schnell gewachsen wie seine Altersgenossen.» Er zog sein Taschenmesser heraus, enthäutete rasch eines der toten Lämmer und band das Fell über Herberts Rücken.

Und das Lamm, resolut wie es war, begab sich schnurstracks unter das kranke Mutterschaf und fing an zu saugen. Anscheinend hatte es nicht viel Erfolg, denn es versetzte dem Euter ein paar energische Stöße mit seinem harten Schädel; gleich darauf wackelte das Schwänzchen.

«Jedenfalls darf er ein paar Schlucke trinken», sagte Rob lachend.

Herbert war nicht von der Sorte, die man übersehen konnte, und das große Schaf, so krank es auch war, mußte einfach den Kopf wenden und ihm einen Blick schenken. Es beschnüffelte mißtrauisch das übergebundene Fell, fuhr ein paarmal rasch mit der Zunge darüber und ließ dann das vertraute tiefe Glucksen ertönen.

Ich suchte meine Instrumente zusammen. «Ich hoffe, er schafft's», sagte ich. «Die beiden brauchen einander.» Als ich die Weide verließ, war Herbert in seinem neuen Kleid noch immer eifrig am Trinken.

In der folgenden Woche schien ich kaum in meine Jacke zu kommen. Die mit dem Lammen verbundene Flut von Arbeit war auf ihrem Höhepunkt, und ich verbrachte allein viele Stunden täglich damit, meine Arme in allen Ecken und Enden des Bezirks in Eimer mit heißem Wasser zu tauchen – in den Schafpferchen, in dunklen Winkeln von Wirtschaftsgebäuden oder häufig auch unter freiem Himmel, denn zu jener Zeit fanden die Bauern nichts dabei, einen Tierarzt stundenlang in Hemdsärmeln im Regen knien zu sehen.

Ich wurde noch einmal auf Bob Bensons Hof gerufen, zu einem Mutterschaf mit einem Uterusvorfall nach dem Lammen – eine vergnügliche Arbeit im Vergleich zu der ungeheuren Mühe, die es kostet, den Uterus einer Kuh zu reponieren.

Es war wirklich ein Kinderspiel: Rob rollte das Schaf auf die Seite, dann band er ihm einen Strick um die Hinterbeine und legte sich das Seil um den Hals. In dieser Stellung, mit den Hinterbeinen nach oben, konnte das Tier keinen Widerstand leisten. Ich desinfizierte das Organ, schob es mühelos zurück und langte zum Schluß behutsam mit dem Arm hinein, um es vollständig in die alte Lage zurückzubringen.

Kurz darauf trottete das Mutterschaf gelassen mit seinen Jungen davon, um sich zu der schnell wachsenden Herde zu gesellen, deren Blöken uns von allen Seiten umgab.

«Da, sehen Sie mal!» rief Rob. «Da ist das alte Mutterschaf mit Herbert. Da drüben rechts – in der Mitte dieser Gruppe.» Für mich sahen sie alle gleich aus, aber für Rob waren sie, wie für alle Schäfer, so verschieden wie Menschen, und er hatte die beiden sofort erkannt.

Sie grasten am oberen Ende des Feldes, und da ich mir beide genauer ansehen wollte, manövrierten wir sie in eine Ecke. Eifersüchtig seinen Besitz verteidigend, stampfte das Mutterschaf unwillig mit dem Fuß, als wir näher kamen, und Herbert, der sein wolliges Überkleid längst abgeworfen hatte, hielt sich dicht neben seiner neuen Mutter. Mir kam es vor, als habe er ganz schön Fett angesetzt.

«Na, von unterentwickelt kann jetzt wohl keine Rede mehr sein, Rob», sagte ich.

Der Bauer lachte. «Nein, die Alte hat ein Euter wie 'ne Kuh, und Herbert kriegt den ganzen Segen. Er hat weiß Gott das große Los gezogen, aber zugleich dem Schaf das Leben gerettet – es wäre uns glattweg eingegangen, doch inzwischen geht es ständig bergauf mit ihm.»

Ich blickte über die Hunderte von Schafen, die auf den Weiden umherwanderten. Dann wandte ich mich dem Bauern zu. «In den letzten Wochen haben Sie mich ja ein bißchen sehr oft zu sehen bekommen, Rob. Das heute ist hoffentlich das letzte Mal.»

«Ja, das denk ich fast. Jetzt sind wir ja allmählich durch ... aber das Lammen ist 'ne höllische Zeit, nicht wahr?»

«Ja, das ist es. Aber jetzt muß ich weiter – machen Sie's gut, Rob.» Ich drehte mich um und stieg den Hang hinunter, die Arme rauh und wund unter der Jacke, das Gesicht von dem ewigen Wind gepeitscht, der in Böen über die Felder pfiff. Unten am Gatter blieb ich stehen und blickte zurück auf die weite Landschaft, die noch von den letzten Resten des winterlichen Schnees gestreift war, und auf die dunkelgrauen Wolkenbänke, die, von strahlend blauen Seen gefolgt, vor dem Wind dahintrieben; und in Sekundenschnelle waren die Felder und Wälder und Wiesen in leuchtendes Leben getaucht, und ich mußte die Augen schließen vor dem grellen Glanz der Sonne. Ganz von fern drang ein schwaches Lärmen an mein Ohr, ein stürmischer Zusammenklang vom tiefsten Baß bis zum höchsten Diskant: fordernd, besorgt, zornig, liebkosend.

Die uralten Laute der Schafe, die uralten Laute des Frühlings.

Kapitel 3

«Diese Masticks», sagte Mr. Pickersgill sachverständig, «ist wirklich eine regelrechte Plage.»

Ich pflichtete ihm mit einem Kopfnicken bei, denn in seinem Fall war wirklich Grund zur Besorgnis gegeben, und überlegte mir gleichzeitig, daß es typisch Mr. Pickersgill war, den wenn auch nicht ganz korrekten wissenschaftlichen Ausdruck zu gebrauchen, während die meisten anderen Bauern sich mit dem landläufigen Wort ‹Euterentzündung› begnügt hätten.

Er traf für gewöhnlich nicht allzuweit daneben – die meisten seiner Versuche waren knappe Fehlschlüsse, deren Ursprung durchaus noch zu erkennen war –, aber ich konnte mir nie recht erklären, wie er auf Masticks kam. Ich wußte jedoch, sobald er sich erst einmal auf einen Ausdruck festgelegt hatte, ging er nie wieder davon ab: eine Mastitis war für ihn seit jeher ‹diese Masticks›, und so würde es auch bleiben. Und ich wußte auch, daß er hartnäckig darauf bestehen würde, recht zu behalten. Das hatte damit zu tun, daß Mr. Pickersgill eine in seinen Augen ‹akademische Vergangenheit› hatte. Er war um die Sechzig und hatte in seiner Jugend einmal an einem zweiwöchigen Instruktionskursus für Landwirte an der Universität von Leeds teilgenommen. Dieser kurze Einblick in das akademische Leben hatte einen unauslöschlichen Eindruck auf ihn gemacht, und es war, als hätte die Andeutung von etwas Tiefem und Wahrem hinter den Tatsachen seiner täglichen Arbeit eine Flamme in ihm angefacht, die sein ganzes späteres Leben erhellte.

Keine würdevolle akademische Respektsperson hat je mit größerer Sehnsucht auf die zwischen den Turmspitzen von Oxford verbrachten Jahre zurückgeblickt als Mr. Pickersgill auf seinen zweiwöchigen Kursus in Leeds, und kaum je verfehlte er im Gespräch die Anspielung auf einen göttergleichen Professor Malleson – vermutlich der Leiter des Kursus.

«Ich weiß nicht, was ich davon halten soll», fuhr er fort. «Ich habe auf der Universität gelernt, daß es bei dieser Masticks immer ein großes, geschwollenes Euter und unsaubere Milch gibt, aber dies hier muß 'ne andere Art sein. Nur hin und wieder ein paar Flocken in der Milch, sonst nichts, aber ich hab's gründlich satt, das kann ich Ihnen sagen.»

Mrs. Pickersgill hatte eine Tasse Tee vor mir auf den Küchentisch gestellt, und ich trank einen Schluck. «Ja, die Sache ist wirklich sehr beunruhigend. Ich bin sicher, es gibt eine ganz eindeutige Erklärung dafür – wenn ich nur wüßte, was.»

Aber in Wirklichkeit glaubte ich ziemlich genau zu wissen, was dahinter steckte. Ich war zufällig an einem Spätnachmittag einmal in den Kuhstall gekommen, als Mr. Pickersgill und seine Tochter Olive beim Melken ihrer zehn Kühe waren. Ich hatte den beiden zugesehen, und es sprang sofort in die Augen, daß Olive der Kuh die Milch durch fast unmerklich pressendes Streichen der Euterzitzen mit den Fingern entzog, während ihr Vater derart ungestüm an den Zitzen zerrte, als gelte es, das neue Jahr einzuläuten.

Diese kurze Beobachtung, verbunden mit der Tatsache, daß es immer nur bei den von Mr. Pickersgill gemolkenen Kühen jene Entzündung gab, genügte, mich davon zu überzeugen, daß die chronische Mastitis traumatischen Ursprungs war.

Aber wie sollte ich dem Bauern beibringen, daß es an ihm lag, daß er sein Handwerk nicht verstand und das Problem sich nur lösen ließ, wenn er entweder eine sanftere Methode anwendete oder Olive das Melken allein überließ?

Es würde nicht leicht sein, denn Mr. Pickersgill war eine eindrucksvolle Persönlichkeit. Ich bin sicher, daß er nicht einen roten Heller übrig hatte, aber selbst in dem zerschlissenen, kragenlosen Hemd mit den Hosenträgern darüber sah er noch wie ein Industriemagnat aus. Der wuchtige Schädel mit den fleischigen Wangen, der edlen Stirn und dem offenen Blick hätte einem ohne weiteres aus dem Wirtschaftsteil der *Times* entgegenblikken können. In gestreiften Hosen und mit einer Melone auf dem Kopf hätte man den perfekten Aufsichtsratsvorsitzenden vor sich gehabt.

Diese angeborene Würde durfte ich nicht gedankenlos verletzen, denn Mr. Pickersgill war im Grunde ein ausgezeichneter Viehzüchter. Der nicht sehr große Bestand an Kühen war – was übrigens für sämtliche Tiere jenes rasch aussterbenden Schlags von Kleinbauern zutraf – wohlgenährt, gepflegt und sauber. Man mußte eben für das Vieh sorgen, wenn es die einzige Einkommensquelle darstellte, und dank der Milch, die seine Kühe gaben, und dem regelmäßigen Verkauf von ein paar Schweinen, dazu die Hühnereier von rund fünfzig Hennen, gelang es Mr. Pickersgill schlecht und recht, die Familie durchzubringen.

Mir war nie ganz klar, wie sie es fertigbrachten, aber sie schafften es und waren glücklich. Alle Kinder außer Olive hatten geheiratet und waren fortgezogen, aber noch immer bemerkte man eine gewisse Schicklichkeit und Harmonie bei ihnen. Die augenblickliche Szene war typisch: während der Bauer in gesetztem Ton über seine Probleme sprach, machte sich Mrs. Pickersgill im Hintergrund zu schaffen und hörte ihm mit ruhigem Stolz zu. Auch Olive war glücklich und zufrieden. Sie war zwar schon Ende Dreißig, aber sie hatte keine Angst sitzenzubleiben, denn seit fünfzehn Jahren machte ihr Charlie Hudson vom Fischladen in Darrowby beharrlich den Hof, und wenn Charlie auch kein stürmischer Freier war, hatte er doch nichts von einem Windhund an sich, und man rechnete zuversichtlich damit, daß er Olive im Laufe der nächsten zehn Jahre einen Heiratsantrag machen würde.

Mr. Pickersgill bot mir ein weiteres Brötchen mit Butter an, und als ich dankend ablehnte, räusperte er sich ein paarmal, als ob er nach Worten suchte. «Mr. Herriot», sagte er schließlich, «ich will niemandem ins Handwerk pfuschen, aber wir haben jetzt sämtliche Mittel, die Sie gegen diese Masticks verordnet haben, ausprobiert, und keines davon hat geholfen. Während meiner Studien bei Professor Malleson hab ich mir verschiedene Rezepte von guten Heilmitteln aufgeschrieben, und ich möchte es gern mal mit diesem hier versuchen. Was halten Sie davon?»

Er griff in die hintere Hosentasche und zog einen vergilbten, ziemlich zerfledderten Zettel heraus. «Eine Eutersalbe. Vielleicht hilft es was, wenn wir die Euter damit einreiben.»

Ich las das Rezept, das wie gestochen geschrieben war. Kampfertinktur, Eukalyptusöl, Zinkoxyd und so weiter – lauter alte, vertraute Namen. Fast mit zärtlichen Gefühlen blickte ich auf die lange Reihe altbewährter Arzneimittel, aber sie wurden von zunehmender Skepsis gedämpft. Ich wollte gerade sagen, ich glaube nicht, daß eine Eutersalbe auch nur die geringste Besserung verspräche, als der Bauer plötzlich laut aufstöhnte.

Er litt an Hexenschuß, und der Griff in die Gesäßtasche hatte einen stechenden Schmerz im Kreuz ausgelöst. Man sah ihm an, welche Qualen er aushielt. Kerzengerade saß er auf seinem Stuhl.

«Mein verdammter Rücken! Er macht mir sehr zu schaffen, aber der Doktor weiß auch nicht weiter. Ich hab schon mehr Pillen als sonst was geschluckt, aber das nützt alles nichts.»

Meine geistigen Fähigkeiten sind nicht überragend, aber hin und wieder habe ich einen Geistesblitz, und jetzt hatte ich einen.

«Mr. Pickersgill», sagte ich ernst, «mir ist gerade etwas eingefallen. Solange ich Sie kenne, haben Sie's im Kreuz. Ich glaube, ich weiß, wie man Ihren Hexenschuß heilen kann.»

Mit weit geöffneten Augen sah mich der Bauer an, ein kindliches Vertrauen lag in seinem Blick. Das war nicht weiter erstaunlich, denn so wie die Leute mehr auf den Abdecker und die Getreidehändler hören als auf ihren Tierarzt, wenn es um ihr Vieh geht, so war es nur natürlich, daß sie, was sie selbst betraf, eher dem Veterinär als ihrem Arzt vertrauten.

«Sie wissen, wie Sie mich kurieren können?» fragte er schwach.

«Ich glaube ja, und dazu bedarf es keiner Medikamente. Sie müssen aufhören zu melken.»

«Aufhören zu melken! Was zum Teufel . . .?»

«Ja, bestimmt. Dieses gekrümmte Sitzen auf dem kleinen Melkschemel jeden Morgen und jeden Abend, und das tagaus tagein, glauben Sie mir, das ist es. Bei Ihrer Größe müssen Sie sich sehr tief niederbeugen, und das bekommt Ihrem Rücken nicht.»

Mr. Pickersgill blickte gedankenverloren ins Leere. «Sie glauben wirklich . . .»

«Ich bin ganz sicher. Auf jeden Fall sollten Sie's versuchen. Das Melken kann Olive machen. Sie sagt seit langem, daß sie es leicht allein schaffen würde.»

«Stimmt, Dad», mischte sich Olive ein. «Ich melke gern, das weißt du, und es ist Zeit, daß du damit aufhörst – nach so vielen Jahren.»

«Verdammt noch eins, junger Mann, ich glaub, Sie haben recht! Ich geb's auf, und zwar sofort – und dabei bleibt's!» Mr. Pickersgill warf den Kopf hoch, blickte gebieterisch um sich und schlug mit der Faust auf den Tisch, als habe er gerade die Fusionierung zweier Ölkonzerne beschlossen.

Ich stand auf. «Sehr gut so. Ich nehme das Rezept hier mit und mache die Eutersalbe zurecht. Sie können sie heute abend abholen. Je eher Sie mit der Anwendung beginnen, desto besser.»

Etwa einen Monat später sah ich Mr. Pickersgill wieder. Majestätisch fuhr er mit dem Fahrrad über den Marktplatz und stieg ab, als er mich sah.

«Hallo, Mr. Herriot», sagte er ein wenig atemlos, «wie gut, daß ich Sie treffe. Ich wollte Ihnen schon längst sagen, daß wir jetzt nie mehr Flocken in der Milch haben. Seit wir die Salbe benutzen, wurden es immer weniger, und jetzt ist die Milch absolut einwandfrei.»

«Oh, wie schön. Und was macht Ihr Hexenschuß?»

«Ja, was soll ich Ihnen sagen. Ihr Rat war Goldes wert, und ich bin Ihnen sehr dankbar. Ich spüre kaum noch was.» Er machte eine Pause und lächelte nachsichtig. «Für meinen Rücken wußten Sie Rat, aber wir mußten auf den alten Professor Malleson zurückgreifen, um mit dieser Masticks fertig zu werden, ist es nicht so?»

Kapitel 4

Ich wußte, daß es nicht recht von mir war, aber die alte Drovers' Road lockte mich unwiderstehlich. Eigentlich hätte ich nach der Morgenvisite unverzüglich in die Praxis zurückkehren müssen, doch der breite grüne Pfad wand sich so verführerisch zwischen den zerbröckelnden Mauern durch das Hochmoor, daß ich der

Versuchung nachgab, aus dem Wagen ausstieg und meinen Fuß auf das struppige Gras setzte.

Die Mauer lief am Rand des Hügels entlang, und als ich den Blick in die Ferne schweifen ließ, wo weit unten Darrowby zwischen den Fells eingebettet lag, pfiff der Wind mir um die Ohren; aber sobald ich mich in den Schutz der grauen Steine hockte, war er nur noch ein Flüstern, und die Frühlingssonne wärmte mir das Gesicht. So mochte ich die Sonne am liebsten – die Luft angenehm frisch, das Licht nicht zu grell, sondern klar, hell und rein, wie man sie hinter einer Mauer in Yorkshire findet, während der Wind über das Hochland weht.

Ich ließ mich nach hinten sinken, bis ich ausgestreckt im Gras lag, blickte mit halbgeschlossenen Augen in den hellen Himmel und schwelgte in dem Gefühl, losgelöst von der Welt und ihren Problemen zu sein.

Diese Form von Nachgiebigkeit gegen mich selbst war zu einem Teil meines Lebens geworden und ist es noch heute: das Widerstreben, aus den luftigen Höhen herunterzukommen; der Wunsch, aus dem Strom des Lebens herauszutreten und ein paar Minuten als unbeteiligter Zuschauer am Rande zu verweilen.

Und es war leicht zu entkommen, wenn man hier oben so ganz allein lag, wo nichts zu hören war außer dem Wind, der über die freien Felder pfiff, und dem endlosen unerschrockenen Trillern der Lerchen hoch droben im weiten Blau.

Nicht daß es mir schwergefallen wäre, den Hang hinunterzugehen und nach Darrowby zurückzukehren, auch nicht in meiner Junggesellenzeit. Ich hatte hier schon zwei Jahre verbracht, ehe Helen in mein Leben trat. Skeldale House war mein Heim geworden, und mit den beiden Brüdern Farnon verband mich eine herzliche Freundschaft. Es störte mich nicht, daß beide klüger waren als ich. Siegfried – unberechenbar, aufbrausend, großmütig; ich hatte Glück, ihn zum Partner zu haben. Als Großstadtmensch plötzlich vor die Aufgabe gestellt, erfahrenen Viehzüchtern sagen zu müssen, wie sie ihre Tiere behandeln sollten, hatte ich seine Sachkenntnis und führende Hand bitter nötig. Und Tristan: ein komischer Kerl, wie die Leute sagten, aber absolut zuverlässig. Sein Humor und seine Lebensfreude waren mir oft ein Lichtblick.

Und während der ganzen Zeit konnte ich mir eine gewisse Praxis aneignen. All das, was ich auf der Universität gelernt hatte, wurde jetzt von Leben erfüllt, und mit einem tiefen Gefühl der Dankbarkeit erkannte ich immer deutlicher, daß ich für diese Aufgabe geschaffen war. Es gab nichts, was ich lieber getan hätte.

Nach einer Weile stand ich auf, reckte mich zufrieden, atmete noch einmal tief die reine, frische Luft und schlenderte langsam zum Wagen zurück; dann fuhr ich den Hang hinunter nach Darrowby.

Als ich vor dem Eisengitter hielt, an dem Siegfrieds Messingschild ein wenig schief über dem meinen hing, blickte ich hinauf zu dem hohen alten Haus, an dem der Efeu sich unregelmäßig an der verwitterten Backsteinwand emporrankte. An den Fenstern und Türen blätterte die weiße Farbe ab, und der Efeu hätte zurechtgeschnitten werden müssen – dennoch atmete das ganze eine ruhige, unvergängliche Eleganz.

Aber ich hatte in diesem Augenblick andere Dinge im Kopf. Ich ging ins Haus und schlich mich durch den langen Fliesenkorridor zur Rückseite des Hauses. Und wie immer spürte ich eine unterdrückte Erregung, als ich die vertrauten Berufsgerüche einatmete: Äther, Karbol und ein bestimmtes aromatisches Pulver, das ein Gemisch aus würzigen Kräutern darstellte und das wir unter die Arzneien mengten, um sie schmackhafter zu machen; es hatte ein so unverkennbares Aroma, daß ich mich noch heute in die Zeit vor dreißig Jahren zurückversetzt fühle, sobald ich es rieche.

An diesem Tag war ich aufgeregter als sonst, denn ich hatte etwas vor, wobei ich nicht erwischt werden wollte. Teils auf Zehenspitzen legte ich das letzte Stück des Korridors zurück, bog rasch um die Ecke und schlüpfte in die Medikamentenkammer. Behutsam öffnete ich die Tür des kleinen Medizinschranks und zog eine Schublade heraus. Ich war ziemlich sicher, daß

Siegfried darin ein Ersatzhufmesser versteckt hatte, und beinahe wäre mir ein triumphierender Aufschrei herausgerutscht, als ich es tatsächlich da liegen sah; fast nagelneu, mit einer schön geformten, blitzenden Klinge und einem polierten Holzgriff.

Ich hatte die Hand schon halb ausgestreckt, als ein Wutschrei an mein Ohr drang.

«Ahhh! Auf frischer Tat ertappt!» Siegfried, der urplötzlich aus dem Nichts aufgetaucht war, sah mich mit funkelnden Augen an.

Ich erschrak derart, daß ich an allen Gliedern zitterte und einen Schritt zurücktrat.

«Oh, hallo, Siegfried», sagte ich mit dem vergeblichen Versuch, gelassen zu erscheinen. «Ich wollte gerade zu dem Pferd von Thompson – das mit dem Eiter im Fuß, Sie wissen schon. Ich scheine mein Messer irgendwo verlegt zu haben und war gerade dabei, mir hier eines auszuleihen.»

«Eines zu stehlen, meinen Sie! Mein Ersatzhufmesser! Ist Ihnen denn gar nichts heilig, James?»

Ich lächelte einfältig. «Oh, Sie irren sich. Ich hätte das Messer sofort zurückgegeben.»

«Das soll ich Ihnen abnehmen?» sagte Siegfried und lächelte schmerzlich. «Ich hätte es nie wiedergesehen, das wissen Sie so gut wie ich. Aber was ist denn überhaupt mit Ihrem eigenen Messer? Das haben Sie wohl irgendwo liegenlassen, oder?»

«Ja, ich weiß genau, daß ich es bei Willie Denholm im Stall aus der Hand gelegt habe, nachdem ich die Kuh verarztet hatte, und da muß ich es vergessen haben.» Ich lachte ein wenig verlegen.

«Also wirklich, James, Sie lassen aber auch ständig Ihre Sachen irgendwo liegen. Und machen diese Schwächen dadurch wett, daß Sie hingehen und mir meine Instrumente entwenden.» Er schob das Kinn vor. «Haben Sie sich schon einmal überlegt, was mich das alles kostet?»

«Oh, ich bin sicher, Mr. Denholm wird uns das Messer vorbeibringen, sobald er in die Stadt kommt.»

Siegfried nickte ernst. «Ja, das wird er möglicherweise tun.

Aber genausogut könnte er sich auch überlegen, daß das Messer sich wunderbar dazu eignet, seinen Kautabak zu zerschneiden. Wissen Sie noch, wie Sie Ihren Overall fürs Kalben bei Fred Dobson gelassen haben? Als ich den Overall sechs Monate später wiedersah, hatte Fred ihn an.»

«Ja, ich weiß. Und mir tut das alles auch schrecklich leid, Siegfried.»

Mein Partner hielt seinen funkelnden Blick noch ein paar Sekunden auf mich geheftet, dann zuckte er die Achseln. «Na ja, keiner von uns ist vollkommen, James. Entschuldigen Sie, daß ich Sie angeschrien habe. Aber Sie müssen wissen, ich hänge sehr an dem Messer, und diese Angewohnheit, die Sachen überall herumliegen zu lassen, macht mich einfach nervös.» Er nahm eine Zweiliterflasche seines Lieblingsarzneitranks gegen Kolik vom Regal und rieb sie mit dem Taschentuch blank, ehe er sie behutsam wieder zurückstellte. «Ich schlage vor, wir unterhalten uns vorne weiter über das Problem. Das läßt sich in ein paar Minuten klären.»

Wir gingen durch den langen Korridor zurück, und als ich hinter Siegfried in das große Wohnzimmer trat, stand Tristan von einem Sessel auf und gähnte laut. Sein Gesicht sah ebenso jungenhaft und unschuldig aus wie immer, doch er schien gegen eine große Müdigkeit anzukämpfen. Er hatte am vergangenen Abend an einem Wettkampf im Pfeilwerfen gegen die Mannschaft von Drayton teilgenommen; die jungen Leute hatten hinterher den Sieg mit einem reichhaltigen Abendessen und einem ordentlichen Bitterkonsum gefeiert, und Tristan war erst um drei Uhr früh ins Bett gekommen.

«Ah, Tristan», sagte Siegfried. «Gut, daß du da bist, denn das, was ich zu sagen habe, betrifft dich ebenso wie James. Es dreht sich um die Instrumente, die von euch immer wieder bei den Bauern vergessen werden. Du bist darin genauso nachlässig wie er.» (Dazu muß erwähnt werden, daß es vor dem Veterinärgesetz von 1948 Studenten ganz offiziell erlaubt war, Tiere ärztlich zu behandeln. Tristan hatte schon oft hervorragende Arbeit geleistet und war überall sehr beliebt.)

«Nun, ich meine das ganz im Ernst», sagte mein Partner, lehnte sich an den Kaminsims und blickte von einem zum andern. «Ihr beide bringt mich an den Rand des Ruins durch das dauernde Liegenlassen teurer Instrumente. Zugegeben, einige werden zurückgebracht, aber von den meisten kriegen wir nie wieder etwas zu sehen. Was nützt es, euch auf Visite zu schicken, wenn ihr ohne Arterienklemmen oder Scheren oder sonstwas nach Hause kommt? Damit ist der Verdienst dahin. Begreift ihr das?»

Wir nickten schweigend.

«Ist es denn wirklich so schwer, auf die Instrumente zu achten? Ihr wundert euch vielleicht, daß ich nie etwas liegenlasse – doch das ist lediglich eine Frage der Konzentration. Ich präge mir immer ein, daß ich das, was ich niederlege, auch wieder aufnehmen muß. Das ist alles.»

Als die Gardinenpredigt beendet war, wurde er energisch. «Also weiter geht's. Da nicht allzuviel los ist, schlage ich vor, James, daß Sie mit mir nach Brookside kommen, zu Mr. Kendall. Wir sollen uns mehrere Tiere ansehen, darunter eine Kuh, bei der ein Tumor entfernt werden muß. Nähere Einzelheiten weiß ich nicht, aber es kann sein, daß wir sie niederlegen müssen. Anschließend können Sie zu Thompson gehen.» Er wandte sich an seinen Bruder. «Und du kannst auch mitkommen, Tristan. Gut möglich, daß mehrere Hände vonnöten sind.»

So kamen wir also drei Mann hoch auf den Gutshof marschiert. Mr. Kendall begrüßte uns wie üblich mit überschwenglichen Worten:

«Hallo, hallo, heute kommt ja ein Großaufgebot an Arbeitskräften. Dann werden wir es ja im Nu schaffen.»

Mr. Kendall stand in dem Ruf, ‹ein schlauer Kerl› zu sein, doch in Yorkshire hatte das eine andere Bedeutung als anderswo. Hier verstand man darunter eine Art Alleswisser; hinzu kam, daß er sich für einen Spaßvogel und Possenreißer erster Güte hielt, und das machte ihn bei seinen Nachbarn nicht gerade beliebter.

Ich war immer der Meinung, daß er im Grunde ein gutherziger Mensch sei, doch da er fest davon überzeugt war, alles zu wissen und alles schon einmal gesehen zu haben, war es schwer, ihn zu beeindrucken.

«Nun, wo wollen wir anfangen, Mr. Farnon?» fragte er. Er war ein robuster kleiner Mann mit einem runden, glatten Gesicht und schelmischen Augen.

«Eine Kuh hat ein schlimmes Auge, war es nicht so?» fragte Siegfried. «Am besten fangen wir mit ihr an.»

«Ganz wie Sie wünschen, Sir», rief der Bauer und griff in die Tasche. «Doch vorher muß ich Ihnen noch etwas geben.» Er zog ein Stethoskop heraus. «Das haben Sie letztesmal hier liegenlassen.»

Einen Augenblick herrschte Schweigen, dann brummte Siegfried ein Wort des Dankes und nahm das Instrument hastig an sich.

Mr. Kendall fuhr fort: «Und das Mal davor haben wir einen regelrechten Tauschhandel gemacht, erinnern Sie sich? Ich hab Ihnen Ihre Zange zurückgegeben, und Sie haben mir dafür Ihr Hörrohr dagelassen.» Er brach in schallendes Gelächter aus.

«Ja, ja, ganz recht», sagte Siegfried kurz angebunden, während er sich verlegen nach uns umsah, «aber wir müssen an die Arbeit. Wo ist ...?»

«Wißt ihr, Jungs», sagte der Bauer kichernd und wandte sich an Tristan und mich, «ich glaube, er ist noch nicht ein einziges Mal hier gewesen, ohne was zu vergessen.»

«Ach, wirklich?» fragte Tristan interessiert.

«Ja, wenn ich alles hätte behalten wollen, hätte ich mittlerweile eine ganze Schublade voll. Und bei den Nachbarn ist es, wie ich höre, genau das gleiche.»

«Was Sie nicht sagen», murmelte ich.

Wir hätten die Unterhaltung gern noch weiter fortgesetzt, aber mein Partner ging steifbeinig durch den Kuhstall. «Wo ist die Kuh, Mr. Kendall? Wir können hier nicht den ganzen Tag vertrödeln.»

Es war nicht schwer, die Patientin zu entdecken; eine stattliche rotgraue Kuh, die sich, das eine Auge fest geschlossen, ängstlich nach uns umsah. Dicke Tränen rollten ihr übers Gesicht, und an den vorsichtig zuckenden Lidern merkte man, daß sie Schmerzen hatte.

«Sie hat was im Auge», murmelte Siegfried.

«Ja, ich weiß!» Mr. Kendall wußte immer alles. «Ein großes Stück Häcksel ist ihr ins Auge gekommen, aber ich komm nicht ran. Sehen Sie selbst.» Er packte mit einer Hand die Nase der Kuh und versuchte mit der anderen, die Augenlider auseinanderzuziehen, aber das dritte Augenlid fiel vor, und der ganze Augapfel drehte sich nach oben, so daß nur noch weiße Sklera zu sehen war.

«Da!» rief er. «Nichts zu sehen. Man kann einfach nicht erreichen, daß sie das Auge stillhält.»

«Doch, ich kann es.» Siegfried wandte sich an seinen Bruder. «Tristan, hol die Chloroformmaske aus dem Wagen!»

In Sekundenschnelle war Tristan wieder da. Siegfried stülpte der Kuh den Leinensack rasch über den Kopf und schnallte ihn hinter den Ohren zu. Aus einer mit Alkohol gefüllten Flasche zog er eine Augenpinzette und hielt sie dicht über das geschlossene Auge.

«James», sagte er, «geben Sie etwa dreißig Kubikzentimeter.»

Ich ließ das Chloroform auf den Schwamm im Vorderteil der Maske tropfen. Das Tier atmete ein paarmal, ohne daß etwas geschah, dann öffneten sich seine Augen weit vor Überraschung, als der seltsame, betäubende Dampf in seine Lungen drang.

Der ganze Bereich des entzündeten Auges war deutlich zu sehen – auf der dunklen Hornhaut lag ein breites goldgelbes Stück Häcksel. Es dauerte den Bruchteil einer Sekunde, dann hatte Siegfrieds Pinzette es ergriffen und entfernt.

«Tu etwas von dieser Salbe hinein, Tristan», sagte mein Partner. «Und nehmen Sie ihr die Maske ab, James, ehe sie zu taumeln anfängt.»

Nachdem der störende Fremdkörper aus ihrem Auge verschwunden war, blickte die Kuh sich ungeheuer erleichtert um. Die ganze Prozedur hatte höchstens ein, zwei Minuten gedauert und war so glatt und elegant vor sich gegangen, wie man es sich nur wünschen konnte, aber Mr. Kendall schien durchaus nicht weiter beeindruckt.

«Das hätten wir», brummte er. «Dann wollen wir weiter.»

Die Kuh mit dem Tumor stand direkt neben der Stalltür. Das Gewächs war in der Dammgegend; glatt und rund wie ein Apfel trat es am Hinterteil, ein paar Zentimeter rechts vom Schwanz, deutlich hervor.

Mr. Kendall schien in bester Stimmung. «Jetzt wollen wir mal sehen, was Sie können und wie Sie das Ding da wohl wegkriegen», rief er begeistert. «Ganz schön groß, was? Dafür brauchen Sie bestimmt ein Tranchiermesser oder eine Metallsäge. Müssen das Tier wahrscheinlich betäuben oder festbinden oder so?» Er grinste und sah uns der Reihe nach an.

Siegfried streckte die Hand aus und tastete durch die Geschwulst. «Hm ... ja ... hm ... würden Sie mir bitte Wasser, Seife und ein Handtuch bringen?»

«Ja, sofort.» Der Bauer eilte hinaus und holte das Gewünschte.

«Vielen Dank», sagte Siegfried. Er wusch sich die Hände und trocknete sie gemächlich ab. «Ja, soviel ich weiß, haben Sie noch einen weiteren Patienten für uns. Ein Kalb mit Durchfall, war's nicht so?»

Der Bauer riß die Augen auf. «Ja, richtig. Aber wollen Sie nicht erst diesen großen Knoten hier wegmachen?»

Siegfried faltete das Handtuch zusammen und hängte es über die Trennwand. «Ach, den Tumor hab ich schon entfernt», sagte er ruhig.

«Ja, aber ...» Mr. Kendall blieb das Wort im Munde stecken. Er starrte auf das Hinterteil der Kuh. Wir alle starrten dorthin: Kein Zweifel – die Geschwulst war verschwunden. Nicht einmal eine Wunde oder Narbe war zu sehen. Kein Tropfen Blut – nichts.

«Ja», sagte Mr. Kendall unschlüssig. «Sie haben ... Sie haben sie entfernt, ja, das stimmt.» Das Lächeln war aus seinem Gesicht verschwunden, und er kam mir mit einemmal viel kleiner vor. Da er sonst immer alles wußte und durch nichts zu verblüffen war, konnte er jetzt unmöglich fragen: «Wie, zum Teufel, haben Sie das gemacht?» Er mußte um jeden Preis das Gesicht wahren, aber er war verwirrt. Seine Blicke schossen im Stall umher, an der Dungrinne entlang. Nirgendwo lag etwas auf dem Boden. Unauffällig stieß er mit dem Fuß einen Melkschemel beiseite – nichts.

«Nun, dann wollen wir uns jetzt das Kalb ansehen.» Siegfried wandte sich ab.

Mr. Kendall nickte. «Ja . . . das Kalb. Da drüben in der Ecke. Ich räum nur noch den Eimer weg.»

Es war eine durchsichtige Ausrede. Er holte den Eimer, und als er an der Kuh vorbeikam, zog er hastig seine Brille heraus, setzte sie auf und warf einen mehr als prüfenden Blick auf das Hinterteil der Kuh. Nicht lange, denn er wollte kein allzu großes Interesse zeigen, aber als er sich uns wieder zuwandte, lag auf seinem Gesicht ein Ausdruck äußerster Verzweiflung, und er nahm tief bekümmert seine Brille ab.

Als er zu uns herüberkam, drehte ich ihm den Rücken zu und fragte meinen Partner leise: «Wo, zum Teufel, ist es?»

«Oben in meinem Ärmel», murmelte Siegfried, ohne eine Miene zu verziehen.

«Was . . .?» setzte ich an, aber Siegfried kletterte bereits über das Holzgitter in den provisorischen Verschlag, in dem das Kalb sich befand.

Während er das kleine Tier untersuchte und ihm eine Spritze gab, schien er bester Laune zu sein. Er war auffallend gesprächig, und wenn Mr. Kendall ihm auch heroisch lächelnd Rede und Antwort stand, verrieten sein geistesabwesendes Gebaren und der gequälte Blick, den er wiederholt ungläubig über den Boden des Stalls in Richtung Kuh schweifen ließ, daß auf ihm ein ungeheuerlicher Druck lastete.

Siegfried ließ sich Zeit mit dem Kalb, und als er fertig war, blieb er noch eine Weile im Hof stehen, plauderte über das Wetter, das wuchernde Gras und den Preis für gutgenährte Rinder.

Mr. Kendall harrte tapfer aus, aber kaum saßen wir im Wagen, eilte er in den Stall zurück. Ich blickte ihm nach und sah, wie er, tief gebückt und wieder die Brille auf der Nase, in sämtliche Ecken spähte.

«Armer Kerl», sagte ich. «Er sucht noch immer. Aber jetzt verraten Sie uns, wo um alles in der Welt ist es nun wirklich?»

«Das hab ich Ihnen doch gesagt.» Siegfrieds Rechte ließ das Steuer loß, er schüttelte den Arm, und ein rosaroter Fleischball rollte in seine Hand.

Ich starrte verblüfft darauf. «Aber . . . ich habe gar nicht bemerkt, wie Sie das Ding entfernt haben . . . Wie erklärt sich das?»

«Ich will es Ihnen sagen.» Mein Partner lächelte nachsichtig. «Als ich die Geschwulst betastete, um festzustellen, wie tief sie lag, merkte ich plötzlich, daß sie sich bewegte. Sie war hinten lediglich von der Haut eingekapselt, und als ich noch einmal drückte, sprang sie heraus und mir direkt in den Ärmel. Kaum war sie draußen, schnellte die Haut zurück, die Ränder schlossen sich, und nichts war mehr zu sehen. Wirklich, kaum zu glauben.»

Tristan, der auf dem Rücksitz saß, streckte die Hand aus. «Gib sie mir», sagte er. «Ich nehm sie mit und lasse sie histologisch untersuchen. Dann wissen wir, um was für einen Tumor es sich handelte.»

Sein Bruder lächelte. «Mag man ihm auch noch so einen phantasievollen Namen geben – für mich bleibt es das einzige, was Mr. Kendall jemals aus der Fassung gebracht hat.»

«Die Visite bei Mr. Kendall war höchst lehrreich», sagte ich. «Wunderbar, wie Sie das mit dem Auge gemacht haben, Siegfried. Tadellose Arbeit.»

«Vielen Dank, James», murmelte mein Partner. «Nichts weiter als einer von meinen kleinen Tricks – wobei die Pinzette natürlich eine große Hilfe war. Warten Sie, ich zeig sie Ihnen.» Er griff in die Brusttasche, dann in die Rocktaschen, und während er nacheinander sämtliche Taschen durchstöberte, machte er langsam ein immer längeres Gesicht.

Schließlich gab er die Suche auf, räusperte sich und heftete den Blick auf die Straße vor ihm.

«Ich, hm . . . ich zeig sie Ihnen ein andermal, James», sagte er heiser.

Ich sagte nichts, aber ich wußte es, und Siegfried wußte es, und Tristan wußte es.

Er hatte sie auf dem Hof gelassen.

Kapitel 5

‹Montagmorgenkrankheit› nannte man es, dieses unglaublich starke Anschwellen der hinteren Gliedmaßen bei Wagenpferden, wenn sie übers Wochenende im Stall gestanden hatten. Allem Anschein nach rief die plötzliche Unterbrechung des gewohnten Arbeitstrotts diese starke Lymphgefäßentzündung und Schwellung hervor, die nicht wenigen Bauern gleich zu Anfang der Woche einen gewaltigen Schrecken einjagte.

Aber heute war Mittwochabend, und dem großen Wallach von Mr. Crump ging es schon wieder sehr viel besser.

«Das Bein ist nur noch halb so dick, wie es war», sagte ich, während ich mit der Hand über die Innenseite des Sprunggelenks fuhr und das im Abschwellen begriffene Ödem befühlte. «Sie müssen hart gearbeitet haben.»

«Ich habe mich nur an Ihre Anweisungen gehalten.» Mr. Crumps Antwort war lakonisch, wie es seiner Gewohnheit entsprach, aber ich wußte, daß er Stunden damit zugebracht haben mußte, das Bein warm zu baden und zu massieren und das Pferd zum Laufen zu zwingen, wie ich ihm geraten hatte, als ich dem Tier am Montag die Arecolinspritze gab.

Ich zog eine Spritze für eine weitere Injektion auf. «Er bekommt keinen Hafer, nicht wahr?»

«Nein, nur Kleie.»

«Sehr gut. Wenn Sie die Behandlung fortführen, wird er vermutlich in ein bis zwei Tagen wieder in Ordnung sein.»

Der Bauer brummte etwas vor sich hin. Sein breites purpurrotes Gesicht hatte wie immer einen überraschten Ausdruck. Nichts in seiner Miene verriet, ob er beeindruckt war. Aber ich wußte, er war zufrieden; seine sichtliche Besorgnis bei meinem ersten Besuch hatte mir gezeigt, wie sehr er an dem Pferd hing.

Ich ging ins Haus, um mir die Hände zu waschen, und Mr. Crump führte mich in die Küche. Langsam und umständlich holte er mir Seife und ein Handtuch, dann trat er schweigend zurück, während ich mich über den langen, flachen Ausguß aus braunem Ton beugte.

Als ich mir die Hände abtrocknete, räusperte er sich und fragte zögernd: «Möchten Sie 'n Schluck von meinem Wein?»

Noch ehe ich antworten konnte, kam Mrs. Crump geschäftig aus dem Nebenzimmer. Sie war fertig zum Ausgehen angekleidet, und hinter ihr kamen ihre beiden halbwüchsigen Kinder, ein Sohn und eine Tochter.

«Mr. Herriot will deinen Wein nicht», sagte sie schroff. «Wenn du doch bloß die Leute nicht so belästigen würdest!»

Der Junge grinste. «Vater und sein Wein! Er sucht immer neue Opfer.» Seine Schwester stimmte in das Gelächter ein, und ich hatte das unbehagliche Gefühl, Mr. Crump sei in seinem eigenen Heim ein Außenstehender.

«Wir gehen ins Gemeindehaus zu einer Schüleraufführung, Mr. Herriot», sagte die Frau energisch. Ohne ihren Mann noch eines Blickes zu würdigen, verließ sie mit ihren Kindern das Haus.

Es herrschte Schweigen, doch als ich meine Hände fertig abgetrocknet hatte, wandte ich mich an den Bauern. «Nun, wie steht's mit dem Wein, Mr. Crump?»

Er zögerte einen Augenblick, und der überraschte Ausdruck vertiefte sich. «Wollen Sie ... wollen Sie wirklich einen Schluck probieren?»

«Sehr gern. Ich habe noch nicht zu Abend gegessen – ein Aperitif ist mir sehr willkommen.»

«Setzen Sie sich, ich bin gleich wieder da.» Er verschwand in der großen Vorratskammer neben der Küche und kehrte mit einer Flasche und zwei Gläsern zurück.

«Dies ist mein Rhabarberwein», sagte er und füllte die Gläser mit der bernsteinfarbenen Flüssigkeit.

Ich nahm einen kleinen Schluck, dann einen großen und rang nach Luft, als der Wein mir wie Feuer durch die Kehle lief.

«Ziemlich starkes Zeug», sagte ich, «aber der Geschmack ist ausgezeichnet. Wirklich ausgezeichnet.»

Mr. Crump betrachtete mich wohlgefällig, als ich einen weiteren Schluck trank. «Ja, er ist gerade richtig. Knapp zwei Jahre alt.»

Ich leerte das Glas, und diesmal spürte ich kein Brennen, sondern der Wein schien die Wände meines leeren Magens zu umspülen und glühende Ranken an meinen Gliedern entlangkriechen zu lassen.

«Köstlich», sagte ich. «Einfach köstlich.»

Der Bauer blühte sichtlich auf. Er füllte abermals die Gläser und sah mit gespannter Aufmerksamkeit zu, wie ich trank. Als wir das zweite Glas geleert hatten, sprang er auf.

«Nun müssen Sie zur Abwechslung noch eine andere Sorte probieren.» Er lief in die Vorratskammer und brachte eine weitere Flasche an, diesmal mit einer farblosen Flüssigkeit. «Holunder», sagte er leicht außer Atem.

Als ich den Wein probierte, perlten und tanzten die Blasen auf meiner Zunge.

«Bei Gott, der ist großartig! Genau wie Champagner. Ich muß

sagen, Sie sind wirklich ein Künstler – ich hätte nie gedacht, daß hausgemachte Weine so gut schmecken können.»

Mr. Crump starrte mich einen Augenblick an, dann begannen seine Mundwinkel zu zucken, und ein schüchternes Lächeln breitete sich langsam über sein Gesicht. «Sie sind praktisch der erste, der das sagt. Man könnte meinen, ich wollte die Leute vergiften, wenn ich ihnen meinen Wein anbiete – sie winken immer erschreckt ab, aber Bier und Whisky trinken sie jede Menge.»

«Aber die ahnen ja nicht, was sie versäumen, Mr. Crump.» Ich sah zu, während der Bauer wieder mein Glas füllte. «Ich hätte nie geglaubt, daß man etwas so Gutes zu Hause machen kann.» Ich nippte anerkennend an dem Holunderwein. Er schmeckte noch immer wie Champagner.

Ich hatte das Glas kaum zur Hälfte geleert, als ich Mr. Crump abermals in der Vorratskammer herumhantieren hörte. Er kam mit einer Flasche zurück, deren Inhalt von einem tiefen Rubinrot war. «Probieren Sie den», sagte er atemlos.

Allmählich kam ich mir wie ein berufsmäßiger Weinschmekker vor, und ich behielt den ersten Schluck mit halbgeschlossenen Augen genießerisch lange im Mund. «Mm, mm, ja. Schmeckt ganz wie ein guter alter Portwein, aber da ist noch etwas anderes – eine Fruchtigkeit – irgendein vertrauter Geschmack – es ist . . . es ist . . .»

«Brombeeren!» rief Mr. Crump triumphierend. «Einer meiner besten Weine. Hab ihn vor zwei Jahren im Spätherbst angesetzt – war ein prima Jahr dafür.»

Ich lehnte mich auf meinen Stuhl zurück und nahm noch einen Schluck von der starken, dunklen Flüssigkeit; der Wein war vollmundig, anregend und hatte einen ganz leichten Brombeergeschmack. Ich sah die tief herabhängenden Zweige mit den Beeren förmlich vor mir, wie sie schwarz und saftig in der Herbstsonne glänzten. Der Liebreiz des Bildes paßte zu meiner Stimmung, die von Minute zu Minute heiterer wurde. Zufrieden schaute ich mich in der schlichten Bauernküche um, blickte auf die Schinken und Speckseiten, die von der Decke hingen, und auf meinen Gastgeber, der mir gegenüber saß und mich gespannt beobachtete. Er hatte, wie ich erst jetzt bemerkte, noch immer seine Mütze auf.

«Wissen Sie», sagte ich, das Glas in die Höhe haltend und den rubinroten Inhalt gegen das Licht betrachtend, «ich vermag mir nicht darüber klarzuwerden, welchem von Ihren Weinen ich den Vorzug geben soll. Sie sind alle ausgezeichnet und doch so verschieden.»

Mr. Crump warf den Kopf zurück und lachte erfreut, dann füllte er rasch aufs neue unsere Gläser. «Aber Sie kennen ja noch gar nicht alle. Ich habe Dutzende von Sorten da nebenan. Sie müssen noch ein paar probieren.» Wieder schlurfte er zur Vorratskammer, und als er diesmal zurückkam, konnte sein Arm die vielen Flaschen kaum halten.

Was für ein lieber, netter Mann er doch war, dachte ich im stillen. Ich hatte ihn früher völlig falsch eingeschätzt, hatte ihn für stur und teilnahmslos gehalten, aber jetzt drückte sein Gesicht Freundschaft, Gastlichkeit und Verständnis aus. Er hatte seine Zurückhaltung aufgegeben, und als er sich nun wieder setzte, erzählte er lebhaft über Weine und deren Herstellung.

Mit leuchtenden Augen und aufgeregter Stimme ließ er sich ausführlich über die Einzelheiten von Gärung und Ablagerung, Bukett- und Aromastoffe aus und wußte die jeweiligen Vorzüge von Chambertin und Nuits St. George, Montrachet und Chablis zu nennen. Enthusiasten sind sympathisch, aber ein Fanatiker ist unwiderstehlich, und ich saß wie gebannt da, während Mr. Crump mir endlose Proben seiner Kunst vorsetzte und dabei sogar einige Sorten fachmännisch miteinander vermischte.

«Wie finden Sie den?»

«Sehr gut . . .»

«Eine Spur zu süß vielleicht, was meinen Sie?»

«Ja, mag sein . . .»

«Jetzt diesen hier. Vielleicht 'n bißchen zu herb, hm?»

«Könnte sein . . . ja . . .»

Vorsichtig goß Mr. Crump aus einer anderen Flasche einige Tropfen in mein Glas und fragte:

«Besser –?»

«Genau richtig.»

Mr. Crump schenkte mir Glas um Glas ein. Wir probierten Pastinak und Löwenzahn, Primel und Petersilie, Klee, Stachelbeere, Runkelrübe und Holzapfel. Und wir tranken – so unglaubhaft es auch scheinen mag – einen aus Steckrüben gebrauten Wein, der so köstlich war, daß ich um ein zweites Glas bat.

Alles verlangsamte sich allmählich, während wir dort saßen. Die Zeit verlangsamte sich, bis sie schließlich bedeutungslos war. Auch Mr. Crump und ich verlangsamten uns, unsere Zungen wurden immer schwerer, unsere Bewegungen immer träger. Der Gang des Bauern in die Vorratskammer entwickelte sich zu mühseligen, schwankenden Ausflügen; manchmal schlug er einen weiten Umweg ein, und einmal ertönte nebenan ein solches Getöse, daß ich dachte, er sei zwischen die Flaschen gefallen. Aber ich konnte mich nicht dazu aufraffen, aufzustehen und nachzusehen, und kurz darauf kam er zurück, offenbar unverletzt.

Irgendwann so gegen neun hörte ich ein schwaches Klopfen an der Haustür, aber ich wollte Mr. Crumps tiefgründige Ausführungen nicht unterbrechen. Doch nach einer Weile, gerade als er mir freundschaftlich die Hand auf die Schulter legte und sich anschickte, mir wieder eine Rede zu halten, vernahm auch er das Klopfen. Im Zickzackkurs steuerte er durch die Küche und ging zur Tür. Draußen stand ein junger Bursche, und ich hörte ein schwaches, unverständliches Murmeln.

Mr. Crump wandte sich nach mir um. «Es ist der junge Bamford von Holly Bush. Eine Kuh kalbt, und Sie sollen hinkommen – nur knapp eine Meile von hier.»

«Ja, gut.» Ich rappelte mich auf und mußte mich am Tisch festhalten, denn die Küche drehte sich vor meinen Augen. Als das Schwindelgefühl nachließ, kam es mir vor, als stünde Mr. Crump oben auf einem ziemlich steilen Hang. Komisch – beim

Hereinkommen war der Küchenboden doch völlig eben gewesen, während ich jetzt mühsam eine Steigung hinaufklettern mußte.

Als ich zur Tür kam, starrte Mr. Crump eulengleich in die Dunkelheit.

«Es regnet», sagte er. «Es regnet mordsmäßig.»

Ich blickte auf das stetige Trommeln des Regens auf das Kopfsteinpflaster des Hofes und wollte schon zu meinem nur ein paar Schritte entfernt geparkten Wagen laufen, als der Bauer nach meinem Arm griff.

«Moment. Sie können so nicht rausgehen.» Er ging wieder in die Küche und stöberte in einer Schublade herum. Schließlich kramte er eine Tweedmütze hervor, die er mir mit würdevoller Geste überreichte.

Ich trug nie irgendeine Kopfbedeckung, egal wie gut oder schlecht das Wetter auch sein mochte, und ich drückte meinem Gefährten tief gerührt die Hand.

Die Tweedmütze, die ich mir jetzt aufsetzte, war die größte, die ich je gesehen hatte: ein großes, rundes Ding, flach wie ein Pfannkuchen, und selbst beim heftigsten Regenguß würden unter dieser Mütze nicht nur mein Kopf, sondern auch meine Schultern und alles trocken bleiben.

Während ich, die Nase dicht an der Windschutzscheibe, im Schrittempo die dunkle, schmale Straße entlangfuhr, hatte ich das Gefühl, mein Mund und meine Lippen seien ganz klebrig, so als hätte ich flüssigen Leim statt Wein getrunken; ich atmete schnaubend wie ein Walroß und sah alles leicht verschwommen.

Am Ziel angelangt, kletterte ich aus dem Wagen, nickte der schattengleichen Gruppe von Gestalten zu, die dort stand, fummelte im Kofferraum herum, bis ich glücklich die Flasche mit dem Antiseptikum und die Stricke fürs Kalben fand, und marschierte entschlossen in den Kuhstall. Jemand hielt eine Öllampe über eine Kuh, die auf einem dicken Strohbett lag: etwa zehn Zentimeter ragte der Fuß eines Kalbes aus der Vulva hervor, und ein kleines Maul war zu sehen, sobald die Kuh preßte, das aber wieder verschwand, sobald sie aufhörte.

Tief in meinem Inneren murmelte ein stocknüchterner Tierarzt: «Nur ein Bein nach hinten und eine große, breit gebaute Kuh. Dürfte nicht sehr schwierig sein.» Dann wandte ich mich um und blickte die Bamfords an. Ich war ihnen bisher nie begegnet, aber sie schienen mir schlichte, freundliche, dienstbeflissene Menschen zu sein – zwei Männer mittleren Alters, wahrscheinlich Brüder, und zwei junge Burschen, die vermutlich die Söhne des einen oder anderen waren. Alle vier blickten mich in dem trüben Licht erwartungsvoll mit leicht geöffnetem Mund an, als wollten sie bei der ersten Gelegenheit loslachen.

Ich straffte die Schultern, holte tief Luft und sagte laut: «Würden Sie mir bitte einen Eimer heißes Wasser, Seife und ein Handtuch bringen?» Besser gesagt: ich glaubte das zu sagen, denn was sich meinen Lippen entrang, klang in Wirklichkeit mehr wie Kisuaheli. Die Bamfords, sich gespannt nach vorn beugend, sahen mich ausdruckslos an. Ich räusperte mich, schluckte, wartete ein paar Sekunden und versuchte es noch einmal. Der Erfolg war der gleiche – abermals ein Strom von unverständlichen Worten, die ergebnislos im Kuhstall widerhallten.

Ich wurde ganz ratlos. Irgendwie mußte ich mich verständlich machen, zumal diese Leute mich nicht kannten und darauf warteten, daß etwas geschah. Ich muß wohl eine recht seltsame Erscheinung für sie gewesen sein, wie ich, von der riesigen Mütze gekrönt, kerzengerade und feierlich dort stand. Aber trotz meiner Benommenheit merkte ich doch plötzlich, was ich falsch machte. Wozu eigentlich diese übertriebene Zurschaustellung von Selbstvertrauen? Es hatte keinen Sinn, so laut sprechen zu wollen. Ich versuchte es wieder, diesmal im leisesten Flüsterton.

«Könnte ich bitte einen Eimer heißes Wasser, Seife und ein Handtuch haben?» Es kam sehr schön heraus, wenn auch der ältere Mr. Bamford es beim erstenmal nicht ganz verstand. Er kam einen Schritt näher, legte die Hand hinters Ohr und blickte aufmerksam auf meine Lippen. Dann nickte er eifrig, bedeutete mir mit erhobenem Zeigefinger, daß er begriffen habe, ging wie ein Seiltänzer auf Zehenspitzen zu dem einen Sohn und flüsterte ihm etwas zu. Der junge Mann nickte und verschwand lautlos. Es dauerte keine Minute, da war er wieder da und stellte bedächtig den Eimer vor mir auf den Boden.

Beinahe mühelos gelang es mir, Jacke, Schlips und Hemd auszuziehen, die die Bamfords mir schweigend abnahmen; sie bewegten sich, als ob sie in der Kirche wären. Ich glaubte schon, über das Schlimmste hinweg zu sein, doch als ich anfing mir die Arme zu waschen, rutschte mir die Seife immer wieder aus den Händen. Schließlich brachte ich es aber irgendwie fertig, mich einzuseifen, und ich konnte mit der Arbeit beginnen. Da die Kuh sich beharrlich weigerte aufzustehen, mußte ich mich neben ihr auf dem harten Steinfußboden ausstrecken. Plötzlich merkte ich, wie mir die große Mütze über die Ohren fiel; ich mußte sie offenbar wieder aufgesetzt haben, nachdem ich das Hemd ausgezogen hatte, aber zu welchem Zweck ist schlechterdings nicht zu begreifen.

Ich führte die Hand behutsam in die Vagina ein und tastete mich am Hals des Kalbes entlang, in der Hoffnung, auf ein gebeugtes Knie oder einen Fuß zu stoßen, aber ich wurde enttäuscht: Das Bein lag tatsächlich ganz nach hinten, streckte sich von der Schulter aus flach an der Seite des Kalbes entlang. Trotzdem würde es mir gelingen, es herauszuholen – ich mußte einfach weiter hineinlangen.

Und ich hatte die beruhigende Gewißheit, daß das Kalb am Leben war. Seine Nase tauchte alle paar Sekunden auf, wie ich sehen konnte, denn ich lag mit dem Kopf ganz dicht am Hinterteil der Kuh. Die kleinen Nasenlöcher zuckten, sobald sie die Luft einzogen. Ich brauchte nur das Bein herumzubringen, dann war alles geschafft.

Aber der Haken war, daß die Kuh immer wieder preßte und meinen Arm, während ich tiefer hineinlangte, unbarmherzig gegen ihr knochiges Becken quetschte, so daß ich mich ein paar Sekunden lang stöhnend vor Schmerzen wand, bis der Druck nachließ. Während dieser schwierigen Augenblicke fiel meine

Mütze des öfteren zu Boden, und jedesmal setzten sanfte Hände sie mir sofort wieder auf.

Schließlich hielt ich den Fuß in der Hand – es würde diesmal keiner Stricke bedürfen – und versuchte ihn behutsam herumzuziehen. Es dauerte länger, als ich angenommen hatte, und das Kälbchen schien langsam die Geduld mit mir zu verlieren, denn wenn der Kopf durch die Ausstoßkraft der Kuh herausgepreßt wurde, trafen sich unsere Blicke, und ich bildete mir ein, daß das kleine Geschöpf mich verärgert ansah, als ob es sagen wolle: «Um Himmels willen, mach, daß du fertig wirst.»

Endlich hatte ich das Bein herumgedreht, und innerhalb von Sekunden hatte das Ungeborene die richtige Lage.

«Packen Sie die Füße», flüsterte ich den Bamfords zu. Sie beratschlagten leise, dann nahmen sie ihre Plätze ein. Im Handumdrehen lag das kleine Tier zappelnd auf dem Boden, schüttelte den Kopf und stieß schnaubend das Fruchtwasser aus den Nasenlöchern.

Auf meine geflüsterten Anweisungen hin rieben die Männer das Kälbchen mit Stroh ab und zogen es nach vorn zum Kopf der Mutter, die es sofort eifrig leckte.

Ein so leises Kalben wie dieses hatte ich noch nie erlebt. Niemand sprach ein lautes Wort, jeder bewegte sich nur auf Zehenspitzen, und als ich mich anzog, war es so still wie in der Kirche. Draußen hauchte ich ein letztes Gutenacht, ehe ich mich ans Steuer setzte, und ließ die Bamfords stumm winkend zurück.

Nur jemand, der schon einmal zwei oder drei Liter verschiedener hausgemachter Weine auf einen Sitz getrunken hat, kann sich eine Vorstellung davon machen, welches Inferno am nächsten Morgen in meinem Inneren tobte, wie überreizt meine Nerven waren und wie düster meine Stimmung.

Tristan, der gesehen hatte, wie ich mir im Badezimmer kaltes Wasser über die Zunge laufen ließ, hatte mir ein mit Cognac verquirltes rohes Ei und ein Aspirin verabreicht. Es war gut gemeint, aber das Zeug lag mir schwer im Magen, als ich die

Treppe hinunter zum Frühstücken ging.

«Wie gehen Sie denn?» fragte Siegfried, der bereits am Tisch saß. Seine Stimme klang wie das Gebrüll eines Ochsen. «Sie sehen aus, als hätten Sie sich in die Hosen gemacht.»

«Oh, nichts weiter.» Es hatte keinen Sinn, ihm zu sagen, daß ich das Gefühl hatte, meine Augäpfel würden aus ihren Höhlen springen, wenn ich meinen Fuß zu plötzlich aufsetzte. «Ich habe gestern abend ein paar Glas von Mr. Crumps Wein probiert, und er scheint mir nicht ganz bekommen zu sein.»

«Ein paar Glas! Sie hätten sich lieber vorsehen sollen – das Zeug ist gefährlich. Kann den stärksten Mann umwerfen.» Er stellte die Tasse krachend auf die Untertasse und hantierte dann mit Messer und Gabel herum, als wollte er allein ein ganzes Orchester von Blechinstrumenten ersetzen. «Bei den Bamfords waren Sie hoffentlich einigermaßen in Form.»

Ich zerkrümelte lustlos ein Stückchen Toast auf meinem Teller. «Doch, doch, ich habe die Sache gut über die Bühne gebracht. Aber es ist nicht zu leugnen – ich hatte ein bißchen viel getrunken.»

Siegfried war wieder einmal in jener Stimmung, wo er einem allen Mut nehmen konnte. «Mein Gott, James, die Leute sind strenge Methodisten. Großartige Burschen, aber absolut fanatische Antialkoholiker. Falls sie gemerkt haben, daß Sie unter Alkoholeinfluß standen, werden sie Sie nie wieder kommen lassen.» Unbarmherzig köpfte er sein Frühstücksei. «Ich kann nur hoffen, sie haben nichts bemerkt. Meinen Sie, die Bamfords wußten, daß Sie getrunken hatten?»

«Oh, vermutlich nicht. Nein, ich glaube nicht.» Ich schloß die Augen, und mich schauerte, als Siegfried eine Gabelvoll Ham and Eggs in den Mund schob und kräftig zubiß. Meine Gedanken wanderten zu dem gestrigen Abend zurück. Mir fielen die sanften Hände ein, die mir immer wieder die lächerliche Mütze aufgesetzt hatten, und ich stöhnte innerlich.

Die Bamfords wußten es sehr wohl. Es bestand nicht der geringste Zweifel, daß sie es wußten.

Kapitel 6

Der weißhaarige alte Herr mit dem sympathischen Gesicht sah nicht aus wie jemand, der leicht in Erregung gerät, aber seine Augen funkelten mich zornig an, und seine Mundwinkel zuckten vor verhaltener Empörung.

«Mr. Herriot», sagte er, «ich bin gekommen, um mich zu beschweren. Sie lassen es zu, daß Studenten ausgerechnet an meiner Katze den Beruf erlernen. Dagegen erhebe ich energisch Einspruch.»

«Studenten? Was für Studenten?» Ich war völlig verwirrt.

«Sie wissen sehr gut, was ich meine, Mr. Herriot. Ich habe vor einigen Tagen meine Katze für eine Gebärmutterentfernung hierhergebracht, und ich spreche von dieser Operation.»

Ich nickte. «Ja, ich erinnere mich sehr deutlich daran . . . aber was hat das mit Studenten zu tun?»

«Nun, der Schnitt ist ziemlich groß, und ich weiß aus zuverlässiger Quelle, daß er von jemandem gemacht worden ist, der noch keine Erfahrung mit solchen Eingriffen hat.» Der alte Herr schob grimmig das Kinn vor.

«Moment. Eins nach dem anderen», sagte ich. «Ich habe die Operation an Ihrer Katze selbst vorgenommen. Der Einschnitt mußte vergrößert werden, weil das Tier trächtig war, und zwar schon in einem fortgeschrittenen Stadium. Durch die ursprüngliche Öffnung konnte ich die Fetusse nicht herausholen.»

«Ach so. Das wußte ich nicht.»

«Zweitens arbeiten bei uns keine Studenten. Die kommen nur während der Semesterferien, und dann erlauben wir ihnen ganz gewiß nicht, Operationen vorzunehmen.»

«Aber diese Dame schien sich ihrer Sache ganz sicher zu sein. Sie warf einen Blick auf die Katze und erklärte, das habe ein Student gemacht.»

«Dame?»

«Ja», sagte der alte Herr. «Sie versteht sehr viel von Tieren und fragte, ob sie mir helfen solle, die Katze gesundzupflegen. Sie brachte mir mehrere ausgezeichnete Stärkungsmittel mit.»

Bei mir blitzte es. Plötzlich war mir alles klar. «Sie meinen Mrs. Donovan, nicht wahr?»

«Nun . . . hm, ja, so heißt sie wohl.»

Die alte Mrs. Donovan war eine Person, die man wirklich überall traf. Ganz gleich, was in Darrowby vor sich ging – Hochzeiten, Beerdigungen, Hausversteigerungen –, stets sah man unter den Zuschauern die untersetzte Gestalt mit dem auffallend dunklen Teint und den lebhaften Knopfaugen, die alles begierig in sich aufnahmen. Und immer hatte sie ihren Terrier dabei.

Mrs. Donovans Alter war schwer zu schätzen. Sie konnte alles sein zwischen fünfundfünfzig und fünfundsiebzig. Ihre Vitalität glich der einer jungen Frau. Viele Leute in Darrowby spotteten über sie, doch von anderen wurde sie als eine Art Tierdoktor angesehen. «Der junge Doktor Herriot», pflegte sie zu den Hunde- und Katzenbesitzern zu sagen, «mag ja für Rinder und Schafe ganz nützlich sein, aber von Kleintieren versteht er nichts.»

Über deren Leiden konnte sie stundenlang reden, und sie verfügte über ein ganzes Arsenal von Medikamenten und Heilmitteln: ihre Hauptspezialität waren die Wunder wirkenden Stärkungsmittel und ein Hundeshampoo von unvergleichlichem Wert für die Verbesserung des Fells. Da sie den lieben langen Tag auf Achse war, begegnete ich ihr häufig, und sie lächelte stets liebenswürdig zu mir empor.

Es lag jedoch kein Lächeln auf ihrem Gesicht, als sie eines Nachmittags, während Siegfried und ich gerade beim Tee saßen, in die Praxis gestürzt kam.

«Mr. Herriot!» stieß sie hervor, «können Sie kommen? Mein

kleiner Hund ist überfahren worden!»

Ich sprang sofort auf, packte sie in den Wagen und fuhr mit ihr los. Starr vor sich hinblickend, die Hände fest um die Knie geklammert, saß sie neben mir.

«Er hat sich sein Halsband abgestreift und ist vor einen Wagen gelaufen», murmelte sie. «Er liegt vor der Schule in der Cliffend Road. Bitte, beeilen Sie sich.»

Ich war in drei Minuten dort, aber als ich mich über den staubigen kleinen Körper beugte, sah ich sofort, daß es nichts gab, was ich hätte tun können. Der zusehends glasig werdende Blick, das Röcheln, die fahle Blässe der Schleimhäute – das alles bedeutete nur eines.

Ganz vorsichtig schob ich meine Linke unter das kleine Tier, um es behutsam aufzuheben, aber noch während ich das versuchte, hörte die Atmung auf, und seine Augen brachen.

Mrs. Donovan kniete neben ihm nieder und streichelte sanft das rauhe Fell. «Er ist tot, nicht wahr?» flüsterte sie schließlich.

«Ja», sagte ich.

Ich nahm ihren Arm, führte sie zum Wagen und half ihr beim Einsteigen. «Setzen Sie sich», sagte ich. «Ich kümmere mich darum und bringe Sie dann nach Hause.»

Ich wickelte den Hund in meinen Overall und legte ihn in den Kofferraum. Dann fuhr ich los. Erst als wir vor ihrem Haus hielten, fing Mrs. Donovan an zu weinen. Ich wartete schweigend, bis sie sich wieder gefaßt hatte.

«Armer kleiner Rex», sagte sie. «Ich weiß nicht, was ich ohne ihn anfangen werde. Wir haben ja doch ein langes Stück Weg zusammen zurückgelegt.»

«Ja, das ist wahr. Er hat ein herrliches Leben gehabt, Mrs. Donovan. Und wenn ich Ihnen einen Rat geben darf – schaffen Sie sich wieder einen Hund an. Sie kommen sich sonst so verloren vor.»

Sie schüttelte den Kopf. «Nein, das kann ich nicht. Dafür hat mir Rex viel zuviel bedeutet. Ich brächte es nicht fertig, einen andern seinen Platz einnehmen zu lassen.»

«Das kann ich gut verstehen. Und ich möchte bestimmt nicht gefühllos erscheinen – aber ich glaube doch, daß es ein guter Ratschlag ist.»

«Nein, Mr. Herriot, ich will keinen Hund mehr haben. Rex war jahrelang mein treuer Freund, und ich werde ihn nie vergessen. Er soll der letzte Hund bleiben, den ich hatte.»

Ich sah Mrs. Donovan danach noch oft auf der Straße, und sie wirkte unverändert rüstig, machte aber ohne den kleinen Hund an der Leine einen merkwürdig unvollständigen Eindruck. Aber es vergingen mehrere Wochen, ehe ich ihr persönlich wieder begegnete.

Es war an dem Nachmittag, als Mr. Halliday vom Tierschutzverein mich anrief.

«Ich wollte Sie bitten, sich einen Hund anzusehen, Mr. Herriot», sagte er. «Es handelt sich um einen ziemlich schlimmen Fall von Tierquälerei.»

«Einverstanden. Wann und wo sollen wir uns treffen?»

Er nannte mir den Namen einer Zeile von alten Backsteinhäusern unten am Fluß und sagte, daß er in einer halben Stunde dort sein werde.

Halliday wartete auf mich.

«Er ist dort drinnen», sagte er und steuerte auf eine Tür in der breiten, zerbröckelnden Mauer zu. Ein paar Leute lungerten neugierig herum, und ich war nicht weiter überrascht, als ich Mrs. Donovans braunes Zwergengesicht entdeckte. Es wäre ja auch seltsam gewesen, wenn sie sich ein Ereignis wie dieses hätte entgehen lassen, dachte ich.

Wir gingen durch die Tür und gelangten in einen langgestreckten Garten. Mir war schon oft aufgefallen, daß es in Darrowby hinter jedem Haus, und sei es noch so ärmlich, ein schmales Stück Land gab, wo die Leute für gewöhnlich ein Schwein und ein paar Hühner hielten und man oft außer Gemüsebeeten hübsche Blumenrabatten antraf.

Doch in diesem Garten hier herrschte eine trostlose Öde.

Halliday ging auf einen baufälligen, fensterlosen Holzschuppen zu. Er holte einen Schlüssel aus der Tasche, öffnete das Vorhängeschloß und zog die Tür ein Stück weit auf. In der Dunkelheit war kaum etwas zu erkennen: mehrere zerbrochene Gartengeräte standen herum, eine alte Mangel, unzählige Blumentöpfe und angebrochene Farbbüchsen. Und ganz hinten an der Wand saß regungslos ein Hund.

Als ich zu ihm hinging, sah ich, daß es ein großes Tier war, das aufrecht dasaß, das Halsband mit einer Kette an einem Ring in der Wand befestigt. Ich hatte schon wiederholt magere Hunde gesehen, aber eine Auszehrung dieses Ausmaßes war mir bisher nur auf Abbildungen in meinen Anatomiebüchern begegnet; nirgendwo sonst noch hatte ich mit derart erschreckender Deutlichkeit die Knochen von Becken, Gesicht und Brustkasten hervortreten sehen. Eine tiefe Aushöhlung im Erdboden zeigte, wo er gelegen, sich umherbewegt, ja sozusagen lange Zeit hindurch gelebt hatte.

Der Anblick des Tieres erschütterte mich so tief, daß ich alles übrige – die schmutzigen Fetzen Sackleinwand, die Schüssel mit abgestandenem Wasser – nur halbwegs in mich aufnahm.

«Sehen Sie sich sein Hinterteil an», murmelte Halliday.

Ich hob den Hund behutsam aus seiner sitzenden Stellung und merkte, daß der Gestank, der mir schon beim Hereinkommen aufgefallen war, nicht allein von den Kothaufen herrührte. Das Gesäß war über und über mit brandig gewordenen Druckwunden bedeckt. Auch längs des Brustbeins und der Rippen waren solche Verletzungen zu sehen. Das Fell, ursprünglich wohl von einem stumpfen Gelb, war filzig und schmutzverkrustet.

«Soviel ich weiß, ist er aus diesem Schuppen hier nie herausgekommen», sagte mein Begleiter. «Er ist noch jung – etwa ein Jahr alt. Irgend jemand hat das Tier wimmern gehört, sonst hätte man es nie erfahren.»

Ich mußte gegen eine plötzliche Übelkeit ankämpfen. Es war nicht der Geruch, es war der Gedanke an dieses geduldige Tier, das seit einem Jahr hungrig und verlassen hier in Dunkelheit und Schmutz hockte. Ich blickte wieder auf den Hund und sah in seinen Augen nur ruhiges Vertrauen.

«Nun, Mr. Halliday, wer auch immer dafür verantwortlich ist, ich hoffe, Sie werden ihn zur Rechenschaft ziehen», sagte ich.

«Da ist leider nicht viel zu machen», brummte er. «Der Besitzer kann verminderte Zurechnungsfähigkeit in Anspruch nehmen. Ein richtiger Schwachsinniger. Lebt mit seiner alten Mutter zusammen, die kaum weiß, was vor sich geht. Ich habe mir den Burschen angesehen; anscheinend hat er dem Tier hin und wieder einen Bissen hingeworfen, wenn ihm gerade danach war, aber mehr auch nicht. Man wird ihm eine Geldstrafe aufbrummen und ihm verbieten, je wieder ein Tier zu halten – aber das ist auch alles.»

«Ich verstehe.» Ich streichelte den Kopf des Hundes. Sofort legte er mir die Pfote aufs Handgelenk. Eine rührende Würde lag in der Art, wie er aufrecht dasaß und mich mit seinen ruhigen Augen freundlich und furchtlos ansah.

«Machen Sie doch bitte die Tür einmal weit auf, damit ich ihn besser sehen kann.»

In dem hellen Tageslicht, das jetzt hereindrang, konnte ich ihn gründlicher untersuchen. Tadellose Zähne, gutproportionierte Gliedmaßen mit einer gelben Haarfranse. Ich hielt das Stethoskop an seine Brust, und während ich auf das langsame, kräftige Pochen des Herzens lauschte, legte der Hund abermals eine Pfote auf meine Hand.

Ich wandte mich an Halliday. «Sie werden es nicht glauben, in diesem Hund, der ja wirklich nur aus Haut und Knochen besteht, steckt ein gesunder goldfarbener Retriever.»

Hinter dem breiten Rücken Mr. Hallidays bemerkte ich plötzlich eine zweite Gestalt im Türrahmen. Mrs. Donovans Neugier hatte also die Oberhand gewonnen. Ich tat, als hätte ich sie nicht gesehen.

«Wissen Sie, was dieser Hund als erstes braucht? Eine Wäsche mit einem guten Shampoo, damit sein verfilztes Fell wieder sauber und glänzend wird.»

«Was?» fragte Halliday verständnislos.

«Ja. Und als zweites muß man eine richtige Kur mit ein paar wirklich guten Stärkungsmitteln mit ihm machen.»

«Das habe ich noch nie gehört.» Mr. Halliday blickte verwirrt drein.

«Das ist die einzige Hoffnung für ihn», sagte ich. «Aber wo findet man so etwas? Wirklich gute Pflege, meine ich.» Ich seufzte und richtete mich auf. «Ich fürchte, es hilft alles nichts, und es ist wohl das beste, wenn ich ihn sofort einschläfere. Ich geh nur meine Sachen aus dem Wagen holen.»

Als ich zurückkam, beugte sich Mrs. Donovan bereits über den Hund und untersuchte ihn trotz der schwachen Einwendungen Mr. Hallidays.

«Da, sehen Sie! Er heißt Roy», rief sie erregt und deutete auf das Halsband, auf dem der Name eingeritzt war. Sie blickte lächelnd zu mir auf. «Klingt ein bißchen wie Rex, nicht wahr?»

«Ja, Sie haben recht. Jetzt, wo Sie's sagen, Mrs. Donovan, fällt es mir auch auf.»

Sie stand, offensichtlich von einer tiefen Gemütsbewegung gepackt, einen Augenblick schweigend da, dann platzte sie heraus:

«Kann ich ihn haben? Ich bringe ihn wieder auf die Beine, ganz bestimmt. Ach bitte, bitte, geben Sie ihn mir!»

«Nun, ich weiß nicht recht», sagte ich. «Das ist Mr. Hallidays Sache. Er muß die Erlaubnis geben.»

Halliday sah sie zweifelnd an, murmelte ein «Entschuldigen Sie mich, Madam» und zog mich beiseite. Wir gingen aus dem Schuppen hinaus und blieben ein paar Meter weiter unter einem Baum stehen.

«Mr. Herriot», sagte er leise, «ich kann das Tier nicht einfach so mir nichts dir nichts irgend jemandem überlassen. Es hat es schon einmal schlecht getroffen, und diese Frau macht nicht den Eindruck, als ob sie . . .»

Ich unterbrach ihn. «In dieser Hinsicht brauchen Sie sich keine Sorgen zu machen. Sie mag zwar etwas schrullig sein, aber heute hat der Himmel sie uns gesandt. Wenn irgend jemand weit und breit diesem Hund ein gutes Leben bereiten kann, dann sie.»

Halliday war nach wie vor skeptisch. «Ganz verstanden habe ich die Sache noch immer nicht. Was meinten Sie denn damit – eine Wäsche mit Shampoo und eine Kur mit Stärkungsmitteln?»

«Nichts Wichtiges. Ich erklär's Ihnen ein andermal. Was der Hund braucht, ist gute Ernährung, Fürsorge und Liebe, und genau das wird er bekommen. Ich gebe Ihnen mein Wort darauf.»

«Also gut, Sie scheinen Ihrer Sache ja ganz sicher zu sein.» Halliday sah mich kurz an, dann wandte er sich ab und ging auf die ungeduldig wartende kleine Gestalt vor dem Schuppen zu.

Fast drei Wochen vergingen, da sah ich Mrs. Donovan eines Morgens auf dem Marktplatz. Drüben auf der anderen Seite marschierte sie munter den Gehsteig entlang und blickte dabei genau wie früher neugierig in jedes Schaufenster, nur daß sie jetzt einen großen gelben Hund an der Leine führte.

Ich lenkte den Wagen nach rechts und fuhr über das holperige Pflaster zu ihr hinüber. Sie sah mich aussteigen und blieb stehen, sagte aber nichts, sondern lächelte nur schelmisch, als ich mich über Roy beugte und ihn mir näher ansah. Er war noch immer mager, aber er schien guter Dinge und glücklich zu sein, seine Wunden heilten gut, und sein Fell glänzte. Jetzt wußte ich, womit Mrs. Donovan sich in den vergangenen Wochen beschäftigt hatte: Sie hatte das völlig verfilzte Haarkleid immer wieder gewaschen, gebürstet und gekämmt, bis es schließlich sauber war.

Als ich mich wieder aufrichtete, faßte sie nach meinem Arm und sah mir in die Augen.

«Mr. Herriot», sagte sie, «hab ich nicht einen anderen Hund aus ihm gemacht?»

«Sie haben Wunder vollbracht, Mrs. Donovan», erwiderte ich. «Und das kommt ganz allein von Ihrem großartigen Shampoo, nicht wahr?»

Sie lachte verschämt und ging weiter. Etwa zwei Monate später traf ich sie wieder. Sie kam gerade an der Praxis vorbei, als ich aus der Tür trat, und wieder griff sie nach meinem Arm.

«Mr. Herriot», sagte sie genau wie das erste Mal, «hab ich nicht einen anderen Hund aus ihm gemacht?»

So etwas wie ein Gefühl der Ehrfurcht überkam mich, als mein Blick auf Roy fiel. Er war gewachsen und voller geworden, und das Fell, nicht mehr gelb, sondern von einem satten Gold, spannte sich seidenweich und üppig über den gutgepolsterten Rippen. Er trug ein prächtiges, funkelnagelneues Halsband, und sein Schwanz, sehr schön gefranst, fächelte sanft die Luft. Er war jetzt ein goldfarbener Retriever in voller Pracht. Während ich ihn mir noch überrascht betrachtete, stellte er sich auf die Hinterbeine, legte mir die Vorderpfoten auf die Brust und sah mich an. Und in seinen Augen las ich die gleiche ruhige und vertrauensvolle Zuneigung wie damals in dem dunklen, stinkigen Schuppen.

«Mrs. Donovan», sagte ich leise, «er ist der schönste Hund in ganz Yorkshire.» Und dann, weil ich wußte, daß sie darauf wartete: «Das kommt bestimmt nur von diesen wundervollen Stärkungsmitteln. Was tun Sie da bloß hinein?»

«Ja, das möchten Sie gerne wissen, nicht wahr?» Sie warf den Kopf zurück und lächelte kokett zu mir auf – es hätte nicht viel gefehlt, und ich hätte ihr mitten auf der Straße einen Kuß gegeben.

Mrs. Donovan wurde für ihre Mühe reich belohnt: Sie hatte in Roy einen treuen Gefährten, mit dem sie stets zusammen war. Aber es war noch etwas anderes: Sie hatte von jeher das Bedürfnis gehabt, Tieren zu helfen, und Roys Rettung war der Höhepunkt ihres Lebens – ein strahlender Triumph, der niemals verblaßte.

Und noch Jahre später fragte sie mich jedesmal, wenn wir uns begegneten, so als sei alles erst gestern geschehen:

«Mr. Herriot, hab ich nicht einen anderen Hund aus ihm gemacht?»

Kapitel 7

Mit einiger Sorge, aber auch einem Gefühl der Ungläubigkeit blickte ich auf das kranke Jungvieh am Berghang. Doch hoffentlich nicht schon wieder neue Schwierigkeiten für die Dalbys!

Das alte Sprichwort ‹Ein Unglück kommt selten allein› scheint besonders für die Landwirtschaft zu gelten. Angefangen hatte alles mit dem Tod von Billy Dalby, dem großen, gutmütigen Kerl mit dem bedächtigen Lächeln und der bedächtigen Redeweise. Er hatte immer so außerordentlich kräftig und zäh gewirkt, aber innerhalb weniger Wochen wurde er vom Tod dahingerafft. Eine bösartige Geschwulst in der Bauchspeicheldrüse, hieß es, und noch ehe jemand wußte, was geschah, war Billy tot, und jetzt lächelte nur noch sein Bild vom Kaminsims der Küche auf seine Frau und seine drei Kinder herab.

Alle Welt war der Ansicht, Mrs. Dalby solle den Hof verkaufen, denn ohne Mann könne sie ihn nicht bewirtschaften, zumal Prospect House ohnehin keine reichen Erträge abwarf. Die Nachbarn schüttelten bekümmert den Kopf beim Anblick der sumpfigen Weideflächen unterhalb des Hauses oder der felsigen Ausbisse und vielen Steine auf den weiter höher gelegenen Feldern. Nein, es war kein fruchtbarer Boden, und eine Frau würde das niemals schaffen.

Alle waren dieser Meinung – bis auf Mrs. Dalby selbst. Sie war eine kleine, zarte Person, aber sie hatte einen stählernen Willen. Sie war nicht das, was man hübsch nennen würde: das Gesicht war klein und rot, die Haut rissig, doch in den winzigen, sehr dunklen Augen lag ein Ausdruck von Güte und stiller Würde. Und, wie gesagt, von großer Willenskraft.

Billy starb im Frühling, und während alle Welt darauf wartete, daß Mrs. Dalby die für einen Verkauf notwendigen Vorkehrungen traf, machte sie sich unbeirrt daran, die Farm weiterhin zu bewirtschaften. Sie tat es mit Hilfe eines kräftigen Landarbeiters namens Charlie, der Billy gelegentlich geholfen hatte, jetzt aber regelmäßig kam. Im Laufe des Sommers wurde ich ein paarmal nach Prospect House gerufen – es handelte sich jedesmal um irgendwelche harmlosen Unpäßlichkeiten, von denen das Jungvieh befallen war –, und ich stellte fest, daß es Mrs. Dalby gelang, den Betrieb in Gang zu halten; sie wirkte ein bißchen erschöpft, da sie außer der Sorge für Haushalt und Kinder jetzt auch noch auf den Feldern und im Stall mitarbeitete, aber sie schlug sich durch.

Es war Mitte September, als Mrs. Dalby mich bat, nach einigem Jungvieh – Rindern von etwa neun Monaten – zu sehen, die husteten.

«Als wir sie im Mai auf die Weide trieben, waren sie in bestem Zustand», sagte sie, während wir über die Wiese auf das Gatter zugingen. «Aber in den letzten zwei Wochen sind sie sehr heruntergekommen.»

Ich hielt das Gatter auf, wir gingen hindurch, und mit jedem Schritt, den ich mich den Tieren näherte, wurde mir unbehaglicher zumute. Selbst aus der Entfernung konnte ich sehen, daß irgend etwas nicht stimmte: die Tiere wanderten nicht wie sonst umher oder grasten, sondern standen auffallend unbeweglich da. Es waren rund dreißig, und eine ganze Anzahl von ihnen hielt den Hals vorgestreckt, als ob es ihnen schwerfiele, Luft zu bekommen. Und die sanfte Spätsommerbrise trug uns das Geräusch von bellendem Husten entgegen.

Als wir schließlich die Herde erreichten, verwandelte sich mein Unbehagen in eiskalten Schrecken. Es schien die Rinder überhaupt nicht zu kümmern, daß ich zwischen ihnen umherging, und ich mußte laute Schreie ausstoßen und wie wild mit den Armen fuchteln, damit sie sich bewegten; und kaum hatte ich sie aufgescheucht, da fing bei allen dieser trockene Husten an. Es war nicht ein gelegentliches Bellen, sondern wie im Chor brachen alle in diesen fürchterlichen Husten aus. Und nicht nur das: die meisten von ihnen standen breitbeinig da, keuchend rangen sie nach Luft. Einige hatten Schaum vor dem Maul, bei anderen wurde jeder Atemzug von einem qualvollen Stöhnen begleitet.

Ich wandte mich wie im Traum an Mrs. Dalby.

«Sie haben trockenen Husten», hörte ich mich sagen, aber meine Worte stellten eine völlig unzulängliche Beschreibung der Tragödie dar, die sich vor meinen Augen abspielte, denn es handelte sich um einen übergangenen Husten, mit dem weiß Gott nicht zu spaßen war.

«Trockenen Husten?» fragte die kleine Frau lebhaft. «Aber woher denn bloß?»

Ich sah sie einen Augenblick an, ehe ich antwortete. Ich bemühte mich, meine Stimme ganz normal klingen zu lassen.

«Durch schmarotzende, winzig kleine Fadenwürmer, die in die Bronchien eindringen und Erkrankungen der tiefen Luftwege und der Lunge verursachen – offiziell daher auch Lungenwurmseuche genannt. Die Larven klettern an den Grashalmen empor, und beim Weiden nimmt das Vieh sie auf. Manche Wiesen sind stark infiziert.» Ich brach ab. Dies war nicht der rechte Augenblick für einen wissenschaftlichen Vortrag.

Viel lieber hätte ich gefragt, warum um Himmels willen man mich nicht schon längst gerufen hatte, denn jetzt konnte von einem Bronchialkatarrh, einem raschen Krankheitsverlauf, nicht mehr die Rede sein; vielmehr waren Lunge und Brustfell entzündet. Es war nicht so, daß lediglich ein paar dieser haarfeinen Würmer die Bronchien reizten, sondern sie hatten sich inzwischen ungeheuer vermehrt und das Lungengewebe befallen. Ich hatte viele junge Rinder, die an dieser Krankheit litten, obduziert und wußte, wie schlimm die Sache war.

Ich holte tief Luft. «Die Tiere sind ziemlich übel dran, Mrs. Dalby. Ein leichter Wurmbefall läßt sich im allgemeinen schnell heilen, indem man das Vieh sofort von der infizierten Weide wegbringt, doch hier ist die Krankheit sehr viel weiter fortgeschritten. Sie sehen es ja selbst – sie sind nur noch Haut und Knochen. Hätten Sie mich doch nur früher kommen lassen.»

Sie sah mich besorgt an, und ich beschloß, nicht weiter auf diesem Punkt herumzureiten. Ich wollte ihr nicht sagen, was die Nachbarn schon die ganze Zeit sagten: daß sie ihre Unerfahrenheit früher oder später noch einmal würde büßen müssen. Hätte Billy noch gelebt, wäre das Jungvieh wahrscheinlich niemals auf dieses sumpfige Weideland getrieben worden, oder er hätte es bei den ersten Krankheitsanzeichen in den Stall gebracht. In einer Situation wie dieser war Charlie keine große Hilfe; er war ein lieber, gutwilliger Kerl, auf den aber die in Yorkshire übliche Redensart zutraf: ‹Kräftige Muskeln, kleines Gehirn›. Ohne Sachkenntnis ging es in der Landwirtschaft nicht, doch Billy, der planmäßig vorgegangen, der ein erfahrener Viehzüchter und Landwirt war und seine Farm in- und auswendig kannte, war eben nicht mehr da.

Mrs. Dalby straffte sich.

«Nun, was können wir dagegen tun, Mr. Herriot?»

Die ehrliche Antwort in der damaligen Zeit wäre gewesen: «Medizinisch nicht das geringste.» Aber das sagte ich nicht.

«Wir müssen sie sofort von der Weide nehmen. Sie dürfen auf keinen Fall weiter von diesem Gras fressen. Ist Charlie irgendwo in der Nähe, um uns zu helfen?»

«Ja, er repariert da drüben auf dem Feld eine Mauer. Ich hole ihn.» Mit raschen Schritten eilte sie davon. Nur wenige Minuten später kam sie zusammen mit Charlie zurück.

«Dacht mir schon, daß es eine Art Lungenfäule ist», sagte er freundlich und setzte dann mit einem Anflug von Eifer hinzu: «Bekommen sie eine Halsspritze?»

«Ja ... ja ... aber zuerst müssen wir sie einmal zum Hof hinaufschaffen.»

Als uns das schließlich gelungen war, stand ich etwas mutlos inmitten der Rinderherde. Der kurze Weg hatte die Tiere ungeheuer angestrengt, und es ging ihnen sehr schlecht. Mit heraushängender Zunge rangen sie keuchend nach Atem, husteten und stöhnten.

Ich holte die Arznei aus dem Wagen, und während Charlie den Kopf der Tiere hielt und die kleine Mrs. Dalby sich an den Schwanz klammerte, begann ich mit der Arbeit. Die Flüssigkeit wurde direkt in die Atemwege injiziert, und jedes Rind reagierte darauf mit einem Reflexhusten, der die Luft ringsum mit dem Geruch des Medikaments erfüllte.

«Ja, man riecht's, Sir», sagte Charlie mit tiefer Befriedigung. «Man merkt, daß die Arznei gleich an die richtige Stelle kommt.»

Die meisten Bauern machten Bemerkungen dieser Art und hatten großes Vertrauen zu der Arznei, einem Gemisch aus Chloroform, Terpentin und Kreosot. Es hieß, das Chloroform betäube die Würmer, das Terpentin töte sie und durch das Kreosot ließen sie sich dann leicht aushusten. Ich glaube nicht ein Wort davon. Daß die Tiere sich später erholten, war meiner Meinung nach nur darauf zurückzuführen, daß man sie von dem infizierten Weideland entfernt hatte.

Aber mir war klar, daß ich jedem Tier eine Spritze geben mußte, insgesamt zweiunddreißig an der Zahl, und die kleine Mrs. Dalby half tapfer mit, sie einzufangen, hängte sich ohne viel Erfolg an den Hals der Tiere, packte sie am Schwanz, drängte sie gegen die Mauer. Und als der achtjährige William, der älteste Sohn, von der Schule heimkam, stürzte er sich an der Seite seiner Mutter ebenfalls in den Kampf.

Mein wiederholtes «Vorsicht, Mrs. Dalby!» oder Charlies mürrisch-mahnendes «Geben Sie acht, Missis, sonst kriegen Sie einen Tritt gegen's Bein!» blieb ohne Wirkung. Sowohl sie als auch der kleine Junge trugen blaue Flecke davon, aber sie ließen sich dadurch nicht im geringsten entmutigen.

Als wir fertig waren, wandte sich die kleine Frau mir zu; ihr Gesicht war noch stärker gerötet als sonst. Mühsam atmend blickte sie mich an. «Können wir sonst noch irgend etwas tun, Mr. Herriot?»

«Ja, das können Sie, Mrs. Dalby.» Und was ich ihr jetzt anriet, war nach meiner Ansicht das einzige, was überhaupt etwas half. «Erstens lasse ich Ihnen eine Medizin gegen die Würmer da, und zwar gegen die im Magen. Gegen die läßt sich am ehesten etwas unternehmen. Charlie muß jedem Rind eine bestimmte Dosis einflößen. Und zweitens müssen Sie den Tieren das denkbar beste Futter geben – gutes Heu und proteinhaltigen Futterkuchen.»

Ihre Augen weiteten sich. «Futterkuchen? Der ist sehr teuer. Und Heu . . .»

Ich wußte, was sie dachte. Das kostbare, als Futter für den Winter aufgespeicherte Heu jetzt schon angreifen zu müssen war ein schwerer Schlag, zumal es draußen das schönste Gras gab; und normalerweise wäre Gras auch das natürlichste und beste Futtermittel für das Jungvieh gewesen, doch jetzt bedeutete es sein Verderben.

«Dürfen die Tiere überhaupt nicht hinaus?» fragte sie kleinlaut.

«Nein, so leid es mir tut, Mrs. Dalby. Wären die Tiere nur leicht erkrankt, könnte man sie nachts im Stall halten und morgens auf die Weide treiben – nachdem die Wiesen abgetaut sind, denn die Larven klettern an den feuchten Halmen hinauf. Aber bei Ihren Rindern ist das Übel leider schon zu weit fortgeschritten. Wir müssen jedes Risiko vermeiden.»

«Ja . . . vielen Dank, Mr. Herriot. Jedenfalls wissen wir nun, woran wir sind.» Sie machte eine Pause. «Glauben Sie, daß welche von ihnen eingehen?»

Was sollte ich darauf erwidern? Ich hatte ihr schon geraten, Futterkuchen zu kaufen, was sie sich im Grunde gar nicht leisten konnte, und sie würde bestimmt noch weitere Auslagen haben, weil sie für teures Geld Heu kaufen mußte. Wie sollte ich ihr jetzt sagen, daß nichts auf der Welt die Rinder davor bewahren konnte, wie Fliegen zu sterben? Für Tiere mit trockenem Husten und Schaum vor dem Maul bestand nur wenig Hoffnung auf Genesung, während diejenigen, die bei jedem Atemzug stöhnten, ganz einfach verloren waren. Zu diesen beiden Kategorien gehörte fast die Hälfte der Herde. Und wie stand es mit den übrigen? Nun, sie hatten immerhin eine Chance.

«Mrs. Dalby», sagte ich, «es wäre unrecht, wollte ich Ihnen Sand in die Augen streuen. Einige werden verenden, daran besteht kein Zweifel, ja, wenn nicht ein Wunder geschieht, werden sie sogar eine ganze Reihe verlieren.» Sie war so niedergeschlagen, daß ich nicht anders konnte, als ihr Mut zuzusprechen. «Aber wo Leben ist, ist auch Hoffnung, und ich habe in meinem Beruf schon manchmal die größten Überraschungen erlebt. Geben Sie ihnen das Wurmmittel und füttern Sie sie gut! Das ist das Beste, was Sie tun können – damit helfen Sie ihnen, die Krankheit zu bekämpfen.»

«Ich verstehe.» Sie straffte die Schultern, bereit, den Kampf aufzunehmen.

Einmal angefangen, mußte ich die Sache auch zu Ende führen. Nach vier Tagen war eine zweite Injektion nötig, und das gab mir zumindest Gelegenheit, zu sehen, wie es den Tieren ging.

Ich war kaum aus dem Wagen gestiegen, da erblickte ich auch schon die mit Säcken bedeckten Tierkadaver. Ich hatte etwas Ähnliches erwartet, aber es mit eigenen Augen zu sehen, war doch ein Schlag ins Gesicht. Es war noch früh am Morgen, und vielleicht fühlte ich mich deshalb dem offenkundigen Beweis meines Versagens so wenig gewachsen. Denn ein Versagen war es ohne Zweifel, und wenn ich auch von Anfang an auf verlorenem Posten gekämpft hatte, lag doch ein schwerer Vorwurf in diesen regungslosen Tiergestalten, deren Hufe unter der Sackleinwand hervorschauten.

Ich zählte rasch. Vier Tiere lagen da. Mutlos näherte ich mich dem Viehhof, hochgeschraubte Erwartungen hegte ich keine. Zwei der Rinder lagen auf der Erde, unfähig, sich von ihrem Strohlager zu erheben, die anderen keuchten noch immer, aber ich bemerkte mit einer gewissen Erleichterung, daß eine Reihe von ihnen verbissen an den Kuchenwürfeln kauten, während andere hin und wieder eine Handvoll Heu aus den Raufen zogen. Es war kaum zu fassen, daß Tiere mit so starken Atembeschwerden immer noch fraßen; Gott sei Dank, denn das war der einzige Hoffnungsschimmer.

Ich ging zum Haus hinüber. Mrs. Dalby begrüßte mich so munter wie auch sonst. Man hätte meinen können, die Kadaver im Hof existierten gar nicht.

«Es ist an der Zeit, die zweite Spritze zu verabreichen», sagte ich; und nach einigem Zögern fuhr ich fort: «Wie ich sehe, haben Sie vier Rinder verloren . . . es tut mir sehr leid.»

«Oh, Sie hatten ja gesagt, ich müsse darauf gefaßt sein, Mr. Herriot.» Sie lächelte matt. «Und daher war der Schock nicht ganz so schlimm.» Sie wusch dem jüngsten Kind den Mund ab und richtete sich wieder auf. Auch William war zu Hause. Ich betrachtete ihn, und zum wiederholten Male fiel mir auf, daß in diesem kleinen Jungen eine große Energie steckte; er schien schon heute fest entschlossen zu sein, eines Tages hier im Hause einmal die Zügel in die Hand zu nehmen. Er zog seine kleinen Stiefel an und marschierte resolut und pflichteifrig mit uns über den Hof. Ich hielt ihn um die Schulter gefaßt; er würde sehr viel schneller zum Mann heranreifen müssen als seine Altersgenossen, aber ich hatte das Gefühl, daß er einen ausgeprägten Wirklichkeitssinn besaß.

Die Tiere bekamen ihre zweite Spritze – mehr konnte ich im Augenblick leider nicht tun.

Es liegt eine schaurige Faszination darin, sich rückblickend an Situationen wie diese zu erinnern, wo wir Tierärzte der unvermeidlichen Katastrophe machtlos gegenüberstanden. Heutzutage brauchen die jungen Veterinäre gottlob nicht mehr vor einer Herde schwer atmender, stöhnender Tiere zu stehen mit dem bedrückenden Gefühl, daß man nichts dagegen tun kann. Dank einem ausgezeichneten Schluckimpfstoff kann man der Krankheit inzwischen vorbeugen; und außerdem gibt es wirksame Mittel, sie zu behandeln.

Aber den Dalbys, die meine Hilfe so dringend brauchten, konnte ich damals nichts bieten. Als wir die Seuche schließlich unter Kontrolle hatten, waren zwölf Rinder tot und fünf so geschwächt, daß sie voraussichtlich für den Rest ihres Lebens kränkeln würden. Die anderen hatten sich wieder ganz erholt – aber das lag mehr an der guten Ernährung und weniger an meiner Behandlung.

Auf dem Heimweg mußte ich am Ende des Feldwegs noch einmal anhalten und das Gatter öffnen. Ich blickte zurück auf das alte Bauernhaus, das an den Hang geschmiegt lag. Es war ein wundervoller Herbsttag mit goldenem Sonnenschein, der die hügelige Heidelandschaft in ein mildes Licht tauchte. Ringsum war alles so still und friedlich, daß man deutlich den Flügelschlag einer Taube hoch oben in der Luft hörte. Die einzelnen Bäume auf dem Hügelkamm jenseits des Tales sahen aus wie ein Fries, der mit zarten Pinselstrichen quer über die blaue Leinwand des Himmels gemalt war.

Es schien nicht gerecht, daß es inmitten all dieser Schönheit Kummer und Sorge, zermürbenden Kampf und drohenden Ruin gab. Ich schloß das Gatter und stieg wieder in den Wagen. Als ich den Motor anstellte, ging mir durch den Kopf, daß die kleine Frau da oben diese Krise zwar überstanden hatte, daß ein weiteres Unglück dieser Art sie jedoch zugrunde richten würde.

Kapitel 8

Zum Alltag unseres Lebens gehörte auch, daß Helen und ich die Einrichtung unseres Wohnschlafzimmers und der Küche vervollständigen mußten. Wir hegten keine übertriebenen Wünsche, denn die Sache war ja nur ein vorübergehender Notbehelf, und außerdem hatten wir nicht viel Geld.

Die notwendigsten Dinge besaßen wir inzwischen. Wir hatten sie sämtlich auf privaten Versteigerungen erworben. Da ich ständig überall herumkam, konnte ich leicht solche Gelegenheitskäufe wahrnehmen, und deshalb war mir die Aufgabe zugefallen, zu besorgen, was in unserem Haushalt noch fehlte. Aber schon nach kurzer Zeit stellte sich heraus, daß ich dafür denkbar ungeeignet war.

Ich hatte vorher nichts davon gewußt, daß ich auf diesem Gebiet nicht das geringste Talent besaß. Von der ersten Auktion kam ich mit zwei Kerzenleuchtern aus Messing und einer ausgestopften Eule nach Hause. Bei anderer Gelegenheit erwarb ich ein reich verziertes Tintenfaß, auf dem ein in Bronze gegossener Hund saß, und dazu ein auf Hochglanz poliertes Holzschränkchen mit zahllosen winzigen Schubladen und Fächern zur Aufbewahrung homöopathischer Mittel. Ich konnte mich stundenlang über meine Erwerbungen auslassen, aber im Grunde war kaum ein nützlicher Gegenstand darunter.

Helen nahm es liebevoll hin.

«Jim», sagte sie eines Tages, als ich ihr stolz ein Flaschenschiff zeigte, das ich zu meiner großen Freude ergattert hatte, «es ist wunderschön, aber ich fürchte, es ist nicht ganz das, was wir im Augenblick brauchen.»

Die Ärmste, ich muß eine große Enttäuschung für sie gewesen sein, und für die ortsansässigen Versteigerer nicht minder. Wenn diese Herren mich hinten im Saal herumlungern sahen, faßten sie sichtlich Mut. Genau wie ein Großteil der Landbevölkerung hielten sie alle Tierärzte für reich und sahen mich beispielsweise mit erwartungsvollem Lächeln über die Köpfe der Menge hinweg an, wenn etwa ein schöner Stutzflügel zur Versteigerung kam. Sie waren richtig enttäuscht, wenn ich schließlich mit einem leicht ramponierten Barometer oder einem Handschuhspanner von dannen zog.

Mit der Zeit kam mir mein Versagen zum Bewußtsein, und als ich eines Tages eine Probe ins Labor nach Leeds bringen mußte, sah ich eine Chance, meine Sünden wiedergutzumachen.

«Helen», sagte ich, «in Leeds gibt es mitten im Zentrum der Stadt ein großes Auktionshaus. Da läßt sich bestimmt das finden, was wir brauchen können. Eine Stunde kann ich dafür erübrigen.»

«Oh, wunderbar!» erwiderte meine Frau. «Das ist wirklich eine gute Idee! Dort hast du bestimmt eine reiche Auswahl. Bei den kleinen Versteigerungen hier in der Gegend muß es dir ja auch schwerfallen, etwas Richtiges zu finden.» Helen war immer lieb und nachsichtig.

Das Auktionslokal lag in einer lebhaften Geschäftsstraße. Die Steintreppe vor dem Haus, die direkt in die Versteigerungsräume führte, war ungewöhnlich hoch. Als ich ein wenig atemlos oben ankam, erkannte ich sofort, daß ich hier an der richtigen Adresse war: weitläufige Säle voller Möbel, Kochgeräte, Grammophone, Teppiche – kurz alles, was man sich in einem Haus nur wünschen konnte.

Völlig fasziniert wanderte ich eine Zeitlang umher, dann richtete sich meine Aufmerksamkeit auf zwei hohe Stapel Bücher. Ich griff nach einem Band. Es war *Die Geographie der Welt.* Noch nie hatte ich so schöne Bücher gesehen: großformatig wie ein Lexikonband, mit dicken Buchdeckeln und Goldprägung auf dem Rücken. Alle Bände waren mit Goldschnitt versehen, und das Papier fühlte sich himmlisch glatt an. Hingerissen blätterte ich die Seiten um und bewunderte die herrlichen Illustrationen: vor den ganzseitigen farbigen Abbildungen war jeweils ein dünnes durchsichtiges Blatt Papier eingeklebt. Zugegeben, die Bücher wirkten ein bißchen altmodisch, und als ich das Titelblatt aufschlug, sah ich, daß sie aus dem Jahre 1858 stammten; aber sie waren einfach schön.

Rückblickend glaube ich, daß das Schicksal die Hand dabei im Spiel gehabt haben muß, denn als ich mich gerade zögernd abwandte, hörte ich nicht weit von mir die Stimme des Versteigerers:

«Als nächstes haben wir hier einen herrlichen Satz Bücher. *Die Geographie der Welt in vierundzwanzig Bänden.* Greifen Sie zu.

Bücher wie diese gibt es heutzutage überhaupt nicht mehr. Wer macht ein Gebot?»

Ich war ganz seiner Meinung: Sie waren wirklich einzigartig, aber sicherlich auch sehr teuer. Ich blickte mich um. Niemand sagte ein Wort.

«Aber es muß hier unter Ihnen, meine Damen und Herren, doch jemand sein, der seine Bibliothek mit dieser wundervollen Ausgabe bereichern will. Nun, was höre ich?»

Wieder herrschte Schweigen. Dann hob ein ärmlich aussehender Mann in einem abgetragenen Regenmantel die Hand.

«Eine halbe Krone», sagte er brummig.

Ich sah mich um und erwartete schallendes Gelächter über diesen Witz, aber niemand war belustigt. Und auch der Versteigerer schien nicht überrascht zu sein.

«Ich habe ein Gebot von einer halben Krone.» Er blickte um sich und hob den Hammer. Mit klopfendem Herzen erkannte ich, daß er im Begriff war, die Bücher zu diesem Preis wegzugeben.

Ich hörte mich rasch sagen: «Drei Shilling.»

«Ich habe ein Gebot von drei Shilling für die *Geographie der Welt in vierundzwanzig Bänden.* Wer bietet mehr? Niemand?» Der Hammer ging nieder. «Der Zuschlag erfolgt an den Herrn da drüben.»

Sie gehörten mir! Ich konnte mein Glück kaum fassen. Und nie zuvor hatte jemand ein besseres Geschäft gemacht! Ich zahlte meine drei Shilling, während ein Angestellter jeden Stapel mit einer dicken Schnur umwickelte.

Der erste Dämpfer wurde mir aufgesetzt, als ich mich anschickte, mich mit meiner kostbaren Beute auf den Weg zu machen. Bücher sind keine leichte Ware, und diese waren besonders schwer; noch dazu waren es vierundzwanzig an der Zahl. Tief Luft holend, gelang es mir schließlich, die beiden Stapel vom Boden zu lösen und mich damit zum Ausgang zu schleppen.

Die erste Schnur riß bereits auf der obersten Stufe, und zwölf Bände polterten treppab. «Nur ruhig Blut», sagte ich mir und beschloß, zuerst den unversehrten Stapel nach unten zu befördern und dann die anderen aufzulesen. Das tat ich, aber es dauerte eine ganze Weile, und ich war in Schweiß gebadet, als ich endlich mit meiner Habe an der Bordkante stand, um zur Straßenbahnhaltestelle auf der anderen Seite zu gehen. Ich hatte meinen Wagen in der Nähe des Labors geparkt, weil man in dem Institut gemeint hatte, ich würde mitten im Stadtzentrum nur schwer einen Parkplatz finden.

Das zweite Malheur passierte mitten auf dem Fahrdamm: die Schnur des anderen Stapels riß. Beim Hupen der Autos und dem Geklingel der Straßenbahnen kroch ich, von neugierigen Passanten beobachtet, auf der Straße herum und suchte meine Schätze zusammen. Aus der Ferne näherte sich, wohl von dem Lärm und der langen Reihe wartender Fahrzeuge angezogen, mit gemessenen Schritten ein Polizist.

Im Geiste sah ich mich wegen Verkehrsbehinderung schon in polizeilichen Gewahrsam genommen, doch dann kam mir der Gedanke, daß ein Polizist, der so gemächlich auf einen zuschlendert, ein anständiger Kerl sein muß und einem letztlich nur Gelegenheit geben will, sich aus dem Staube zu machen. Schleunigst nutzte ich meine Chance.

Die Straßenbahnhaltestelle war gleich an der nächsten Ecke. Als die Bahn kam, wartete ich geduldig, bis ich mit dem Einsteigen an der Reihe war. Ich hatte bereits einen Fuß aufs Trittbrett gesetzt, da versperrte mir eine große Hand den Weg.

«Halt!» Der Schaffner blickte mich mit finsterer Miene an. Er gehörte offensichtlich zu jener Sorte von Menschen, denen nichts ein größeres Vergnügen bereitet, als anderen das Leben zu vergällen.

«Sie kommen mir hier nicht rein. Nicht mit diesem umfangreichen Gepäck!»

Ich blickte bestürzt zu ihm auf. «Aber . . . aber es sind doch nur ein paar Bücher . . .»

«Nichts zu machen! Sehen Sie zu, wie Sie zurechtkommen. Meine Bahn benutzen Sie nicht.»

Die Klingel ertönte, und die Straßenbahn setzte sich in Bewegung. Beim Zurücktreten stieß ich gegen einen der beiden Stapel; er kippte um, und die Bücher rollten umher.

Ich sammelte sie zwar tapfer auf, aber allmählich schien mir meine Lage ziemlich hoffnungslos. Mein Wagen stand etwa eine Meile weit weg, und auch ein baumstarker nepalesischer Sherpa hätte es nicht geschafft, die Bücher so weit zu tragen. Natürlich blieb noch die Möglichkeit, sie einfach im Stich zu lassen: sie hier gegen die Hauswand zu lehnen und mich still aus dem Staube zu machen . . . Aber nein, das wäre nicht recht, und außerdem waren sie schön. Wenn es mir nur gelang, sie nach Hause zu bringen, dann war alles gut.

Die nächste Straßenbahn rumpelte heran, und wieder mischte ich mich mit meiner Bürde unter die einsteigenden Fahrgäste in der Hoffnung, daß niemand mich bemerken würde.

Diesmal war es eine weibliche Stimme.

«Bedaure, Sie können hier nicht mitfahren, junger Mann.» Es war eine Frau mittleren Alters; die Uniform straffte sich über ihrer rundlichen Gestalt.

«Ja . . . aber ich muß doch meine Bücher irgendwie nach Hause bringen.»

Die Schaffnerin mußte den Ausdruck von Verzweiflung in meinen Augen wahrgenommen haben, denn sie sah mich eine Weile an und machte dann plötzlich eine auffordernde Geste.

«Na schön, steigen Sie ein. Sie können bei mir auf der Plattform bleiben. Eigentlich darf ich es nicht, aber ich bring's nicht übers Herz, Sie einfach da stehenzulassen.»

Ich wußte nicht, ob ich sie umarmen oder in Tränen ausbrechen sollte. Aber natürlich tat ich weder das eine noch das andere, sondern setzte die Bücher in einer Ecke ab und stellte mich schützend vor sie, bis wir zu der Parkanlage kamen, wo ich meinen Wagen abgestellt hatte.

Ich war froh, endlich erlöst zu sein. Aufatmend verstaute ich die Bücher auf dem Rücksitz des Wagens und hätte am liebsten laut gesungen, als ich losfuhr.

Langsam bahnte ich mir einen Weg durch den Verkehr und dachte im stillen, wie glücklich ich mich doch schätzen konnte, auf dem Lande zu leben, denn im Wageninnern roch es stark nach Abgasen und Fabrikgestank. Doch auch als die Stadt bereits weit hinter mir lag und ich in das knospende Grün des Penninischen Gebirges hinauffuhr, war der beißende Geruch immer noch da.

Ich öffnete das Wagenfenster und atmete gierig die reine, frische Luft ein, die von draußen hereindrang, aber sobald ich es schloß, war der seltsam ätzende Geruch sofort wieder zu merken. Ich hielt an, drehte mich auf meinem Sitz herum und schnupperte, woher er kam. Es waren die Bücher – daran bestand kein Zweifel.

Wahrscheinlich waren sie in einem feuchten Raum gelagert worden, sagte ich mir, und es würde sicher bald vorübergehen. Doch vorläufig war es unangenehm, und der Geruch trieb mir die Tränen in die Augen.

Die vielen Treppen zu unserem kleinen Reich im obersten Stockwerk von Skeldale House hatten mir bisher nie etwas ausgemacht, aber heute kostete mich jede Stufe Mühe, und als ich endlich oben angelangt war, zitterten mir Arme und Beine.

«Nun, wie war es auf der Auktion?» fragte Helen und sah mich erwartungsvoll an.

«Oh, ich glaube, ich habe ein großartiges Geschäft gemacht», erwiderte ich mit einem Anflug von Selbstgefälligkeit.

«Wirklich?»

«Ja.» Ich beschloß, meinen Trumpf auszuspielen. «Und die Sache hat mich nur drei Shilling gekostet.»

«Drei Shilling! Zeig . . . wo . . .»

«Bleib! Ich bin gleich wieder da.» Ich ging auf den Treppenabsatz hinaus und faßte wieder unter die Schnüre. Es war gottlob das letzte Mal . . . Ein Ruck, und mit einem Satz war ich wieder drinnen und stellte meine Beute stolz zur Schau.

Helen starrte auf die beiden Stapel. «Was ist das?»

«*Die Geographie der Welt in vierundzwanzig Bänden*», erklärte ich triumphierend.

«*Die Geographie der* ... das ist alles?»

«Ja, mehr ging leider nicht. Aber sieh nur – sind es nicht herrliche Bücher?»

In den Augen meiner Frau spiegelten sich Ungläubigkeit und ein leichtes Staunen. Eine Sekunde lang zuckten ihre Mundwinkel, dann räusperte sie sich und wurde plötzlich energisch.

«Nun gut, wir müssen sehen, daß wir ein Regal für sie finden. Laß sie vorläufig erst mal da liegen.» Sie wandte sich wieder ihrer Hausarbeit zu. Doch es dauerte nicht lange, da unterbrach sie sie.

«Riechst du was?»

«Ja, hm ... ich glaube, es sind die Bücher, Helen. Sie sind scheint's leicht modrig ... aber das vergeht schnell.»

Doch der merkwürdige Geruch war ziemlich durchdringend, und nach kurzer Zeit hatte man das Gefühl, in einem Mausoleum zu sein.

Ich sah, daß Helen meine Gefühle nicht verletzen wollte, aber mit zunehmender Bestürzung blickte sie immer wieder verstohlen auf die Bücher. Ich beschloß, es für sie zu sagen.

«Vielleicht sollte ich sie vorläufig lieber unten aufbewahren.»

Sie nickte dankbar.

Der Abstieg war eine Qual, die noch dadurch vergrößert wurde, daß ich geglaubt hatte, mit dem Bücherschleppen hätte es ein Ende. Schließlich erreichte ich glücklich das Sprechzimmer und stellte die beiden Stapel hinter dem Schreibtisch ab. Während ich mir noch schwer atmend die Hände rieb, kam Siegfried herein.

«Hallo, James, wie war die Fahrt nach Leeds?»

«Danke, es hat alles bestens geklappt. Wir bekommen vom Labor Bescheid, sobald die Bakterienkultur angelegt ist.»

«Ausgezeichnet!» Mein Kollege öffnete den Schrank, um etwas hineinzulegen. Gleich darauf fing er an zu schnuppern.

«Was stinkt denn hier so abscheulich?»

Ich hüstelte. «Ich habe mir in Leeds ein paar Bücher gekauft, und sie scheinen etwas feucht zu sein!» Ich deutete hinter den Schreibtisch.

Siegfrieds Augen weiteten sich, als er die Doppeltürme sah. «Was, zum Teufel, sind denn das für Bücher?»

Ich zögerte. *«Die Geographie der Welt in vierundzwanzig Bänden.»*

Er sagte nichts, sondern blickte schweigend von mir zu den Büchern und wieder zurück. Und er schnüffelte noch immer. Zweifellos hinderte ihn nur seine gute Erziehung daran, mir zu sagen, ich solle die verdammten Dinger schleunigst hier rausschaffen.

«Ich werde sie woanders unterbringen», sagte ich und verließ eiligst mit den Büchern das Zimmer. Als ich mit den beiden Stapeln den Korridor entlangwankte, überlegte ich fieberhaft, was ich mit ihnen bloß anfangen sollte. Aber als ich mich der Kellertür näherte, schien sich eine Lösung abzuzeichnen.

Der Keller war riesig und würde ein angemessener Ruheplatz für meine Bücher sein. Früher war hier ein richtiger Weinkeller gewesen, doch jetzt bewahrten wir nur Kohle und Brennholz darin auf. Ich hörte dumpfe Schläge, als ich die Treppe hinunterging. Offenbar war Tristan beim Holzhacken.

Er hielt inne, als er mich mit meiner Last erblickte, und stellte die unvermeidliche Frage.

Ich antwortete, wie ich hoffte, zum letztenmal: *«Die Geographie der Welt in vierundzwanzig Bänden.»* Und dann erzählte ich ihm haarklein meine Erlebnisse.

Während er mir zuhörte, schlug er einen Band nach dem anderen auf, schnüffelte daran und legte ihn eiligst zurück. Und er brauchte mir nichts zu sagen, ich wußte es bereits: meine kostbaren Bücher würden ein für allemal hier unten bleiben.

Aber Mitgefühl war immer Tristans hervorstechendster Charakterzug gewesen, und diese Eigenschaft gewann auch jetzt die Oberhand.

«Ich will Ihnen sagen, was wir tun, Jim», erklärte er. «Wir stellen sie dort hinein.» Er deutete auf ein staubiges Flaschengestell. «Es ist genau wie ein richtiges Bücherregal.»

Und er nahm die Bücher und ordnete sie der Reihe nach in das Gestell ein.

«Da machen sie sich doch wunderbar, finden Sie nicht, Jim?» Er rieb sich nachdenklich das Kinn. «Jetzt fehlt nur noch etwas zum Sitzen. Moment . . .» Er verschwand in der Dunkelheit und kehrte mit einem Armvoll dicker Klötze zurück. Er lief noch ein paarmal hin und her, und es dauerte nicht lange, da hatte er mir in Reichweite der Bücher eine Sitzgelegenheit hergerichtet.

«Das ist eine prima Lösung», sagte er mit tiefer Befriedigung. «Jetzt können Sie, sooft Sie Lust haben, herunterkommen und lesen.»

Und dabei blieb es. Die Bücher kamen nie wieder aus dem Kellergewölbe heraus, aber wann immer ich ein paar Minuten Zeit hatte und meine Bildung vervollständigen wollte, ging ich hinunter, setzte mich im Halbdunkel auf Tristans Sitz und erneuerte meine Bekanntschaft mit *Die Geographie der Welt in vierundzwanzig Bänden.*

Kapitel 9

Dies war eindeutig ein Fall für Granville Bennett. Ich interessierte mich für Kleintierchirurgie und nahm allmählich auch immer mehr Operationen selbst vor, aber an diese Sache traute ich mich nicht heran: eine zwölfjährige Hündin, ein Cockerspaniel, mit hochgradiger Gebärmutterentzündung; sie hatte 40 Grad Fieber, zitterte und keuchte, und als ich sie abhörte, vernahm ich die klassischen Geräusche einer Herzinsuffizienz. Das hatte mir gerade noch gefehlt.

«Sie säuft sehr viel, nicht wahr?» fragte ich.

Die alte Mrs. Barker spielte nervös an ihrer Einkaufstasche herum. «Ja, sie hängt dauernd an der Wasserschüssel. Aber sie will nicht fressen – hat seit vier Tagen keinen Bissen angerührt.»

«Soso.» Ich nahm das Stethoskop ab und steckte es in die Kitteltasche. «Sie hätten das Tier längst zu mir bringen sollen. Es muß doch schon länger krank sein.»

«Nicht richtig krank, nur ziemlich matt. Ich dachte, solange es frißt besteht kein Grund zur Sorge.»

Ich schwieg einen Augenblick. Es widerstrebte mir, die alte Frau zu beunruhigen, aber ich mußte es ihr sagen.

«Es handelt sich leider um eine Sache, mit der nicht zu spaßen ist, Mrs. Barker. Die Gebärmutter ist vereitert, und die einzige Chance, die uns bleibt, ist eine Operation.»

«Gut, dann operieren Sie bitte.» Ihre Stimme zitterte ganz leicht, als sie das sagte.

Ich trat neben sie und nahm ihre Hand.

«Ich würde es gerne tun, aber das ist leichter gesagt als getan. Ihr Hund ist in keiner guten Verfassung, und in seinem Alter ist eine Operation nicht ganz ungefährlich. Mein Vorschlag wäre, ihn nach Hartington in die Tierklinik zu bringen und von Mr. Bennett operieren zu lassen.»

«Einverstanden», sagte sie mit einem energischen Kopfnicken. «Die Kosten spielen keine Rolle.»

«Wir werden sie so niedrig wie möglich halten.» Ich brachte Mrs. Barker zur Haustür. «Sie können das Tier ganz beruhigt hierlassen – ich kümmere mich darum, das verspreche ich Ihnen. Wie heißt es übrigens?»

«Dinah», erwiderte sie heiser und warf noch einmal einen Blick zurück in den Korridor.

Nachdem ich mich von ihr verabschiedet hatte, ging ich zum Telefon. Damals mußten sich Landtierärzte noch an Spezialisten für Kleintiere wenden, wenn auf diesem Gebiet irgendein ungewöhnlicher Fall auftauchte. Heute, dreißig Jahre später, ist unsere Praxis vielseitiger, und wir können, da wir inzwischen in Darrowby über die erforderliche Ausrüstung und das Personal verfügen, jeden chirurgischen Eingriff an Kleintieren selbst vornehmen. Aber vor dem Krieg war das anders. Ich hatte gehört, daß früher oder später jeder Großtierarzt Granville Bennett um Hilfe bitten mußte, und nun war die Reihe an mir.

«Hallo, ist dort Mr. Bennett?»

«Ja, am Apparat.» Eine kräftige Stimme, freundlich, aufgeschlossen.

«Hier spricht Herriot. Ich arbeite mit Farnon zusammen, hier in Darrowby.»

«Ja, ich weiß. Hab schon von Ihnen gehört.»

«Oh . . . hm . . . vielen Dank. Ja, was ich sagen wollte, ich habe hier einen etwas schwierigen Fall, und ich wüßte gern, ob Sie ihn übernehmen können?»

«Aber gewiß doch, mein Sohn. Um was handelt es sich denn?»

«Um eine ganz abscheuliche Gebärmutterentzündung.»

«Oh, sehr schön!»

«Die Hündin ist zwölf Jahre alt.»

«Großartig!»

«Und das Herz so miserabel, wie man es sich nur vorstellen kann.»

«Ausgezeichnet! Wann kommen Sie?»

«Heute abend, so gegen acht, wenn es Ihnen recht ist.»

«Paßt mir sehr gut. Bis dann.»

Als ich nach Hartington, einer mittelgroßen Stadt mit rund 200000 Einwohnern, hineinfuhr, hatte der Verkehr bereits nachgelassen. Ich hoffte nur, daß die gut fünfundzwanzig Meilen weite Fahrt der Mühe wert gewesen war. Dinah, die hinten ausgestreckt auf einer Wolldecke lag, sah aus, als sei ihr alles egal. Vielleicht vergeudete ich meine Zeit, indem ich zu sehr auf den Ruf dieses Kollegen vertraute.

Kein Zweifel, Granville Bennett war in Nordengland zu einer Art Legende geworden. In einer Zeit, wo die Beschränkung auf ein Fachgebiet noch so gut wie unbekannt war, hatte er sich ganz auf die Behandlung von Kleintieren spezialisiert – Großvieh rührte er nicht an – und hatte durch die Anwendung moderner Methoden in seiner Tierklinik neue Maßstäbe gesetzt. Für Tierärzte gehörte es in der damaligen Zeit beinahe zum guten Ton, die Behandlung von Hunden und Katzen zu belächeln. Nicht wenige der älteren Veterinäre, die ihr Leben lang nur mit Pferden und Kühen zu tun gehabt hatten, standen auf dem Standpunkt: «Für Kleinzeug habe ich keine Zeit!» Bennett hingegen verfolgte genau die entgegengesetzte Praxis.

Ich kannte ihn bisher nicht persönlich, wußte aber, daß er ungefähr Anfang Dreißig war, und hatte viel über seine beruflichen Fähigkeiten, seinen Geschäftssinn und seinen Ruf als Lebenskünstler gehört. Er widmete sich, wie es hieß, mit gleicher Hingabe der Arbeit wie dem Vergnügen.

Die Tierklinik lag am oberen Ende einer verkehrsreichen Straße. Ich fuhr in den Hof und klopfte an einer Tür. Während ich noch ehrfurchtsvoll auf den funkelnden Bentley blickte, neben dem mein arg ramponierter kleiner Austin noch armseliger wirkte, wurde die Tür von einer hübschen jungen Dame in weißem Kittel geöffnet.

«Guten Abend», murmelte sie mit einem Lächeln, das so bezaubernd war, daß es garantiert von vornherein eine zusätzliche halbe Krone auf der Rechnung ausmachte. «Bitte, kommen Sie herein. Mr. Bennett erwartet Sie.»

Sie führte mich in ein Wartezimmer mit Zeitschriften und Blumen auf einem Ecktisch und vielen eindrucksvollen Fotos von Hunden und Katzen an den Wänden – alle vom Chef persönlich aufgenommen, wie ich später erfuhr. Ich betrachtete mir gerade eine großartige Studie von zwei Pudeln, da hörte ich Schritte hinter mir. Ich drehte mich um und sah mich Granville Bennett gegenüber.

Er schien das Zimmer auszufüllen. Ein kräftig gebauter Mann, nicht übermäßig groß, aber von gewaltigem Umfang. Er hatte ein sympathisches, sehr männliches Gesicht und hielt zwischen den Zähnen die herrlichste Pfeife, die ich je gesehen hatte. Sie war riesig und hätte bei jedem anderen ausgesprochen lächerlich gewirkt, doch für ihn war sie genau richtig. Der Tabakgeruch war köstlich. Auf den gutgeschnittenen dunklen Anzug und die blitzenden Manschettenknöpfe konnte ich nur einen flüchtigen Blick werfen, denn schon streckte er mir die Hand hin.

«James Herriot! Wie schön, Sie endlich kennenzulernen. Sie werden Jim genannt, nicht wahr?»

«Ja, für gewöhnlich.»

«Sehr gut. Es ist alles vorbereitet, Jim. Die Mädchen warten schon im OP.»

«Das ist sehr freundlich von Ihnen, Mr. Bennett.»

«Granville, bitte nennen Sie mich Granville!» Er nahm mich beim Arm und führte mich in den Operationssaal.

Dinah, die bereits auf dem Tisch lag, sah recht jammervoll aus. Sie hatte eine Beruhigungsspritze bekommen und nickte schläfrig mit dem Kopf. Bennett untersuchte sie rasch.

«Mm. Ja. Fangen wir also an.»

Die beiden Mädchen traten in Aktion – sie waren gut aufeinander eingespielt. Bennett hatte eine Menge Personal, und die beiden auffallend hübschen Tierpflegerinnen wußten offensichtlich genau, was sie zu tun hatten. Während die eine den Tisch mit den Anästhetika und Instrumenten heranrollte, packte die andere geschickt Dinahs Vorderbein, ertastete eine Vene, schor die Stelle und desinfizierte sie.

«Pentothal», sagte Bennett und ließ die Nadel mühelos in die Vene gleiten. Es war ein schnell wirkendes Betäubungsmittel, dessen praktische Anwendung ich noch nicht beobachtet hatte. Dinah sank langsam in sich zusammen und blieb bewußtlos auf dem Tisch liegen.

Während Bennett sich die Hände wusch und seinen Kittel anzog, rollten die Mädchen Dinah auf den Rücken und banden sie auf dem Operationstisch fest. Sie legten ihr die Äther- und Sauerstoffmaske an, dann rasierten sie die Operationsstelle und betupften sie mit Jod. Bennett trat an den Tisch und ließ sich ein Skalpell reichen.

Als er mit fast lässiger Geschwindigkeit die Haut, die Muskelschichten und das Bauchfell durchtrennte, quoll der Uterus, stark geschwollen und mit Eiter gefüllt, hervor. Kein Wunder, daß Dinah sich krank gefühlt hatte!

Die dicken Finger arbeiteten sich behutsam hindurch, banden Eierstöcke und Gebärmutter ab, entfernten dann das Ganze. Bennett war schon beim Nähen, da merkte ich erst, daß die Operation so gut wie beendet war. Er hatte nur ein paar Minuten dazu gebraucht, und es hatte kinderleicht ausgesehen, doch man spürte die Konzentration, mit der er arbeitete.

Und während ich ihm zusah, wie er in dem weißgekachelten Raum unter der schattenlosen Lampe mit den blitzenden Instrumenten hantierte, schoß mir der Gedanke durch den Kopf, daß die Arbeit, die er da machte, genau das war, was ich selbst immer hatte tun wollen. Als ich mich entschloß, Tierheilkunde zu studieren, träumte ich von einer Tätigkeit wie dieser. Und was war aus mir geworden? Ein ungehobelter Kuhdoktor; oder auch, besser gesagt, ein Landtierarzt, aber auf jeden Fall etwas ganz anderes. Die Szene vor meinen Augen war himmelweit entfernt von meinem gewohnten Leben mit Tritten und Stößen, Schmutz und Schweiß. Und dennoch bedauerte ich nichts: Das Leben, das mir durch die Umstände aufgezwungen worden war, hatte mir vollste Erfüllung gebracht. Mit Befriedigung erkannte ich, daß ich auch künftighin lieber über die schlechten Straßen des Hochlands fahren wollte als mich über diesen Operationstisch zu beugen.

Aber wie dem auch sei, aus mir wäre nie ein zweiter Bennett geworden. Erstens glaube ich nicht, daß ich soviel Geschick gehabt hätte wie er, und zweitens zeugte der ganze Betrieb hier von einem Geschäftssinn, einer Weitsicht und einem Ehrgeiz, die ich einfach nicht besaß.

Mein Kollege war jetzt fertig. Er bereitete eine intravenöse Tropfinfusion mit Kochsalzlösung vor, führte die Kanüle in die Vene ein und sicherte sie mit einem Klebestreifen. Dann wandte er sich mir zu.

«Das wär's, Jim. Der Rest hängt von unserem Patienten selbst ab.» Er führte mich aus dem Operationssaal, und ich dachte im stillen, wie angenehm es sein mußte, nach getaner Arbeit einfach alles stehen und liegen lassen zu können. Zu Hause hätte ich jetzt die Instrumente waschen und den Tisch scheuern müssen. Und zu guter Letzt wäre Herriot, der große Chirurg, auch noch mit Scheuerlappen und Schrubber zugange gewesen, um den Boden aufzuwischen. Da war das hier schon besser.

Als wir wieder im Wartezimmer waren, zog Bennett seine Jacke an, zog die riesige Pfeife aus der Tasche und musterte sie besorgt. Da ihn das Ergebnis nicht zu befriedigen schien, förderte er ein weiches gelbes Tuch zutage, mit dem er selbstvergessen das Bruyèreholz polierte. Dann hielt er die Pfeife in die Höhe, drehte sie leicht nach allen Seiten und beobachtete mit sichtlicher Befriedigung das Spiel des Lichts auf dem herrlich gemaserten Holz. Schließlich holte er einen großen Tabaksbeutel heraus, stopfte die Pfeife, hielt beinahe ehrfürchtig ein Streichholz daran und schloß genüßlich die Augen, als er den ersten Zug tat.

«Der Tabak riecht wundervoll», sagte ich. «Was für eine Marke ist es?»

«Navy Cut De Luxe.» Er schloß abermals die Augen. «Ich kann nie genug davon kriegen.»

Ich lachte. «Ich selbst nehme den gewöhnlichen Navy Cut.»

Er blickte mich wie ein bekümmerter Buddha an. «Oh, das dürfen Sie nicht, mein Freund, auf gar keinen Fall. Dieser Tabak ist der einzige, der etwas taugt. Gehaltvoll . . . würzig . . . Hier, nehmen Sie etwas mit davon.»

Er zog eine Schublade heraus. Der darin befindliche Vorrat an Rauchutensilien hätte einem Tabakladen mittlerer Größe zur Ehre gereicht; unzählige Büchsen, Pfeifen, Reiniger, Tücher.

«Probieren Sie den», sagte er. «Und sagen Sie mir, ob ich nicht recht habe.»

Ich blickte auf die Büchse in meiner Hand. «Oh, das kann ich nicht annehmen. Das sind ja über hundert Gramm!»

«Keine Widerworte! Stecken Sie den Tabak ein.» Plötzlich sah er mich strahlend an. «Sie wollen doch vermutlich warten, bis der Hund aus der Narkose aufwacht? Wie wär's, wenn wir uns die Zeit mit einem Bier vertrieben? Ich bin Mitglied in einem netten kleinen Club gleich hier gegenüber.»

«Eine glänzende Idee.»

Für einen Mann seines Umfangs bewegte er sich ausgesprochen leichtfüßig, und ich mußte mich beeilen, wollte ich mit ihm Schritt halten, als er die Klinik verließ und einem Haus auf der anderen Straßenseite zustrebte.

Kapitel 10

Das Clubinnere strahlte eine nüchterne Eleganz aus. Lauthals wurden wir von mehreren wohlhabend aussehenden Mitgliedern und freundlich lächelnd von dem Mann hinter der Theke willkommen geheißen.

«Zwei Bier, Fred», murmelte Bennett geistesabwesend, und die Gläser erschienen mit verblüffender Geschwindigkeit. Mein Kollege leerte seines auf einen Zug und wandte sich mir zu.

«Noch eins, Jim?»

Ich hatte gerade erst einen Schluck von dem bitteren Bier probiert und trank jetzt hastig weiter. «Gut, aber diesmal auf meine Rechnung.»

«Nichts zu machen, mein Freund.» Er sah mich mit milder Strenge an. «Nur Mitglieder können hier Geld loswerden. Noch mal das gleiche, Fred.»

Jetzt hatte ich zwei Gläser vor mir stehen, und es kostete mich große Anstrengung, auch nur das erste hinunterzubringen. Bennett dagegen hatte das zweite Glas schon zu drei Viertel geleert, und gleich darauf trank er es mühelos ganz aus.

«Sie trinken sehr langsam, Jim», sagte er mit nachsichtigem Lächeln. «Bitte noch zwei, Fred.»

Leicht beunruhigt bemerkte ich, wie der Barkeeper abermals den Hahn bediente, und machte mich entschlossen an meinen zweiten Schoppen. Es gelang mir auch, ihn hinunterzubekommen, und ich griff gerade schwer atmend nach dem dritten Glas, da vernahm ich schon wieder Bennetts Stimme.

«Noch ein letztes für den Heimweg, Jim», sagte er liebenswürdig und, zu Fred gewandt: «Bitte, geben Sie uns noch zwei.»

Es war absurd, aber ich wollte kein Spielverderber sein, und so setzte ich verzweifelt das dritte Glas an die Lippen und trank es in kleinen Schlucken leer. Ich hatte das Gefühl, die Theke sei mein einziger Halt. Der Schweiß stand mir auf der Stirn. Als ich aufblickte, sah ich, daß mein Kollege bereits auf dem Weg zur Tür war.

«Zeit, daß wir gehen, Jim», sagte er. «Trinken Sie aus.»

Kaum zu glauben, was der menschliche Organismus verkraften kann, wenn man ihn auf die Probe stellt. Ich hätte gewettet, daß es mir nur mit einer halbstündigen Ruhepause möglich sein würde, dieses vierte Bier zu trinken, aber während Bennett mit der Fußspitze ungeduldig auf den Boden klopfte, goß ich nach und nach das Bier in meine Kehle. Mir ging durch den Kopf, daß die Wasserfolter bei der spanischen Inquisition sehr beliebt gewesen war, und als der Druck in meinem Inneren immer mehr zunahm, glaubte ich zu wissen, wie ihren Opfern zumute gewesen sein mußte.

Endlich war das Glas geleert, und schwankenden Schrittes ging ich auf die Tür zu, die Bennett mir aufhielt. Draußen legte er mir den Arm um die Schulter.

«Die alte Spanieldame ist bestimmt noch nicht wieder bei sich», sagte er. «Wir fahren schnell zu mir nach Hause und essen eine Kleinigkeit – ich habe Hunger.»

Tief in die weichen Polster des Bentley gelehnt, die Hände über dem aufgeblähten Leib verschränkt, sah ich uns an erleuchteten Schaufenstern vorübergleiten, die bald hinter uns zurückblieben; um uns war jetzt die Dunkelheit des offenen Landes. Wir hielten vor einem wunderschönen Grausteinhaus in einem typischen Yorkshire-Dorf, und Bennett führte mich hinein.

Er schob mich zu einem Ledersessel. «Machen Sie's sich bequem, mein Freund. Zoe ist im Augenblick nicht zu Hause, aber ich hol uns was zu essen.» Er eilte in die Küche und kehrte wenig später mit einer großen Schüssel zurück, die er auf ein Tischchen neben meinem Sessel stellte.

«Glauben Sie mir, Jim», sagte er, «auf Bier gibt's nichts Bessres als ein paar Essigzwiebeln.»

Ich warf einen furchtsamen Blick in die Schüssel. Bei diesem Mann schien alles überlebensgroß zu sein, sogar die Zwiebeln. Sie waren größer als ein Golfball, bräunlichweiß und glänzend.

«Vielen Dank, Mr. Ben . . . Granville.» Ich nahm eine, hielt sie zwischen Daumen und Zeigefinger und starrte sie hilflos an. Das Bier schwappte noch immer in meinem Magen, und ich hatte das Gefühl, nicht einen Bissen hinunterbringen zu können.

Granville steckte sich eine Zwiebel in den Mund, zermalmte sie rasch mit den Zähnen und hatte sie kaum hinuntergeschluckt, da biß er schon in die zweite. «Gott, schmeckt das herrlich! Meine Frau ist wirklich eine exzellente Köchin. Sie macht die besten Essigzwiebeln der Welt.»

Zufrieden schmatzend ging er zum Büfett und hantierte eine Weile klirrend herum, dann reichte er mir ein schweres Kristallglas, das zu etwa zwei Drittel mit unverdünntem Whisky gefüllt war. Ich konnte kein Wort des Protestes hervorbringen, denn ich hatte allen Mut zusammengenommen und mir eine Zwiebel in den Mund geschoben; doch als ich tapfer zubiß, stieg mir der scharfe Geruch in die Nase, und ich mußte zugleich niesen und husten. Rasch trank ich einen Schluck Whisky und sah Granville mit tränenden Augen an.

Er hielt mir erneut die Schüssel mit den Zwiebeln hin. Als ich dankend ablehnte, betrachtete er sie eine Sekunde lang bekümmert. «Komisch, daß sie Ihnen nicht schmecken; ich fand immer, daß Zoe sie wunderbar zubereitet.»

«Oh, Sie irren sich, Granville, sie sind wirklich köstlich. Ich habe nur diese hier noch nicht zu Ende gegessen.»

Er erwiderte nichts, sondern machte weiterhin ein betrübtes Gesicht. Es gab keinen anderen Ausweg: Ich mußte noch eine Zwiebel nehmen.

Hocherfreut eilte Granville wieder in die Küche. Als er diesmal zurückkehrte, brachte er ein Tablett mit einem riesigen Stück kalten Braten an, einem Laib Brot, Butter und Senf.

«Was halten Sie von einem Bratensandwich, Jim?» murmelte er, während er das Messer an einem Wetzstahl abzog. Dann bemerkte er mein noch halbvolles Glas.

«Los, los», sagte er ein wenig ungeduldig. «Sie trinken ja überhaupt nichts.» Er beobachtete mich wohlwollend, während ich das Glas leerte, dann füllte er es wieder wie zuvor. «Gut so. Und nehmen Sie noch eine Zwiebel.»

Ich streckte die Beine aus und legte den Kopf auf die Rückenlehne des Sessels, um den Aufruhr in meinem Inneren ein wenig zu besänftigen. Während ich Granville zussah, wie er an dem Braten säbelte, durchflutete mich eine Welle von Übelkeit. Die Scheiben gerieten ihm fast drei Zentimeter dick, er bestrich sie mit Senf und legte sie zwischen gebutterte Brotscheiben. Er summte zufrieden vor sich hin, während der Sandwichberg immer größer wurde. Zwischendurch aß er ab und zu eine weitere Zwiebel.

«Hier, mein Sohn», rief er schließlich und stellte einen hochgehäuften Teller auf den Tisch neben mir. «Guten Appetit.» Dann füllte er seinen eigenen Teller und ließ sich seufzend in einen Sessel fallen.

Er nahm einen großen Bissen und sprach mit vollem Mund. «Wissen Sie, Jim, so ein kleiner Imbiß gehört für mich zu den Freuden des Lebens.» Er biß wieder ein Stück ab. «Und ich will Ihnen was sagen, auch wenn's nach Eigenlob riecht: diese Sandwiches sind wirklich verdammt gut, finden Sie nicht?»

«Ja, das sind sie.»

Man hörte, wie die Haustür geöffnet wurde, und Granville wollte gerade aufstehen, als ein schändlich fetter Bullterrier hereinkam, über den Teppich watschelte und ihm auf den Schoß sprang.

«Phoebles, mein Schatz, komm zu Daddy!» rief er. «Hast du mit Mummy einen schönen Spaziergang gemacht?»

Dem Bullterrier folgte dicht auf den Fersen ein Yorkshire Terrier, der von Granville ebenfalls begeistert begrüßt wurde.

«Hallo, Victoria, hallo!»

Die Hündin sprang nicht auf den Schoß ihres Herrn, sondern begnügte sich damit, zu seinen Füßen zu sitzen und ihn erwartungsvoll anzuhimmeln.

Ich hörte leichte Schritte in der Diele und blickte gespannt auf. Ich hatte mir im Geist ein genaues Bild von Granvilles Frau gemacht: ein häusliches, aufopferndes Wesen, ziemlich reizlos, kurz, eine richtige kleine Hausfrau, so wie viele dynamische Persönlichkeiten sie bevorzugen.

Doch als die Tür aufging, hätte ich um ein Haar mein riesiges Sandwich fallen lassen. Zoe Bennett war eine hinreißende Schönheit, nach der sich jeder Mann umgedreht hätte. Dichtes braunes Haar mit einem wundervollen Seidenglanz, große graugrüne, sanfte Augen, ein Tweedkostüm, das ihre schlanke Figur gut umschloß; und sie strahlte eine Herzenswärme aus, ein inneres Licht, daß ich plötzlich wünschte, ich wäre ein besserer Mensch oder sähe zumindest etwas besser und ordentlicher aus.

Ich schämte mich meiner schmutzigen Schuhe, meiner alten Jacke und der Kordsamthose, die hier fehl am Platze waren. Ich hatte mir nicht die Mühe genommen, mich umzuziehen, sondern war einfach in meiner Arbeitskleidung losgesaust, die sich von der Granvilles erheblich unterschied, da er nicht wie ich seinem Beruf im Freien oder in Viehställen nachging.

«Mein liebes Herz!» rief er beglückt, als seine Frau sich zu ihm hinunterbeugte und ihn zärtlich küßte. «Darf ich dich mit Jim

Herriot aus Darrowby bekannt machen.»

Sie richtete den Blick auf mich.

«Ich freue mich, Mr. Herriot!» Sie setzte eine ebenso liebenswürdige Miene auf, wie ihr Mann es bei unserer Begrüßung getan hatte, und wieder spürte ich den verzweifelten Wunsch, präsentabler auszusehen, ordentlich gekämmt zu sein und nicht ständig das Gefühl zu haben, ich würde jeden Augenblick in tausend Stücke zerspringen.

«Ich hole mir eine Tasse Tee. Möchten Sie auch eine, Mr. Herriot?»

«Nein-nein, vielen Dank, nicht jetzt.» Ich winkte dankend ab.

Sie ging hinaus, und als sie zurückkehrte, gab sie ihrem Mann ein Paket. «Ich war heute in der Stadt, Liebling, und habe dir von den Hemden, die dir so gut gefallen, ein paar besorgt.»

«Mein Süßes! Wie lieb von dir!» Eifrig wie ein Schuljunge riß er an dem braunen Papier und brachte drei elegante Hemden in Zellophanhüllen zum Vorschein. «Herrlich! Du verwöhnst mich viel zu sehr.» Er sah mich an. «Jim! Das sind die besten Hemden, die es gibt. Hier, nehmen Sie sich eines mit.» Und er warf mir ein Hemd zu.

Ich wußte nicht, was ich sagen sollte. «Aber nein, ich kann doch nicht . . .»

«Natürlich können Sie. Ich will, daß Sie es behalten.»

«Aber Granville, doch kein Hemd . . . es ist zu . . .»

«Es ist ein sehr gutes Hemd.» Er machte wieder ein bekümmertes Gesicht.

Ich gab mich geschlagen.

Sie waren beide ungewöhnlich nett. Zoe saß mit ihrer Teetasse liebenswürdig plaudernd neben mir, und Granville strahlte mich von seinem Sessel aus an, während er das letzte Sandwich verzehrte und sich dann wieder den Zwiebeln zuwandte.

Ich trug leider nicht allzuviel zur Unterhaltung bei. Der reichliche Alkoholgenuß tat seine Wirkung, und ich war mir in steigendem Maße bewußt, daß ich nur dasaß und dümmlich lächelte. Ganz im Gegensatz zu Granville, der genauso aussah wie zu Beginn des Abends, als ich ihn in der Klinik kennengelernt hatte. Er war unverändert liebenswürdig und charmant. Es war nicht ganz leicht zu ertragen.

Die Tabakdose in meiner Jackentasche, das Hemd unter den Arm geklemmt, verabschiedete ich mich von Zoe.

In der Klinik ging ich sofort zu Dinah. Der Hündin ging es bestens; sie hob den Kopf und sah mich schläfrig an. Sie hatte Farbe, und der Puls schlug regelmäßig und kräftig. Der Operationsschock war durch die fachmännische, schnelle Arbeitsweise meines Kollegen und die intravenöse Tropfinfusion auf ein Minimum reduziert worden.

Ich kniete mich hin und kraulte sie hinter den Ohren. «Ich bin sicher, sie wird es schaffen, Granville.»

Über mir nickte die große Pfeife mit würdevoller Zuversicht.

«Natürlich schafft sie es, mein Freund.»

Und er hatte recht. Dinah wurde durch die Gebärmutterentfernung verjüngt und lebte, sehr zur Freude ihrer Herrin, noch viele Jahre.

Auf der Heimfahrt lag sie neben mir auf dem Beifahrersitz, und nur ihre Nase schaute unter der Decke hervor. Manchmal legte sie, wenn ich nach dem Schalthebel griff, den Kopf auf meinen Arm oder leckte mir träge die Hand.

Sie schien sich weit besser zu fühlen als ich.

Kapitel 11

Das Gesicht des Viehhändlers Ben Ashby hatte den üblichen nichtssagenden Ausdruck, als er sich über das Gatter lehnte. Offenbar fürchtete er sich davor, irgendeine Gemütsbewegung zu zeigen, die von den Bauern als Enthusiasmus gedeutet werden könnte. Wenn er ein Tier ansah, verriet sein Gesicht nichts, außer hin und wieder leichte Betrübnis.

So war es auch an diesem Morgen, als er, die Arme auf den obersten Balken gestützt, Harry Sumners Färse düster anblickte. Nach einer Weile wandte er sich an den Bauern.

«Wär besser gewesen, Sie hätten sie in den Stall gebracht, Harry. Sie ist zu weit weg. Da muß ich hinüberklettern.» Steifbeinig erklomm er die unterste Latte, da bemerkte er Monty. Der Bulle war vorher nicht zu sehen gewesen, weil andere Färsen ihn verdeckten, aber jetzt hob sich plötzlich der große Kopf hoch über die anderen, der Nasenring glänzte, und ein drohendes, ersticktes Brüllen ertönte. Er sah in unsere Richtung und scharrte ungeduldig mit dem Vorderfuß.

Ben Ashby kletterte nicht weiter, zögerte eine Sekunde und kam wieder herunter.

«Ach was», sagte er immer noch völlig ausdruckslos. «Wird schon von hier aus gehen. So weit ist die Entfernung gar nicht.»

Monty hatte sich sehr verändert, seit ich ihn vor etwa zwei Jahren zum erstenmal gesehen hatte. Er war damals zwei Wochen alt gewesen, ein kleines X-beiniges Geschöpf, dessen Kopf tief in einem Milcheimer steckte.

«Na, was halten Sie von meinem neuen Bullen?» hatte Harry

Sumner lachend gefragt. «Bißchen wenig dran für den Preis von £ 100, finden Sie nicht auch?»

Ich war überrascht. «Wirklich so viel?»

«Ja, ist 'ne Menge Geld für ein neugeborenes Kalb, aber einen ausgewachsenen Bullen kann ich mir nicht leisten. Und eine andere Möglichkeit, zu Newtons zu kommen, sah ich nicht.»

Harry war ein aufgeweckter Bursche. Er hatte von seinem Vater einen kleinen Hof von etwa 100 Morgen geerbt, den er zusammen mit seiner jungen Frau bewirtschaftete. Er war Anfang Zwanzig, und als ich ihn kennenlernte, hatten das blasse Gesicht, die großen, sensiblen Augen und die schmächtige Gestalt mich zu der Annahme verleitet, er werde der Aufgabe wohl kaum gewachsen sein. So jemand schien nicht dazu geschaffen, sieben Tage in der Woche das Vieh zu füttern und zu melken und die Ställe auszumisten, wie es bei einem milchwirtschaftlichen Betrieb nun einmal unerläßlich war.

Aber ich hatte mich geirrt. Wenn es sein mußte, packte er furchtlos das Hinterbein einer ausschlagenden Kuh und hielt es fest, damit ich den Huf untersuchen konnte. Er arbeitete mit unermüdlichem Fleiß, und ich konnte verstehen, daß die Suche nach einem guten Bullen ihn bis nach Südschottland getrieben hatte.

Harry hatte eine Herde von Ayrshire-Rindern – recht ungewohnt in den Dales, wo es fast ausschließlich Shorthorns gab –, und eine Spritze von dem berühmten Newton-Blut war zweifellos eine sichere Methode, seinen Bestand zu verbessern.

«Er stammt sowohl väterlicher- als auch mütterlicherseits von Preisträgern ab und hat einen erstklassigen Stammbaum», sagte der junge Bauer stolz. «Der vollständige Name lautet: Newton Montmorency der Sechste – kurz Monty genannt.»

Als wüßte das Tier, wie es hieß, hob es den Kopf und sah uns an. Es hatte ein komisches kleines Gesicht: glänzende dunkle Augen, eine feuchte Nase und das Maul mit Milch verschmiert. Ich beugte mich hinunter, streichelte den harten, kleinen Schädel und fühlte unter meinen Fingern die Ansätze der Hörner, die noch kaum erbsengroß waren. Mit unerschrockenem Blick ließ Monty die Liebkosung eine Weile gelassen über sich ergehen, dann senkte er den Kopf wieder in den Eimer.

Ich kam in der nächsten Zeit häufiger auf Harry Sumners Hof und warf dabei eigentlich jedesmal einen Blick auf seinen teuren Kauf. Und es dauerte nicht lange, da konnte man sehen, weshalb das Kälbchen hundert Pfund gekostet hatte. Es war zusammen mit drei anderen Jungtieren in einem Verschlag, doch seine Überlegenheit war auf Anhieb zu erkennen: die breite Stirn und die weit auseinanderstehenden Augen; die gewölbte Brust und die kurzen, geraden Beine; die herrlich ebenmäßige Linie des Rückens vom Widerrist bis zur Schwanzwurzel. Monty war große Klasse; aus ihm würde einmal ein trefflicher Bulle werden – das sah man schon jetzt.

Er war ungefähr drei Monate alt, da rief Harry mich eines Tages an und sagte, er glaube, das Tier habe Lungenentzündung. Ich war überrascht, denn das Wetter war sonnig und warm und Monty im Stall keiner Zugluft ausgesetzt. Doch als ich ihn sah, dachte ich zunächst auch, Harry habe mit seiner Diagnose recht. Die Atemnot, das hohe Fieber von über 40 Grad – die Sache sah ziemlich eindeutig aus. Als ich jedoch das Stethoskop ansetzte und auf die Lungengeräusche horchte, hörte ich nichts. Die Lungen waren völlig frei. Kein Pfeifen, kein rasselndes Geräusch, nichts, was auf krankhafte Veränderungen der Lunge hindeutete.

Ich konnte mir keinen Reim darauf machen. Schließlich wandte ich mich dem Bauern zu. «Die Sache ist äußerst sonderbar, Harry. Das Tier ist zweifellos krank, aber die Symptome ergeben kein geschlossenes Krankheitsbild.»

Damit verstieß ich gegen eine Grundregel meines Berufes, denn ganz zu Anfang meines Studiums hatte mir der erste Tierarzt, bei dem ich ein Praktikum absolvierte, den Rat gegeben: «Wenn Sie einmal nicht wissen, was einem Tier fehlt, lassen Sie es sich um Himmels willen nicht anmerken. Geben Sie der Sache irgendeinen Namen – einen möglichst klangvollen, und damit

Schluß.» Aber mir fiel nichts ein. Ich blickte auf das schwer atmende kleine Geschöpf, das mich ängstlich ansah.

Die Symptome behandeln. Ja, das konnte ich. Das Tier hatte Fieber, also mußte ich als erstes versuchen, die Temperatur herunterzutreiben. Ich gab ihm eine Fieberspritze und verordnete einen ‹Fiebertrank› aus gesüßtem Salpetergeist. Doch leider stellte sich nach drei Tagen heraus, daß die altbewährten Mittel keinerlei Wirkung ausübten.

Als ich am vierten Tag morgens auf den Hof fuhr, kam Harry Sumner mir entgegen und berichtete: «Monty geht heute ganz komisch, Mr. Herriot – so als sei er blind.»

«Blind!» Handelte es sich vielleicht um eine ungewöhnliche Form von Bleivergiftung? Ich eilte in den Stall und warf als erstes einen Blick auf die Wände ringsum, entdeckte aber nirgends eine Spur von Farbe, und außerdem war Monty ja auch schon seit vielen Wochen in diesem Stall.

Und als ich ihn mir ansah, stellte ich fest, daß er auch nicht direkt blind war: Sein Blick war starr und leicht nach oben gerichtet, und er tappte stumpf im Verschlag umher, blinzelte aber, als ich mit der Hand vor seinem Gesicht hin und her wedelte. Um meine Verwirrung komplett zu machen, war sein Gang hölzern und steifbeinig, so wie man es von mechanischem Spielzeug kennt. Tausend Diagnosen schossen mir durch den Kopf: Starrkrampf, nein – Meningitis – nein, nichts dergleichen. Ich gebe mir im allgemeinen Mühe, eine ruhige, professionelle Haltung zu wahren, aber jetzt mußte ich mich richtig zusammennehmen, um nicht ratlos mit den Schultern zu zucken.

Ich verabschiedete mich so bald wie möglich von Harry Sumner und versuchte auf der Rückfahrt in aller Ruhe über den Fall nachzudenken. Gewiß, ich hatte damals noch nicht sehr viel Erfahrung, aber ich kannte mich in Pathologie und Physiologie aus, und wenn ich einmal nicht weiterwußte, gelang es mir durch rationales Denken doch meistens, hinter die Sache zu kommen. Aber hier . . .

Am Abend holte ich sämtliche Bücher, Kolleghefte und alte

Nummern des *Veterinary Record* hervor und suchte, was ich über das Thema Krankheiten bei Jungrindern finden konnte. Aber die großen Nachschlagewerke gaben nichts her, und ich wollte schon alle Hoffnung begraben, da stieß ich in einer kleinen Broschüre auf den Passus: «Eigenartig gestelzter Gang, starrer Blick, vorwiegend nach oben, gelegentliche Atemgeräusche, verbunden mit hohem Fieber.» Die Worte sprangen mir förmlich in die Augen, und es war, als ob der unbekannte Autor mir auf die Schulter klopfe und beruhigend murmelte: «Hier hast du's. Klar und eindeutig.»

Ich griff zum Telefon und rief Harry Sumner an. «Harry, ist Ihnen aufgefallen, daß Monty und die anderen Kälber im Verschlag sich gegenseitig lecken?»

«Ja, immerzu. Scheint eine besondere Vorliebe von ihnen zu sein. Warum?»

«Ich glaube, ich weiß inzwischen, was los ist. Er hat einen Bezoar, einen Haarballen.»

«Einen Haarballen? Wo?»

«Im Labmagen. Daher rühren all diese seltsamen Symptome.»

«Großer Gott, so was! Und nun?»

«Wahrscheinlich müssen wir ihn operieren, aber ich will es zunächst einmal mit Paraffinöl versuchen. Ich stelle Ihnen eine Halbliterflasche vor die Tür. Davon geben Sie ihm gleich einen Viertelliter und den Rest morgen in aller Frühe. Vielleicht schwemmt das Öl das Ding heraus. Ich schaue im Lauf des Vormittags vorbei.»

Ich versprach mir nicht allzuviel von dem Paraffinöl und hatte es im Grunde nur deshalb vorgeschlagen, um irgend etwas zu tun, während ich nervös mit dem Gedanken an eine Operation spielte. Und am Morgen war das Bild denn auch wie erwartet: steif wie ein Sägebock stand Monty da und starrte noch immer ausdruckslos vor sich hin. Ein öliger Schimmer an Rektum und Schwanz ließ erkennen, daß das Paraffin an dem Hindernis vorbeigeglitten war.

«Er hat jetzt seit drei Tagen keinen Bissen zu sich genommen», sagte Harry. «Ich glaube nicht, daß er's noch lange machen wird.»

Ich wendete den Blick ab von Harrys besorgtem Gesicht und sah das kleine Tier an, das zitternd in seinem Verschlag stand. «Sie haben recht. Wir müssen die Operation sofort vornehmen; das ist die einzige Hoffnung, ihn zu retten. Sind Sie einverstanden?»

«Ja natürlich – je eher, desto besser.» Er lächelte mir zu. Es war ein vertrauensvolles Lächeln, und mir krampfte sich das Herz zusammen. In jener Zeit steckte die Bauchchirurgie bei Rindern noch in den Kinderschuhen. Es gab zwar ein paar operative Eingriffe, die wir mit ziemlicher Regelmäßigkeit vornahmen, aber die Entfernung eines Bezoars gehörte nicht dazu, und alles was ich darüber wußte, beschränkte sich auf die Lektüre einiger weniger kleingedruckter Absätze in den Lehrbüchern.

Aber dieser junge Bauer hatte Vertrauen zu mir. Er hielt mich für fähig, die Sache durchzuführen, und ich durfte ihm daher auf keinen Fall meine Zweifel zeigen. In Augenblicken wie diesen beneidete ich meine Kollegen von der Humanmedizin, die in einem solchen Fall ihren Patienten nur eiligst ins Krankenhaus zu schicken brauchten, während ein Tierarzt an Ort und Stelle die Jacke ausziehen und den Viehstall in einen Operationssaal verwandeln mußte.

Harry und ich machten uns daran, die Instrumente auszukochen, mehrere Eimer mit heißem Wasser bereitzustellen und in einem leeren Verschlag ein sauberes Strohlager zurechtzumachen. Obwohl das Stierkalb sehr geschwächt war, mußte ich fast sechzig Kubikzentimeter Nembutal injizieren, ehe es völlig betäubt war. Aber schließlich lag es, links und rechts von einem Strohballen gestützt, bewußtlos auf dem Rücken, die kleinen Hufe kraftlos in die Höhe gestreckt. Ich konnte beginnen.

Auf den Abbildungen und Diagrammen sieht alles immer ganz leicht und unkompliziert aus, aber es ist etwas anderes, wenn man in ein lebendes, atmendes Wesen schneidet, bei dem der Leib sich hebt und senkt und das Blut unter dem Messer hervorquillt. Der Labmagen, das wußte ich, lag gleich unterhalb des Brustbeins, ein wenig rechts davon, doch kaum hatte ich das Bauchfell durchtrennt, stieß ich auf eine glitschige Masse von Fett, und als ich sie beiseite schob, rutschte der linke Strohballen fort, Monty sackte zur Seite, was einen plötzlichen Erguß von Gedärmen in die Wunde zur Folge hatte. Ich legte die Handfläche auf die glänzenden rosa Schlingen, um zu verhindern, daß die Eingeweide meines Patienten sich auf das Stroh hinaus ergossen, noch ehe ich richtig angefangen hatte.

«Ziehen Sie ihn hoch, Harry, und schieben Sie das Stroh wieder ganz dicht heran», stieß ich keuchend hervor. Der Bauer tat es sofort, aber das Gedärm kam mir immer wieder in die Quere, während ich nach dem Labmagen tastete. Offengestanden, ich war im Begriff, den Mut zu verlieren, und mein Herz klopfte heftig, da stieß ich plötzlich auf etwas Hartes. Es glitt hinter der Wand von einem der Mägen umher, aber ich wußte im Augenblick nicht zu sagen, welcher es war. Ich griff danach – es war der Labmagen, und das harte Ding im Inneren mußte der Haarball sein.

Ich schnitt den Magen auf und sah zum erstenmal die Ursache des Übels. Es war gar kein Ball, sondern eher eine runde Scheibe aus dicht verfilztem Haar, mit Heufasern und geronnener Milch vermischt und mit einer Paraffinölschicht überzogen.

Behutsam zog ich den Bezoar durch den Einschnitt heraus und ließ ihn zu Boden fallen. Nun mußte die Wunde noch genäht werden, und erst als ich die letzten Stiche machte, merkte ich, daß mir der Schweiß übers Gesicht lief. Ich stieß einen Seufzer aus, und Harry brach das Schweigen.

«Verdammt knifflig, was?» sagte er. Dann lachte er laut auf und klopfte mir auf die Schulter. «Ich wette, als Sie das das erste Mal machten, da haben Sie Blut und Wasser geschwitzt!»

Ich zog ein Stück Nahtseide durch die Wundränder und verknotete es. «Das stimmt, Harry», sagte ich. «Mehr als Sie denken!»

Als ich fertig war, deckten wir Monty mit einer Pferdedecke

zu und legten darüber noch eine dicke Schicht Stroh, so daß nur der Kopf herausschaute. Ehe ich den Stall verließ, wandte ich mich noch einmal nach dem regungslosen kleinen Tier um. Es wirkte winzig und sehr verletzlich in dem kahlen Verschlag.

Ich war den ganzen Tag über sehr beschäftigt, aber am Abend kehrten meine Gedanken immer wieder zu Monty zurück. War er schon aus der Narkose aufgewacht? War alles gutgegangen? Da mir jede praktische Erfahrung auf diesem Gebiet fehlte, wußte ich nicht, wie ein Kalb auf eine solche Operation reagierte. Trübe Gedanken quälten mich. Der Bulle ist die halbe Herde, sagt man, und die Hälfte von Harry Sumners künftiger Herde lag dort unterm Stroh – er würde nie wieder soviel Geld aufbringen können.

Kurz entschlossen setzte ich mich ans Steuer – ich mußte mich vergewissern, auch auf die Gefahr hin, mir eine Blöße zu geben und Unsicherheit zu zeigen, weil ich so viel Aufhebens von der Sache machte. Notfalls konnte ich ja immer sagen, ich hätte ein Instrument liegenlassen.

Ringsum war alles dunkel, als ich in den Verschlag kroch. Ich richtete den Strahl der Taschenlampe auf den Strohhaufen. Als sich nichts rührte, ließ ich mich auf die Knie fallen und schob die Hand unter die Decke; zumindest atmete das Tier, wenn auch kein Augenreflex da war – entweder lag es im Sterben, oder es brauchte verteufelt lange, um wieder zu sich zu kommen.

Aus dem Küchenfenster fiel schwaches Licht auf den Hof, als ich zum Wagen zurückschlich. Niemand hatte mich gehört. Ich fuhr mit dem quälenden Bewußtsein fort, daß ich noch immer nicht wußte, ob die Sache gut ausgehen würde oder nicht.

In aller Frühe fuhr ich am nächsten Morgen wieder hin und ging schnurstracks zu dem Verschlag, in dem Monty lag.

Er saß aufrecht auf dem Brustkasten. Er war noch immer unter der Decke und der Strohschicht und blickte recht wehleidig drein, aber sobald ein Rind sich erst einmal auf die Brust gearbeitet hat, bin ich optimistisch. Meine Spannung löste sich. Das Tier hatte die Operation überlebt – der erste Schritt war getan; und als ich neben ihm kniete und ihm den Kopf rieb, hatte ich das Gefühl, daß wir es schaffen würden.

Und tatsächlich erholte Monty sich – ohne daß ich jemals eine wissenschaftliche Erklärung für die Frage gefunden hätte, wieso die Entfernung dieses filzigen Bällchens eine derart drastische Besserung, und zwar in jeder Richtung, bewirken konnte. Aber so war es. Das Fieber ließ nach, die Atmung wurde wieder normal, die Augen verloren ihren starren Blick, und die Glieder waren nicht länger steif.

Aber wenn ich es auch nicht verstehen konnte, war ich nichtsdestoweniger sehr froh. Wie ein Lehrer zu seinem Lieblingsschüler, faßte ich eine innige, besitzergreifende Zuneigung zu dem Stierkalb, und sooft ich auf Harry Sumners Hof kam, gönnte ich ihm einen Blick. Jedesmal kam Monty auf mich zu und musterte mich mit freundlichem Interesse, so als fühle auch er sich mir irgendwie verbunden.

Er war etwas über ein Jahr alt, als ich die Veränderung bemerkte. Das freundliche Interesse verschwand allmählich aus seinen Augen und wurde durch einen nachdenklichen, prüfenden Blick ersetzt; dabei schüttelte er den Kopf, als wolle er sagen, unsere Freundschaft sei zu Ende.

«Ich an Ihrer Stelle würde lieber nicht mehr zu ihm hineingehen», sagte Harry eines Tages. «Wir haben es langsam mit einem vorwitzigen Stier zu tun.»

Aber vorwitzig war nicht das richtige Wort. Harry hatte über längere Zeit hinweg keinen Tierarzt gebraucht, und Monty war fast zwei Jahre alt, als ich ihn wiedersah. Auch jetzt ging es um keinen akuten Krankheitsfall, sondern Harry wollte nur, was für ihn ganz typisch war, nachdem kürzlich ein oder zwei Kühe gekalbt hatten, daß ich der ganzen Herde Blut abzapfen sollte, um die Proben auf Bruzellose zu untersuchen.

In gut einer Stunde hatte ich mich durch die Herde hindurchgearbeitet.

«Jetzt brauchen wir nur noch den Bullen», sagte der Bauer, «dann sind wir fertig.» Er führte mich über den Hof zu dem Stall, in dem sich ganz hinten in der Ecke der Verschlag des Bullen befand. Harry öffnete die obere Hälfte der Tür, und als ich hineinsah, erstarrte ich.

Monty war riesenhaft. Der Hals mit den hervorstehenden Muskelhöckern trug einen Kopf, der so gewaltig war, daß die Augen winzig wirkten. Und in diesem Blick lag nichts Freundliches mehr, sondern die Augen funkelten böse und tückisch. Er stand seitlich zu mir, das Gesicht der Wand zugekehrt, aber ich merkte, daß er mich beobachtete, während er mit dem Kopf gegen die Wand stieß und mit den großen Hörnern drohend tiefe Kerben in die Tünche schnitt. Hin und wieder schnaubte er vernehmlich, aber sonst blieb er verdächtig still.

Harry grinste. «Nun, keine Lust, reinzugehen und ihm den Kopf zu kraulen?»

«Nein, vielen Dank.» Ich wandte zögernd den Blick ab von dem Tier. «Ich frage mich, was wohl passierte, wenn ich es täte.»

«Innerhalb einer Minute hätten Sie das Zeitliche gesegnet», sagte Harry nachdenklich. «Er ist ein großartiger Bulle, so wie ich's erwartet habe, aber sehr gefährlich. Ich trau ihm nicht übern Weg.»

«Und wie soll ich das Blut entnehmen?» fragte ich ohne große Begeisterung.

«Ich klemme seinen Kopf da in der Ecke fest.» Harry deutete auf ein metallenes Joch, das über dem Futtertrog in einer Maueröffnung hing. «Ich schütte Futter in den Trog, damit locke ich ihn.» Er verschwand, und kurz darauf sah ich ihn vom Hof aus Futtermehl in den Trog füllen.

Mit furchteinflößender Langsamkeit ging der Bulle auf den Trog zu und steckte seine Nase hinein. Rasch zog Harry den Riegel herunter, und das Joch schloß sich krachend.

«Ich hab ihn», rief der Bauer, sich an den Riegel klammernd. «Sie können jetzt reingehen.»

Zögernd betrat ich den Verschlag. Auch wenn Harry den Bullen am Kopf festhielt, war mir doch bei dem Gedanken, allein mit Monty auf engstem Raum zusammen zu sein, höchst unbehaglich zumute. Und als ich an ihm vorbeiging und die Hand auf seinen Hals legte, spürte ich die Ausstrahlung von verhaltener Kraft und Wut. Ich suchte nach der Drosselvene, beobachtete, wie sie anschwoll, und setzte die Nadel an.

Der Bulle machte sich steif, rührte sich jedoch nicht, als ich die Kanüle in die Lederhaut stieß, und mit einem Gefühl der Erleichterung sah ich das dunkle Blut in die Spritze fließen. Gottlob hatte ich die Vene gleich beim erstenmal getroffen. Ich zog die Nadel heraus und schickte ein Stoßgebet zum Himmel, daß die Sache so gut geklappt hatte. Da stieß der Bulle plötzlich ein ohrenbetäubendes Gebrüll aus und drehte sich blitzschnell nach mir um. Ich sah, daß er ein Horn aus dem Joch gezerrt hatte, und wenn er mich auch nicht mit dem Kopf stoßen konnte, so doch mit der Schulter, und der Stoß traf mich mit voller Wucht, und ich fiel rückwärts zu Boden. Ich hörte Harry draußen rufen, und während ich mich hochrappelte und die rettende Tür des Verschlags zu erreichen versuchte, sah ich, daß es dem wie wild tobenden Tier fast gelungen war, auch das zweite Horn frei zu bekommen, und als ich mich schließlich auf dem Gang wiederfand, hörte ich am Klirren des Jochs, daß er sich endgültig daraus befreit hatte.

Jeder, der einmal von einem schnaubenden, stampfenden Bullen mit annähernd einer Tonne Lebendgewicht verfolgt wurde, wird verstehen, daß ich mich sputete. Ich wurde von der Gewißheit angetrieben, daß Monty keine Gnade kennen würde, wenn er mich erwischte, und obwohl ich einen langen Öltuchmantel und Stulpenstiefel trug, glaube ich nicht, daß ein olympischer Kurzstreckenläufer die Strecke schneller geschafft hätte als ich.

Ich erreichte die Tür zum Hof mit einem halben Meter Vorsprung, stürzte hinaus und schlug sie hinter mir zu. Das erste, was ich sah, war Harry Sumner, der außen um den Stall herumgelaufen war. Er war blaß vor Schreck. Ich konnte mein eigenes Gesicht zwar nicht sehen, aber ich spürte, daß mir alles Blut daraus gewichen war.

«Mein Gott!» sagte Harry heiser. «Es tut mir schrecklich leid!

Das Joch ist wohl nicht richtig zugeschnappt – dieser verdammte dicke Hals von dem Viech. Der Riegel ist mir aus der Hand gesprungen. Gott, bin ich froh, Sie zu sehen – ich dachte, er hätte Sie erwischt!»

Ich blickte auf meine Hand, die noch immer die mit Blut gefüllte Spritze umklammert hielt. «Nun, jedenfalls habe ich die Probe, Harry. Ein Glück, denn ein zweites Mal kriegen Sie mich da nicht mehr rein! Das war dann wohl das Ende einer schönen Freundschaft, was Sie da eben miterlebt haben.»

«Dieser verdammte Saukerl!» Harry horchte einen Augenblick auf die dumpfen Schläge von Montys Hörnern gegen die Tür. «Nach allem, was Sie für ihn getan haben. Das nennt man Dankbarkeit!»

Kapitel 12

Dieser Klang war anders. Ich war beim Läuten der Glocken eingeschlafen, die vom Kirchturm her zur Mitternachtsmesse riefen, aber jetzt drang ein durchdringender, schriller Ton an mein Ohr.

Es fiel mir schwer, das Gefühl der Unwirklichkeit abzuschütteln, das ich seit gestern abend empfand. Gestern – Heiligabend. Alle Erwartungen, die ich je von Weihnachten gehegt hatte, waren erfüllt worden, ich war tief bewegt. Diese Gemütsbewegungen waren in mir erwacht, als ich am Nachmittag in ein kleines Dorf gerufen wurde, wo hoher Schnee die einzige Straße, die Mauern und die Gesimse der Fenster bedeckte, in denen die Lichter der mit Flitterwerk geschmückten Tannenbäume rot, blau und golden glänzten; und auf dem Nachhauseweg fuhr ich in der Abenddämmerung unter den verschneiten Ästen einer Gruppe von dunklen Fichten hindurch, die so still und regungslos dastanden, als seien sie auf den weißen Hintergrund der Felder gemalt. In Darrowby war es bereits dunkel, die kleinen Läden um den Marktplatz waren mit Tannenzweigen geschmückt, und das Licht der Schaufenster fiel in einem sanften gelblichen Schimmer auf den niedergetretenen Schnee des Kopfsteinpflasters. Bis zur Unkenntlichkeit vermummt und vorsichtig Fuß vor Fuß setzend, damit sie nicht ausrutschten, machten die Leute ihre letzten Einkäufe.

Ich hatte in Schottland viele Weihnachten erlebt, aber sie waren immer hinter den Neujahrsfeiern zurückgeblieben; man kannte dort nicht jene Atmosphäre unterdrückter Erregung, die damit begann, daß die Leute sich schon Tage vor dem Fest gute Wünsche zuriefen, daß farbige Lichter auf den einsamen Berghängen blinkten und die Bauersfrauen, die Füße unter einem Berg von Federn begraben, die fetten Gänse rupften. Und volle zwei Wochen lang hörte man die Kinder auf den Straßen Weihnachtslieder anstimmen und anschließend an die Türen klopfen, um ihren Lohn in Empfang zu nehmen. Und am schönsten von allem gestern abend der Gesang des Methodistenchors draußen, der die stille Nachtluft mit sattem, erregendem Wohlklang erfüllt hatte.

Ich beschloß, vor dem Schlafengehen noch einmal auf den Marktplatz zu gehen. Als ich das Haus verließ, fingen gerade die Kirchenglocken an zu läuten. Der Platz lag verlassen, das weiße Rechteck erstreckte sich glatt, kalt und menschenleer unter dem Mondlicht, und es lag ein Hauch von Dickens über den Häusern und Läden, die den Platz umstanden. Als sie errichtet worden waren, hatte noch niemand an Stadtplanung gedacht: hoch und niedrig, breit und schmal säumten sie, eng aneinandergepreßt, die Fläche, und ihre mit Schnee beladenen Dächer hoben sich wie ungleichmäßige Zacken von dem dunklen Himmel ab.

Als ich, vom Klang der Kirchenglocken begleitet, über den

knirschenden Schnee zurückging, hüllte mich das Wunder und Mysterium der Weihnacht ein. Friede auf Erden und den Menschen ein Wohlgefallen: Die Worte nahmen eine bisher ungeahnte Bedeutung an, und ich sah mich plötzlich als winziges Teilchen im Plan des Lebens: Darrowby, die Bauern, die Tiere und ich erschienen mir zum erstenmal wie eine freundliche, beglükkende Einheit. Ich hatte nichts getrunken, aber mir kam es vor, als schwebte ich die Treppe zu unseren Zimmern hinauf.

Helen schlief schon, und als ich mich ins Bett legte, schwelgte ich noch immer in meiner Weihnachtseuphorie. Morgen würde es nicht viel Arbeit geben: Wir konnten lange schlafen – vielleicht bis neun – und den Tag in vollen Zügen genießen, der uns eine willkommene Atempause in unserem arbeitsreichen Leben bescherte. Beim Einschlafen meinte ich, Gesang zu hören, süß und wohlklingend wie der Methodistenchor – schlaf in himmlischer Ruh . . .

Aber jetzt ertönte diese andere Glocke, die nicht aufhören wollte. Wahrscheinlich der Wecker. Als ich jedoch versuchte, ihn abzustellen, läutete es weiter, und ich sah, daß es sechs Uhr war. Dann war es also das Telefon. Ich nahm den Hörer ab.

Eine metallische Stimme, energisch und hellwach, drang mir schmerzhaft ins Ohr: «Ist dort der Tierarzt?»

«Ja, hier spricht Herriot», murmelte ich.

«Hier ist Brown, Willet Hill. Ich habe eine Kuh mit Milchfieber. Ich brauche Sie sofort.»

«Gut, ich komme.»

«Beeilen Sie sich.» Dann ein Knacken am anderen Ende.

Ich drehte mich auf den Rücken und starrte zur Decke empor. Dies war also Weihnachten. Der Tag, an dem ich mich ein bißchen von der Welt hatte zurückziehen und in Festtagsstimmung schwelgen wollen. Ich war nicht darauf gefaßt gewesen, so brutal in die Wirklichkeit zurückgerissen zu werden, noch dazu von diesem Kerl, der nicht ein Wort des Bedauerns oder der Entschuldigung vorgebracht hatte. Kein «Es tut mir leid, Sie aus dem Bett zu holen» oder etwas Ähnliches, ganz zu schweigen von «Fröhliche Weihnachten». Es war schon ein wenig bitter.

Mr. Brown wartete im Hof auf mich. Es war noch völlig finster. Ich war früher schon ein paarmal hier gewesen, und als ich ihn im Licht der Scheinwerfer dastehen sah, war ich wie stets beeindruckt von seiner kraftvollen Erscheinung. Er war ein großer, breitschultriger Mann von etwa vierzig, mit hohen Backenknochen und scharfen Zügen. Unter der karierten Mütze sah rotes Haar hervor, und ein rötlichbrauner Flaum bedeckte Wangen, Hals und Handrücken. Bei seinem Anblick verstärkte sich mein Gefühl der Müdigkeit nur noch.

Er sagte nicht «Guten Morgen», sondern nickte nur kurz und deutete mit dem Kopf in Richtung des Stalls. «Da drüben» war alles, was er sagte.

Er sah schweigend zu, wie ich der Kuh die Spritzen gab, und erst als ich die leeren Flaschen in die Tasche steckte, fragte er:

«Mit dem Melken ist es wohl heute nichts?»

«Nein», erwiderte ich. «Lassen Sie das Euter voll.»

«Irgendein besonderes Futter?»

«Nein, sie kann alles fressen, was sie will.» Mr. Brown war ein sehr gründlicher Mann und wollte es stets ganz genau wissen.

Als wir den Hof überquerten, blieb er plötzlich stehen und wandte sich mir zu. Hatte er etwa die Absicht, mich zu einer Tasse heißen Tee ins Haus zu bitten?

«Ach, noch eins», sagte er, während ich in der eisigen Morgenluft knöcheltief im Schnee stand, «dieses Milchfieber ist in letzter Zeit ein paarmal vorgekommen. Vielleicht mache ich was falsch. Könnte es sein, daß ich meinen Kühen zuviel abverlange?»

«Das ist sehr leicht möglich.» Ich ging eilig auf den Wagen zu, denn ich war nicht gewillt, Mr. Brown zu dieser Tageszeit einen Vortrag über Viehzucht zu halten.

Ich hatte bereits die Hand am Türgriff, als er sagte: «Ich rufe Sie an, falls die Kuh bis Mittag nicht auf den Beinen ist. Übrigens – die Rechnung, die ich letzten Monat bekommen habe, war mehr als hoch. Bestellen Sie Ihrem Chef, er soll nicht so wild mit seiner Feder umgehen.» Sprach's und verschwand in der Dunkelheit.

Ausgesprochen reizend, dachte ich bei mir, als ich losfuhr. Kein Dankeschön oder Auf Wiedersehn, nur eine Beschwerde und die verheißungsvolle Ankündigung, mich wenn nötig von meinem Gänsebraten fortzuholen. Eine Welle des Zorns stieg in mir auf. Verdammtes Bauernvolk! Es gab wahrhaftig widerwärtige Ekel darunter. Mr. Brown hatte mir meine Festtagsstimmung gründlich verdorben.

Als ich in Skeldale House die Treppe zu unserer Behausung hinaufstieg, hatte sich die Dunkelheit in ein frostiges Grau verwandelt. Helen kam mir im Flur mit einem Tablett in den Händen entgegen.

«Jim, mein Liebling», sagte sie, «es tut mir schrecklich leid, aber du mußt zu einem weiteren dringenden Fall. Siegfried ist auch schon abgerufen worden. Aber trink erst eine Tasse Kaffee und iß ein Brötchen dazu – es ist alles schon fertig. Komm, setz dich.»

Ich seufzte. Also doch ein Tag wie jeder andere. «Um was dreht es sich?» fragte ich, während ich meinen Kaffee trank.

«Der alte Mr. Kirby macht sich große Sorgen um seine Ziege», erwiderte Helen.

«Seine Ziege!»

«Ja, er sagt, sie sei am Ersticken.»

«Am Ersticken! Woran, zum Teufel, soll sie denn ersticken?» schrie ich.

«Ich weiß es wirklich nicht. Und ich wünschte, du würdest mich nicht so anschreien, Jim. Es ist nicht meine Schuld.»

Ich wurde rot vor Scham. Was für ein Recht hatte ich, meine schlechte Laune an Helen auszulassen? Eine typische Angewohnheit von Tierärzten, den zufälligen Überbringer einer mißlichen Nachricht mit dem eigenen Ärger zu konfrontieren, aber es ist nichts, worauf ich stolz wäre. Ich streckte die Hand aus, und Helen nahm sie.

«Es tut mir leid», sagte ich und trank verlegen meinen Kaffee aus. Mein Gefühl der Nächstenliebe war auf einem absoluten Nullpunkt angelangt.

Mr. Kirby war ein Bauer, der sich aufs Altenteil zurückgezogen, sich aber vernünftigerweise ein kleines Haus mit einem Stück Land genommen hatte, wo er genügend Vieh halten konnte, um sich die Zeit zu vertreiben – eine Kuh, ein paar Schweine und seine geliebten Ziegen. Auch früher hatte er immer Ziegen gehabt; er war geradezu vernarrt in diese Tiere.

Das Häuschen lag in einem Dorf oben in den Dales. Mr. Kirby erwartete mich am Tor.

«Hallo, junger Mann», sagte er. «Es tut mir aufrichtig leid, Sie so früh am Morgen zu belästigen und noch dazu an Weihnachten, aber es blieb mir nichts anderes übrig. Dorothy ist wirklich schlimm dran.»

Er ging mir voran zu einer Steinhütte, in der mehrere Hürden abgeteilt waren. Aus einer davon sah uns ängstlich eine große weiße Ziege entgegen. Ich beobachtete sie eine Weile: sie würgte, hustete ein paarmal, rang nach Atem und stand dann zitternd da.

Die Augen weit aufgerissen, wandte sich der Bauer mir zu. «Sie sehen, ich mußte Sie rufen. Wenn ich bis morgen gewartet hätte, wär sie verendet.»

«Nein, Sie durften nicht warten, Mr. Kirby», erwiderte ich. «Sie scheint irgend etwas im Hals zu haben.»

Wir betraten den Verschlag, und während der alte Mann das Tier gegen die Wand gedrückt hielt, versuchte ich, das Maul der Ziege zu öffnen, was ihr nicht zu gefallen schien. Als ich ihre Kinnbacken auseinanderstemmte, überraschte sie mich mit einem lauten, langgezogenen, fast menschlich klingenden Schrei. Ich bohrte den Zeigefinger tief in den Schlund hinein.

Da steckte tatsächlich etwas. Ich konnte es fühlen, bekam es aber nicht zu fassen. Dann warf das Tier den Kopf herum, und ich mußte die Hand herausziehen; schweigend und nachdenklich betrachtete ich Dorothy.

Schließlich wandte ich mich an den Bauern. «Irgendwie seltsam. Ich fühlte etwas Weiches – wie Stoff. Ein winziges abgebrochenes Stück von einem Zweig wäre einleuchtender oder sonst irgend etwas Scharfkantiges – erstaunlich, was eine Ziege so alles verschlingt, wenn sie draußen umherwandert. Aber gesetzt den Fall, es ist Stoff, warum zum Teufel schluckt sie den Stoffetzen dann nicht runter?»

«Ja, merkwürdig.» Der alte Mann fuhr mit der Hand sanft über den Rücken des Tieres. «Meinen Sie, daß sie's von selbst los wird? Daß es vielleicht einfach runterrutscht?»

«Nein, das glaube ich nicht. Das Ding hat sich irgendwie festgeklemmt – wie und warum, weiß der Himmel. Ich muß es so schnell wie möglich rausholen, denn sie fängt schon an, sich aufzublähen. Da, sehen Sie.» Ich deutete auf die linke Flanke der Ziege. «Ich hole rasch meine Taschenlampe aus dem Wagen. Vielleicht kann ich damit etwas sehen, das die Sache erklärt.»

Mr. Kirby hielt die Taschenlampe, während ich abermals das Maul der Ziege öffnete und wieder diesen seltsamen, menschenähnlichen Klageton vernahm. Und da bemerkte ich etwas unter der Zunge, etwas, das aussah wie ein schmales Band.

«Aha, jetzt sehe ich es: da hat sich eine Schnur oder so etwas um die Zunge gehakt», rief ich. Ganz vorsichtig schob ich einen Finger darunter und zog.

Es war keine Schnur. Es dehnte sich, als ich behutsam daran zog ... wie ein Gummiband. Dann hörte es auf sich zu dehnen, und ich spürte einen Widerstand ... was immer da im Hals der Ziege steckte, es fing an, sich zu bewegen. Ich zog weiter, und ganz langsam glitt das mysteriöse Hindernis aufwärts, gelangte auf die Zunge, und als es in Reichweite war, ließ ich das Band los, griff nach dem Klumpen und holte ihn heraus. Es schien, als würde die feuchte Masse nie ein Ende nehmen, aber schließlich hatte ich das Zeug draußen und ließ es zu Boden fallen.

Mr. Kirby bückte sich danach, und als er es zu entwirren begann, stieß er plötzlich einen überraschten Schrei aus.

«Gott steh uns bei, es sind meine Sommerunterhosen!»

«Ihre was?»

«Meine Sommerunterhosen. Ich mag die langen nicht, wenn's

wärmer wird. Meine Frau hat sie gewaschen, und Dorothy muß sie von der Leine geholt haben.» Er hielt die zerfetzten Dinger in die Höhe und betrachtete sie wehmütig. «Die haben auch mal bessere Tage gesehen, aber Dorothy hat ihnen den Rest gegeben, fürchte ich.»

Seine Mundwinkel zuckten vor verhaltenem Lachen, er biß sich auf die Lippen, aber schließlich lachte er laut heraus. Das Lachen war ansteckend, ich brach ebenfalls in schallendes Gelächter aus. Eine ganze Zeitlang standen wir beide hilflos lachend da.

«Meine armen alten Unterhosen», sagte er schließlich, als er sich wieder gefaßt hatte. Dann beugte er sich vor und streichelte den Kopf der Ziege. «Aber solange es dir gutgeht, meine Alte, kümmert mich rein gar nichts.»

Als Antwort rülpste Dorothy zufrieden und schnüffelte interessiert an ihrer Heuraufe.

Der Bauer sah sie liebevoll an. «Ist das nicht wunderbar? Sie will schon wieder fressen. Und wenn das Gummiband sich nicht an ihrer Zunge verhakt hätte, wäre jede Hilfe zu spät gekommen.»

«Da bin ich gar nicht einmal so sicher», sagte ich. «Es ist erstaunlich, was Wiederkäuer alles im Magen mit sich herumtragen können. Einmal habe ich im Magen einer Kuh einen alten Fahrradreifen gefunden, als ich sie an etwas ganz anderem operierte. Der Fahrradreifen schien ihr nicht im geringsten lästig zu sein.»

«Erstaunlich.» Mr. Kirby rieb sich das Kinn. «Aber ich weiß nicht, warum ich Sie hier in der Kälte herumstehen lasse. Kommen Sie herein und probieren Sie ein Stück von unserem Weihnachtskuchen.»

In dem kleinen Wohnzimmer mußte ich mich auf den besten Stuhl neben dem Kamin setzen, in dem ein knisterndes Feuer brannte.

«Bring ein Stück Kuchen für Mr. Herriot, Mutter», rief der Bauer, während er in der Vorratskammer herumkramte. Er kehrte mit einer Flasche Whisky zurück, und gleichzeitig schleppte seine Frau eilig eine mit einem dicken Zuckerguß überzogene Torte herbei, die mit farbigem Glitzerschmuck, kleinen Schlitten und Rentieren verziert war.

Mr. Kirby öffnete den Schraubverschluß. «Weiß du, Mutter, wir können von Glück sagen, daß wir einen Tierarzt haben, der am Weihnachtstag herkommt und uns hilft.»

«Ja, das ist wahr.» Die alte Frau schnitt ein großes Stück von der Torte ab und legte es auf einen Teller, auf dem bereits eine riesige Ecke Wensleydale-Käse lag.

Unterdessen schenkte ihr Mann mir Whisky ein. Das Glas in der Hand, den Kuchen auf den Knien, blickte ich zu Mr. Kirby und seiner Frau hinüber, die auf geraden Küchenstühlen saßen und mich mit stillem Wohlwollen beobachteten. Die zwei Gesichter hatten etwas gemein – eine eigene Art von Schönheit. Gesichter wie diese findet man nur auf dem Land: tief gefurcht und vom Wetter gegerbt, klaräugig und von einer heiteren Ruhe erhellt.

Ich hob das Glas. «Fröhliche Weihnachten.»

Das alte Paar nickte und erwiderte lächelnd: «Das gleiche für Sie, Mr. Herriot. Und nochmals vielen Dank», fügte Mr. Kirby hinzu.

Ich nahm einen Bissen von dem Kuchen und ließ ihm eine Scheibe Käse folgen. In der ersten Zeit war ich entsetzt gewesen über diese in meinen Augen unmögliche Zusammenstellung, aber langsam hatte ich mich eines Besseren belehren lassen und entdeckt, daß Kuchen und weicher Käse, wenn man sie zusammen verzehrt, eine köstliche Mischung ergeben; und ich hatte auch erkannt, daß es nichts Besseres gibt, als beides mit einem Schluck unverdünnten Whiskys hinunterzuspülen.

«Ich hoffe, das Radio stört Sie nicht, Mr. Herriot?» fragte Mrs. Kirby. «Wir machen es am Weihnachtsmorgen immer an, weil wir so gern die alten Lieder hören, aber wenn Sie möchten, stell ich es ab.»

«Nein, nein, bitte lassen Sie es an, es klingt wunderschön.» Ich blickte auf das alte Rundfunkgerät, an dem das Furnier abblätterte und sich unter der reich verzierten Laubsägearbeit fadenscheiniger Stoff spannte; es mußte ein uraltes Modell sein, und es klang blechern, aber der Gesang des Kirchenchors war nichtsdestoweniger wohlklingend und rührend ... *Adeste Fidelis* durchflutete den kleinen Raum, mischte sich mit dem Knistern der Flammen und den leisen Stimmen der beiden Alten.

Der Chor begann mit einem neuen Lied. Ich trank mein Glas aus und winkte nur schwach ab, als der Bauer erneut nach der Flasche griff. Durch das kleine Fenster sah ich die leuchtenden Beeren einer Stechpalme, die aus der Schneedecke hervorragten.

Es war wirklich ein Jammer, hier fort zu müssen, und mit einem Gefühl aufrichtigen Bedauerns leerte ich das zweite Glas und löffelte die Kuchenkrümel vom Teller.

Mr. Kirby ging mit mir hinaus; am Tor blieb er stehen und streckte die Hand aus. «Vielen Dank. Und alles Gute.»

Einen Augenblick ruhte die rauhe, verarbeitete Hand in der meinen, dann setzte ich mich in den Wagen und ließ den Motor an. Ich sah auf die Uhr: Es war halb zehn, und die ersten frühen Strahlen der Sonne fielen aus einem blaßblauen Himmel herab auf die Erde.

Hinter dem Dorf stieg die Straße steil an und beschrieb dann einen weiten Bogen um das Tal. Dies war die Stelle, wo man plötzlich die ganze große Ebene von York vor sich hatte, die sich bis weit in die Ferne erstreckte. Ich hielt hier immer einen Augenblick an, und jedesmal gab es etwas Neues zu entdecken, doch heute hoben sich die Felder, die Gehöfte und Wälder mit einer nie dagewesenen Deutlichkeit ab. Vielleicht lag es daran, daß heute Feiertag war und keine Fabrikschornsteine rauchten, keine Lastwagen Rauchfahnen hinter sich ließen. In der klaren, kalten Luft wirkte alles zum Greifen nahe, und ich hatte das Gefühl, ich brauchte nur die Hand auszustrecken, dann könnte ich die vertrauten Wahrzeichen berühren.

Ich drehte mich um. Nun hatte ich die weißen Buckel und Mulden der Fells vor mir, dicht an dicht erhoben sie sich in der blauen Ferne: Jede Erdspalte war deutlich zu erkennen, und dort, wo die Sonne hintraf, glitzerten die höchsten Gipfel golden. Ich konnte das Dorf sehen und das Haus, in dem die Kirbys wohnten. Dort hatte ich Weihnachten und Frieden und Herzensgüte gefunden.

Bauern? Sie waren das Salz der Erde.

Kapitel 13

Lange ehe unsere Wege sich kreuzten, erregte Marmaduke Skelton mein Interesse. Das hatte zum einen damit zu tun, daß der Gedanke, ein Mensch könne wahrhaftig Marmaduke heißen, mir einfach nicht in den Kopf wollte, zum anderen mit der Tatsache, daß er ein besonders prominentes Mitglied der ehrenwerten Zunft nichtapprobierter Tierärzte war.

Vor dem Veterinärgesetz von 1948 konnte sich praktisch jeder mit der Behandlung von Krankheiten bei Tieren befassen. Studenten konnten, wie schon erwähnt, während ihres Praktikums ganz offiziell den Tierarztberuf ausüben, und es gab Laien, die es als eine Nebenbeschäftigung ansahen, kranke Tiere zu behandeln, während andere, die sogenannten Quacksalber, es hauptberuflich taten.

Die Geringschätzung, die sich in dieser Bezeichnung ausdrückte, war häufig ungerecht, denn abgesehen von einigen wenigen, die eine echte Gefahr für die Tierwelt darstellten, gab es andere, die gewissenhaft und tüchtig waren und nach Verabschiedung des Gesetzes in die tierärztliche Berufsgemeinschaft aufgenommen wurden.

Ich lebte inzwischen lange genug hier in der Gegend und hatte einiges über ihre Bewohner erfahren. Ich wußte, daß Mr. und Mrs. Skelton in Scarburn, als sie zu Anfang des Jahrhunderts eine Familie gründeten, offenbar fest davon überzeugt waren, daß ihre Sprößlinge für große Dinge bestimmt seien: Sie nannten ihre vier Söhne Marmaduke, Sebastian, Cornelius und – so unglaublich es klingen mag – Alonzo. Die beiden mittleren Brüder waren Lastwagenfahrer bei der Milchgenossenschaft, und Alonzo hatte es zu einem kleinen Bauernhof gebracht; ich weiß noch genau, wie erstaunt ich war, als er mir eines Tages seinen Vornamen nannte. Im groben Yorkshire-Dialekt klang der exotische Name so widersinnig, daß ich glaubte, er wolle mich zum Narren halten; ich war schon im Begriff, eine scherzhafte Bemerkung zu machen, aber irgend etwas in seinem Blick veranlaßte mich, die Sache auf sich beruhen zu lassen.

Marmaduke, oder Duke, wie er fast immer genannt wurde, war die schillerndste Persönlichkeit der Familie. Ich hatte von den Bauern eine Menge über ihn gehört; in ihren Augen war er «eine wirklich gute Hilfe» beim Kalben, Fohlen oder Lammen und «so gut wie jeder Tierdoktor» in der Diagnose und Behandlung von Tierkrankheiten. Außerdem verstand er sich aufs Kastrieren und Kupieren und beherrschte das Schlachten von Schweinen. Er verdiente gut mit seiner Arbeit, und Ewan Ross und er ergänzten einander ideal, denn dieser Kollege von mir in Scarburn arbeitete nur, wenn ihm danach zumute war, und nahm sich nicht die Mühe, einen Besuch zu machen, sofern er keine Lust dazu verspürte. So sehr die Bauern Ewan schätzten – und in vielen Fällen sogar verehrten –, sie waren oft gezwungen, sich mit Dukes Diensten zufriedenzugeben. Ewan war Mitte Fünfzig und der ständig zunehmenden Flut von Tests nicht gewachsen, die über seine Praxis hereinbrach. Ich half ihm manchmal aus und kam daher öfters mit ihm und seiner Frau Ginny zusammen.

Hätte Duke sich darauf beschränkt, seine Patienten zu behandeln, so hätte Ewan wohl kaum einen Gedanken an ihn verschwendet; aber Skelton hatte die Angewohnheit, über den alten schottischen Tierarzt zu spötteln, der, wie er erklärte, noch nie viel getaugt habe und mit dem es inzwischen endgültig vorbei sei. Möglich, daß solche Behauptungen keinen tieferen Eindruck auf Ewan machten, aber sobald der Name seines Rivalen erwähnt wurde, strafften sich seine Lippen, und die blauen Augen nahmen einen grübelnden Ausdruck an.

Es war nicht leicht, Duke zu mögen. Die Leute erzählten sich von seinen wüsten Raufereien und wie er Frau und Kinder mißhandele, wenn er angetrunken nach Hause kam. Auch sein Äußeres erschien mir wenig anziehend: ein schwarzer ungeschlachter Kerl mit zottiger Mähne und finsterem, unruhig schweifendem Blick. In der Art, wie er das hellrote Tuch um den Hals gebunden trug, lag ein Anflug von Angeberei.

Doch an diesem Nachmittag, da ich bequem in einem Sessel neben Ross' Kamin saß, beschäftigten sich meine Gedanken nicht im mindesten mit Duke Skelton, genaugenommen dachte ich überhaupt an nichts Besonderes. Ich hatte gerade zu Mittag gegessen: ein Gericht mit dem anspruchslosen Namen Fischpastete, das es aber in sich hatte. Durch den Zusatz von Kartoffeln, Tomaten, Eiern, Makkaroni und anderen Dingen, die nur Ginny kannte, wurde aus dem anspruchslosen Schellfisch eine delikate Mahlzeit, die mit einem köstlichen Apfelkuchen ihren krönenden Abschluß fand.

Schläfrig dachte ich über dieses und jenes nach: daß das Haus und seine Bewohner eine unwiderstehliche Anziehungskraft auf mich ausübten; daß, wenn ich noch länger hier sitzen blieb, Siegfried vermutlich doppelte Arbeit leisten müßte, als das Telefon klingelte.

Wie die meisten Tierärzte bin ich auf die Glocke gedrillt und fuhr zusammen, aber Ewan rührte sich nicht. Seelenruhig trank er seinen Kaffee, während Ginny den Hörer abnahm, und hörte sich gleichgültig an, was seine Frau ihm zuflüsterte: «Es ist Tommy Thwaite. Eine Kuh hat einen Gebärmuttervorfall.»

Diese schreckliche Mitteilung hätte mich aufspringen und erregt im Zimmer umherlaufen lassen, aber Ewan nahm einen großen Schluck von seinem Kaffee, ehe er antwortete.

«Vielen Dank, Liebes. Bitte sag ihm, ich komme nachher rüber und seh sie mir an.»

Ewan machte einen völlig uninteressierten Eindruck. Er lehnte sich in seinem Sessel zurück und nahm wieder gemächlich die Tasse zur Hand. Dann schloß er die Augen, und ich glaubte schon, er sei im Begriff, ein Verdauungsschläfchen zu halten. Aber es war offensichtlich nur eine Geste der Resignation wegen der vereitelten Mittagsruhe, denn gleich darauf reckte er sich und stand auf.

«Wollen Sie mitkommen, Jim?» fragte er mit seiner sanften Stimme.

Nach kurzem Zögern beschloß ich, Siegfried schnöde im Stich zu lassen, nickte eifrig und folgte Ewan in die Küche.

Er setzte sich, zog ein Paar dicke, wollene Socken über, die Ginny am Herd gewärmt hatte, dann zog er seine Stulpenstiefel, einen kurzen Mantel und gelbe Handschuhe an und setzte sich zum Schluß noch eine karierte Mütze auf den Kopf. Als er vor mir durch den tiefen Schnee stapfte, sah er außerordentlich forsch und jugendlich aus.

Mir fiel auf, daß er nicht in seine Medikamentenkammer gegangen war, und ich fragte mich, was für Instrumente er wohl benutzen werde; doch gleich darauf fielen mir Siegfrieds Worte ein: «Ewan hat seine eigene Methode, die Dinge anzupacken.»

Als wir aus dem Wagen stiegen, kam uns Mr. Thwaite über den Hof entgegen. Er war verständlicherweise leicht aufgeregt, aber dieses nervöse Händereiben, dieses verlegene Kichern, mit dem er zusah, wie mein Kollege den Kofferraum öffnete, paßte nicht recht.

«Mr. Ross», platzte er schließlich heraus, «ich muß Ihnen was sagen.» Er schwieg einen Augenblick. «Duke Skelton ist drin bei meiner Kuh.»

Ewan verzog keine Miene. «Gut. Dann brauchen Sie mich ja nicht.» Er schloß den Kofferraum, öffnete die Wagentür und stieg wieder ein.

«Nein, nein, ich hab doch nicht gemeint, daß Sie wieder gehen sollen!» Mr. Thwaite lief um den Wagen herum und klopfte ans Fenster. «Duke war nur zufällig im Dorf und bot mir seine Hilfe an.»

«In Ordnung», sagte Ewan, während er das Fenster herunterdrehte. «Ich habe nichts dagegen einzuwenden. Er wird seine Sache bestimmt gut machen.»

Der Bauer machte ein verzweifeltes Gesicht. «Aber Sie verstehen nicht. Er ist jetzt schon beinahe anderthalb Stunden bei der Kuh und noch kein bißchen weitergekommen. Ich möchte, daß Sie die Sache übernehmen, Mr. Ross.»

«Nein, bedaure.» Ewan sah ihn ruhig an. «Ich kann mich da unmöglich einmischen. Sie wissen, daß das nicht geht, Tommy. Er hat mit der Arbeit angefangen – ich muß sie ihn zu Ende führen lassen.» Er ließ den Motor an.

«Nein, nein, das können Sie nicht!» rief Mr. Thwaite und hämmerte mit der Faust aufs Wagendach. «Duke ist am Ende, sag ich Ihnen. Wenn Sie jetzt wegfahren, verlier ich eine meiner besten Kühe. Sie müssen mir helfen, Mr. Ross!» Er schien den Tränen nahe.

Mein Kollege sah ihn nachdenklich an, während der Motor surrte. Dann beugte er sich vor und stellte ihn ab. «Gut, ich machen Ihnen einen Vorschlag – ich gehe rein und warte ab, was er sagt. Wenn er will, daß ich ihm helfe, werde ich es tun.»

Ich folgte ihm in den Stall, und als wir in der Tür stehenblieben, blickte Duke Skelton von seiner Arbeit auf. Eine Hand auf das Hinterteil der Kuh gestützt, stand er mit gesenktem Kopf und offenem Mund schwer atmend da. Sein Oberkörper war blutverschmiert, der riesige Uterus baumelte vor dem Scheideneingang. Er sah aus wie ein Wesen aus dem Urwald, als er uns unter den zottigen Brauen hervor anstarrte.

«Nun, Mr. Skelton», fragte Ewan in beiläufigem Ton, «wie kommen Sie voran?»

Duke warf ihm einen zornigen Blick zu. «Ich komm sehr gut zurecht.» Mit dröhnender Stimme kamen die Worte aus seiner Brust.

Mr. Thwaite trat auf ihn zu und bat in schmeichlerischem Ton: «Seien Sie vernünftig, Duke, Sie haben Ihr möglichstes getan, aber ich glaube, nun sollten Sie sich von Mr. Ross helfen lassen.»

«Nein, das tu ich nicht.» Duke schob energisch das Kinn vor. «Von IHM schon gar nicht.» Er bückte sich, schob die Arme unter den Uterus und machte sich abermals entschlossen an die Arbeit.

Mr. Thwaite wandte sich uns mit einem Ausdruck der Verzweiflung zu und wollte wieder zu lamentieren beginnen, aber Ewan brachte ihn mit einer Handbewegung zum Schweigen, zog sich einen Melkschemel herbei und setzte sich. Gemächlich holte er seinen kleinen Tabaksbeutel hervor und drehte sich eine Zigarette; während er das Papier anfeuchtete, den Tabak zwischen den Fingern rollte und dann die Zigarette anzündete, blickte er mit ausdruckslosen Augen auf die schwitzende, schwer arbeitende Gestalt vor ihm.

Duke hatte die Gebärmutter etwa zur Hälfte reponiert. Keuchend, mit gespreizten Beinen hatte er die geschwollene Masse Zoll für Zoll in die Vulva geschoben, nur ein letzter Stoß noch, und er hatte es geschafft; als er eine kurze Atempause machte und mit gestrafften Schultern dastand, wurde seine Muskelkraft eindrucksvoll demonstriert. Aber er war nicht so stark wie die Kuh. Kein Mensch ist so stark wie eine Kuh, und diese war groß und kräftig, mit einem Rücken wie eine Tischplatte und dicken Fettpolstern um die Schwanzwurzel.

Ich war selbst schon öfters in dieser Lage gewesen und wußte, was als nächstes kommen würde. Ich brauchte nicht lange zu warten. Duke holte tief Luft und ging zum letzten Angriff über: Er hievte verzweifelt, preßte mit Armen und Oberkörper und schob. Ein paar Sekunden lang hatte es den Anschein, als werde er siegen. Doch dann fing die Kuh plötzlich ohne ersichtlichen Grund an zu pressen, und alles quoll wieder heraus.

Als Duke sich daraufhin mutlos an ihr Becken lehnte, empfand ich Mitleid mit ihm. Er war mir nicht sympathisch, aber er tat mir leid. Genausogut hätte ich an seiner Stelle sein, hätten meine

Jacke und mein Hemd an dem Nagel hängen können. Doch was er versuchte, konnte niemandem gelingen. Entweder mußte man mit einer Epiduralanästhesie das Pressen verhindern und so den Uterus reponieren, oder man mußte das Tier mit einem Flaschenzug an einen Deckenbalken hängen; aber man konnte nicht einfach dastehen und es aus dem Nichts heraus machen, wie dieser Bursche es versuchte.

Ich war überrascht, daß Duke dies bei all seiner Erfahrung noch nicht gelernt hatte, denn er machte Anstalten, es noch einmal zu probieren. Diesmal brachte er den Uterus sogar noch ein gutes Stück tiefer hinein, ehe die Kuh ihn wieder ausstieß. Das Tier schien das Ganze als eine Art Spiel zu betrachten, denn es lag etwas Vorsätzliches in der Art, wie es sein Opfer an der Nase herumführte und genau den richtigen Augenblick abpaßte, um alle seine Bemühungen wieder zunichte zu machen. Zudem erweckte die Kuh den Eindruck, als ob die ganze Sache sie einigermaßen langweile, und war weniger aufgeregt als wir alle, vielleicht mit Ausnahme von Ewan.

Duke versuchte es von neuem. Als er sich erschöpft vornüberneigte und das blutige Organ aufhob, fragte ich mich, wie oft er das wohl schon getan haben mochte, seit er vor fast zwei Stunden hier eingetroffen war. Er hatte Mumm, das war nicht zu leugnen. Aber das Ende war nah. In seinen Bewegungen lag eine so verzweifelte Energie, als ob er selber wüßte, daß dies seine letzte Chance war, und als er sich abermals seinem Ziel näherte, wurde sein Brummen zu einem gequälten Wimmern, einem fast weinerlichen Ton, als ob er die widerspenstige Masse anflehe, doch endlich im Innern der Kuh zu verschwinden und dort für ewig verschwunden zu bleiben.

Und als das Unvermeidliche geschah und der arme Kerl zitternd und keuchend erneut seine Hoffnungen vereitelt sah, hatte ich das Gefühl, irgend jemand müsse eingreifen.

Mr. Thwaite tat es. «Sie haben genug geschuftet, Duke», sagte er. «Kommen Sie mit ins Haus und waschen Sie sich. Meine Frau macht Ihnen was zu essen. Inzwischen kümmert sich Mr. Ross hier um die Sache.»

Mit schlaff herabhängenden Armen starrte Duke den Bauern sekundenlang schwer atmend an, dann drehte er sich jäh um und riß seine Sachen vom Haken.

«Gut», sagte er und ging langsam zur Tür. Er blieb vor Ewan stehen, sah ihn jedoch nicht an. «Aber ich will Ihnen was sagen, Mr. Thwaite. Wenn ich das Ding nicht zurückschieben kann, kann der alte Kerl es erst recht nicht.»

Ewan zog an seiner Zigarette und blickte gelassen zu ihm auf. Er folgte ihm nicht mit den Augen, als Duke den Stall verließ, sondern lehnte sich zurück, stieß eine kleine Rauchwolke aus und sah zu, wie sie aufstieg und im Dunkel der Dachbalken verschwand.

Kurz darauf kam Mr. Thwaite zurück. «Tut mir leid, daß Sie warten mußten, Mr. Ross», sagte er ein wenig atemlos. «Aber jetzt können wir anfangen. Sie wollen sicher frisches heißes Wasser haben? Brauchen Sie sonst noch was?»

Ewan ließ die Zigarette fallen und trat sie mit dem Absatz aus. «Ja, Sie können mir ein Pfund Zucker bringen.»

«Was?»

«Ein Pfund Zucker.»

«Ein Pfund . . . gut, gut . . . ich hol's sofort.»

Wenige Minuten darauf kehrte der Bauer mit einer ungeöffneten Tüte zurück. Ewan riß sie auf, ging zur Kuh hinüber und streute den Zucker auf den Uterus. Dann wandte er sich wieder an Mr. Thwaite.

«Ich brauche auch noch einen Schweineschemel. Sie haben doch sicher einen?»

«Aber ja, gewiß doch. Aber was zum Teufel . . .?»

Ewan sah ihn sanftmütig an. «Dann bringen Sie ihn mir. Es ist Zeit, daß wir die Sache hier zu Ende bringen.»

Als der Bauer den Stall verlassen hatte, trat ich auf meinen Kollegen zu. «Was hat das zu bedeuten, Ewan? Wozu um alles in der Welt der Zucker?»

«Oh, er zieht die Flüssigkeit heraus. Solange die Gebärmutter derart geschwollen ist, ist nichts zu wollen.»

«Tatsächlich?» Ich blickte ungläubig auf das aufgetriebene Organ. «Und Sie geben ihr keine Epiduralanästhesie ... kein Pituitrin ... und keine Kalziumspritze?»

«Ach wo», erwiderte Ewan lächelnd. «Das mach ich alles nicht.»

Ich hatte keine Gelegenheit, ihn zu fragen, wozu er den Schweineschemel haben wollte, denn in diesem Augenblick kehrte Mr. Thwaite, einen unter den Arm geklemmt, zurück.

Fast auf jedem Bauernhof hatte man damals solche Gestelle, eine Art langer, niedriger Tisch mit vier kurzen Beinen und einer nach innen gewölbten Platte, auf die beim Schlachten die Speckseiten gelegt wurden. Ewan griff nach dem Schemel und schob ihn behutsam knapp vor dem Euter unter den Leib der Kuh. Ich sah ihm verblüfft zu, denn ich konnte mir nicht erklären, was er damit bezweckte.

Dann ging er gemächlich zu seinem Wagen hinaus und kehrte mit einem Seil und zwei in braunes Papier eingewickelten Paketen zurück. Als er das Seil über die Trennwand des Verschlags legte, seine Gummischürze anzog und die Pakete auswickelte, wurde mir klar, daß ich wieder einmal etwas von dem zu sehen bekommen würde, was Siegfried «Ewans eigene Methoden» nannte.

Aus dem ersten Paket brachte er etwas zum Vorschein, was wie ein Biertablett aussah. Nein, dachte ich, das kann nicht sein, doch er drückte mir das Ding in die Hand – «Hier, halten Sie das einen Augenblick, Jim» –, und ich las die verschnörkelte goldene Aufschrift ‹John Smith's Magnet Pale Ale›. Es war tatsächlich ein Biertablett.

Er machte das zweite Paket auf, und ich traute meinen Augen nicht, als er eine leere Whiskyflasche herausholte und sie auf das Tablett stellte. Ich kam mir langsam wie der Gehilfe eines Zauberkünstlers vor und wäre nicht im geringsten überrascht gewesen, wenn mein Kollege als nächstes ein Kaninchen hervorgezogen hätte.

Aber er füllte bloß die Whiskyflasche mit dem sauberen, heißen Wasser aus dem Eimer.

Dann band er das Seil um die Hörner der Kuh, schlang es zweimal um seinen Körper, lehnte sich zurück und zog. Ohne Widerspruch sank das große Tier langsam auf den Schweineschemel und blieb, das Hinterteil hoch in der Luft, hilflos liegen.

«So, jetzt können wir anfangen», murmelte Ewan, und als ich meine Jacke abwarf und an meinem Schlips zu zerren begann, sah er mich überrascht an.

«He, was machen Sie da?»

«Nun, ich will Ihnen doch selbstverständlich helfen.»

Seine Mundwinkel zuckten. «Das ist sehr freundlich von Ihnen, Jim, aber dazu brauchen Sie sich nicht auszuziehen. Die Sache dauert nicht länger als eine Minute. Sie und Mr. Thwaite brauchen mir nur das Tablett zu halten.»

Er hob den Uterus, der mir tatsächlich merklich eingeschrumpft zu sein schien, vorsichtig auf das Biertablett, das der Bauer und ich jeder an einem Ende hielten.

Dann schob er das Organ zurück.

Er brauchte wahrhaftig nur etwa eine Minute. Ohne Anstrengung, ohne in Schweiß auszubrechen oder irgendeinen sichtbaren Druck auszuüben, beförderte er die schwere Masse wieder an ihren Platz, während die Kuh, außerstande, zu pressen oder sich sonst irgendwie zur Wehr zu setzen, lediglich mit gekränkter Miene dalag. Dann nahm er die Whiskyflasche, führte sie behutsam in die Vagina ein und schob sie bis auf Armeslänge in den Leib des Tieres, wobei er kräftig die Schulter bewegte.

«Was machen Sie jetzt?» flüsterte ich ihm erregt ins Ohr.

«Ich drehe die Gebärmutter in die ursprüngliche Lage und gieße warmes Wasser nach, um sicher zu sein, daß sie sich vollkommen zurückbildet.»

«Ah, ich verstehe.» Ich sah zu, wie er die Flasche herauszog, seine Gummischürze auszog und sich im Eimer Arme und Hände wusch.

«Machen Sie keinen Scheidenverschluß?» fragte ich verblüfft.

Ewan schüttelte den Kopf. «Nein, Jim. Wenn die Gebärmutter richtig reponiert ist, kommt sie nie wieder heraus.»

Er war noch dabei, sich die Hände abzutrocknen, da öffnete sich die Stalltür, und Duke Skelton kam herein. Er war gewaschen und angezogen und hatte wieder sein rotes Tuch um den Hals geknüpft. Mit grimmigen Blicken starrte er auf die Kuh, die von Schweineschemel und Seilen befreit, gelassen dastand und nicht anders aussah als die anderen Kühe im Stall. Seine Lippen bewegten sich ein paarmal, ehe er seine Stimme wiederfand.

«Natürlich, für manche Leute ist das ein Kinderspiel», brummte er. «Machen einfach eine von ihren phantastischen Injektionen und greifen zu ihren Instrumenten! Auf die Art ist's verdammt leicht!» Er drehte sich abrupt um und war verschwunden.

Während ich seine schweren Stiefel über den Hof stampfen hörte, überlegte ich mir, wie unangemessen seine Worte waren. Was war weniger phantastisch als ein Schweineschemel, ein Pfund Zucker, eine Whiskyflasche und ein Biertablett?

Kapitel 14

«Katzen sind mein ein und alles.»

Mit diesen Worten begrüßte mich Mrs. Bond, als ich das erste Mal zu ihr kam. Dabei schob sie energisch das Kinn vor und ergriff meine Hand mit festem Druck. Sie war eine Frau mittleren Alters, mit einem scharf geschnittenen, ausdrucksvollen Gesicht und von imponierender Gestalt. Da ich ihr auf keinen Fall zu widersprechen gedachte, nickte ich nur ernst und verständnisvoll und ließ mich von ihr ins Haus führen.

Ich sah sofort, was sie meinte. Die große Wohnküche war über und über von Katzen bevölkert: sie lagen auf Sofas und Stühlen, wälzten sich auf dem Boden, hockten reihenweise auf den Fensterbrettern und kauerten in allen Winkeln und Ecken. Und mitten in diesem Tohuwabohu saß der kleine Mr. Bond, bleich und glatzköpfig, in Hemdsärmeln und las die Zeitung – ein Anblick, der mir mit der Zeit sehr vertraut werden sollte.

Ich hatte natürlich schon von den Bonds gehört. Sie stammten aus London und hatten sich aus irgendeinem unerklärlichen Grund North Yorkshire als Ruhesitz gewählt. Sie lebten still für sich mit ihren Katzen in einem alten Haus, das sie gekauft hatten, an der Peripherie von Darrowby. Anscheinend hatten sie ein bißchen Geld. Man hatte mir erzählt, daß Mrs. Bond es sich zur Gewohnheit gemacht habe, streunende Tiere aufzunehmen, sie zu füttern und ihnen ein Zuhause zu bieten, falls die Tiere darauf Wert legten. Diese Eigenschaft hatte mich von vornherein sehr für sie eingenommen, denn nach meiner Erfahrung wurden Katzen als eine Art Freiwild betrachtet. Die Leute behandelten sie grausam, schossen auf sie, warfen mit Steinen und allem möglichen nach ihnen, gaben ihnen nichts zu essen und hetzten rein aus Spaß ihre Hunde auf sie. Es war wohltuend, jemandem zu begegnen, der sich ihrer annahm.

Mein Patient bei diesem ersten Besuch war ein junger Kater, ein kleines schwarz-weißes Knäuel, der verschreckt in einer Ecke kauerte.

«Er gehört zu den Außenkatzen», erklärte Mrs. Bond mit dröhnender Stimme.

«Außenkatzen?»

«Ja. Alle, die Sie sonst hier sehen, gehören zu den Innenkatzen. Die anderen sind die wirklich wilden – weigern sich einfach, das Haus zu betreten. Ich füttere sie natürlich, aber sie kommen nur rein, wenn sie krank sind.»

«Ich verstehe.»

«Ich mache mir Sorgen um die Augen von diesem kleinen Kater – es sieht aus, als ob eine Haut darüber wächst, und ich hoffe, Sie können was für ihn tun. Er heißt übrigens Alfred.»

«Alfred? Ach ja, natürlich.» Ich ging behutsam auf das halb ausgewachsene Tier zu. Sofort zeigte es die Krallen und empfing mich mit einem wütenden Fauchen, doch es war in seiner Ecke gefangen und konnte nicht davonlaufen.

Es würde nicht leicht sein, den Kater zu untersuchen. Ich wandte mich an Mrs. Bond. «Kann ich bitte eine Decke haben? Oder auch nur ein altes Bügeltuch, das genügt. Ich muß ihn einwickeln.»

«Einwickeln?» Mrs. Bond machte ein bedenkliches Gesicht, als sie im Nebenzimmer verschwand und kurz darauf mit einem zerfetzten Baumwollaken zurückkehrte.

Ich räumte den Tisch ab, auf dem unzählige Katzenschüsseln, Katzenbücher und Fläschchen mit Katzenmedizin standen, und breitete das Laken aus; dann näherte ich mich wieder meinem Patienten. In einer Situation wie dieser muß man sich Zeit lassen, und nach etwa fünf Minuten war es mir durch sanftes Zureden gelungen, daß ich seinen Kopf mit der Hand streicheln konnte. Dann packte ich ihn rasch am Genick, trug den wie wild protestierenden und strampelnden Alfred zum Tisch hinüber, legte ihn, die Hand noch immer fest am Genick, auf das Laken und begann mit der Prozedur des Einwickelns.

Es handelte sich dabei um ein Verfahren, das man häufig bei ungebärdigen Katzen anwenden muß, und ich verstehe mich, wenn ich das von mir selbst behaupten darf, recht gut darauf. Man muß das Tier ordentlich fest in die Decke einrollen und dabei lediglich den für die Untersuchung oder Behandlung notwendigen Körperteil freilassen: eine verletzte Pfote, den Schwanz und so weiter. In diesem Fall mußte es der Kopf sein. Ich glaube, als Mrs. Bond mich das Tier rasch einwickeln sah, bis nur noch der kleine schwarz-weiße Kopf aus der unbeweglichen Stoffhülle hervorschaute, faßte sie jenes blinde Vertrauen zu mir, das sie mir von da an entgegenbrachte. Alfred und ich standen uns jetzt sozusagen Auge in Auge gegenüber, und er konnte nichts dagegen tun.

Ich bin wie gesagt ziemlich stolz auf diese kleine Fingerfertigkeit und weiß, daß Kollegen, auch wenn sie mir sonst nicht allzuviel zutrauen, noch heute anerkennend sagen: «Eines kann der alte Herriot wie kein zweiter – eine Katze einwickeln!»

Wie sich herausstellte, wuchs keine Haut über Alfreds Augen. Das geschah niemals.

«Er hat eine Lähmung des dritten Augenlids, Mrs. Bond, jener Membrane, die das Auge der Tiere schützt. Bei Alfred hat das Lid sich nicht wieder geöffnet – das Tier ist vermutlich in zu schlechtem körperlichen Zustand. Ich werde ihm eine Vitaminspritze geben und lasse Ihnen ein Pulver da, das Sie ihm unters Futter mischen. Falls es Ihnen gelingt, den Kater ein paar Tage im Haus zu behalten, ist er in ein, zwei Wochen sicher wieder in Ordnung.»

Die Spritze war kein Problem, denn Alfred, so wütend er auch war, konnte sich in seinem Laken nicht rühren, und damit war mein erster Besuch bei den Bonds beendet.

Der erste von vielen, vielen. Mrs. Bond und ich standen von Anfang an in freundschaftlichen Beziehungen zueinander, denn ich war jederzeit bereit, Zeit für ihre diversen Schützlinge aufzuwenden: Wenn es galt, eine Außenkatze einzufangen, kroch ich hinter dem Haus auf dem Bauch unter Holzstöße, überredete das Tier mit sanften Worten, vom Baum herunterzukommen, oder verfolgte sie endlos durch den verwilderten Garten. Doch diese Mühe lohnte sich in vielerlei Hinsicht.

Da war zum Beispiel die Mannigfaltigkeit der Namen, mit denen Mrs. Bond ihre Katzen benannte: Getreu ihrer Londoner Herkunft gab sie vielen Katzen die Namen großer Fußballstars der damaligen Zeit. Es gab einen Eddie Hapgood, einen Cliff Bastin, einen Ted Drake, doch was Alex James anging, unterlag sie einem Irrtum, denn er bekam mit schöner Regelmäßigkeit dreimal im Jahr Junge.

Mrs. Bond hatte auch ihre eigene Art, die Tiere ins Haus zu

locken. An einem stillen Sommerabend beobachtete ich sie dabei zum erstenmal. Die beiden Katzen, die ich untersuchen sollte, waren irgendwo draußen im Garten, und ich ging mit ihr zur Hintertür, wo sie stehenblieb und, die Hände über der Brust gefaltet, die Augen geschlossen, mit einschmeichelnder Altstimme zu rufen begann.

«Bates, Bates, Bates, Ba-hates.» Abgesehen von einem reizenden kleinen Triller bei «Ba-hates» sang sie die Worte in feierlichem, gleichbleibendem Ton heraus. Dann hob sie wie eine Primadonna in der Oper ein zweitesmal ihren gewaltigen Brustkasten, und wieder drang es gefühlvoll aus ihrer Kehle:

«Bates, Bates, Bates, Ba-hates.»

Auf jeden Fall hatte es die gewünschte Wirkung, denn der Kater mit Namen Bates kam im Trab hinter einem Lorbeerbusch hervor. Jetzt mußte noch der andere Patient herbeigerufen werden, und ich wartete gespannt.

Mrs. Bond nahm abermals die gleiche Haltung ein, holte tief Luft, schloß die Augen, verzog das Gesicht zu einem leisen Lächeln und fing wieder an:

«Siebenmal-drei, Siebenmal-drei, Siebenmal-drei-hei.» Es war auf die gleiche Melodie wie Bates abgestimmt, mit dem gleichen wohlklingenden Steigen und Fallen am Ende. Aber diesmal war die Wirkung nicht so prompt; sie mußte den Namen ein ums andere Mal wiederholen, und die Töne, die in der stillen Abendluft nachhallten, klangen wie der Singsang eines Muezzins, der die Gläubigen zum Gebet ruft.

Schließlich hatte sie Erfolg, und eine fette Schildpattkatze schlich sich schuldbewußt ins Haus.

«Ach, entschuldigen Sie, Mrs. Bond», sagte ich in beiläufigem Ton, «ich habe den Namen dieser letzten Katze nicht ganz verstanden.»

«Oh, Sie meinen Siebenmal-drei?» Mrs. Bond lächelte liebevoll. «Das ist ein ganz besonders liebes Tier. Hat siebenmal hintereinander drei Junge geworfen – so kam ich auf den Namen. Er ist doch sehr passend, finden Sie nicht auch?»

«Aber ja, das ist er. Ganz ausgezeichnet!»

Noch etwas anderes machte mir Mrs. Bond sympathisch: ihre Besorgnis um meine Sicherheit, ein keineswegs weitverbreiteter Zug unter Tierbesitzern. Sie kam mir an der Tür jedesmal mit einem Paar riesiger Stulpenhandschuhe entgegen, um meine Hände vor Kratzwunden zu schützen, und ich genoß das Gefühl, daß sich jemand um einen sorgte. Es wurde zu einem festen Bestandteil meines Lebens, durch den von zahllosen verstohlen umherschleichenden, wild um sich schauenden kleinen Geschöpfen – den sogenannten Außenkatzen – bevölkerten Garten zur Haustür zu gehen, dort feierlich die Handschuhe entgegenzunehmen und dann in die von starkem Katzengeruch erfüllte Küche einzutreten, wo der kleine Mr. Bond mit seiner Zeitung inmitten des Katzengerangels thronte. Ich habe nie herausfinden können, wie Mr. Bond zu Katzen stand – ja, wenn ich es mir recht überlege, sprach er kaum jemals ein Wort –, aber ich glaube, daß sie ihm ziemlich gleichgültig waren.

Die Stulpenhandschuhe waren eine große Hilfe und manchmal ein wahrer Segen. Wie zum Beispiel im Fall von Boris. Boris war ein riesiger, blauschwarzer Außenkater und mir in mehr als einer Beziehung ein Dorn im Auge. Ich war insgeheim der Überzeugung, daß er aus einem Zoo entlaufen war: Noch nie hatte ich eine Hauskatze mit solch kräftigen, geschmeidigen Muskeln, solch verhaltener Wildheit gesehen. Ich bin sicher, daß etwas von einem Puma in ihm steckte.

Es war ein schwarzer Tag für die Katzenkolonie, als er bei Mrs. Bond erschien. Ich liebe Tiere und habe eigentlich nie verstanden, wie man sie nicht mögen kann. Wenn wirklich einmal ein Tier uns angreift, dann aus Angst, meine ich, aber Boris war anders. Er war von Natur aus bösartig, und von dem Tag an, wo er auf der Bildfläche erschien, nahmen meine Besuche merklich zu, denn er hatte die Angewohnheit, regelmäßig auf seine Artgenossen loszugehen. Ständig mußte ich zerfetzte Ohren nähen oder Bißwunden verbinden.

Wir hatten schon bald Gelegenheit, unsere Kräfte aneinander

zu erproben. Mrs. Bond hatte mich gebeten, Boris eine Wurmmedizin zu geben, und ich hielt die kleine Tablette mit einer Pinzette bereit. Wie es mir gelang, ihn zu erwischen, weiß ich nicht mehr, jedenfalls beförderte ich ihn auf den Tisch und wandte eilig mein gewohntes Einwickelverfahren an. Ein paar Sekunden lang glaubte ich, ihn besiegt zu haben, während er mich mit funkelnden, haßerfüllten Augen aus seiner Umhüllung anstarrte. Aber als ich ihm die Pinzette mit der Pille ins Maul schob, biß er wütend darauf, und gleichzeitig fühlte ich, wie seine Krallen mit überraschender Kraft innen am Laken zu reißen begannen. In wenigen Augenblicken war alles vorüber. Eine lange Vorderpfote schnellte heraus und versetzte mir einen Hieb gegen das Handgelenk; ich ließ den Hals des Tieres los, und Boris schlug mit einer blitzartigen Bewegung die Zähne durch den Handschuh in meinen Daumenballen, dann schoß er davon. Die zerbrochene Wurmtablette in der blutenden Hand, stand ich wie betäubt da und starrte fassungslos auf die Fetzen, die einmal mein Wickellaken gewesen waren. Von da ab verabscheute Boris meinen bloßen Anblick, und das Gefühl war gegenseitig.

Aber dies war eine der wenigen Wolken an einem meist heiteren Himmel. Ich hatte auch weiterhin Freude an meinen Besuchen bei Mrs. Bond, und das Leben nahm einen friedlichen Lauf, abgesehen vielleicht von einigen Neckereien seitens meiner Kollegen, die nicht verstanden, daß ich so viel Zeit an einen Haufen Katzen verschwendete. Siegfried teilte ihre Meinung voll und ganz, denn er war prinzipiell dagegen, daß die Leute sich Haustiere hielten. Er hatte dafür einfach kein Verständnis und machte jedem, der es hören wollte, seinen Standpunkt klar. Dabei hatte er selbst fünf Hunde und zwei Katzen. Die Hunde fuhren ständig überall mit hin, und er duldete nicht, daß jemand anders als er sie und die Katzen fütterte. Abends, wenn er im Sessel am Kaminfeuer saß, lagen alle sieben Tiere zu seinen Füßen. Er ist auch heute noch ein leidenschaftlicher Gegner von Haustieren, obwohl ihn beim Fahren längst eine neue Generation von Hunden schwanzwedelnd begleitet und er Besitzer von mehreren

Katzen, einigen Aquarien und zwei Schlangen ist.

Tristan kam nur ein einziges Mal zu Mrs. Bond mit. Leicht verlegen ging ich vor ihm her durch den Garten. Mit ein Grund für meine gute Beziehung zu Mrs. Bond war mein liebevolles Interesse für ihre Schützlinge. Mochten sie auch noch so wild und wütend sein, ich zeigte stets nur Sanftmut, Geduld und Besorgnis; und ich brauchte nicht einmal zu schauspielern, denn es entsprach einfach meiner Natur. Aber jetzt war ich von der bangen Sorge erfüllt, ob Tristan mein Verhalten den Katzen gegenüber wohl gutheißen würde.

Mrs. Bond, die an der Haustür wartete, hatte die Situation sofort erfaßt und hielt zwei Paar Handschuhe bereit. Tristan ließ sich seine Überraschung nicht anmerken, sondern dankte ihr vielmehr mit seinem üblichen Charme. Doch als er die Küche betrat, den scharfen Geruch einatmete und das Gewimmel von Katzen sah, merkte man ihm sein Erstaunen doch an.

«Leider handelt es sich um Boris, Mr. Herriot», sagte Mrs. Bond. «Er hat einen Knochensplitter zwischen den Zähnen.»

«Boris!» Mir blieb vor Schreck die Luft weg. «Wie um alles in der Welt sollen wir ihn einfangen?»

«Schon erledigt!» erwiderte sie zufrieden. «Ich hab ihn mit ein paar Happen von seiner Lieblingsnahrung in diesen Katzenkorb gelockt.»

Tristan legte die Hand auf den großen, geflochtenen Korb auf dem Tisch. «Er ist hier drin, nicht wahr?» fragte er beiläufig. Er schob den Riegel zurück und öffnete den Deckel. Tristan und Boris sahen einander gespannt an, dann sprang ein geschmeidiger schwarzer Körper lautlos an ihm vorbei und war mit einem Satz oben auf dem Schrank.

«Mein Gott!» sagte Tristan. «Was war das?»

«Das war Boris», erwiderte ich, «und jetzt müssen wir sehen, wie wir ihn wieder einfangen.» Ich kletterte auf einen Stuhl, legte meine Hand vorsichtig auf die obere Schrankkante und rief mit leiser, weicher Stimme Boris' Namen.

Tristan schien die Sache zu lange zu dauern: Er sprang plötzlich hoch und packte Boris beim Schwanz, doch er konnte ihn nur einen Augenblick festhalten. Mühelos riß der große, schwere Kater sich los und sauste wie vom Teufel besessen durch die Küche, über Schränke und Kommoden hinweg, an Vorhängen hinauf und hinunter.

Tristan postierte sich an einem strategischen Punkt, und als Boris an ihm vorüberschoß, schlug er mit dem Handschuh nach ihm.

«Verfehlt!» rief er bekümmert. «Aber jetzt . . . da kommt er wieder . . . halt, du schwarzes Biest! Verdammt noch mal, er läßt sich nicht fangen!»

Vom Lärm herabfallender Teller, Töpfe und Pfannen und von Tristans Rufen und hastigen Bewegungen aufgeschreckt, rannten nun auch die zahmen kleinen Innenkatzen umher und warfen um, was Boris verfehlte. Der Aufruhr und das Getöse drangen sogar bis zu Mr. Bond durch, denn er hob einen Augenblick den Kopf und blickte leicht überrascht auf, ehe er sich wieder seiner Zeitung zuwandte.

Tristan, von Jagdfieber gepackt, fand die Sache außerordentlich amüsant. Ich krümmte mich innerlich, als er mir beglückt zurief:

«Treiben Sie ihn weiter, Jim, bei der nächsten Runde krieg ich ihn!»

Es gelang uns nicht, Boris einzufangen. Wir mußten darauf vertrauen, daß der Knochensplitter sich früher oder später von selber löste. So war es insgesamt keine sehr erfolgreiche Visite, doch Tristan lächelte zufrieden, als wir in den Wagen stiegen.

«Das war großartig, Jim. Ich ahnte nicht, daß Sie soviel Spaß mit Ihren Katzen haben.»

Mrs. Bond dagegen schien weniger angetan.

«Mr. Herriot», sagte sie ein wenig vorwurfsvoll, als ich das nächste Mal hinkam, «diesen jungen Mann bringen Sie hoffentlich kein zweites Mal mehr mit.»

Kapitel 15

Ich war wieder in Granville Bennetts Klinik und stand in dem gekachelten Operationssaal mit der großen Lampe, deren grelles Licht den gesenkten Kopf meines Kollegen, die Pflegerinnen, die bereitliegenden Instrumente und das kleine Tier beleuchtete, das auf dem Tisch lag.

Bis zu diesem Nachmittag hatte ich nicht geahnt, daß mir ein weiterer Besuch in Harlington bevorstand: bis die Türglocke klingelte, nachdem ich gerade meinen letzten Schluck Tee ausgetrunken hatte, und ich durch den Korridor ging, die Tür öffnete und Oberst Bosworth mit einem Katzenkorb in der Hand draußen stehen sah.

«Darf ich Sie einen Augenblick stören, Mr. Herriot?» fragte er.

Seine Stimme klang anders als sonst, und ich blickte fragend zu ihm auf. Die meisten Menschen mußten zu Oberst Bosworth aufblicken, denn er war fast ein Meter neunzig groß, ein schlanker, gutaussehender Mann mit den energischen Gesichtszügen eines Soldaten, die zu den Auszeichnungen paßten, die er aus dem Krieg mitgebracht hatte. Ich sah ihn häufig, nicht nur, wenn er in die Praxis kam, sondern draußen in der freien Natur, wenn er auf einem großen Jagdpferd, von zwei Cairn-Terriern gefolgt, über die stillen Landwege in der Umgebung von Darrowby ritt. Er hatte etwas Furchteinflößendes an sich, war aber ungemein höflich und von großer Sanftmut, vor allem seinen Tieren gegenüber.

«Sie stören mich nicht», erwiderte ich. «Bitte, kommen Sie herein.»

Im Wartezimmer hielt er mir den Korb hin. Er machte ein trauriges Gesicht, und man sah ihm an, daß er bedrückt war.

«Die kleine Maudie», sagte er.

«Maudie ... Ihre kleine schwarze Katze?» Ich kannte das Tier, das immer zärtlich um die Beine seines Herrn strich, ihm auf den Schoß sprang und beharrlich mit den Terriern um seine Aufmerksamkeit wetteiferte.

«Was hat sie? Ist sie krank?»

«Nein ... nein ...» Er schluckte und fuhr leise fort: «Sie hat einen Unfall gehabt.»

«Was für einen Unfall?»

«Sie ist von einem Auto angefahren worden. Sonst geht sie nie bis auf die Straße, sondern bleibt in der Nähe des Hauses, aber heute nachmittag ist sie aus irgendeinem Grund hinausgelaufen.»

Ich nahm ihm den Korb ab. «Ist ein Rad richtig über sie hinweggefahren?»

«Nein, das glaube ich nicht, denn sie ist hinterher allein ins Haus zurückgelaufen.»

«Das klingt ja ganz ermutigend», sagte ich. «Dann ist es vielleicht nicht allzu schlimm.»

Der Oberst schwieg einen Augenblick. «Ich wünschte, Sie hätten recht, aber es ist leider ziemlich grauenvoll. Das Gesicht ist verletzt. Der Wagen hat sie offenbar am Kopf gestreift, und ich ... ich weiß nicht, ob sie das überstehen wird.»

«Oh ... das tut mir leid. Aber kommen Sie, wir gehen ins Sprechzimmer, damit ich sie mir ansehen kann.»

Er schüttelte den Kopf. «Nein, wenn Sie nichts dagegen haben, möchte ich lieber hier bleiben. Aber eins darf ich noch sagen.» Er legte die Hand auf den Korb. «Wenn Sie glauben, daß es hoffnungslos ist, dann schläfern Sie sie bitte sofort ein. Ich will nicht, daß sie unnötig leidet.»

Ich sah ihn einen Augenblick verständnislos an, dann eilte ich ins Sprechzimmer. Als ich den Deckel öffnete, sah ich die kleine schwarze Gestalt mit dem glänzenden Fell im Halbdunkel kauern. Ganz vorsichtig streckte ich ihr die Hand hin, der Kopf hob sich langsam, wandte sich mir zu, und ein langgezogener Schmerzensschrei entrang sich der kleinen Brust.

Es war ein herzzerreißender Anblick: Der ganze Unterkiefer hing kraftlos herab, der Unterkieferknochen war zerschmettert, und als das Tier einen erneuten klagenden Schrei ausstieß, sah ich zu meinem Entsetzen, daß Knochensplitter in dem blutigen Speichel schimmerten.

Rasch schloß ich den Korb und stützte mich einen Augenblick laut aufstöhnend darauf.

Mit zitternden Händen griff ich nach der Nembutalflasche hinter mir auf dem Rolltisch. Dieses eine zumindest konnte ich: der Qual so schnell wie möglich ein Ende machen. Ich zog fünf Kubikzentimeter auf; das war mehr als genug – das Tier würde ruhig einschlafen und nie wieder aufwachen. Ich öffnete den Korb, langte hinunter und schob die Nadel durch die Bauchdekke. Doch als ich den Kolben niederdrückte, hatte ich plötzlich das Gefühl, als ob mich jemand an den Schultern fasse und sage: «Halt, Herriot, nicht so hastig. Willst du dir die Sache nicht doch noch einmal in Ruhe überlegen?»

Ich injizierte einen Kubikzentimeter – das genügte, um Maudie zu betäuben. In wenigen Minuten würde sie nichts mehr spüren. Ich schloß den Deckel und ging im Zimmer auf und ab. Ich hatte schon eine ganze Anzahl gebrochener Kieferknochen bei Katzen zusammengeflickt – das passierte leicht bei ihnen –, und es hatte mir immer große Befriedigung bereitet, Brüche mit Draht zusammenzubinden und ihre reibungslose Heilung zu beobachten. Aber dies hier war etwas anderes.

Nach fünf Minuten öffnete ich den Korb und hob die kleine Katze, die fest schlief und schlaff wie eine Stoffpuppe war, auf den Tisch.

Ich tupfte ihr das Maul ab, untersuchte behutsam den Kopf und versuchte, das grausige Puzzle zusammenzusetzen. Der Bruch der Symphyse war ziemlich sauber und konnte mit Draht zusammengefügt werden, aber wie stand es mit den Unterkieferästen, die auf beiden Seiten glatt durchgebrochen waren – tatsächlich wies die linke Seite sogar zwei Brüche auf. Und einige Zähne waren herausgeschlagen worden, andere gelockert; es gab nichts, woran man sie befestigen konnte. War es möglich, sie durch Metallplatten zusammenzuhalten, die in den Knochen geschraubt wurden? Vielleicht . . . und gab es jemanden, der die Geschicklichkeit für solch eine Arbeit besaß und über die nötigen Hilfsmittel verfügte? Ich glaubte, ich kannte jemanden.

Ich untersuchte das schlafende Tier mit aller Sorgfalt; ihm fehlte nichts, abgesehen von dem kläglich herabhängenden Kiefer. Nachdenklich streichelte ich das glatte, glänzende Fell. Die kleine Katze war jung und hatte noch viele Jahre vor sich. Ich mußte versuchen, Maudie zu retten. Unverzüglich begab ich mich ins Wartezimmer, um den Oberst zu fragen, ob er damit einverstanden sei, daß ich sie zu Granville Bennett brachte.

Dichter Schnee fiel, als ich aufbrach, und ich war froh, daß der Weg nach Hartington die ganze Zeit bergab führte; weiter oben in den Dales waren an einem Abend wie diesem viele Straßen bald unpassierbar.

In der Klinik ging ich mit in den Operationssaal und sah zu, wie Bennett bohrte, schraubte und nähte. Es war eine Arbeit, die Zeit brauchte, auch wenn die Finger sich noch so flink und geschickt bewegten. Die Operation dauerte fast eine Stunde; Granville arbeitete mit äußerster Konzentration. Man merkte es an dem langen Schweigen, das nur vom Klirren der Instrumente und von gelegentlichen schroffen Befehlen unterbrochen wurde.

Schließlich war alles fertig. Granville warf die Kappe ab und verließ den Operationssaal mit jener Unbekümmertheit, die schon beim erstenmal meinen Neid erregt hatte. In seinem Sprechzimmer wusch er sich die Hände, fuhr sich mit einem Handtuch über die Stirn und zog eine elegante graue Jacke an, aus deren Tasche er eine Pfeife holte. Es war eine andere als letztesmal; mit der Zeit erfuhr ich, daß Granvilles sämtliche Pfeifen nicht nur schön, sondern auch groß waren; dieser Pfeifenkopf hatte die Größe einer mittleren Kaffeetasse. Granville polierte die Pfeife mit einem gelben Tuch, das er immer bei sich zu tragen schien, und hielt sie liebevoll gegen das Licht.

«Sehen Sie sich bloß die Maserung an, Jim. Einfach prachtvoll, nicht wahr?»

Er zog seinen riesigen Tabaksbeutel heraus, stopfte zufrieden die Pfeife, zündete sie an und blies mir eine Wolke von köstlichem Rauch ins Gesicht, ehe er mich beim Arm nahm. «Kommen Sie, mein Freund, ich führe Sie ein bißchen herum, während die Mädchen im OP aufräumen.»

Wir machten einen Rundgang durch die Klinik, und Granville zeigte mir die Sprech- und Wartezimmer, den Röntgenraum, die Medikamentenkammer und natürlich das Büro mit der eindrucksvollen Kartei, in der die Krankengeschichten sämtlicher Patienten verzeichnet waren; aber am meisten Spaß machte mir die lange Reihe von geheizten Käfigen, in denen alle möglichen Tiere sich von ihrer Operation erholten.

Im Vorübergehen erklärte er kurz: «Eierstockentfernung, Darmschnitt, Ohroperation, Richten des Lids.» Dann blieb er plötzlich stehen, steckte einen Finger durch das Drahtgitter und sprach in schmeichelndem Ton: «Dududu, ja komm, komm, komm. Nein, du brauchst doch keine Angst zu haben, mein kleiner George, das ist doch der liebe Onkel Granville.»

Ein kleiner West-Highland-Terrier mit einem Gipsbein kam nach vorn gehinkt, und mein Kollege kitzelte ihn an der Nase.

«Das ist George Wills-Fentham», sagte er, «Lady Wills-Fenthams erklärter Liebling. Ein komplizierter Bruch, aber er heilt sehr gut. George ist ein schüchternes Tier, aber man muß ihn einfach liebhaben, wenn man ihn erst einmal ein bißchen besser kennt, nicht wahr, mein Kerlchen?» Noch immer streichelte er den Hund, und ich sah in dem trüben Licht, wie der kurze weiße Schwanz sich ungestüm hin und her bewegte.

Im allerletzten Käfig lag Maudie, eine kleine, zitternde Gestalt. Das Zittern bedeutete, daß sie langsam aus der Narkose aufwachte, und ich öffnete die Tür und streckte die Hand nach ihr aus. Sie konnte den Kopf noch nicht heben, aber sie sah mich an, und als ich ihr sanft den Rücken streichelte, gab sie ein schwaches, heiseres Miau von sich. Mit Befriedigung stellte ich fest, daß ihre Kinnlade ihr wieder gehorchte: Sie konnte sie öffnen und schließen. Der blutige Fleischklumpen war nurmehr eine böse Erinnerung.

«Wundervoll, Granville», murmelte ich. «Einfach wundervoll.»

Eine Rauchfahne stieg in stillem Triumph aus der edlen Pfeife. «Ja, nicht schlecht, nicht schlecht. Ein oder zwei Wochen flüssige Nahrung, dann ist sie wieder munter.»

Ich richtete mich auf. «Großartig! Ich kann es kaum erwarten, Oberst Bosworth die gute Nachricht zu bringen. Kann ich sie heute abend wieder mitnehmen?»

«Nein, Jim, diesmal leider nicht. Ich muß sie noch ein paar Tage unter Kontrolle behalten. Dann kann der Oberst sie vielleicht selbst abholen.»

Wir gingen in das hellerleuchtete Sprechzimmer zurück, wo er mich einen Augenblick prüfend ansah.

«Nachdem Sie schon einmal hier sind», sagte er, «müssen Sie unbedingt auch Zoe guten Tag sagen. Doch zunächst mache ich Ihnen einen anderen Vorschlag. Wie wär's, wenn Sie . . .»

Hastig trat ich einen Schritt zurück. «Nun . . . hm . . . nein, ich glaube nicht», stotterte ich. «Der Besuch im Club hat mir recht gut gefallen, aber . . . hm . . . heute abend lieber nicht.»

«Langsam, mein Junge, langsam», sagte Granville beruhigend. «Wer hat denn etwas von Club gesagt? Nein, ich wollte fragen, ob Sie nicht mit zu einem Vortrag kommen möchten?»

«Zu einem Vortrag?»

«Ja, Professor Milligan aus Edinburgh hält vor der Tierärztlichen Gesellschaft von Yorkshire einen Vortrag über Stoffwechselkrankheiten. Ich dachte, das könnte Sie vielleicht interessieren.»

«Sie meinen, er spricht über Milchfieber, Azetonämie und all das?»

«Ja. Das ist doch genau Ihr Gebiet, nicht wahr?»

Tief in Gedanken versunken stand ich einen Augenblick da. Ich fragte mich, wieso ein Kleintierspezialist wie Granville ausgerechnet einen Vortrag über Kuhkrankheiten hören wollte. Aber vielleicht tat ich ihm unrecht; vermutlich wollte er sich einfach nur auf dem laufenden halten, was die modernen Erkenntnisse der Tierheilkunde betraf.

Er schien mein Zögern zu bemerken, denn er machte einen weiteren Vorstoß.

«Es wäre mir lieb, wenn Sie mitkämen, Jim. Die Ausrede, Sie seien dafür nicht passend genug angezogen, zieht nicht. Mir war heute abend, als Sie hereinkamen, sofort aufgefallen, wie elegant Sie aussehen.»

Damit hatte er recht. Eingedenk des blamablen Eindrucks, den ich bei meinem letzten Besuch gemacht hatte, war ich diesmal nicht in meiner üblichen Arbeitskleidung erschienen, sondern hatte, unterstützt von Helen, die ebenfalls der Meinung war, daß mein Äußeres dringend ein bißchen aufpoliert werden müßte, meinen besten Anzug angezogen.

Granville fuhr mit der Hand über mein Revers. «Eine ausgezeichnete Qualität, wenn ich das sagen darf.»

Ich faßte einen Entschluß. «Also gut, ich komme mit. Ich möchte nur vorher Helen anrufen und ihr sagen, daß es etwas später wird. Dann stehe ich ganz zu Ihrer Verfügung.»

Kapitel 16

Draußen schneite es noch immer; wäßriger Stadtschnee, der in einem feuchten Schleier niederging und sich bald im schmutzigen Matsch der Straßen verlor. Ich klappte den Mantelkragen hoch und ließ mich tief in den ledernen Luxus des Bentley sinken. Als wir an den dunklen Häusern vorbeifuhren, erwartete ich jeden Augenblick, daß Granville in irgendeine Seitenstraße einbiegen und halten würde, aber binnen weniger Minuten sausten wir durch die Vororte in Richtung der North Road. Der Vortrag schien in irgendeinem der Institute draußen auf dem Land stattzufinden, und ich sagte nichts, bis wir nach Scotch Corner kamen und der große Wagen in die alte Römische Straße nach Bowes einbog.

Ich reckte mich und gähnte. «Wo findet der Vortrag eigentlich statt, Granville?»

«In Appleby», erwiderte mein Kollege gelassen.

Ich fuhr überrascht in die Höhe, dann fing ich an zu lachen.

«Was ist daran so komisch?» erkundigte sich Granville.

«In Appleby . . . ha-ha-ha! Also sagen Sie schon, wohin wir wirklich fahren.»

«Ich hab's Ihnen doch gesagt, Jim. Nach Appleby ins ‹Pemberton Arms›. Nun wissen Sie es ganz genau.»

«Ist das wahr?»

«Ja, natürlich.»

«Aber, Granville, das liegt doch auf der anderen Seite des Penninischen Gebirges.»

«Richtig, lieber Freund. Da hat es schon immer gelegen.»

Ich strich mir übers Haar. «Aber Moment mal. Das sind fast vierzig Meilen, und das bei diesem Wetter. Nie im Leben kommen wir übers Moor von Bowes – ich habe gerade gestern gehört, daß die Straßen völlig verschneit sind. Außerdem ist es gleich acht – wir kommen doch viel zu spät.»

Granville klopfte mir mit der Hand beruhigend aufs Knie.

«Keine Sorge, Jim. Wir kommen hin, und wir haben reichlich Zeit. Vergessen Sie nicht, daß Sie in einem richtigen Auto sitzen. Das bißchen Schnee macht überhaupt nichts.»

Wie um seinen Worten Nachdruck zu verleihen, trat er auf den Gashebel, und der große Wagen schoß die schnurgerade Straße entlang. An der Ecke von Greta Bridge schlitterten wir ein bißchen, dann brausten wir durch Bowes und ins Hochland hinauf. Ich konnte nicht viel sehen. Und oben im Moor sah ich überhaupt nichts mehr, denn dort fiel der Schnee in großen, trockenen Flocken, die sich gemächlich mit Millionen anderer auf dem tiefen weißen Teppich niederließen, der die Straße bereits bedeckte. Ich verstand nicht, wie Granville es fertigbrachte, etwas zu sehen, ganz zu schweigen von seinem zügigen Tempo; und noch weniger konnte ich mir vorstellen, wie wir in ein paar Stunden, wenn der Wind die Spur verweht hatte, auf dieser Straße hier zurückfahren sollten. Aber ich sagte nichts. Ich hatte das Gefühl, daß Granville mich allmählich für eine zimperliche alte Jungfer hielt, und fügte mich gottergeben in mein Schicksal.

Punkt neun Uhr hielten wir auf dem Hof von ‹Pemberton Arms›. Ich konnte es kaum glauben, als ich steifbeinig aus dem Wagen kletterte. Leise schlichen wir uns in den Saal. Bereit, mich über die neuesten Erkenntnisse der Wissenschaft belehren zu lassen, nahm ich auf einem Stuhl in den hinteren Reihen Platz. Auf dem Podium stand ein Mann und redete. Zuerst begriff ich so gut wie nichts von dem, was er sagte; er erwähnte nichts von Tierkrankheiten, aber plötzlich verstand ich seine Worte.

«Wir sind Herrn Professor Milligan sehr dankbar, daß er die weite Reise auf sich genommen hat, um uns diesen interessanten und lehrreichen Vortrag zu halten. Ich weiß, ich spreche im Namen aller, wenn ich sage, daß es ein Vergnügen war, ihm zuzuhören, und ich bitte Sie, ihm die verdiente Anerkennung zu spenden.» Starker Applaus folgte, dann schoben die Zuhörer ihre Stühle zurück und standen auf.

Erschreckt drehte ich mich Granville zu. «Das war die Dankesrede, wir sind zu spät gekommen.»

«Ja, ich weiß.» Er schien weder enttäuscht noch überrascht. «Kommen Sie – es gibt noch andere Genüsse.»

Wir schlossen uns den anderen Teilnehmern an und gingen durch das mit dicken Teppichen ausgelegte Vestibül in einen hellerleuchteten Raum, wo die Tische gleich reihenweise reich mit Speisen beladen waren. Dann sah ich Bill Warrington, den Vertreter von Burroughs Wellcome, und mir wurde alles klar.

Der Abend war eine Werbeaktion, und der Teil, auf den es nach Granvilles Meinung letztlich ankam, begann in diesem Augenblick. Mir fiel ein, daß Siegfried mir einmal gesagt hatte, Granville lasse sich nur ungern ein Ereignis wie dieses entgehen. Obwohl es kaum einen großzügigeren Menschen als ihn gab, übten die hier kostenlos dargebotenen Speisen und Getränke eine unwiderstehliche Anziehungskraft auf ihn aus.

Zielstrebig führte er mich in Richtung der Bar, doch wir wurden immer wieder aufgehalten, denn alle Welt schien Granville zu kennen. Ich bin seither oft mit ihm in Restaurants und Bars und auf allen möglichen Veranstaltungen gewesen – es war immer das gleiche. Ich bin sicher, auch wenn ich mit ihm in den tiefsten Urwald des Amazonas ginge, würden wir bestimmt jemandem begegnen, der Granville erfreut auf die Schulter klopft und sagt: «Hallo, alter Junge, wie geht's denn?»

Schließlich bahnte er uns jedoch einen Weg durch die Menge, und wir gelangten zur Bar, hinter der zwei dunkelhäutige kleine Barkeeper mit weißen Jacken bereits tüchtig bei der Arbeit schwitzten. Sie handhabten Gläser und Flaschen mit der unpersönlichen Konzentration von Leuten, die wußten, daß Tierärzte bei derartigen Veranstaltungen stets eine Menge Whisky konsumierten, aber sie hielten inne und lächelten, als Granvilles imponierende Gestalt sich über die Theke neigte.

«Hallo, Mr. Bennett. Wie geht es Ihnen, Mr. Bennett?»

«Guten Abend, Bob. Guten Abend, Reg», erwiderte Granville würdevoll.

Ich bemerkte, daß Bob die Flasche, aus der er bisher ausgeschenkt hatte, hinstellte und unter der Theke eine Flasche ‹Glenlivet Malt› hervorholte, aus der er Granville ein Glas eingoß. Mein Kollege schnupperte anerkennend an dem edlen Getränk.

«Und eins für meinen Freund, Mr. Herriot», sagte er.

Die respektvollen Blicke der Barkeeper gaben mir das Gefühl, eine wichtige Persönlichkeit zu sein, und ich nahm mit gelassener Miene mein gutgefülltes Glas in Empfang. Ich mußte schnell austrinken und es mir in rascher Folge noch mehrmals füllen lassen, denn die Barkeeper richteten sich nach dem Konsum meines Begleiters.

Dann folgte ich Granvilles Spuren. Er schien ganz in seinem Element zu sein, als er sich majestätisch zwischen den reichbeladenen Tischen hindurch bewegte. Die Firma Burroughs Wellcome hatte keine Kosten gescheut und ein wunderbares kaltes Büfett aufbauen lassen.

Ich wußte, ich hatte zuviel getrunken, und jetzt aß ich zuviel. Aber mir blieb nichts anderes übrig, denn Granville sah es als eine persönliche Beleidigung an, wenn ich irgend etwas zurückwies.

«Probieren Sie eins von diesen Krabbendingern», sagte er zum Beispiel, während er selbst genüßlich in eine Blätterteigpastete mit Pilzfüllung biß, und als ich zögerte, nahmen seine Augen einen gekränkten Ausdruck an.

Doch ich unterhielt mich glänzend. Tierärzte sind mir der liebste Umgang, und wie stets ergötzte ich mich an den Erfolgen und Mißerfolgen, von denen sie berichteten. Vor allem an den Mißerfolgen: Sie waren so beruhigend. Den Gedanken, wie wir wohl nach Hause kamen, verdrängte ich, sobald er nur auftauchte.

Granville schien, was das anging, überhaupt keine Bedenken zu haben, denn selbst als die meisten Gäste das ‹Pemberton Arms› schon verlassen hatten, machte er noch keine Anstalten zu gehen. Schließlich standen nur noch wir beide an der Theke, und Bob und Reg ließen es sich nicht nehmen, uns zum Schluß noch einen Abschiedstrunk zu kredenzen.

Ich fühlte mich heiter und beschwingt, als wir das Hotel verließen; mir war vielleicht ein bißchen schwindlig, und ich empfand so etwas wie Reue, daß ich mir eine zweite Portion Schokoladencreme mit Schlagsahne hatte aufschwatzen lassen, aber sonst ging es mir glänzend. Als wir uns in die Polster des Bentley sinken ließen, zeigte sich Granville äußerst befriedigt.

«Eine großartige Veranstaltung, Jim. Ich habe Ihnen ja gesagt, die Fahrt würde sich lohnen.»

Wir waren die einzigen, die in östlicher Richtung fuhren, und außer uns war weit und breit niemand zu sehen. Mir fiel ein, daß wir schon auf dem Hinweg mutterseelenallein auf der Landstraße gewesen waren, und plötzlich überkam mich ein unbehagliches Gefühl der Isolation. Es hatte aufgehört zu schneien, und der bleiche Mond goß sein kaltes Licht über eine weiße, menschenleere Welt. Das heißt: menschenleer, bis auf uns, und das Gefühl unserer Einsamkeit wurde doppelt unterstrichen durch den glatten, unberührten Zustand des glitzernden Teppichs, der vor uns lag.

Ich wurde mir einer steigenden Unruhe bewußt, als sich der große Bergrücken des Penninischen Gebirges schattenhaft vor uns auftürmte, und als wir näher kamen, erhob er sich drohend wie ein zorniges weißes Ungeheuer.

Vorbei an den mit Schnee beladenen Dächern von Brough, dann der lange Anstieg, bei dem der große Wagen von einer Seite zur anderen rutschte. Mit dröhnendem Motor fuhr Granville den steilen Hang hinauf. Ich hatte geglaubt, wenn wir erst einmal oben wären, würde ich mich wohler fühlen, aber beim Anblick der Straße von Bowes Moor lief mir ein kalter Schauer den Rücken hinunter: ein meilenlanges, schmales Band, das sich in zahllosen Windungen durch den ödesten Landstrich ganz Englands zog. Und selbst aus dieser Entfernung konnte man die fürchterlichen Verwehungen sehen, die, seidenglatt und schön, die Straße blockierten.

Zu beiden Seiten des Weges erstreckte sich eine hügelige, endlose weiße Wüste bis zum schwarzen Horizont; nirgends war ein Licht, eine Bewegung, ein Lebenszeichen zu sehen.

Die Pfeife wippte angriffslustig, als Granville aufs Gaspedal trat und sich in den Kampf stürzte. Wir stießen auf die erste Wehe, schlitterten sekundenlang, dann hatten wir es geschafft und fuhren weiter. Dann die nächste Wehe und die übernächste und die überübernächste. Oft glaubte ich, wir säßen fest, aber jedesmal kamen wir mit dröhnendem Motor und schwer arbeitenden Rädern wieder heraus. Ich war selbst viel auf verschneiten

Straßen gefahren und wußte Granvilles Geschicklichkeit zu würdigen, wenn er, ohne die Geschwindigkeit zu verringern, sich bei jeder Wehe die flachste und schmalste Stelle aussuchte, um möglichst glatt hindurchzukommen. Gewiß, der schwere, starke Wagen war eine Hilfe, aber Granville konnte fahren, daran war nicht zu zweifeln.

Meine Angst, im Schnee steckenzubleiben, wurde jedoch allmählich von einem anderen Unbehagen überschattet. Als ich das Hotel verließ, hatte ich mehr als genug intus. Unter normalen Bedingungen wäre sicher alles gutgegangen, doch ich hatte schon auf der holprigen Straße nach Brough eine zunehmende Übelkeit gespürt; reumütig erinnerte ich mich an Regs Spezialität, einen exotischen Cocktail, den ich auf Granvilles Drängen unbedingt probieren mußte; ich hatte mich von ihm auch überreden lassen, den Whisky ab und zu mit einem Glas Bier hinunterzuspülen; er sagte, das gewährleiste ein gesundes Gleichgewicht zwischen flüssiger und fester Nahrung.

Und zuletzt diese Schokoladencreme – das war der größte Fehler gewesen.

Und jetzt wurde ich nicht nur leicht geschüttelt, ich wurde von links nach rechts geschleudert wie eine Erbse in der Trommel, während der Bentley durch die Gegend schlitterte und sich ein paarmal auch um die eigene Achse drehte. Es dauerte nicht lange, und ich fühlte mich sterbenselend. Und genau wie jemand, der seekrank ist und jedes Interesse daran verloren hat, ob das Schiff untergeht oder nicht, ließ ich alles gleichgültig über mich ergehen. Mit geschlossenen Augen, die Füße gegen den Boden gestemmt, gab ich mich ganz meinem Leiden hin.

Ich bemerkte kaum, daß wir inzwischen schon wieder bergab fuhren und durch Bowes brausten. Jetzt bestand kaum noch Gefahr, daß wir die Nacht im Wagen verbringen mußten, aber Granville drückte weiter das Gaspedal durch, und wir schlitterten über die hartgefrorene Erde, während mir ständig übler wurde.

Wie gern hätte ich meinen Kollegen gebeten, einen Augenblick anzuhalten, damit ich mich still am Straßenrand übergeben konnte, aber kann man eine solche Forderung an einen Mann richten, dem Völlerei nicht das geringste ausmachte? Der auch jetzt fröhlich und unbekümmert schwatzte und sich mit einer Hand die Pfeife stopfte?

Ich war noch mit diesen Überlegungen beschäftigt, als der Wagen hielt.

«Wir sagen Zoe nur kurz guten Abend», sagte Granville.

«Wie bitte?» murmelte ich.

«Wir gehen auf einen Sprung hinein.»

Ich blickte mich um. «Wo sind wir?»

Granville lachte. «Zu Hause, alter Knabe. Ich sehe Licht, Zoe ist also noch auf. Sie müssen mitkommen und rasch eine Tasse Kaffee trinken.»

Ich rappelte mich mühsam vom Sitz hoch. Während ich mich erst einmal an den Wagen lehnen mußte, ging mein Kollege leichtfüßig zur Tür und klingelte. Er ist munter wie ein Eichhörnchen, dachte ich erbittert, als ich hinter ihm her wankte. Schon öffnete sich die Tür, und Zoe Bennett stand da, lächelnd und mit strahlenden Augen, schön wie immer.

«Oh, Mr. Herriot!» rief sie. «Wie nett, Sie wiederzusehen!»

Mit hängenden Schultern und blassem Gesicht, der Anzug völlig verknautscht, starrte ich sie stumm an und torkelte an ihr vorbei ins Haus.

Am nächsten Morgen rief Granville mich an und berichtete, wir brauchten uns keine Sorgen zu machen: Maudie habe schon ein wenig Milch geschleckt und es ginge ihr gut. Ich verzichtete darauf, ihm meinerseits zu berichten, daß ich zu mehr an diesem Morgen auch nicht imstande gewesen war.

Der Zufall wollte es, daß ich am Vormittag zu einem weit abgelegenen Gehöft mußte. Mein Weg führte mich an der Stelle vorbei, wo die North Road abzweigte. Ich hielt an und warf einen Blick auf die lange, schneebedeckte Straße, die sich ins Hochland hinaufschlängelte. Ich war gerade dabei, den Motor wieder anzulassen, da winkte mir ein Mann von der Straßenwacht zu.

«Sie wollen doch wohl nicht übers Moor von Bowes fahren?» fragte er.

«Nein, nein. Hab nur einen Moment angehalten.»

Er nickte erleichtert.

«Wissen Sie, die Straße ist nämlich nicht befahrbar. Schon seit zwei Tagen ist kein Wagen dort rübergekommen.»

Kapitel 17

Eine erstaunlichere Persönlichkeit als Roland Partridge war in Darrowby wohl schwerlich zu finden. Dieser Gedanke ging mir zum soundsovielten Male durch den Kopf, als ich ihn durch das Fenster seines kleinen Hauses, schräg gegenüber von unserer Praxis, spähen sah.

Er pochte an die Scheibe und winkte mich heran. Die Augen hinter den dicken Brillengläsern blickten sorgenvoll. Gleich darauf öffnete er mir die Tür, und ich trat von der Straße direkt in sein Wohnzimmer. Und wie immer blickte ich mich auch heute mit einem gewissen Staunen darin um; die anderen Bewohner dieser Häuserzeile waren meist Landarbeiter und ganz herkömmlich eingerichtet; aber dieser Raum war ein Atelier.

Vor dem Fenster stand eine Staffelei, und die Wände waren von oben bis unten mit Bildern bedeckt. Überall stapelten sich ungerahmte Ölgemälde, und die wenigen, reichverzierten Stühle sowie der mit bemaltem Porzellan und anderen Nippes beladene Tisch unterstrichen noch die künstlerische Atmosphäre.

Die Erklärung war ganz simpel: Mr. Partridge war Maler. Das Besondere an der Sache war nur, daß dieser in eine Samtjacke gekleidete Mann mittleren Alters der Sohn eines Kleinbauern war, dessen Vorfahren durch viele Generationen hindurch Akkerbau und Viehzucht betrieben hatten.

«Ich habe Sie zufällig vorbeigehen sehen, Mr. Herriot», sagte er. «Haben Sie es sehr eilig?»

«Nein, es geht. Kann ich irgend etwas für Sie tun?»

Er nickte ernst. «Hätten Sie wohl einen Augenblick Zeit, sich Percy anzusehen? Ich wäre Ihnen sehr dankbar.»

«Ja, gern. Wo ist er?»

Er wollte mich gerade in die Küche führen, da klopfte es an der Haustür, und Bert Hardisty, der Postbote, kam herein. Bert war ein grober, ungehobelter Bursche, und er warf das Paket, das er gebracht hatte, einfach auf den Tisch.

«Hier, Rolie, für dich!» brummte er und wandte sich zum Gehen.

Mr. Partridge blickte mit ruhiger Würde der sich entfernenden Gestalt nach. «Ich danke dir vielmals, Bertram. Guten Tag.»

Auch das war bemerkenswert: Der Postbote und der Maler waren beide in Darrowby geboren und zur Schule gegangen, stammten aus der gleichen sozialen Schicht, und doch war ihre Redeweise völlig verschieden: Während Bert im Dialekt der Gegend sprach, drückte sich Roland Partridge so gewählt und umständlich aus wie ein Rechtsanwalt vor Gericht.

Wir gingen in die Küche, wo er, da er Junggeselle war, sich selbst sein Essen kochte. Nach dem Tode seines Vaters hatte er den Hof sofort verkauft. Offenbar entsprach das erdgebundene Bauernleben ganz und gar nicht seiner Natur, und er konnte sich nicht schnell genug davon befreien. Jedenfalls hatte der Verkauf ihm soviel Geld eingebracht, daß er sich seinen Interessen widmen konnte, und er hatte sich dieses bescheidene kleine Haus gekauft und zu malen angefangen. Das alles hatte sich lange vor meiner Zeit zugetragen, und das glatte Haar war jetzt silbern. Ich hatte immer das Gefühl, daß er mit seinem Leben recht zufrieden war. Auf einem schlammbedeckten Hof, in grober Arbeitskleidung, konnte ich mir diese kleine, zarte Gestalt wirklich nicht vorstellen.

Es stand wahrscheinlich im Einklang mit seinem Charakter, daß er nie geheiratet hatte. Die eingefallenen Wangen, die blaßblauen Augen hatten etwas leicht Asketisches, und sein zurückhaltendes, stets gleichbleibendes Wesen deutete vielleicht sogar auf einen Mangel an Gefühlswärme hin. Aber das galt nicht für seinen Hund Percy.

Er liebte Percy mit einer ungestümen, beschützerischen Leidenschaft, und als das kleine Tier jetzt auf ihn zukam, beugte er sich mit einem Ausdruck tiefer Zärtlichkeit zu ihm hinunter.

«Ich finde, er sieht sehr munter aus», sagte ich. «Fehlt ihm irgend etwas?»

«Nein . . . nein . . .» Mr. Partridge wirkte merkwürdig verlegen. «Er ist an sich völlig gesund, aber ich möchte, daß Sie ihn sich einmal ansehen und mir sagen, ob Sie irgend etwas bemerken.»

Ich sah Percy an. Und ich sah nur, was ich immer gesehen hatte – das schneeweiße, zottelhaarige kleine Geschöpf, das von einheimischen Hundezüchtern und anderen Sachkennern für eine nichtssagende Promenadenmischung gehalten wurde, nichtsdestoweniger aber zu meinen Lieblingspatienten gehörte. Vor fünf Jahren hatte Mr. Partridge zufällig in das Schaufenster einer Tierhandlung in Brawton geblickt und war sofort dem Charme zweier seelenvoller Augen erlegen, die ihn aus dem Gesicht eines sechs Wochen alten, winzig kleinen Wollknäuels ansahen, und er hatte den Betrag von fünf Shilling entrichtet und das kleine Geschöpf eilig mit nach Hause genommen. In der Tierhandlung hatte man Percy vage als ‹Terrier› bezeichnet, und Mr. Partridge hatte angstvoll mit dem Gedanken gespielt, ihm den Schwanz stutzen zu lassen; aber seine Liebe zu Percy war so groß, daß er es nicht über sich brachte, ihm das anzutun, und der Schwanz hatte sich zu einem langen, gefransten Gebilde ausgewachsen, das einen fast kompletten Kreis über dem Rücken beschrieb.

In meinen Augen bildete der Schwanz ein gutes Gegengewicht zu dem im Verhältnis zur Körpergröße etwas zu groß geratenen Kopf, aber gerade unter dem Schwanz hatte Mr. Partridge sehr zu leiden gehabt. Seine alten Freunde in Darrowby, die sich, wie alle Bauern, für Tiersachverständige hielten, spotteten fortwährend darüber: «Laß dem Hund doch bloß diesen Schwanz abschneiden, Rolie. Ich beiß ihn für dich ab, wenn du willst. Der Hund sieht verdammt albern damit aus.»

Wenn man Mr. Partridge fragte, zu welcher Rasse Percy gehöre, antwortete er stolz: «Sealyham-Kreuzung», aber diese Erklärung war zu einfach: Der kleine Körper mit dem üppigen, borstigen Fell, der große, fast edle Kopf mit den hohen Spitzohren, die kurzen X-Beine und der auffallende Schwanz machten ihn doch mehr zu einer Promenadenmischung.

Die Leute belegten Percy erbarmungslos mit allen möglichen wenig schmeichelhaften Namen, und wenn der kleine Mann diese Sticheleien auch mit einem schwachen Lächeln über sich ergehen ließ, wußte ich doch, daß sie ihn verletzten. Er hatte eine hohe Meinung von mir, was darauf zurückzuführen war, daß ich, als ich Percy zum erstenmal sah, spontan ausgerufen hatte: «Was für ein reizendes kleines Hündchen!» Und da ich mich aus Zeitmangel nie mit den Feinheiten der Hundezucht befaßt hatte, war es mir wirklich ganz ernst damit.

«Was ist los mit ihm, Mr. Partridge?» fragte ich. «Ich kann nichts Ungewöhnliches entdecken.»

Der kleine Mann wurde wieder verlegen. «Nun, beobachten Sie ihn einmal beim Gehen. Komm, Percy, mein Liebling.» Mr. Partridge ging ein paar Schritte durchs Zimmer, und der Hund folgte ihm.

«Nein . . . doch, warten Sie.» Ich kauerte mich nieder. «Bitte, bleiben Sie, wo Sie sind.»

Ich ging hinüber und sah mir das Tier aufmerksam an. «Ja, jetzt sehe ich es. Einer seiner Hoden ist leicht vergrößert.»

«Ja . . . ja . . .» Mr. Partridge wurde rot. «Das ist es . . . hm . . . was ich meinte.»

«Halten Sie ihn eine Sekunde fest, damit ich ihn untersuchen kann.» Ich griff nach dem Skrotum und tastete es vorsichtig ab. «Ja, der linke ist eindeutig größer, und er ist auch härter.»

«Ist es . . . irgend etwas Ernstes?»

Ich schwieg einen Augenblick, dann sagte ich: «Nein, ich glaube nicht. Hodentumore sind bei Hunden nichts Ungewöhnliches, und zum Glück neigen sie im allgemeinen nicht dazu, Metastasen, das heißt, Tochtergeschwülste an anderen Körperstellen, zu bilden. Sie brauchen sich, glaube ich, keine allzu großen Sorgen zu machen.»

Ich setzte die letzten Worte ein wenig hastig hinzu, denn bei dem Wort Tumor war alle Farbe aus seinem Gesicht gewichen.

«Das ist ein Gewächs, nicht wahr?» stammelte er.

«Ja, aber durchaus nicht alle sind bösartig. Im Augenblick brauchen Sie sich wirklich keine Sorgen zu machen, aber Sie sollten das Tier beobachten. Vielleicht wächst die Geschwulst ja nicht weiter. Tut sie es aber, sagen Sie mir bitte sofort Bescheid.»

«Ja, natürlich . . . und wenn sie wächst?»

«Dann müßte der Hoden operativ entfernt werden.»

«Eine Operation?» Mr. Partridge sah mich entsetzt an, und einen Augenblick lang glaubte ich, er werde in Ohnmacht fallen.

«Ja, aber keine schwere. Glauben Sie mir, die Sache ist wirklich ganz unkompliziert.» Ich bückte mich und tastete die Vergrößerung noch einmal ab. Sie war geringfügig. Unterdessen ließ Percy ein melodisches Knurren hören. Ich grinste. Das tat er immer – wenn ich ihn untersuchte, seine Temperatur maß, ihm die Nägel schnitt oder was auch immer. Ein pausenloses Brummen, womit er lediglich seine Männlichkeit behaupten, mir zeigen wollte, was für ein schneidiger Bursche er war – was übrigens keine eitle Prahlerei war, denn trotz seiner Kleinheit war er ein stolzer, mutiger Hund mit ausgeprägtem Charakter.

Als ich das Haus verließ und mich auf der Straße noch einmal umdrehte, merkte ich, daß Mr. Partridge in der Tür stand und mir nachsah. Er wirkte in diesem Augenblick sehr klein und hilflos.

Und selbst als ich nachher wieder in der Praxis war, weilte ich in Gedanken noch in dem kleinen Atelier. Ich bewunderte Mr. Partridge wegen seines Muts, ganz seinen Neigungen zu leben, was ihm von niemandem in Darrowby als Verdienst angerechnet wurde. Ein kühner Reiter oder ein tüchtiger Kricketspieler wäre allgemeiner Verehrung sicher gewesen, aber ein Künstler – kein Gedanke, und sei er noch so berühmt, aber Mr. Partridge würde nie berühmt werden. Hin und wieder kaufte jemand eines von seinen Gemälden, aber davon hätte er nicht leben können. Ich hatte auch ein Bild von ihm in unserem Wohnschlafzimmer hängen, und meiner Meinung nach war er eindeutig begabt. Im Grunde hätte ich gern noch mehr von ihm erworben, aber gerade das, was ich als so typisch für die Dales empfand – der Zauber der endlosen, einsamen Moore beispielsweise, wo die Schilfrohre zitternd aus den schwarzen Schlammtümpeln ragten –, zog ihn als Motiv nicht an. Er bevorzugte die traulicheren Dinge: Weiden neben einer ländlichen Brücke, kleine Dorfkirchen, rosenbewachsene Häuschen.

Da Percy in meiner unmittelbaren Nachbarschaft lebte und sein Herr ihn regelmäßig spazierenführte, sah ich ihn fast täglich, entweder von unserem Fenster im obersten Stockwerk oder unten von der Praxis aus. Doch auf diese Entfernung ließ sich unmöglich erkennen, ob der Tumor sich vergrößerte, und da ich nichts von Mr. Partridge hörte, nahm ich an, es sei alles in bester Ordnung. Vielleicht war das Ding nicht weitergewachsen. Das gab es.

Ungefähr sechs Wochen vergingen, da kam Mr. Partridge eines Tages in die Sprechstunde. Er machte einen sehr besorgten Eindruck. «Ich möchte Sie bitten, sich Percy noch einmal anzusehen, Mr. Herriot.»

Ich hob den Hund auf den Operationstisch, und ich brauchte ihn nicht erst lange zu untersuchen, um zu sehen, was los war.

«Die Geschwulst hat sich leider ziemlich vergrößert.» Ich sah den kleinen Mann über den Tisch hinweg an.

«Ja, ich weiß.» Er zögerte. «Was schlagen Sie vor?»

«Da gibt es im Grunde nichts zu überlegen. Wir müssen das Ding unbedingt entfernen.»

Der flatternde Blick hinter den dicken Brillengläsern verriet, wie entsetzt und verzweifelt er war.

«Eine Operation!» Er stützte sich mit beiden Händen schwer auf den Tisch. «Der Gedanke ist mir einfach schrecklich!»

Ich lächelte beruhigend. «Ich weiß, wie Ihnen zumute ist, aber Sie brauchen sich wirklich keine Sorgen zu machen. Glauben Sie mir, die Operation ist völlig harmlos.»

«Jaja, ich weiß», jammerte er. «Aber ich will nicht, daß ... daß an ihm herumgeschnitten wird, verstehen Sie? Diese Vorstellung ist mir einfach unerträglich.»

Ich konnte ihn nicht überreden. Er blieb unnachgiebig und marschierte entschlossen mit seinem Liebling hinaus. Ich sah ihm nach, wie er die Straße überquerte, und wußte, daß er sich durch seine Uneinsichtigkeit eine schwere Sorgenlast aufgebürdet hatte; aber wie schlimm es in Wirklichkeit werden würde, das ahnte ich nicht.

Es sollte ein richtiges Martyrium werden.

Kapitel 18

Ich glaube, Martyrium ist ein recht anschauliches Wort für das, was Mr. Partridge im Laufe der nächsten Wochen zu erdulden hatte, denn mit der Zeit wurde der Hoden immer größer, und so wie Percy seinen Schwanz trug, war er nur allzu deutlich sichtbar.

Die Leute drehten sich neugierig auf der Straße um, wenn Herr und Hund vorübergingen, wobei Percy tapfer seines Weges schritt, während Mr. Partridge den Blick starr geradeaus gerichtet hielt und so tat, als sei ihm nicht bewußt, daß es irgend etwas Ungewöhnliches zu sehen gab. Es schmerzte mich, die beiden zu beobachten, und ich fand den Anblick des auf so groteske Weise entstellten kleinen Hundes nur schwer zu ertragen.

Mr. Partridges künstlerische Ambitionen hatten ihn von jeher dem Spott der Nachbarn ausgesetzt, doch das hatte er gleichmütig über sich ergehen lassen; aber daß die boshaften Bemerkungen sich jetzt gegen seinen Liebling richteten, brach ihm schier das Herz.

Eines Nachmittags kam er mit ihm in die Praxis, und ich sah, daß der kleine Mann den Tränen nahe war. Bedrückt untersuchte ich das kranke Organ, das jetzt dick geschwollen war und etwa fünfzehn Zentimeter lang herabbaumelte – ganz unbestreitbar ein absurder Anblick.

«Mr. Herriot», sagte Mr. Partridge verzweifelt, «die Jungens lachen auf der Straße hinter mir her. Was soll ich bloß machen? Ich kann kaum noch schlafen!»

«Ja, aber warum um Himmels willen lassen Sie mich ihn auch nicht operieren? Die ganze Geschichte wäre im Handumdrehen erledigt.»

«Nein! Nein! Das bringe ich nicht fertig!» Er war ein Bild des Jammers, wie er mit herabhängenden Schultern dastand und mich verzweifelt anstarrte. «Ich habe Angst, das ist der Grund. Ich habe Angst, daß er in der Narkose sterben könnte.»

«Aber ich bitte Sie! Er ist ein kräftiges kleines Tier. Es gibt überhaupt keinen Grund für solche Befürchtungen.»

«Aber es besteht ein Risiko, nicht wahr?»

Ich sah ihn hilflos an. «Ja, irgendwie besteht bei jeder Operation ein kleines Risiko, doch in diesem Fall ist es wirklich . . .»

«Danke. Das genügt. Ich will nichts mehr davon hören», stieß er hervor, griff nach Percys Leine und ging mit langen Schritten hinaus.

Es wurde immer schlimmer. Der Tumor wuchs zusehends, war jetzt vom Fenster der Praxis aus deutlich zu erkennen, wenn Percy auf der anderen Straßenseite vorüberging, und ich merkte auch, daß die neugierigen und spöttischen Blicke und Äußerungen Mr. Partridge sehr zusetzten. Die Backenknochen traten hervor, und er hatte längst seine gesunde Farbe eingebüßt.

Aber erst einige Wochen später ergab sich eines Nachmittags die Gelegenheit, ein paar Worte mit Mr. Partridge zu wechseln. Es war Markttag – ein Anlaß, den die Bauern gern wahrnahmen, um ihre Rechnungen zu bezahlen. Ich hatte gerade einen von ihnen hinausbegleitet und stand noch vor der Tür, da sah ich Percy und seinen Herrn aus dem Haus kommen. Und mir fiel sofort auf, daß das kleine Tier jetzt das linke Hinterbein leicht nach außen schwingen mußte, um an der massiven Schwellung vorbeizukommen.

Einem plötzlichen Impuls folgend rief ich Mr. Partridge beim Namen und winkte ihm, herüberzukommen.

«Hören Sie», sagte ich, «Sie müssen mich diese Geschwulst entfernen lassen. Sie ist inzwischen so riesig, daß sie den Hund bei jedem Schritt stört. Er hinkt ja richtig. Sie dürfen das nicht zulassen.»

Stumm, mit gehetztem Blick, starrte der Maler mich an. Und während wir uns noch schweigend gegenüberstanden, bog Bill Dalton um die Ecke und kam, das Scheckbuch in der Hand, auf die Praxis zu. Bill war ein großer, grobschlächtiger Kerl, der an Markttagen die meiste Zeit im ‹Black Swan› saß; er strömte einen starken Bierdunst aus.

«Na, Rolie, alter Junge, wie geht's!» brüllte er und versetzte dem kleinen Mann einen kräftigen Schlag auf den Rücken.

«Vielen Dank, William, es geht mir recht gut. Und wie geht es dir?»

Aber Bill antwortete nicht. Seine ganze Aufmerksamkeit galt Percy, der auf dem Gehsteig hin und her spazierte. Er beobachtete ihn eine Weile, dann wandte er sich, ein Kichern unterdrükkend, mit gespieltem Ernst an Mr. Partridge.

«Weißt du, an wen mich dein Köter erinnert, Rolie? An den jungen Mann aus Brawton, dessen Eier verschieden groß waren. Das eine war so klein, daß man es kaum sah, aber mit dem anderen hat er mehrere Preise gewonnen.» Er brach in schallendes Gelächter aus.

Ein paar Sekunden lang glaubte ich, Mr. Partridge werde ihn ohrfeigen. Mit funkelnden Augen starrte er zu dem hochgewachsenen Mann auf, und seine Lippen bebten vor Zorn, aber dann gewann er seine Fassung wieder und wandte sich mir zu.

«Kann ich Sie einen Augenblick sprechen, Mr. Herriot?»

«Gewiß.» Wir entfernten uns ein paar Schritte.

«Sie haben recht», sagte er. «Percy muß operiert werden. Wann können Sie es machen?» «Morgen», erwiderte ich. «Geben Sie ihm heute nichts mehr zu fressen und bringen Sie ihn morgen mittag um zwei in die Praxis.»

Ein Gefühl ungeheurer Erleichterung überfiel mich, als ich den kleinen Hund am nächsten Tag ausgestreckt auf dem Operationstisch liegen sah. Rasch entfernte ich, nachdem Tristan ihm eine Narkose gegeben hatte, den riesigen Testikel und drang dabei weit den Samenstrang hinauf vor, um sicher zu sein, daß keine Spur von tumorigem Gewebe zurückblieb. Das einzige, was mich beunruhigte, war die Frage, ob durch die lange Verzögerung nicht das Skrotum selbst schon in Mitleidenschaft gezogen war. Das konnte leicht zu einem Rückfall führen, und in Gedanken verfluchte ich Mr. Partridges Zögern. Ich vernähte die Wunde und sandte ein Stoßgebet zum Himmel, daß alles gutgehen möge.

Der kleine Mann war außer sich vor Freude, seinen Liebling wohlauf und von dem schrecklichen Auswuchs befreit zu sehen. Ich wollte sein Glück nicht trüben und erwähnte nichts von meinen Befürchtungen, aber sehr wohl war mir nicht zumute.

Doch in der Zwischenzeit freute auch ich mich, daß mein kleiner Patient wiederhergestellt war. Munter wie eh und je trippelte er die Straße entlang. Nichts mehr war von der Entstellung zu sehen, die seinem Herrn das Leben so schwer gemacht hatte.

Ich hatte eine Probe von dem entfernten Organ an die pathologische Abteilung der Tierärztlichen Akademie von Glasgow gesandt, und man hatte mir mitgeteilt, daß es sich um eine Sertolische Zellgeschwulst handele, die für gewöhnlich gutartig sei; nur in ganz seltenen Fällen bildeten sich Tochtergeschwulste. Vielleicht flößte mir diese Auskunft mehr Zuversicht ein, als berechtigt war, denn ich hörte auf, Percy zu beobachten, was ich bisher immer getan hatte.

So glaubte ich, es handle sich um etwas anderes, als Mr. Partridge wieder mit ihm in die Sprechstunde kam und mir sein Hinterteil zeigte. Besorgt betrachtete ich die bedrohliche Schwellung an der linken Seite des Skrotums. Ich tastete es rasch ab – mochte Percy auch unwillig knurren – und stellte erschreckt fest, daß der Tumor wieder wuchs. Und es war nicht damit zu spaßen, denn er war rot, entzündet, schmerzhaft: eine so bedrohlich aktive Wucherung, wie ich sie noch nie gesehen hatte.

«Die Geschwulst ist schnell gewachsen», sagte ich.

Mr. Partridge nickte. «Ja, wahrhaftig. Man kann beinahe sehen, wie sie von Tag zu Tag größer wird. Was läßt sich dagegen machen?»

Ich suchte gerade nach den passenden Worten, um ihm auf möglichst schonungsvolle Art mitzuteilen, daß man nichts dagegen machen konnte, da fiel mir ein Zeitschriftenartikel ein, den ich letzte Woche gelesen hatte und in dem von einem neuen Medikament, Stilboestrol, die Rede gewesen war, mit dem gute Erfolge bei der tierischen Hormontherapie erzielt worden sein sollten; in einem kleingedruckten Absatz hieß es, daß dieses Mittel sich bei der Behandlung des männlichen Prostatakrebs als wirksam erwiesen habe. Vielleicht, dachte ich . . .

«Es gibt ein neues Mittel, das ich versuchen möchte», sagte ich kurz entschlossen. «Ich kann natürlich nichts garantieren, aber wir wollen es probieren. Nach ein oder zwei Wochen sehen wir dann, wie es einschlägt.»

«Oh, gut, gut», flüsterte Mr. Partridge, sich wie ein Ertrinkender dankbar an einen Strohhalm klammernd.

Ich ließ mir von der Herstellerfirma das Mittel schicken und gab Percy eine Spritze. Außerdem sagte ich Mr. Partridge, er solle ihm täglich noch eine Tablette verabreichen.

Etwa eine Woche lang wuchs der Tumor noch weiter, und ich wollte die Behandlung schon abbrechen, beschloß dann aber, damit noch ein paar Tage zu warten. Meine Geduld wurde belohnt: die Geschwulst wurde nicht größer. Zwar hütete ich mich, darin schon einen endgültigen Sieg zu sehen, aber eines hatte ich mit meiner Behandlung immerhin erreicht: Ich hatte den verhängnisvollen Prozeß zum Stillstand gebracht.

Der Schritt des Malers zeigte neue Spannkraft. Er war auf dem Gipfel des Glücks und ahnte nicht, daß die zweite Phase seines Martyriums vor ihm lag, die womöglich noch bizarrer war als die erste.

Anfangs merkte niemand, was da vor sich ging. Uns fiel höchstens auf, daß es mit einemmal eine Menge Hunde in der Trengate gab: große und kleine, zottige Straßenpinscher und gepflegte Aristokraten, die alle scheinbar ziellos herumschnüffelten; doch bald zeigte es sich, daß es einen gemeinsamen Anziehungspunkt gab. Es war das Haus von Mr. Partridge.

Und als ich eines Morgens aus unserem Schlafzimmerfenster blickte, ging mir plötzlich ein Licht auf: Sie waren hinter Percy her. Aus irgendeinem Grund hatte er die Eigenschaften einer läufigen Hündin angenommen. Ich schlug in meinem Pathologiebuch nach. Ja, da stand es: Die Sertolische Zellgeschwulst machte Hunde gelegentlich attraktiv für andere Rüden. Aber warum erst jetzt, wo der Tumor sich zurückbildete, und nicht schon früher, als er noch im Wachsen begriffen war? Oder war es vielleicht das Stilboestrol? Die Herstellerfirma hatte erwähnt, daß man unter Umständen mit einer feminierenden Wirkung rechnen müsse, aber doch sicherlich nicht in einem solchen Ausmaß.

Doch was auch immer die Ursache sein mochte – Percy wurde

belagert, das war jedenfalls nicht zu leugnen. Bereits beim Morgengrauen erschienen die ersten, und bis zehn Uhr war die Schlange derart angewachsen, daß sie fast die Straße blockierte. Abgesehen von den ‹Stammgästen› gesellten sich gelegentlich noch irgendwelche Streuner hinzu, und gleichgültig, welcher Rasse sie zuzuordnen, wie groß oder klein sie waren, sie wurden bereitwillig in die Schar der Wartenden aufgenommen. Mit dümmlichem Ausdruck, heraushängender Zunge und wedelndem Schwanz standen sie vor dem Haus, ein bunt zusammengewürfelter Haufen, den nichts anderes einte als die lärmende Kameraderie der Wollust.

Für Mr. Partridge muß es eine nahezu unerträgliche Belastung gewesen sein. Manchmal sah ich die dicken Brillengläser drohend durch das Fenster starren, aber die meiste Zeit bewahrte er seine Fassung und arbeitete still an seiner Staffelei, so als gebe es die Meute vor seiner Tür nicht.

Nur selten verlor er die Nerven. Einmal erlebte ich einen solchen Wutausbruch mit: schreiend stürzte er aus der Tür und schlug mit einem Spazierstock um sich; vergessen war seine sonst so gesetzte Redeweise, im breitesten Yorkshire-Dialekt brüllte er: «Verschwindet, ihr verfluchtes Gesindel! Weg, weg! Verdammtes Pack!»

Natürlich war sein Kraftaufwand praktisch umsonst. Es dauerte nur ein paar Sekunden, dann waren die Hunde wieder auf ihrem Posten.

Der kleine Mann tat mir leid. Doch ich wußte nicht, wie ich ihm hätte helfen können. Ich war vor allem erleichtert, daß der Tumor sich zurückbildete, aber gleichzeitig übten die Ereignisse auf der gegenüberliegenden Straßenseite auch eine gewisse schauerliche Faszination auf mich aus.

Percys Spaziergänge waren gefahrvoll. Mr. Partridge wagte sich nur mit dem Stock in der Hand aus dem Haus und führte Percy an einer kurzen Leine, aber seine Vorsichtsmaßnahmen erwiesen sich als unzulänglich, sobald die Meute über seinen Liebling herfiel. Rasend vor Leidenschaft, sprangen die liebestollen Tiere auf den kleinen Hund, während der Maler vergebens nach ihnen schlug und schrie, sie sollten sich fortscheren; manchmal löste die Prozession sich erst auf dem Marktplatz auf.

Um die Mittagszeit legten die meisten Hunde eine Ruhepause ein, und abends gingen alle nach Hause, bis auf einen kleinen braunen Spaniel, der unentwegt auf dem Posten blieb. Ich schätze, er nahm rund zwei Wochen lang kaum einen Bissen zu sich und wäre wahrscheinlich verhungert, wenn Helen ihm nicht hin und wieder eine Schüssel Fleisch hinübergebracht hätte, so leid tat ihr das Tier, das in der kalten Dunkelheit zitternd vor Percys Haus hockte. Ich weiß, daß der Spaniel die ganze Nacht dort sitzen blieb, denn hin und wieder weckte mich gegen Morgen ein lautes Jaulen, aus dem ich schloß, daß Mr. Partridge einen Stein oder sonst irgend etwas nach ihm geworfen hatte. Aber das störte ihn nicht: unverzagt setzte er seine Nachtwache fort.

Ich weiß nicht, was aus Mr. Partridge geworden wäre, wenn die Sache noch lange angedauert hätte; möglicherweise hätte er den Verstand verloren. Aber gottlob stellte sich nach einer Weile heraus, daß auch dieser Alptraum ein Ende nehmen würde. Nach und nach, als Percys Zustand sich besserte, blieben die Hunde weg, und eines Tages verließ selbst der kleine braune Spaniel zögernd seinen Posten und verschwand.

Es war genau an dem Tag, als Percy zum letztenmal auf dem Untersuchungstisch saß. Unendlich erleichtert tastete ich das Skrotum ab.

«Es ist nichts mehr zu spüren, Mr. Partridge. Nicht die geringste Schwellung. Gar nichts.»

Der kleine Mann nickte. «Das ist ein Wunder, nicht wahr? Ich bin Ihnen sehr dankbar für alles, was Sie getan haben. Ich habe mir schreckliche Sorgen gemacht.»

«Ja, das kann ich mir denken. Es war eine schlimme Zeit für Sie. Aber ich bin ebenso froh wie Sie – nichts ist befriedigender für einen Arzt, als wenn ein Experiment gelingt.»

Aber wann immer ich in den folgenden Jahren die beiden an unserem Fenster vorbeigehen sah – Mr. Partridge mit aller Würde, die ihm zu Gebote stand, Percy niedlich und stolz wie immer –, ging mir dieses merkwürdige Intermezzo durch den Kopf.

War die Rückbildung des Tumors auf das Stilboestrol zurückzuführen oder war er von selbst zurückgegangen? Waren die unerklärlichen Vorgänge durch die Behandlung oder durch den körperlichen Zustand oder beides verursacht worden?

Ich habe diese Frage nie mit Sicherheit beantworten können, aber das Resultat stand außer Zweifel: Die bedrohliche Geschwulst kam nie wieder . . . ebensowenig wie die ganze Hundeschar.

Kapitel 19

Der Blick, der sich mir bot, war typisch für Yorkshire: die glatte Kalksteinmauer, die am Rand des Hügels entlanglief, der schmale, leuchtendgrüne Pfad, der sich durch das dichte Heidekraut zog. Und als ich, das Gesicht dem würzigen Wind ausgesetzt, ein Stück durch das Hochmoor ging, empfand ich es wie immer als ein Wunder, allein hier oben in dieser friedlichen Stille zu sein, mit dem Blick auf das Purpurrot der Blüten und das Grün der Wiesenflächen dazwischen, die sich unendlich weit erstreckten, bis sie das dunstige Blau des Himmels berührten.

Aber ich war nicht ganz allein. Neben mir her lief Sam, und seine Gegenwart machte alles anders. Helen hatte mein Leben in vielerlei Hinsicht bereichert, und eine der ganz großen Kostbarkeiten war Sam. Er war ein Beagle, und sie hatte ihn praktisch vom Tage seiner Geburt an großgezogen. Er war etwa zwei Jahre alt, als ich ihn zum erstenmal sah. Damals ahnte ich nicht, daß er einmal mein treuer Begleiter sein sollte, mein Autohund, ein Freund, der während der einsamen Stunden, die ich durch die Gegend fuhr, stets neben mir saß, bis sein Leben im Alter von vierzehn Jahren zu Ende ging. Er war der erste von einer ganzen Reihe zärtlich geliebter Hunde, deren kameradschaftliches Wesen Licht und Wärme in mein Alltagsleben brachte.

Sam hatte mich von Anfang an in sein Hundeherz geschlossen. Man hätte meinen können, er habe das Handbuch des treuen Hundes studiert, denn er wich mir nicht von der Seite: die Pfoten auf dem Armaturenbrett, saß er im Wagen neben mir und spähte neugierig durch die Windschutzscheibe; abends, wenn ich im Sessel saß, hatte er den Kopf auf meinem Fuß; wohin ich auch ging, immer kam er mit. Trank ich irgendwo ein Bier, lag er unter meinem Stuhl, und mußte ich mir die Haare schneiden lassen, konnte man ihn zu meinen Füßen mit unter dem weißen Umhang hocken sehen. Lediglich ins Kino wagte ich ihn nicht mitzunehmen, und wenn er bei solchen Gelegenheiten zu Hause bleiben mußte, kroch er stets unters Bett und schmollte.

Fast alle Hunde fahren gerne Auto, aber Sam war ganz versessen darauf, und seine Leidenschaft fürs Autofahren flaute auch nachts nicht ab. Freudig sprang er aus seinem Korb, streckte sich ein paarmal und folgte mir in die Kälte hinaus. Noch ehe ich die Wagentür richtig geöffnet hatte, war er bereits auf dem Sitz, und diese Gewohnheit von ihm gehörte so fest zu meinem Leben, daß ich noch eine ganze Weile nach seinem Tod unwillkürlich die Tür offenhielt und auf ihn wartete. Und ich weiß noch, daß ich mir jedesmal von neuem meines Verlustes schmerzlich bewußt wurde.

Ihn bei mir zu haben, war eine unschätzbare Bereicherung der kurzen Atempausen, die ich mir bei meinen täglichen Runden gönnte. In den Büros und Fabriken macht man eine Teepause, ich dagegen hielt einfach den Wagen an, trat in die Herrlichkeit der Natur hinaus, die mich überall umgab, und wanderte ein Stück durch den Wald oder, wie heute, einen der grasbewachsenen Pfade im Hochmoor entlang.

Diese Spaziergänge hatte ich schon immer gemacht, aber jetzt maß ich ihnen viel mehr Bedeutung bei. Jeder, der einmal mit einem Hund spazierengegangen ist, weiß, was für eine tiefe Befriedigung es einem gibt, einem geliebten Tier ein Vergnügen zu bereiten, und beim Anblick der kleinen Gestalt, die vor mir her lief, empfand ich eine nie gekannte Freude.

Hinter einer Wegbiegung gelangte ich zu einer Stelle, wo es sanft bergab ging und der Weg in einer kleinen, heidekrautbewachsenen Mulde endete, die einladend in der Sonne leuchtete. Es war eine Aufforderung, der ich noch nie hatte widerstehen können. Ich blickte auf die Uhr: Ja, ein paar Minuten konnte ich mir noch gönnen; außer Mr. Dacres Tuberkulintest hatte ich ohnedies nichts Dringendes zu erledigen. Sekunden später lag ich ausgestreckt auf dem federnden Gewächs, der herrlichsten Naturmatratze der Welt.

Die Augen halb geschlossen gegen den grellen Glanz der Sonne, umgeben vom schweren Duft des Heidekrauts, sah ich von meinem bequemen Muldenplatz aus, wie die Wolkenschatten über die Berghänge zogen und die Furchen und Spalten in vorübergehende Dunkelheit tauchten, die jedoch gleich darauf von frischem, leuchtendem Grün verdrängt wurde.

An solchen Tagen empfand ich es immer als ein besonderes Glück, eine Landpraxis zu haben: Tage, an denen die düsteren, kahlen Gipfel von goldenem Sonnenlicht überflutet waren, an denen ich mich eins fühlte mit dem Leben und Wachsen der Natur ringsum, und wo ich froh war – entgegen allen anderen Plänen –, Landtierarzt geworden zu sein.

Mein Partner sauste in diesem Augenblick vermutlich mit wilder Energie von einem Hof zum anderen, während Tristan in Skeldale House über seinen Büchern saß, eine ganz seltsame Vorstellung, denn ich hatte Tristan noch nie im Leben ein Lehrbuch aufschlagen sehen. Er war mit einer Intelligenz gesegnet, die jedes Büffeln überflüssig machte, aber er sollte in diesem Jahr sein Schlußexamen ablegen, und darauf mußte selbst er sich vorbereiten. Ich zweifelte nicht daran, daß er bald seine Approbation haben würde; in gewisser Hinsicht wollte es mir jedoch wie ein Jammer erscheinen, daß sein freier, unabhängiger Geist von den Realitäten der tierärztlichen Praxis eingeengt werden sollte. Es würde das Ende eines leuchtenden Kapitels sein.

Ein Kopf mit langen Ohren schob sich zwischen mein Gesicht und die Sonne, als Sam herbeikam und sich auf meine Brust setzte. Er sah mich fragend an. Diese Faulheit war nicht nach seinem Geschmack, aber ich wußte, wenn ich mich nicht bewegte, würde er sich nach ein paar Minuten gleichmütig auf mir zusammenrollen und schlafen, bis ich zum Gehen bereit war. Aber diesmal folgte ich seiner stummen Bitte; ich richtete mich auf, und er sprang freudig um mich herum, als ich aufstand und mich auf den Weg zum Wagen und Mr. Dacres Tuberkulintest machte.

«Mach Platz, Bill!» rief Mr. Dacre und zog den großen Bullen am Schwanz.

Fast jeder Hof hatte damals einen Bullen, und sie hießen alle Billy oder Bill. Bei diesem hier hatte man, vermutlich wegen seiner ausgeprägten Geschlechtsmerkmale, auf die Diminutivform verzichtet. Da er ein fügsames Tier war, reagierte er auf die Aufforderung und bewegte den mächtigen Körper ein wenig zur Seite, so daß ich gerade genügend Platz hatte, mich zwischen ihn und die hölzerne Trennwand zu schieben, an die er angekettet war.

Ich las einen Tuberkulintest ab und wollte lediglich die intrakutane Reaktion messen. Ich mußte meinen Greifzirkel sehr weit öffnen, um die Dicke der Haut an dem riesigen Hals ausmessen zu können.

«Dreißig», rief ich dem Bauern zu.

Er schrieb die Zahl ins Testbuch und lachte.

«So was von Haut, wie der hat. Nicht zu glauben.»

«Ja, aber er ist ja auch ein ganz gewaltiger Kerl», sagte ich und versuchte, mich hinauszuzwängen.

Wie gewaltig der Bulle war, wurde mir gleich darauf zum Bewußtsein gebracht, als er sich plötzlich umdrehte und mich gegen die Trennwand preßte. Auch Kühe haben diese Angewohnheit, und ich stemmte mich in solchen Fällen einfach mit dem Rücken gegen die Wand und schob sie fort. Aber bei Bill gelang mir das nicht so ohne weiteres.

Keuchend stieß ich mit aller Kraft gegen die Fettpolster an der riesigen, rotgrauen Flanke, aber ebensogut hätte ich versuchen können, ein Haus wegzuschieben.

Der Bauer ließ das Buch fallen und griff wieder nach dem Schwanz, doch diesmal reagierte der Bulle nicht. Es lag keine Spur von Bösartigkeit in seinem Verhalten – er lehnte sich nur einfach bequem gegen die Bretter und bemerkte wohl nicht einmal das belanglose Menschenwesen, das sich verzweifelt an seinem Brustkasten wand.

Doch ob mit Absicht oder ohne, das Resultat war das gleiche: Ich wurde zu Tode gequetscht. Ich spürte, wie mir die Adern aus der Stirn heraustraten, wie ich ganz außer Atem geriet, als ich mit aller Macht versuchte, mich zu befreien, aber ich konnte mich keinen Zoll breit rühren. Wenn ich jedoch geglaubt hatte, schlimmer könne es nicht kommen, so irrte ich mich, denn nun scheuerte sich Bill an der Trennwand. Das also war der Grund, weshalb er sich umgedreht hatte: es juckte ihn, und er wollte sich kratzen.

Für mich hatte das verhängnisvolle Folgen. Ich hatte das Gefühl, jedes Organ in meinem Inneren würde einzeln zermalmt, und während ich in panischem Schrecken um mich schlug, lehnte sich das große Tier nur noch fester gegen die Wand.

Ich will lieber nicht daran denken, wie die Sache geendet hätte, wenn das Holz hinter mir nicht alt und morsch gewesen wäre. Schon drohte ich das Bewußtsein zu verlieren, da ertönte ein Krachen und Splittern, und ich fiel rückwärts in die angrenzende Box. Perplex blickte ich zu Mr. Dacre empor und wartete, daß meine Lungen wieder zu arbeiten begannen.

Schließlich stand ich auf, und es gelang mir, die Sache mit

einem Achselzucken abzutun. Ich verabschiedete mich und fuhr los, aber nach ein paar Meilen hielt ich den Wagen an, stieg aus und tastete mich von Kopf bis Fuß ab. Die Rippen taten mir weh – ich hatte das Gefühl, als sei eine leichtere Straßenwalze über sie hinweggerollt –, und meine linke Gesäßhälfte schmerzte da ganz erheblich, wo ich auf dem Greifzirkel gelandet war, aber sonst schien die Sache glimpflich abgelaufen zu sein. Ich stieg wieder ein und warf einen Blick auf meine Besuchsliste.

Die nächste Visite, die mir bevorstand, stimmte mich heiter. Die Eintragung lautete: «Mrs. Tompkin, Jasmine Terrace Nr. 14. Wellensittichschnabel beschneiden.»

Gelobt sei die unendliche Vielfalt der tierärztlichen Praxis. Nach diesem Bullen brauchte ich unbedingt ein kleines, schwaches, unschuldiges Geschöpf, und was hätte ich mir Besseres wünschen können als einen Wellensittich.

Das Haus Jasmine Terrace Nr. 14 war eines jener bescheidenen kleinen Reihenhäuser aus Backstein, wie sie nach dem Ersten Weltkrieg überall zu Dutzenden aus dem Boden geschossen waren. Ich nahm eine Schere aus dem Instrumentenkasten und ging über den schmalen, gepflasterten Weg, der die Haustür von der Straße trennte. Eine sympathisch aussehende rothaarige Frau ließ mich herein.

«Ich bin Mrs. Dodds von nebenan», sagte sie. «Ich kümmere mich ein bißchen um die alte Dame. Mrs. Tompkin ist über achtzig und lebt ganz allein. Ich habe gerade von der Post ihre Rente geholt.»

Sie führte mich in ein kleines Wohnzimmer. «Hier, meine Liebe», sagte sie zu der alten Frau, die in der Ecke saß. Sie legte einen Zettel und das Geld auf das Kaminsims. «Mr. Herriot ist gekommen, um nach Peter zu sehen.»

Mrs. Tompkin nickte lächelnd. «Oh, das ist schön. Der arme kleine Kerl, er kann kaum fressen mit dem langen Schnabel. Ich sorge mich um ihn. Er ist ja meine einzige Gesellschaft.»

«Ja, das verstehe ich sehr gut, Mrs. Tompkin.» Ich blickte auf den Käfig beim Fenster, in dem ein grüner Wellensittich saß.

«Diese kleinen Vögel können wirklich sehr unterhaltend sein, wenn sie anfangen zu schwatzen.»

Sie lachte. «Ja, aber es ist komisch. Peter hat nie viel gesagt. Ich glaube, er ist einfach zu faul dazu! Aber ich hab ihn gerne um mich.»

«Das glaube ich», sagte ich. «So, und nun wollen wir uns einmal seinen Schnabel ansehen.»

Der Schnabel war viel zu lang gewachsen, bog sich so weit nach unten, daß er fast die Brustfedern berührte. Mit einem einzigen raschen Schnitt meiner Schere würde ich das Leben dieses Wellensittichs von Grund auf verändern. In meiner augenblicklichen Gemütsverfassung war dies genau die richtige Arbeit für mich.

Ich öffnete die Tür des Käfigs und schob behutsam die Hand hinein.

«Komm, Peter, komm», sagte ich schmeichelnd, als der Vogel ängstlich zu flattern begann. Kurz darauf hatte ich ihn in die Enge getrieben und konnte mit den Fingern sanft den kleinen Körper umfassen. Während ich ihn mit der einen Hand heraushob, tastete ich mit der anderen nach meiner Schere. Aber als ich sie gerade ansetzen wollte, hielt ich inne.

Der kleine Kopf schaute nicht mehr keck zwischen meinen Fingern hervor, sondern war schlaff zur Seite gefallen. Die Augen waren geschlossen. Ich starrte den Vogel einen Augenblick verständnislos an, dann öffnete ich die Hand. Bewegungslos lag er auf meiner Handfläche. Er war tot.

Starr vor Schreck sah ich noch eine Weile auf ihn hinunter: auf das farbenprächtig schillernde Gefieder, den langen Schnabel, den ich jetzt nicht mehr zu beschneiden brauchte, aber vor allem auf das winzige Köpfchen, das über meinen Zeigefinger herabhing. Ich hatte den kleinen Vogel nicht gedrückt und war bestimmt nicht grob mit ihm umgegangen, aber er war tot. Es muß reine Angst gewesen sein.

Mrs. Dodds und ich wechselten einen entsetzten Blick; ich wagte kaum, den Kopf nach Mrs. Tompkin umzuwenden, doch als ich es tat, sah ich zu meinem Erstaunen, daß sie noch immer nickte und lächelte.

Ich zog ihre Nachbarin zur Seite. «Mrs. Dodds, wieviel kann sie sehen?»

«Oh, sie ist stark kurzsichtig, aber sie ist trotz ihres Alters sehr eitel. Will keine Brille tragen. Außerdem ist sie schwerhörig.»

«Hören Sie», sagte ich. Mein Herz hämmerte immer noch. «Ich weiß einfach nicht, was ich tun soll. Es wird ein schwerer Schock für sie sein, wenn ich ihr sage, was geschehen ist. Ich wage nicht, mir auszudenken, was das für Folgen haben könnte.»

Mrs. Dodds nickte mit bekümmertem Gesicht. «Ja, Sie haben recht. Sie liebt den kleinen Vogel abgöttisch.»

«Aber vielleicht gibt es eine Lösung», flüsterte ich. «Wissen Sie, wo ich hier im Ort einen Wellensittich finden könnte?»

Mrs. Dodds überlegte einen Augenblick. «Versuchen Sie es bei Jack Almond am Südende der Stadt. Ich glaube, er züchtet Vögel.»

Ich räusperte mich, brachte aber selbst jetzt nur ein heiseres Krächzen hervor. «Mrs. Tompkin, ich muß Peter mit in die Praxis nehmen, und ihm dort den Schnabel stutzen. Es dauert nicht lange.»

Ohne ihre Antwort abzuwarten, rannte ich, den Käfig in der Hand, hinaus. Es dauerte keine fünf Minuten, da klopfte ich an Jack Almonds Tür.

«Mr. Almond?» fragte ich den pausbäckigen, untersetzten Mann, der mir aufmachte.

«Jawohl. Womit kann ich dienen?» fragte er mit sanftmütigem Lächeln.

«Züchten Sie Vögel?»

«Ja, das tue ich.» Er richtete sich würdevoll auf. «Ich bin Präsident der *Darrowby and Houlton Cage Bird Society.*»

«Gut», sagte ich eifrig. «Haben Sie wohl einen grünen Wellensittich?»

«Ich habe Kanarienvögel, Wellensittiche, Papageien, Kakadus . . .»

«Ich möchte nur einen Wellensittich.»

«Nun, ich habe Albinos, blaugrüne, blaugraue, gelbe . . .»

«Einen grünen, bitte.»

Er setzte eine düstere Miene auf; offensichtlich gefiel ihm meine Hast nicht.

«Na schön . . . sehen wir sie uns an», sagte er.

Ich folgte ihm durchs Haus in den Garten dahinter, in dem ein langgestreckter Schuppen mit einer verwirrenden Vielfalt von Vögeln stand.

Voller Stolz blickte Mr. Almond auf die Tiere und öffnete den Mund, als wolle er einen gelehrten Vortrag vom Stapel lassen, dann schien ihm einzufallen, daß er es mit einem ungeduldigen Kunden zu tun hatte, und er kehrte, wenn auch leicht widerwillig, zur Sache zurück.

«Hier ist ein hübscher grüner Sittich. Aber er ist leider schon etwas älter als die andern, und ich habe ihm auch schon das Sprechen beigebracht.»

«Um so besser. Der ist genau der richtige. Was kostet er?»

«Aber . . . ich hab noch ein paar sehr hübsche da hinten in der Ecke. Vielleicht wären . . .»

Ich legte die Hand auf seinen Arm. «Ich will diesen hier. Wieviel?»

Er spitzte enttäuscht den Mund, dann zuckte er die Achseln. «Zehn Shilling.»

«Gut. Tun Sie ihn bitte in diesen Käfig.»

Mrs. Dodds wartete bereits an der Haustür auf mich.

«Glauben Sie, daß ich das Richtige tue?» fragte ich sie flüsternd.

«Bestimmt», erwiderte sie. «Die arme alte Frau hat nicht viel, womit sie sich ablenken kann, und ich bin sicher, sie würde sich sehr um Peter grämen.»

«Ja, das glaube ich auch.» Ich ging ins Wohnzimmer.

Mrs. Tompkin lächelte mir zu, als ich eintrat. «Das ging ja sehr schnell, Mr. Herriot.»

«Ja», sagte ich und hängte den Käfig mit dem neuen Vogel an seinen Platz neben dem Fenster. «Sie werden sehen, daß jetzt alles in bester Ordnung ist.»

Es dauerte Monate, bis ich erneut den Mut aufbrachte, meine Hand in einen Wellensittichkäfig zu stecken. Bis zum heutigen Tage ziehe ich es vor, daß die Besitzer das Tier für mich herausholen, auch wenn die Leute mich wegen dieser Bitte immer erstaunt ansehen. Vermutlich denken sie, ich hätte Angst, der kleine Vogel könnte mich beißen.

Es dauerte ebenfalls lange, ehe ich es wagte, Mrs. Tompkin wieder zu begegnen, aber eines Tages fuhr ich durch die Jasmine Terrace und hielt, einer plötzlichen Regung folgend, vor dem Haus Nr. 14.

Die alte Dame kam selbst zur Tür.

«Wie . . .» fragte ich, «wie geht es . . . hm . . .?»

Sie näherte ihr Gesicht dem meinen und sah mich einen Augenblick prüfend an, dann lachte sie. «Oh, jetzt sehe ich, wer es ist. Sie meinen Peter, nicht wahr, Mr. Herriot? Oh, es geht ihm wundervoll. Kommen Sie herein und überzeugen Sie sich selbst.»

Der Käfig hing noch immer im Wohnzimmer neben dem Fenster, und nachdem Peter der Zweite mich einen Augenblick neugierig gemustert hatte, veranstaltete er eine kleine Vorstellung für mich: Er hüpfte an den Stäben des Käfigs entlang, lief die Leiter auf und ab und läutete ein paarmal seine kleine Glocke, dann kehrte er zu seinem Sitz zurück.

Seine Herrin streckte die Hand aus, klopfte an die Stäbe und sah ihn liebevoll an.

«Was das ausmacht, den Schnabel beschneiden», sagte sie. «Er ist wie umgewandelt.»

Ich schluckte. «Ach wirklich? In welcher Beziehung?»

«Oh, er ist so rührig. Früher war er immer stumm. Jetzt schwätzt mein Peter den lieben langen Tag. Es ist kaum zu glauben.»

Kapitel 20

«In dieser Form äußert sich das also?» fragte ich. «Sie erzählten mir ja bereits davon.»

Mr. Wilkin nickte. «Ja, genau. Es ist jedesmal das gleiche.»

Ich sah auf den hilflos zuckenden großen Hund, der zu meinen Füßen lag; sah den starren Blick und die verkrampften Gliedmaßen. Der Bauer hatte mir von den periodisch auftretenden Anfällen erzählt, unter denen sein Schottischer Schäferhund Gyp seit einiger Zeit litt, und zufällig war ich gerade auf dem Hof, als er einen solchen Anfall hatte.

«Und hinterher geht es ihm wieder gut, sagen Sie?»

«Ja, unverändert. Ist vielleicht 'ne Stunde lang noch ein bißchen benommen, aber dann ist er wieder ganz normal.» Der Bauer zuckte mit den Schultern. «Sie wissen, ich habe schon viele Hunde großgezogen, und es gab darunter auch welche, die Anfälle hatten. Ich dachte, ich kennte die Ursache – Würmer, falsche Ernährung, Staupe –, aber das hier ist mir ein Rätsel. Ich hab schon alles versucht.»

«Ich fürchte, das hilft alles nichts, Mr. Wilkin», sagte ich. «Gyp leidet an Epilepsie.»

«An Epilepsie? Aber er ist doch die meiste Zeit ein großartiger, ausgesprochen normaler Hund.»

«Ja, ich weiß. Das ist immer so. Sein Gehirn ist im Grunde völlig in Ordnung – es ist eine ganz rätselhafte Krankheit. Die Ursache ist unbekannt, aber sie ist fast mit Sicherheit erblich.»

Mr. Wilkin zog die Brauen in die Höhe. «Das versteh ich nicht. Wenn's erblich ist, warum hat es sich dann nicht schon früher gezeigt? Der Hund ist beinahe zwei Jahre alt, aber diese

Krämpfe haben erst vor ein paar Wochen angefangen.»

«Ja, das ist ganz typisch», erwiderte ich. «Gewöhnlich tritt diese Krankheit mit anderthalb bis zwei Jahren zum erstenmal in Erscheinung.»

Gyp unterbrach uns, indem er aufstand und schwanzwedelnd, wenn auch mit unsicheren Schritten auf seinen Herrn zuging. Der Anfall schien ihn nicht weiter zu beeindrucken. Die Sache hatte auch kaum länger als zwei Minuten gedauert.

Mr. Wilkin bückte sich und streichelte seinen Kopf. Ein nachdenklicher Ausdruck lag auf seinem Gesicht. Er war ein großer, kräftiger Mann in den Vierzigern, der nur selten lächelte, und als seine Augen sich jetzt verengten, lag in seinem Blick etwas Drohendes. Wiederholt hatte ich die Bemerkung gehört, es sei nicht ratsam, sich mit Sep Wilkin auf einen Streit einzulassen, womit die Leute vermutlich recht hatten. Aber zu mir war er immer ausgesprochen höflich, und da er fast tausend Morgen Land bewirtschaftete, hatte ich oft bei ihm zu tun.

Seine große Leidenschaft waren Schäferhunde. Viele Bauern hatten die Gewohnheit, ihre Hunde bei Dressurprüfungen vorzuführen und freuten sich, wenn das Tier ausgezeichnet wurde. Aber Mr. Wilkin machte daraus eine todernste Angelegenheit. Er züchtete und dressierte Hunde, die bei den lokalen Veranstaltungen regelmäßig irgendwelche Preise gewannen, gelegentlich sogar auch bei den nationalen Prüfungen. Mir bereitete es gewisse Sorgen, daß er all seine Hoffnungen auf Gyp gesetzt hatte.

Er hatte sich die beiden besten Rüden – Gyp und Sweep – aus einem Wurf ausgesucht und sie mit unendlicher Geduld und Liebe abgerichtet. Ich glaube, noch nie haben zwei Hunde ihre gegenseitige Gesellschaft so sehr genossen wie diese beiden; sie steckten immer zusammen: Manchmal spähten sie Nase an Nase über die untere Türhälfte der kleinen Hütte, in der sie schliefen, manchmal wichen sie ihrem Herrn nicht von der Seite, aber für gewöhnlich spielten sie einfach miteinander.

Vor wenigen Monaten hatte George Crossley, einer von Mr. Wilkins ältesten Freunden und genau wie er ein fanatischer

Anhänger von Dressur-Prüfungen, seinen besten Hund durch eine Nierenentzündung verloren, und Mr. Wilkin hatte ihm Sweep überlassen. Das hatte mich damals sehr überrascht, denn Sweep eignete sich zum Abrichten weitaus besser als Gyp, und es sah so aus, als habe er das Zeug, alle Prüfungen mit Eins zu bestehen. Doch Mr. Wilkin hatte Gyp behalten, und da es noch andere Hunde auf dem Hof gab – wenn er Sweep auch zweifellos vermißte –, hatte er doch immer Gesellschaft.

Ich war erstaunt, wie rasch das Tier sich erholte und nach diesen erschreckenden Krämpfen wieder zur Normalität zurückkehrte. Mit einiger Besorgnis wartete ich auf Mr. Wilkins nächste Worte.

Sollte er den Entschluß fassen, Gyp einschläfern zu lassen, müßte ich das als eine ganz auf Vernunft begründete Entscheidung respektieren. Doch der Gedanke behagte mir ganz und gar nicht, als ich das zutrauliche, schwanzwedelnde Tier ansah. Gyp hatte etwas sehr Anziehendes an sich. Der kräftige Körperbau, das schöngezeichnete Fell fielen sofort auf, aber am bemerkenswertesten war der Kopf: das eine Ohr stand in die Luft, während das andere flach anlag, was ihm ein ausgesprochen liebenswertes und noch dazu komisches Aussehen verlieh. Ein bißchen erinnerte Gyp an einen Clown, an einen Clown, der Freundlichkeit und Kameraderie ausstrahlte.

Schließlich sagte Mr. Wilkin: «Wird sich diese Sache bessern, wenn er älter wird?»

«Nein, das ist nicht anzunehmen», erwiderte ich.

«Er wird also immer diese Anfälle bekommen?»

«Ich fürchte ja. Wie Sie sagen, bekommt er sie alle zwei oder drei Wochen – dabei wird es vermutlich mit gelegentlichen kleinen Abweichungen auch in Zukunft bleiben.»

«Aber er könnte auch mitten in einer Prüfung einen bekommen?»

«Ja.»

Der Bauer ließ den Kopf auf die Brust sinken. Die schicksalsschweren Worte wurden immer unvermeidlicher. Es war nicht

Sep Wilkins Art, bei einer Frage zu zögern, die seine vorherrschende Leidenschaft betraf. Sicher vertrat er die Ansicht, jedes Tier, das nicht den Anforderungen entsprach, müsse unbarmherzig beseitigt werden. Als er sich schließlich räusperte, glaubte ich seine Worte zu kennen.

Aber ich irrte mich.

«Wenn ich ihn behielte, könnten Sie etwas für ihn tun?» fragte er.

«Vielleicht könnte man mit Tabletten etwas machen. Gut möglich, daß die Anfälle dadurch seltener werden.» Ich bemühte mich, ihn nicht merken zu lassen, wie erleichtert ich war.

«Na gut ... dann komme ich in den nächsten Tagen zu Ihnen und hol mir welche», murmelte er.

«Abgemacht. Aber ... hm ... Sie werden ihn nicht zur Zucht verwenden, nicht wahr?»

«Nein, nein», brummte der Bauer. Seine Stimme klang leicht gereizt, als wolle er nicht weiter über die Sache sprechen.

Ich wechselte rasch das Thema und plauderte, als wir zum Wagen gingen, unbekümmert über das Wetter. Ich hatte das Gefühl, daß er bereit war, den Hund einfach als Haustier zu behalten, aber diese Schwäche nicht einzugestehen wünschte. Seltsam, wie die Dinge sich plötzlich ineinanderfügten und einen Sinn ergaben. Das also war der Grund, weshalb er sich von Sweep getrennt hatte. Er hatte Gyp einfach gern. Offensichtlich war Sep Wilkin, so bärbeißig er sonst auch sein mochte, dem eigenartigen Charme dieses Tiers erlegen.

Als ich losfahren wollte, kam der Bauer noch einmal auf den Hund zu sprechen. «Ich weiß nicht, ob es was mit dieser Sache zu tun hat oder nicht», sagte er, sich zum Fenster hinunterbeugend. «Gyp hat noch nie in seinem Leben gebellt.»

Ich sah ihn überrascht an. «Niemals?»

«Nein, nicht ein einziges Mal. Die anderen Hunde machen einen Riesenradau, wenn ein Fremder auf den Hof kommt, aber Gyp habe ich noch nie einen Laut von sich geben hören.»

«Das ist allerdings wirklich sehr sonderbar», sagte ich. «Aber ich glaube nicht, daß es etwas mit seiner Epilepsie zu tun hat.»

Und als ich den Motor anließ, bemerkte ich tatsächlich, daß Gyp mich trotz des lautstarken Abschiedsgebells der anderen Hunde lediglich auf seine kameradschaftliche Art mit offenem Maul und heraushängender Zunge ansah, ohne einen Ton von sich zu geben. Ein stummer Hund.

Die Sache interessierte mich, und sooft ich in der folgenden Zeit auf dem Hof war, beobachtete ich den großen Schäferhund aufmerksam bei allem, was er tat. Aber es war immer das gleiche. Zwischen den Anfällen, die jetzt mit ziemlicher Regelmäßigkeit etwa alle drei Wochen auftraten, war er ein gesundes, lebhaftes Tier. Nur daß er nicht bellte.

Wenn Mr. Wilkin an den Markttagen nach Darrowby kam, saß Gyp oft hinten im Wagen. Sprach ich bei diesen Gelegenheiten mit Mr. Wilkin, vermied ich das Thema, denn ich hatte, wie gesagt, das Gefühl, daß er – noch weniger als die meisten anderen Bauern – auf keinen Fall in den Verdacht geraten wollte, er hielte einen Hund aus anderen Gründen als zum Zweck der Arbeit.

Und doch bin ich seit langem davon überzeugt, daß die Hunde, die man auf den Höfen findet, mehr oder minder Haustiere sind. Natürlich stellen sie beispielsweise für die Bauern, die sich mit Schafzucht befassen, unentbehrliche Arbeitstiere dar, und auch auf vielen anderen Höfen erfüllen sie zweifellos eine nützliche Aufgabe. Aber nach dem, was ich so auf meinen täglichen Runden beobachte – wenn sie etwa beim Einfahren des Heus hoch oben auf den Wagen schaukeln oder, wenn das Korn geerntet wird, zwischen den Getreidegarben Ratten nachjagen, vor den Stallungen herumlungern oder neben dem Bauern über die Felder streifen – frage ich mich . . . was tun sie wirklich?

So beharre ich bis heute auf meiner Theorie: Die meisten Hunde auf den Bauernhöfen sind Haustiere, und sie werden gehalten, weil der Bauer sie einfach gern um sich hat. Man würde einen Bauern der Folter unterwerfen müssen, ehe er das zugibt, aber ich glaube, ich habe recht. Und dabei haben diese Hunde ein herrliches Leben. Sie brauchen nicht zu bitten, daß man sie spazierenführt – sie sind den ganzen Tag im Freien und in Gesellschaft ihres Herrn. Wenn ich auf einem Hof den Bauern finden will, suche ich nach seinem Hund, denn beide sind nie weit auseinander. Ich gebe mir alle Mühe, meinen eigenen Hunden ein angenehmes Leben zu bieten, aber ich kann ihnen lange nicht ein so schönes Leben ermöglichen wie ihren Artgenossen auf den Bauernhöfen.

Da ich über längere Zeit hinweg nicht auf Sep Wilkins Hof brauchte, bekam ich auch Gyp nicht zu sehen, bis ich Mr. Wilkin und dem Hund eines Tages zufällig bei einer Dressurprüfung für Schäferhunde begegnete. Die Veranstaltung fand im Rahmen der Landwirtschaftsausstellung von Mellerton statt, und da ich ohnedies dort in der Nähe zu tun hatte, beschloß ich, mir den Nachmittag freizunehmen und zusammen mit Helen hinzugehen, denn diese Prüfungen haben uns schon immer fasziniert: die bewundernswerte Gewalt der Besitzer über ihre Tiere, die angespannte Aufmerksamkeit der Hunde selbst, die faszinierende Harmonie, mit der diese Prüfungen abliefen – es war stets von neuem ein Vergnügen, das zu beobachten.

Ungefähr siebzig Hunde waren im Schatten an einen Zaun gebunden und warteten darauf, daß sie an die Reihe kamen. Es war ein herrliches Bild: die vielen wedelnden Schwänze und die gespannte Aufmerksamkeit im Blick der Tiere. Sie kannten einander nicht, und doch gab es keinerlei Anzeichen von Mißhelligkeit, geschweige denn von einem Kampf. Offenbar war diesen Tieren nicht nur die Gehorsamkeit angeboren, sondern auch ihr friedfertiges Verhalten.

Die gleiche Veranlagung schien auch für ihre Besitzer charakteristisch zu sein. Nichts von Feindseligkeit, weder Groll über eine Niederlage, noch unziemlicher Siegesjubel. Wenn jemand seine Zeit überschritt, trieb er die Schafe ruhig in die Ecke und kehrte freundlich lächelnd zu den anderen zurück. Natürlich mußte er ein paar gutmütige Neckereien über sich ergehen lassen, aber das war auch alles.

An einer Stelle, von der aus man einen guten Blick über das Feld hatte, stießen wir auf Sep Wilkin. An seinen Wagen gelehnt, beobachtete er das Treiben. Gyp, der an die Stoßstange angebunden war, drehte sich um und sah mich schwanzwedelnd an, während Mrs. Wilkin, die auf einem Klappstuhl neben ihm saß, zärtlich die Hand auf seinen Kopf legte. Wie es schien, hatte Gyp auch ihre Liebe gewonnen.

Helen blieb stehen und begrüßte sie. Unterdessen wandte ich mich an ihren Mann. «Führen Sie auch einen Hund vor, Mr. Wilkin?»

«Nein, heut nicht. Ich will nur zusehen. Die Sache interessiert mich, weil ich viele von den Hunden kenne.»

Ich stand eine Weile neben ihm, beobachtete die Hunde bei ihrer Arbeit und atmete den würzigen Geruch niedergetretenen Grases und Kautabaks ein. Dicht vor uns, unmittelbar neben dem Pfosten und nicht weit von der letzten Schafhürde entfernt, hatte der Richter seinen Platz.

«Sehen Sie mal, wer da kommt!» Mr. Wilkin deutete mit der Hand übers Feld.

George Crossley näherte sich, dicht von Sweep gefolgt, mit gemächlichen Schritten dem Pfosten. Gyp erstarrte, setzte sich sehr gerade auf und spitzte die Ohren. Es war Monate her, seit er seinem Bruder und Spielgefährten das letzte Mal begegnet war, und ich konnte mir nicht vorstellen, daß er sich noch an ihn erinnerte. Aber sein Interesse war unverkennbar, und als der Richter das weiße Tuch schwenkte und die drei Schafe aus ihrem Gehege herausgelassen wurden, stand er langsam auf.

Auf eine Handbewegung von Mr. Crossley hin flog Sweep in gestrecktem Galopp am äußeren Rand des Feldes entlang, und als er sich den Schafen näherte, ließ ein Pfiff ihn auf den Bauch niedersinken. Von da ab war es ein Anschauungsunterricht über die vorbildliche Zusammenarbeit von Mensch und Hund. Sep Wilkin hatte immer gesagt, Sweep habe das Zeug, aus sämtlichen Prüfungen als Sieger hervorzugehen. Und so sah es jetzt auch aus.

Kein Hund hatte bisher die Schafe so mühelos durch die drei verschiedenen Gatter gebracht, wie Sweep das tat, und als er sich nun der letzten Hürde näherte, bestand kein Zweifel, daß er den Pokal gewinnen würde, falls nicht noch im letzten Augenblick irgend etwas passierte: Wiederholt waren die Schafe wenige Schritte vor den hölzernen Querstangen ausgebrochen und davongehüpft.

George Crossley, den Hirtenstab lang ausgestreckt, hielt das Gatter weit offen. Jetzt konnte man sehen, wozu alle diese langen Stöcke bei sich hatten. Seine Befehle an Sweep, der flach auf dem Rasen kauerte, waren nun kaum noch zu hören, aber die leisen Worte ließen den Hund sich Schritt für Schritt zuerst in die eine Richtung und dann in die andere bewegen. Die Schafe befanden sich inzwischen unmittelbar vor der Hürde, aber sie blickten sich noch unschlüssig um, und das Spiel war noch nicht beendet. Aber als Sweep fast unmerklich auf sie zukroch, drehten sie sich um und gingen hinein, und Mr. Crossley schloß rasch das Gatter hinter ihnen.

Dabei sah er sich nach Sweep um und rief beglückt aus: «BRAVES TIER!» Der Hund antwortete ihm mit einem raschen, ruckartigen Wedeln seines Schwanzes.

Daraufhin hob Gyp, der die ganze Zeit aufrecht dagestanden und jede Bewegung mit größter Aufmerksamkeit verfolgt hatte, den Kopf und ließ ein einzelnes, weithin schallendes Bellen hören.

«WAU!» machte Gyp. Wir alle waren höchst überrascht.

«Habt ihr das gehört?» Mrs. Wilkin sah uns verblüfft an.

«Nicht zu fassen!» stieß ihr Mann hervor und starrte mit weit aufgerissenen Augen auf seinen Hund.

Gyp schien sich nicht bewußt zu sein, daß er irgend etwas Ungewöhnliches getan hatte. Er war viel zu sehr von dem Wiedersehen mit Sweep in Anspruch genommen, und es verstrich keine Minute, da wälzten sich die beiden Hunde wie in alten Zeiten in spielerischem Ringkampf auf dem Gras.

Wahrscheinlich nahmen Mr. Wilkin und seine Frau genau wie ich an, in Zukunft werde Gyp wie jeder andere Hund Laut geben, aber das war nicht der Fall.

Sechs Jahre später, als ich wieder einmal auf dem Hof war und mir im Haus heißes Wasser holen wollte, sah ich Gyp vor dem Küchenfenster in der Sonne liegen.

«Hat er eigentlich seit damals noch mal wieder gebellt?» fragte ich Mrs. Wilkin, als sie mir den Eimer reichte.

Sie schüttelte den Kopf. «Nein, nicht ein einziges Mal. Ich dachte immer, er tut es noch einmal, aber inzwischen habe ich die Hoffnung aufgegeben.»

«Nun, das macht auch nichts. Aber den Nachmittag bei der Prüfung werde ich nicht vergessen», sagte ich.

«Ich auch nicht!» Sie sah Gyp an, und ihre Gesichtszüge bekamen etwas Weiches, als ihr die Sache wieder einfiel. «Armer Kerl!» sagte sie. «Hat mit seinen acht Jahren nur ein einziges Mal gebellt!»

Kapitel 21

Ein volles Wartezimmer! Aber meine freudige Erregung legte sich rasch, als ich merkte, daß lediglich die Dimmocks wieder einmal vollzählig erschienen waren.

Ich hatte die Bekanntschaft dieser Familie gemacht, als ich eines Abends zu einem Hund gerufen wurde, der von einem Wagen angefahren worden war. Die Straße lag im alten Teil der Stadt, und als ich auf der Suche nach der Hausnummer langsam an den halbverfallenen kleinen Häusern entlangfuhr, wurde plötzlich eine Tür aufgerissen, und drei kleine Strubbelköpfe kamen heftig winkend herausgelaufen.

«Er ist hier drin, Mister!» stießen sie einstimmig hervor und erzählten sofort, was geschehen war.

«Es ist Bonzo!» – «Ein Wagen hat ihn angefahren!» – «Wir mußten ihn reintragen, Mister!» Erregt auf mich einredend, hingen sie alle drei an mir und zerrten an meiner Jacke, während ich das Gartentor öffnete und leicht wankend auf das Haus zuging; voller Verblüffung sah ich auf das Fenster, hinter dem weitere Kinder sich mir mit lebhaftem Mienenspiel und wild gestikulierenden Armen verständlich zu machen suchten.

Noch auf der Schwelle wurde ich von zahllosen kleinen Händen gepackt und dorthin gezogen, wo sich mein Patient befand.

Bonzo saß aufrecht auf einer zerfetzten Wolldecke. Er war ein großes, zottelhaariges Tier von unbestimmbarer Rasse, und obwohl ihm, soweit ich das auf den ersten Blick beurteilen konnte, nicht viel zu fehlen schien, trug er einen ergreifenden Ausdruck von Selbstmitleid zur Schau. Ich tastete Beine, Becken, Rippen und Wirbelsäule ab: er hatte sich nichts gebrochen. Die Schleimhäute hatten eine gesunde Farbe, und es gab keinerlei Anzeichen einer inneren Verletzung. Eine leichte Prellung an der linken Schulter war das einzige, was ich entdecken konnte. Regungslos wie eine Statue hatte Bonzo dagesessen und die Untersuchung über sich ergehen lassen, aber sobald ich fertig war, ließ er sich auf die Seite fallen und sah, laut mit dem Schwanz auf die Decke klopfend, schuldbewußt zu mir auf.

«Du bist ein lieber großer, ganz schön verwöhnter Hund», sagte ich, und der Schwanz klopfte schneller.

Ich wandte mich um und musterte das Gedränge um mich herum, und nach einer Weile gelang es mir, die Eltern zu entdekken. Die Mutter kämpfte sich nach vorne, während der Vater, eine kleine, zarte Gestalt, mir über die Köpfe hinweg zulächelte. Ich machte ein paarmal energisch «Pst!», und als der Lärm sich legte, wandte ich mich an Mrs. Dimmock.

«Er hat anscheinend Glück gehabt», sagte ich. «Ich kann keine ernsthafte Verletzung finden. Vermutlich hat der Wagen ihn umgestoßen, und er war leicht benommen. Oder er hat einen Schock erlitten.» Sofort brach das Getöse wieder los. «Wird er sterben, Mister?» «Was hat er?» – «Was geben Sie ihm?»

Ich injizierte Bonzo, der ein Bild des Jammers bot, ein leichtes Beruhigungsmittel, während die zerzausten Köpfe besorgt auf ihn hinunterblickten und zahllose kleine Hände sich ausstreckten, um ihn zu streicheln.

Mrs. Dimmock brachte mir eine Schüssel mit heißem Wasser, und beim Händewaschen hatte ich zum erstenmal Gelegenheit, mir in aller Ruhe die Familie zu betrachten. Ich zählte elf kleine Dimmocks, das älteste Kind ein etwa fünfzehnjähriger Junge, das jüngste im Krabbelalter; nach der vielsagenden Rundung vor Mrs. Dimmocks Leib zu schließen, würde die Zahl sich bald erhöhen. Alle steckten in abgetragenen Sachen, in gestopften Pullovern, geflickten Hosen, zerrissenen Kleidern, aber nichtsdestoweniger hatte man den Eindruck uneingeschränkter Lebensfreude.

Bonzo war offensichtlich nicht das einzige Tier, das sie hatten: Ich traute kaum meinen Augen, als zwischen den Kinderbeinen ein weiterer großer Hund und eine Katze mit zwei halbwüchsigen Jungen auftauchten. Man hätte denken sollen, bei so vielen Mündern, die gestopft werden mußten, bliebe für Tiere kein Platz.

Aber die Dimmocks machten sich über so etwas keine Sorgen: Sie taten das, was ihnen Spaß machte, alles andere scherte sie nicht. Der Vater hatte, das erfuhr ich später, noch nie in seinem Leben einen Finger gerührt. Er hatte einen ‹schlimmen Rücken› und führte, wie mir schien, ein recht angenehmes Leben, streifte tagsüber ziellos durch die Stadt und verbrachte die Abende bei einem Bier und einer Partie Domino im ‹Four Horse Shoes›.

Ich sah ihn häufig: man erkannte ihn sofort an dem Spazierstock, den er immer bei sich trug und was ihm ein würdevolles Aussehen verlieh. Mit lebhaften, zielbewußten Schritten ging er dahin, als ob er etwas Wichtiges vorhätte.

Ich warf einen letzten Blick auf Bonzo, der noch immer ausgestreckt auf seiner Decke lag und mich mit seelenvollen Augen ansah, dann bahnte ich mir meinen Weg zur Tür.

«Ich glaube, es gibt keinen Grund zur Sorge», rief ich über das Geplapper hinweg, das rasch wieder begonnen hatte, «aber ich schau auf jeden Fall morgen noch einmal vorbei.»

Als ich am nächsten Vormittag vor dem Haus hielt, sah ich Bonzo mitten unter den Kindern, die im Garten Ballwerfen spielten. Begeistert sprang er hoch und schnappte danach.

Er hatte durch seinen Unfall offensichtlich keinen Schaden erlitten, aber als er mich das Gartentor öffnen sah, zog er den Schwanz ein, knickte in die Knie und schlich ins Haus. Die Kinder begrüßten mich stürmisch.

«Sie haben ihn gesund gemacht, Mister!» – «Es geht ihm jetzt wieder gut, nicht wahr?» – «Er hat heute morgen ganz viel zum Frühstück gefressen, Mister!»

Kleine Hände zogen mich am Ärmel ins Haus. Bonzo saß kerzengerade in der gleichen Haltung wie am Abend zuvor auf seiner Decke, aber als ich mich ihm näherte, sank er kraftlos in sich zusammen, blieb auf der Seite liegen und sah mit einem gequälten Ausdruck zu mir auf.

Lachend kniete ich neben ihm nieder. «Du bist ein Komödiant, wie er im Buche steht, Bonzo, aber mir kannst du nichts vormachen. Ich hab dich draußen herumtoben sehen.»

Vorsichtig berührte ich die geprellte Schulter, und er schloß zitternd die Augen, was offenbar besagen sollte, daß er sich in sein Schicksal ergeben habe. Ich stand auf, und als er merkte, daß er keine weitere Spritze bekam, erhob er sich sofort und schoß in den Garten hinaus.

Die Familie brach in lautes Freudengeschrei aus, alle sahen mich mit unverhohlener Bewunderung an. Offensichtlich waren sie der Meinung, daß ich Bonzo den Klauen des Todes entrissen hatte. Mr. Dimmock löste sich aus der Menge.

«Sie werden mir eine Rechnung schicken, nicht wahr?» sagte er mit der ihm eigenen Würde.

Ich hatte am vergangenen Abend, kaum daß ich den Fuß über die Schwelle gesetzt hatte, beschlossen, von diesen Leuten kein Geld zu fordern, und hatte den Besuch nicht einmal ins Buch eingetragen; aber jetzt nickte ich ernst.

«Ja, Mr. Dimmock, das werde ich tun.»

Und obwohl in all den Jahren, da ich die verschiedensten Tiere behandelte, niemals irgendeine Summe den Besitzer wechselte, sagte er stets das gleiche: «Sie werden mir eine Rechnung schikken, nicht wahr?»

Von da an standen die Dimmocks und ich in engen Beziehungen. Sie hatten offensichtlich eine große Zuneigung zu mir gefaßt und hatten das Bedürfnis, mich sooft wie möglich zu sehen. In regelmäßiger Folge brachten sie mir eine bunte Auswahl von Hunden, Katzen, Wellensittichen und Kaninchen in die Sprechstunde, und als sie merkten, daß meine Dienste kostenlos waren, erhöhten sie die Zahl ihrer Besuche noch; und wenn einer kam, kamen alle. Ich war eifrig bemüht, unsere Kleintierpraxis zu erweitern, und wenn ich ein volles Wartezimmer sah, überkam mich jedesmal eine freudige Erregung, die sich jedoch rasch legte.

Und das Drängeln und Schieben nahm noch zu, als sie eines Tages dazu übergingen, auch ihre Tante, Mrs. Pounder, mitzubringen, damit sie sich selbst davon überzeugen konnte, was für ein netter Mensch ich war. Mrs. Pounder, eine korpulente Dame, die immer einen speckigen Velourshut trug, war offensichtlich ebenso fruchtbar wie ihre Verwandten und hatte meistens einen Teil ihrer eigenen stattlichen Nachkommenschaft bei sich.

So war es auch an diesem Vormittag. Ich ließ meinen Blick von einem zum anderen schweifen, konnte jedoch nur lächelnde Dimmocks und Pounders entdecken; selbst mein Patient war nirgends zu sehen. Aber dann rückten alle wie auf ein verabredetes Signal auseinander, und ich sah Nellie Dimmock mit einem kleinen jungen Hund auf den Knien.

Nellie war mein erklärter Liebling. Wohlgemerkt, ich mochte

die ganze Familie; sie alle waren so nett, daß ich mich nach der ersten Enttäuschung stets aufrichtig über ihren Besuch freute. Vater und Mutter waren immer höflich und gut gelaunt, und die Kinder, wenn auch lärmend, waren niemals unartig oder frech; es waren wohlerzogene, lebensfrohe Kinder, und wenn sie mich auf der Straße sahen, winkten sie eifrig und hörten nicht eher damit auf, als bis ich außer Sicht war. Ich begegnete ihnen häufig in der Stadt, denn sie waren ständig unterwegs, trugen Milch und Zeitungen aus oder was es sonst zu tun gab. Und vor allem: sie liebten ihre Tiere und sorgten vorbildlich für sie.

Doch die kleine Nellie war mein erklärter Liebling. Sie war etwa neun Jahre alt und hatte als kleines Kind Kinderlähmung gehabt. Seither hinkte sie stark und war im Gegensatz zu ihren robusten Geschwistern von zarter Gesundheit. Ihre Beinchen waren erschreckend dünn und wirkten so zerbrechlich, daß man sich fragte, wie sie die Last des Körpers zu tragen vermochten, aber das kleine, schmale Gesicht wurde von goldblondem Haar umrahmt, das ihr in weichen Wellen bis auf die Schultern fiel, und ihre klaren blauen Augen blickten, wenn auch leicht schielend, ruhig und zufrieden in die Welt.

«Na, Nellie, was hast du denn da?» fragte ich.

«Einen kleinen Hund», erwiderte sie fast flüsternd. «Er gehört mir.»

«Dir ganz allein?»

Sie nickte stolz. «Ja, er gehört mir.»

«Und nicht auch deinen Brüdern und Schwestern?»

«Nein, nur mir.»

Alle Köpfe nickten bestätigend, während Nellie den jungen Hund an ihre Wange hob und mit sanftem Lächeln zu mir aufblickte – ein Lächeln, das mir jedesmal einen Stich gab: es spiegelte das arglose Glück und Vertrauen eines Kindes wider und verriet doch etwas von den heimlichen Qualen dieses nicht ganz gesunden kleinen Wesens.

«Scheint aber ein feiner Hund zu sein, Nellie!» sagte ich. «Ein Spaniel, nicht wahr?»

Sie strich mit der Hand über den kleinen Kopf. «Ja, ein Cokker. Mr. Brown sagt, er ist ein Cocker.»

Ein leichtes Rumoren im Hintergrund, dann tauchte Mr. Dimmock aus dem Gedränge auf. Er hüstelte respektvoll.

«Er ist ein richtiges reinrassiges Tier, Mr. Herriot», sagte er. «Die Hündin von Mr. Brown hat Junge gehabt, und er hat Nellie eins davon geschenkt.» Er klemmte seinen Stock unter den Arm, zog ein langes Kuvert aus der Tasche und reichte es mir mit gewichtiger Miene. «Hier der Stammbaum.»

Ich las die Urkunde durch und stieß einen leisen Pfiff aus. «Ein echter blaublütiger Jagdhund. Alle Achtung! Und einen schönen langen Namen hat er auch, wie ich sehe. Darrowby Tobias der Dritte. Klingt ungemein großartig.»

Ich wandte mich wieder dem kleinen Mädchen zu. «Und wie nennst du ihn, Nellie?»

«Toby», sagte sie leise. «Ich nenne ihn Toby.»

Ich lachte. «Sehr schön. Und was fehlt Toby? Warum bringst du ihn mir?»

«Er übergibt sich dauernd, Mr. Herriot.» Mrs. Dimmocks Stimme kam von irgendwoher aus dem Gewühl. «Behält nichts bei sich.»

«Oh, dann kann ich mir denken, woran das liegt. Ist er entwurmt worden?»

«Nein, ich glaube nicht.»

«Vielleicht braucht er lediglich ein Wurmmittel», sagte ich. «Aber kommen Sie mit ins Sprechzimmer, damit ich ihn mir genauer ansehen kann.»

Bei anderen Tierbesitzern kam für gewöhnlich eine Person mit dem Patienten ins Sprechzimmer, aber bei den Dimmocks marschierten alle mit. Unser Sprechzimmer, das wir gleichzeitig auch für Operationen benutzten, war ziemlich klein, aber irgendwie fanden wir ein Plätzchen; selbst Mrs. Pounder, deren Velourshut im Eifer des Gefechts ein wenig verrutscht war, quetschte sich als letzte noch durch die Tür.

«Nun, soviel ich sehe, fehlt ihm nichts», sagte ich, als ich mit der Untersuchung fertig war. «Geben Sie ihm aber für alle Fälle morgen früh als erstes dieses Wurmmittel. Damit dürfte die Sache in Ordnung sein.»

Wie die Menge der Zuschauer nach Spielende drängte sich die ganze Sippe durch den Korridor hinaus auf die Straße, womit eine weitere Dimmock-Visite beendet war.

Ich dachte über die Sache nicht weiter nach, denn Würmer waren bei einem jungen Hund nichts Ungewöhnliches, und der aufgeblähte Leib ließ eigentlich keine andere Diagnose zu. Ich erwartete nicht, Toby bald wiederzusehen.

Aber ich irrte mich. Eine Woche später quollen zuerst das Wartezimmer und anschließend das Sprechzimmer abermals über. Toby hatte auf das Mittel hin ein paar Würmer ausgeschieden, erbrach sich aber weiterhin, und der Leib war noch immer aufgebläht.

«Machen Sie es so, wie ich es Ihnen gesagt habe?» fragte ich. «Fünf kleine Mahlzeiten pro Tag?»

Sie bejahten es lebhaft, und ich glaubte ihnen. Die Dimmocks sorgten vorbildlich für ihre Tiere. Es mußte an irgend etwas anderem liegen, aber ich konnte nichts finden. Die Temperatur war normal, ebenso die Atemgeräusche, durch Abklopfen war nichts Krankhaftes festzustellen – es war mir unerklärlich. Niedergeschlagen gab ich den Dimmocks ein gegen Magensäure wirkendes Mittel: ein junger Hund wie dieser sollte so etwas eigentlich nicht nötig haben.

In den folgenden Wochen war ich oft drauf und dran, den Mut zu verlieren. Es gab kurze Zeitspannen, da glaubte ich, das Leiden habe sich gebessert, aber dann füllte sich das Wartezimmer plötzlich abermals mit den Dimmocks und den Pounders, und ich war wieder dort, wo ich angefangen hatte.

Und während der ganzen Zeit wurde Toby zusehends dünner und dünner.

Ich versuchte alles mögliche: Magenberuhigungstabletten, veränderte Ernährungsweise, bewährte Hausmittel. Ich befragte die Dimmocks wiederholt nach der Art des Erbrechens, wie lange nach dem Fressen, in welchen Abständen. Es war ganz verschieden. Manchmal gab er die Nahrung sofort wieder von sich, manchmal erst nach einigen Stunden. Ich kam nicht einen Schritt weiter.

Ungefähr gut acht Wochen gingen so dahin – Toby mußte inzwischen etwa vier Monate alt sein –, als ich mich eines Tages wieder einmal beklommenen Herzens den Dimmocks gegenüber sah. Ihre früher für mich immer so erfreulichen Besuche waren mittlerweile zu einem Alptraum geworden. Bedrückt ging ich vor ihnen her ins Sprechzimmer. Warum sollte der heutige Tag die Dinge zum Besseren wenden? Diesmal war es Vater Dimmock, der sich als letzter ins Sprechzimmer zwängte; dann hob Nellie den kleinen Hund auf den Tisch.

Eine Welle der Verzweiflung durchflutete mich. Toby war trotz seines Leidens gewachsen, doch er war nur eine erbärmliche Karikatur von einem Cockerspaniel, mit langen, seidigen Ohren, die von einem ausgemergelten Schädel herabhingen, und schön gefransten, aber spindeldürren Beinen. Ich hatte immer geglaubt, Nellie sei mager, aber der kleine Hund übertraf sie noch. Und nicht nur das, er zitterte auch leicht, als er mit gekrümmtem Rücken da auf der Tischplatte stand, und war ganz in sich gekehrt, so als habe er jedes Interesse an seiner Umwelt verloren.

Nellie strich mit der Hand über die hervorstehenden Rippen und sah mich dabei mit jenem sanften Lächeln an, das mir heute noch mehr ins Herz schnitt als sonst. Die Kleine schien nicht weiter beunruhigt zu sein, ja sie ahnte wahrscheinlich gar nicht, wie krank ihr Liebling war, aber ich wußte, daß ich es nie fertigbringen würde, ihr zu sagen, wie schlimm es um ihren Hund stand und daß er langsam, aber sicher dahinsiechte.

Ich rieb mir die Augen. «Was hat er heute zu fressen bekommen?»

Nellie antwortete selbst. «Er hat Brot und Milch bekommen.»

«Wie lange ist das her?» fragte ich, und noch ehe mir jemand Auskunft geben konnte, übergab sich der kleine Hund und schleuderte den Mageninhalt in hohem Bogen auf den Tisch.

Ich drehte mich nach Mrs. Dimmock um. «Macht er das immer so?»

«Ja, meistens – läßt sein Fressen sozusagen rausfliegen.»

«Aber warum haben Sie mir das nie gesagt?»

Die arme Frau blickte verwirrt drein. «Ja . . . ich weiß nicht . . . ich . . .»

«Schon gut, Mrs. Dimmock, es macht nichts.» Schließlich hatte bisher nicht ein einziger Dimmock oder Pounder auch nur ein Wort der Kritik über meine erfolglose Behandlung fallenlassen. Es wäre unrecht, mich zu beklagen.

Aber nun wußte ich endlich, was mit Toby los war. Endlich, nach so langer Zeit.

Und falls einer meiner heutigen Kollegen, wenn er das liest, der Ansicht sein sollte, ich sei bei der Behandlung dieses Falles ungewöhnlich begriffsstutzig gewesen, so möchte ich zu meiner Verteidigung anführen, daß in den damaligen Lehrbüchern über Pylorusstenose (Verengung des Magenausgangs) so gut wie nichts erwähnt wurde, und wenn man etwas darüber fand, dann aber nichts über die Behandlung.

Aber es mußte in England doch irgend jemanden geben, der den Büchern voraus war, dachte ich. Es mußte doch Leute geben, die diese Operation bereits vornahmen . . . und vielleicht war einer davon sogar ganz in meiner Nähe . . .

Ich eilte zum Telefon.

«Hallo, Granville! – Hier spricht Herriot.»

«JIM!» Ein Ausruf uneingeschränkter Freude.

«Granville, ich habe hier einen vier Monate alten Cockerspaniel mit einer Pylorusstenose, den ich Ihnen bringen möchte.»

«Wie erfreulich!»

«Der arme Kerl ist übel dran, nur noch Haut und Knochen.»

«Hört sich sehr gut an!»

«Ich habe ihn leider wochenlang aus Unwissenheit nicht richtig behandelt.»

«Macht nichts!»

«Und die Leute sind sehr arm. Ich fürchte, sie können kaum etwas dafür bezahlen.»

«In Ordnung!»

Ich zögerte einen Augenblick. «Granville ... hm ... haben Sie ... diese Operation schon mal gemacht?»

«Allein gestern waren es fünf Fälle.»

«Was?»

Ein dröhnendes Gelächter. «Das war natürlich ein Scherz, aber keine Sorge, ich hab's schon ein paarmal gemacht. Und es ist gar nicht so schwer.»

«Oh, da bin ich aber erleichtert.» Ich sah auf die Uhr. «Es ist jetzt halb zehn. Ich spreche sofort mit Siegfried, ob er meine Morgenvisite übernehmen kann. Dann bin ich spätestens um elf bei Ihnen.»

Kapitel 22

Granville war in der Zwischenzeit zu einem dringenden Fall gerufen worden, und ich mußte warten. Endlich hörte ich das teure Geräusch des Bentley, der summend in den Hof fuhr. Ich blickte aus dem Fenster und sah hinter dem Steuerrad eine prachtvolle Pfeife schimmern, dann eilte mein Kollege in einem eleganten dunklen Anzug, in dem er wie der Direktor der Bank von England aussah, mit forschem Schritt auf die kleine Seitentür zu.

«Schön, Sie zu sehen, Jim!» rief er aus und drückte mir herzlich die Hand. Er nahm die Pfeife aus dem Mund und betrachtete sie einen Augenblick mit einem Anflug von Besorgnis, ehe er sie mit seinem gelben Tuch polierte und behutsam in die Schublade legte.

Es dauerte nicht lange, und ich stand unter der Lampe des Operationssaals neben Granville – dem anderen Granville Bennett –, der sich mit verbissener Konzentration über die kleine, ausgestreckte Gestalt auf dem Operationstisch beugte.

«Nun sehen Sie sich das bloß an», murmelte er. «Eine klassische krankhafte Veränderung.» Er legte das Skalpell an. Ein schneller, geschickter Schnitt. «Rasch durch die Muskulatur ... ja, tiefer ... noch ein bißchen tiefer ... ah, da haben wir's, können Sie es sehen? – die Schleimhaut wölbt sich in den Ausgang. Ja ... ja ... genau richtig. Das ist die Stelle, zu der man gelangen muß.»

Ich blickte auf den kleinen Kanal, der die Ursache von Tobys ganzen Beschwerden gewesen war. «Ist damit alles erledigt?»

«Alles erledigt, mein Lieber.» Lächelnd trat er einen Schritt zurück. «Das Hindernis ist beseitigt, und Sie werden sehen, wie schnell der kleine Kerl jetzt zunehmen wird.»

«Mir fällt ein Stein vom Herzen, Granville. Ich bin Ihnen wirklich sehr, sehr dankbar.»

«Ach was, Jim. Nicht der Rede wert. Den nächsten Eingriff machen Sie selber, meinen Sie nicht?» Er lachte, nahm Nadel und Katgut zur Hand und vernähte mit unvorstellbarer Geschwindigkeit die Wunde.

Wenige Minuten später waren wir in seinem Sprechzimmer. Granville zog seine Jacke an, und während er seine Pfeife stopfte, wandte er sich mir zu.

«Ich habe mir einen kleinen Plan zurechtgelegt, wie wir den Rest des Vormittags verbringen, alter Freund.»

Ich wich einen Schritt zurück und hob abwehrend die Hände. «Hm ... das ist sehr nett von Ihnen, Granville, aber ich ... ich muß wirklich nach Hause ... wir haben sehr viel zu tun ... Ich kann Siegfried nicht so lange allein lassen ... die Arbeit wächst und wächst ...» Ich hielt inne, weil ich merkte, daß ich anfing zu stottern.

Mein Kollege blickte gekränkt drein. «Ich wollte nur sagen, lieber Freund, daß wir Sie zum Lunch erwarten. Zoe freut sich sehr.»

«Ach so . . . ja, ich verstehe. Oh, das ist sehr freundlich. Wir gehen also nicht . . . irgendwo anders hin?»

«Irgendwo anders? Nein, ganz gewißlich nicht. Ich muß nur unterwegs rasch bei meiner Zweigpraxis vorbeischauen.»

«Sie haben eine Zweigpraxis? Das wußte ich nicht.»

«Ja, nur einen Katzensprung von meinem Haus entfernt.» Er faßte mich um die Schulter. «Gehen wir?»

Als ich mich in die weichen Polster des Bentley sinken ließ, überlegte ich mir zufrieden, daß ich Zoe Bennett heute endlich als ganz normaler Mensch gegenübertreten würde. Diesmal würde sie mich nicht für einen ständig betrunkenen Einfaltspinsel halten. Wenn ich an die nächsten ein, zwei Stunden dachte, schien mir alles höchst verheißungsvoll: mich erwartete ein köstlicher Lunch, dem meine geistreiche Konversation, gepaart mit meinen guten Manieren, zusätzlichen Glanz verleihen würde, anschließend dann die Rückfahrt nach Darrowby mit dem auf wunderbare Weise geretteten Toby.

Ich lächelte bei dem Gedanken an das fröhliche Gesicht, das Nellie machen würde, wenn ich ihr sagte, daß ihr Liebling jetzt gesund war und alles fressen konnte wie jeder andere Hund. Ich lächelte noch immer, als der Wagen am Eingang des Dorfes hielt, in dem Granville wohnte. Dann fiel mein Blick auf ein niedriges Backsteinhaus mit Butzenscheiben, über dessen Tür ein Holzschild hing: ‹Old Oak Tree Inn›. Ich wandte mich rasch an meinen Begleiter.

«Ich dachte, wir wollten in Ihre Zweigpraxis?»

Granville lächelte wie ein unschuldiges Kind. «Ja, so nenne ich dieses Lokal. Es ist so nah von zu Hause, und ich wickle hier eine Menge Geschäfte ab.» Er klopfte mir aufmunternd aufs Knie. «Nur schnell einen kleinen Aperitif, hm?»

«Moment», stammelte ich. «Ich darf heute einfach nicht zu spät nach Hause kommen. Es wäre mir lieber, wenn wir . . .»

Granville winkte ab. «Wir bleiben nicht lange. Es ist genau halb eins, und ich habe Zoe versprochen, daß wir um eins zu Hause sind. Es gibt Roastbeef und Yorkshirepudding, und ich würde es nicht wagen, ihren Pudding zusammenfallen zu lassen.»

Nun gut, in einer halben Stunde konnte mir nicht viel passieren. Ich stieg aus dem Wagen.

Kaum hatten wir das Pub betreten, kam ein großer, kräftiger Mann, der an der Theke gestanden hatte, mit ausgestreckten Armen auf uns zu.

«Albert!» rief Granville hoch erfreut. «Darf ich Ihnen Jim Herriot aus Darrowby vorstellen. Jim, das ist Albert Wainwright, der Wirt des ‹Wagon and Horses› in Matherley, und in diesem Jahr gleichzeitig Präsident des Verbandes der Schankwirte, nicht wahr, Albert?»

Der Mann nickte grinsend, und einen Augenblick lang hatte ich das Gefühl, ich würde erdrückt von den beiden Riesen neben mir. Es war nicht leicht, Granvilles kräftigen Körperbau zu definieren, aber bei Mr. Wainwright war es nicht schwer: er war eindeutig fett. Unter der offenen Jacke quoll ein dicker Bauch hervor, der sich weit über den Hosenbund wölbte. Die kleinen Augen in dem roten Gesicht zwinkerten mir fröhlich zu, und er sprach mit angenehmer, volltönender Stimme. Er war die leibhaftige Verkörperung des Begriffes ‹Schankwirt›.

Ich nippte an dem Glas Bier, das ich bestellt hatte, aber als innerhalb von zwei Minuten ein weiteres vor mir stand, erkannte ich, daß ich hoffnungslos ins Hintertreffen geraten würde, und wechselte zu Whisky mit Soda über, was meine beiden Gefährten tranken. Die schienen hier jedoch unbegrenzten Kredit zu haben: kaum war das Glas leer, klopften sie leicht auf die Theke und sagten: «Noch mal dasselbe, Jack.» Mit magischer Geschwindigkeit tauchten sofort drei weitere Gläser auf. Ich hatte keine Gelegenheit, eine Runde zu bezahlen. Die Sache ging völlig bargeldlos vonstatten.

Die nette, gutgelaunte Unterhaltung, die Albert und Granville mehr oder weniger allein führten, wurde eigentlich nur durch das fast lautlose Klopfen auf die Theke unterbrochen. Und während ich mich bemühte, mit den beiden wackeren Zechern Schritt zu halten, wurde das Klopfen immer häufiger, und schließlich glaubte ich es alle paar Sekunden zu hören.

Granville war ein Mann von Wort. Kurz vor eins blickte er auf die Uhr. «Wir müssen leider gehen, Albert. Zoe erwartet uns zum Essen.»

Und als der Wagen pünktlich auf die Minute vor dem Haus hielt, erkannte ich mit dumpfer Verzweiflung, daß es mich abermals erwischt hatte. Ein Hexengebräu brodelte in meinem Inneren, und in meinem Kopf drehte sich alles. Mir war elend zumute, und ich wußte genau, daß mein Zustand sich noch verschlechtern würde.

Granville, frisch und munter wie immer, sprang aus dem Wagen und führte mich ins Haus.

«Zoe, mein Liebling!» trillerte er und umarmte seine Frau, die aus der Küche kam.

Sobald sie sich aus seinen Armen befreit hatte, kam sie auf mich zu. Sie trug eine geblümte Schürze, die sie, wenn möglich, noch reizvoller erscheinen ließ.

«Hallo!» rief sie und sah mich mit jenem Blick an, den ich von ihrem Mann schon kannte und der zu besagen schien, daß nichts im Augenblick willkommener sein könnte, als James Herriot gegenüberzustehen. «Wie nett, Sie wiederzusehen. Das Essen ist sofort fertig.» Ich antwortete mit einem törichten Grinsen, und sie lief eilig hinaus.

Ich ließ mich in einen Sessel fallen und sah Granville zu, wie er an der Anrichte Getränke eingoß. Er reichte mir ein Glas und setzte sich mir gegenüber. Sofort sprang ihm der dicke Staffordshire Terrier auf den Schoß.

«Phoebles, mein kleiner Schatz!» rief er freudig. «Ja, Daddy ist wieder zu Hause.» Dann deutete er spielerisch auf den kleinen Yorkie, der zu seinen Füßen saß und verzückt lächelnd die Zähne fletschte. «Und du bist auch da, meine kleine Victoria, ja, ja, meine Schnuckelchen!»

Als wir uns schließlich zu Tisch setzten, war ich von dem genossenen Alkohol völlig benommen. Granville beugte sich über die riesige Rindslende, zog mit kräftigen Strichen das Messer ab und säbelte dann energisch drauflos. Großzügig wie immer häufte er ein Stück Fleisch auf meinen Teller, das bestimmt seine zwei Pfund wog, und wandte sich dann dem Yorkshire-Pudding zu. Statt eines einzigen großen Puddings hatte Zoe eine Anzahl von kleinen, runden gemacht, wie es die Bauersfrauen oft taten: köstliche goldfarbene Becher, knusprig braun um den Rand herum. Granville setzte etwa sechs von ihnen neben das Fleisch, während ich ihm stumpfsinnig zusah. Dann reichte Zoe mir die Sauciere.

Es kostete mich einige Mühe, den Henkel zu ergreifen, aber es gelang mir. Doch aus irgendeinem Grund hatte ich das Gefühl, jeden einzelnen Becher mit Soße übergießen zu müssen. Nur einmal verfehlte ich mein Ziel und goß ein paar Tropfen der würzig duftenden Flüssigkeit auf das Tischtuch. Ich blickte schuldbewußt zu Zoe hinüber und gluckste vor mich hin.

Zoe lächelte mir freundlich zu, und ich hatte den Eindruck, daß ich in ihren Augen zwar ein ziemlich seltsames, aber gutmütiges Individuum war. Abgesehen von dieser schrecklichen Angewohnheit, niemals nüchtern zu sein, war ich im Grunde gar kein so übler Bursche.

Es dauerte jedesmal mehrere Tage, bis ich mich von einem Besuch bei Granville erholt hatte, aber am darauffolgenden Samstag war das Ärgste überstanden. Auf dem Marktplatz begegnete mir in aller Frühe eine größere Schar von Menschen, die ich zunächst, da es sich um Erwachsene und Kinder handelte, für Teilnehmer an einem Schulausflug hielt, aber bei näherem Hinsehen merkte ich, daß es nur die Dimmocks und Pounders waren, die Einkäufe machten.

Als sie mich sahen, wichen sie von ihrem Kurs ab, und eine Woge menschlicher Anteilnahme umbrandete mich.

Nellie führte Toby an der Leine, und als ich mich zu dem

kleinen Hund hinunterbeugte, war ich überrascht, wie sehr er sich in den wenigen Tagen verändert hatte. Er war zwar immer noch mager, aber die Lethargie, die mich so erschreckt hatte, war verschwunden; er war munter und wollte sofort mit mir spielen. Jetzt war es nur noch eine Frage der Zeit.

Seine kleine Herrin ließ die Hand ein ums andere Mal über das seidige braune Fell gleiten.

«Du bist sehr stolz auf deinen kleinen Hund, nicht wahr, Nellie?» sagte ich.

«Ja.» Wieder zog jenes seltsame Lächeln über ihr Gesicht. «Weil er mir gehört.»

Kapitel 23

Da ich bisher noch nie verheiratet gewesen war, hatte ich also keine Vergleichsmöglichkeiten, aber allmählich kam mir zum Bewußtsein, daß ich es sehr gut hatte.

Natürlich spreche ich von materiellen Dingen. Es hätte mir – wie jedem anderen – genügt, mit einer schönen Frau verheiratet zu sein, die ich liebte und die mich liebte. Mit den anderen Aspekten hatte ich nicht gerechnet.

Da war zum Beispiel die Sorge um meine Bequemlichkeit. Ich hatte geglaubt, diese Dinge seien aus der Mode gekommen, aber nicht bei Helen. Das wurde mir wieder einmal bewußt, als ich mich an diesem Morgen zum Frühstück niedersetzte. Wir waren inzwischen im Besitz eines Tisches – ich hatte ihn bei einer Auktion auf einem Gutshof gekauft und triumphierend auf dem Dach meines Wagens nach Hause transportiert –, und Helen hatte endlich den niedrigen Stuhl aufgegeben und sich den hohen Hocker angeeignet. Jetzt thronte sie dort oben und beförderte die Nahrung von weit unten zu ihrem Mund hinauf, während ich bequem auf dem Stuhl sitzen sollte. Ich glaube, ich bin von Natur aus kein selbstsüchtiger Flegel, aber ich konnte nichts dagegen tun.

Es gab noch andere kleine Dinge. Die frische Wäsche, die jeden Morgen fein säuberlich für mich zurechtgelegt war: das sorgsam gebügelte und zusammengelegte Hemd, das Taschentuch und die Socken – so ganz anders als das Durcheinander während meiner Junggesellenzeit. Und wenn ich zu spät zu den Mahlzeiten kam, was häufig geschah, servierte sie mir mein Essen, aber statt fortzugehen und etwas anderes zu tun, ließ sie alles stehen und liegen, setzte sich zu mir und leistete mir beim Essen Gesellschaft. Ich kam mir dabei wie ein Pascha vor.

Diese letzte Gewohnheit war mir ein Anhaltspunkt für ihr ganzes Verhalten. Ich erinnerte mich plötzlich, daß ich sie auch bei Mr. Alderson hatte sitzen sehen, wenn er einmal verspätet seine Mahlzeit einnehmen mußte: in der gleichen Haltung, einen Arm auf den Tisch gestützt, hatte sie dagesessen und ihm schweigend Gesellschaft geleistet. Und mir wurde klar, daß ich großen Nutzen aus ihrer lebenslangen Einstellung zog, daß der Mann im Haus die Hauptperson ist. So hatte sie es schon bei ihrem Vater gehalten. Obwohl er ein sanfter kleiner Mann war, der niemals etwas forderte, hatte sie freudig jeden seiner Wünsche erfüllt, und diese Verhaltensweise übertrug sie jetzt auf mich.

Ich weiß noch, daß mir ein alter Bauer, als das Gespräch einmal aufs Heiraten kam, eindringlich geraten hatte: «Sehen Sie sich zuerst sehr genau die Mutter an, mein Junge.» Ich bin sicher, daß es ein guter Rat war. Aber wenn ich noch etwas hinzufügen darf, so möchte ich sagen, man sollte auch darauf achten, wie die Erwählte sich ihrem Vater gegenüber verhält.

Als ich Helen nun zusah, wie sie von ihrem hohen Sitz heruntersticg und mir mein Frühstück machte, durchflutete mich wie so oft das beglückende Gefühl, daß sie zu jenen Frauen gehörte, denen es einfach Freude macht, einen Mann zu umsorgen, und daß ich allen Grund hatte, dem Schicksal dankbar zu sein.

Und diese Fürsorge bekam mir sehr gut, ja, im Grunde zu gut, und ich war mir bewußt, daß ich den Teller voll Porridge mit Sahne lieber nicht aufessen sollte, schon gar nicht angesichts dessen, was sonst noch in der Pfanne brutzelte. Helen hatte bei unserer Heirat unter anderem als Mitgift ein halbes Schwein mitbekommen, und da eine Speckseite sowie ein riesiger Schinken oben auf dem Boden hingen, war ich also ständigen Versuchungen ausgesetzt. Einige Kostproben waren jetzt auf dem Feuer, und obwohl ich nie ein Anhänger eines üppigen Frühstücks gewesen bin, erhob ich keine Einwände, als sie noch zwei große braune Eier in die Pfanne schlug. Und ich protestierte auch nur schwach, als sie zum Schluß noch ein Paar besonders schmackhafte Räucherwürstchen hinzufügte.

Als ich nach dieser reichhaltigen Mahlzeit ein wenig träge vom Tisch aufstand und meinen Mantel anzog, bemerkte ich, daß er sich nicht so leicht wie früher zuknöpfen ließ.

«Hier sind deine Brote, Jim», sagte Helen und reichte mir ein Päckchen. Ich fuhr heute nach Scarburn, wo ich für Ewan Ross den ganzen Tag Tuberkulinproben entnehmen sollte, und meine Frau hatte immer Angst, mir könnte, wenn ich den ganzen Tag unterwegs war, schwach vor Hunger werden.

Ich gab ihr einen Kuß, stieg ein wenig schwerfällig die lange Treppe hinunter und verließ das Haus durch die Seitentür. Auf halbem Weg durch den Garten blieb ich wie immer stehen und blickte zu unserem Fenster hinauf. Droben tauchte ein Arm auf, der ungestüm ein Geschirrtuch schwenkte. Ich winkte zurück und ging weiter. Als ich den Wagen aus der Garage holte, merkte ich, daß ich leicht schnaufte, und fast schuldbewußt legte ich das Päckchen auf den Rücksitz. Ich wußte, was es enthielt: nicht nur belegte Brote, sondern eine Fleischpastete mit Zwiebeln, süße gebutterte Brötchen und – um mich noch weiter in Versuchung zu führen – ein großes Stück Ingwerkuchen.

Kein Zweifel, daß mich in jener ersten Zeit, da ich unter

Helens liebevoller Obhut stand, nur meine Arbeit davor bewahrte, aus allen Nähten zu platzen. Dank der oft kilometerweiten Fußmärsche zu den abgelegenen Gehöften, die man, vor allem im Winter, nicht mit dem Wagen erreichte, und der schweren körperlichen Arbeit beim Kalben und Fohlen blieb es glücklicherweise bei einem leichten Engerwerden des Kragens und der gelegentlichen Bemerkung eines Bauern: «Bei Gott, Mann, das ist aber eine gute Weide, auf der Sie grasen!»

Und mit welch bewundernswerter Geduld ging sie auf meine kleinen Marotten ein. Ich hatte zum Beispiel von jeher einen ausgesprochenen Widerwillen gegen Fett, und so schnitt sie sorgfältig auch das kleinste Stückchen Fett von dem Fleisch ab, das sie mir servierte. Dieser Abscheu vor Fett, der schon beinahe krankhaft war, hatte sich, seit ich in Yorkshire lebte, nur noch verstärkt, denn damals in den dreißiger Jahren schienen die Bauern sich von nichts anderem zu ernähren. Ein alter Mann, der meinen stieren Blick bemerkte, als ich ihn zum Mittagessen genüßlich ein riesiges Stück gebratenen Speck verzehren sah, erklärte mir, er habe noch nie in seinem Leben mageres Fleisch angerührt.

«Ich habe es gern, wenn ich merke, wie mir das Fett das Kinn runterläuft», sagte er mit leisem Kichern. Für mich war das eine ausgesprochen widerwärtige Vorstellung. Doch die einseitige Ernährung hatte ihm offensichtlich nichts geschadet, denn er war ein rüstiger Achtziger mit einem frischen rosigen Gesicht. Das gleiche traf auf Hunderte von anderen zu, die es genauso machten wie er. Vermutlich wurde durch die schwere körperliche Arbeit, die Tag für Tag geleistet werden mußte, das Fett in ihrem Organismus rascher verbrannt, doch für mich würde es den sofortigen Tod bedeuten, wenn ich es essen müßte, dessen war ich sicher.

Das aber war, wie ich bald erfahren sollte, lediglich eine fixe Idee von mir.

Eines Morgens wurde ich um sechs aus dem Bett geholt, um auf dem kleinen Gehöft des alten Mr. Horner einer Färse beim

Kalben zu helfen. Als ich hinkam, stellte ich fest, daß das Kälbchen zwar eine ganz normale Lage hatte, aber zu groß geraten war. Ich halte nicht viel vom Ziehen, aber das Muttertier, das mit geschlossenen Augen dalag, brauchte offensichtlich Hilfe. In kurzen Abständen preßte es mit aller Kraft, und einen Augenblick lang kamen zwei kleine Füße zum Vorschein, die sofort wieder verschwanden, sobald es sich entspannte.

«Kommen die Füße allmählich weiter heraus?» fragte ich.

«Nein, seit über einer Stunde hat sich nichts verändert», erwiderte der alte Mann.

«Und wann ist die Fruchtblase geplatzt?»

«Vor zwei Stunden.»

Kein Zweifel, das Kalb saß fest und wurde von Minute zu Minute trockener, und hätte die Färse sprechen können, so hätte sie wahrscheinlich gesagt: «Um Himmels willen, holt doch endlich dieses Ding aus mir heraus!»

Leider war Mr. Horner, abgesehen von seinem vorgeschrittenen Alter, ein wenig kräftiger kleiner Mann, der mir so gut wie nicht helfen konnte. Und auch mit einem Nachbarn durfte ich nicht rechnen, da der Hof auf einer einsamen Anhöhe weit weg vom nächsten Dorf lag. So mußte ich mich allein an die Arbeit machen.

Es dauerte fast eine Stunde. Nachdem ich eine dünne Schlinge um den Kopf des Kälbchens und durch sein Maul gelegt hatte, um zu verhindern, daß sich der Hals zusammenzog, holte ich das kleine Geschöpf gehutsam Zoll um Zoll ans Tageslicht. Nicht so sehr, indem ich zog, sondern indem ich mich zurücklehnte und der Färse half, während sie preßte. Sie war ein ziemlich unterentwickeltes kleines Tier, und sie lag geduldig auf der Seite und nahm die Situation mit der Schicksalsergebenheit ihrer Gattung hin. Sie hätte nicht ohne Hilfe kalben können, und ich hatte die ganze Zeit über die befriedigende Gewißheit, daß ich tat, was sie wünschte und brauchte. Mir war bewußt, daß ich ebenso geduldig sein mußte wie sie, und so beeilte ich mich nicht, sondern wartete die normale Folge der Dinge ab: die kleine Nase, deren

Nüstern beruhigend zuckten, dann die Augen, die mit einem besorgten Ausdruck in die fremde Welt hinausblickten, dann die Ohren und schließlich mit einem letzten Ruck das ganze Kälbchen.

Das Muttertier hatte offensichtlich nicht sehr gelitten, denn es wälzte sich sofort auf die Brust und begann mit sichtlichem Interesse, das Neugeborene zu beschnüffeln. Die Kuh war in besserer Verfassung als ich; Arme und Schultern taten mir weh, ich schwitzte und war ganz außer Atem.

Der Bauer, hoch erfreut über die glückliche Geburt, rieb mir mit dem Handtuch kräftig den Rücken ab, während ich meine Hände wusch, und half mir dann, mein Hemd anzuziehen.

«Das haben Sie großartig gemacht, junger Mann. Nun haben Sie aber auch eine Tasse Tee verdient.»

In der Küche stellte Mrs. Horner einen dampfenden Becher vor mir auf den Tisch und lächelte mir zu.

«Wollen Sie sich nicht neben meinen Mann setzen und einen Happen essen?» fragte sie.

Nichts regt mehr den Appetit an, als in aller Morgenfrühe einem Kälbchen auf die Welt zu helfen, und so nickte ich zustimmend. «Vielen Dank, sehr gern.»

Man hat immer ein gutes Gefühl nach einer erfolgreichen Entbindung, und ich seufzte zufrieden, als ich mich auf den Stuhl sinken ließ und zusah, wie die Frau mir Brot, Butter und Marmelade hinstellte. Ich trank meinen Tee, und da ich mich mit dem Bauern unterhielt, bemerkte ich nicht, was sie als nächstes tat. Doch als ich zwei riesige Scheiben reines weißes Fett auf meinem Teller liegen sah, merkte ich, wie ich starr vor Schreck wurde.

Entsetzt zurückprallend, sah ich Mrs. Horner an einem großen Stück kaltem, gekochtem Schinkenspeck herumsäbeln. Aber es war kein gewöhnlicher Schinkenspeck, sondern er bestand zu hundert Prozent aus Fett ohne einen noch so schmalen Streifen von Magerem. Und er war ein kleines Kunstwerk, das konnte selbst ich erkennen, genau bis zum richtigen Augenblick gekocht, mit einer herrlichen goldgelben Kruste und auf einer blendendweißen Schüssel serviert . . . aber eben Fett.

Sie legte zwei ähnliche Scheiben auf den Teller ihres Mannes und sah mich erwartungsvoll an.

Ich befand mich in einer verzweifelten Lage. Ich wollte diese freundliche alte Frau auf keinen Fall kränken, aber ich wußte genau, daß ich das Fett nicht herunterbrachte. Vielleicht hätte ich einen kleinen Happen über die Lippen gebracht, wenn der Speck heiß und knusprig gebraten gewesen wäre, aber kalt, als gekochte, klebrige Masse . . . niemals.

Mrs. Horner setzte sich mir gegenüber. Sie trug eine geblümte Morgenhaube, die in dem weißen Haar festgesteckt war, und jetzt streckte sie die Hand aus, neigte den Kopf zur Seite und drehte den Teller mit dem Speck etwas nach links, damit er besser zur Geltung kam. Dann wandte sie sich mir zu und lächelte. Es war ein freundliches, stolzes Lächeln.

Es hat Gelegenheiten in meinem Leben gegeben, wo ich angesichts einer verzweifelten Lage mit Staunen festgestellt habe, wieviel Mut und Entschlußkraft ich notfalls aufzubringen imstande bin. Ich holte tief Luft, griff nach Messer und Gabel und schnitt beherzt ein Stück ab. Aber als ich im Begriff war, die fettige weiße Masse in den Mund zu schieben, schauderte ich, und meine Gabel blieb erstarrt in der Luft hängen. Da entdeckte ich das Glas mit Mixed Pickles.

Fieberhaft löffelte ich gleich einen ganzen Berg auf meinen Teller. Sie enthielten so ziemlich alles, was man sich vorstellen kann: Zwiebeln, Äpfel, Gurken sowie eine Vielzahl anderer Gemüsesorten, und das Ganze schwamm in einer kräftigen Soße aus Essig und Senf. Es dauerte nur einen Augenblick, den auf meiner Gabel aufgespießten Speck mit dem würzigen Gemisch zu überhäufen, dann schob ich die Gabel in den Mund, kaute alles gut und schluckte es hinunter. Der Anfang war gemacht, und ich hatte nichts geschmeckt, nur die Mixed Pickles.

«Ein ausgezeichneter Speck», murmelte Mr. Horner.

«Köstlich!» stimmte ich ihm bei, während ich verzweifelt an

der zweiten Gabelvoll kaute. «Einfach köstlich!»

«Und Sie mögen auch meine Pickles.» Die alte Frau sah mich strahlend an. «Sie verschlingen sie ja förmlich. Das ehrt mich aber!» Sie lachte erfreut.

«Ja, wirklich.» Ich sah sie mit tränenden Augen an. «So gute habe ich weiß Gott noch nie gegessen.»

Rückblickend wurde mir klar, daß es eine der mutigsten Taten meines Lebens war. Ich hielt eisern an meinem Vorhaben fest, langte ein ums andere Mal in das Glas, kaute verbissen und weigerte mich beharrlich, über den Schrecken nachzudenken, der mir widerfuhr. Es gab nur einen einzigen kritischen Augenblick, als die Mixed Pickles, die sehr scharf waren und nicht dazu bestimmt, in großen Mengen verzehrt zu werden, mir völlig den Atem benahmen und ich einen heftigen Hustenanfall bekam. Aber schließlich näherte ich mich dem Ende. Heroisch brachte ich auch den letzten Bissen hinunter, trank einen großen Schluck Tee, und der Teller war leer. Ich hatte es geschafft.

Und zweifellos hatte es sich gelohnt. Ich hatte mir die uneingeschränkte Sympathie der alten Leutchen gewonnen. Mr. Horner klopfte mir auf die Schulter.

«Bei Gott, nichts ist schöner, als zu sehen, wie ein junger Mensch sein Essen genießt! Als ich so jung war sie Sie, hab ich genauso kräftig reingehauen, aber das ist lange vorbei.» Leise vor sich hin lachend, frühstückte er weiter.

Seine Frau brachte mich zur Tür. «Das ist ja wirklich ein richtiges Kompliment für mich.» Schmunzelnd sah sie zum Tisch hinüber. «Sie haben das Glas fast leer gemacht!»

«Entschuldigen Sie vielmals, Mrs. Horner», sagte ich und schluckte lächelnd die Tränen hinunter. «Aber ich konnte einfach nicht widerstehen.»

Entgegen allen Erwartungen überlebte ich den Schreck, aber noch etwa eine Woche lang mußte ich gegen eine unheimliche Übelkeit ankämpfen, doch das hatte vermutlich psychosomatische Ursachen.

Doch eine Konsequenz habe ich aus der Sache gezogen: ich

habe seitdem niemals mehr mit Bewußtsein einen Bissen Fett zu mir genommen. Was früher nur Abscheu gewesen war, verwandelte sich von nun an in fixe Besessenheit.

Auch auf Mixed Pickles war ich danach nicht mehr sonderlich scharf.

Kapitel 24

«Also, machen Sie's nun oder machen Sie's nicht?»

Drohend hatte sich Walt Barnett in der Tür der Praxis vor mir aufgepflanzt; abschätzend musterte er mich von oben bis unten. Die Zigarette, die ihm im Mundwinkel hing, schien ein Teil von ihm zu sein, ebenso wie der braune Schlapphut und der Anzug aus dunkelblauem Serge, dessen Jacke über dem dicken Bauch spannte. Er wog bestimmt an die zweihundertfünfzig Pfund, und das fleischige Gesicht mit dem brutalen Mund hatte etwas Furchterregendes, wozu noch das anmaßende Gebaren kam.

«Hm . . . ja. Natürlich wollen wir es machen», erwiderte ich. «Ich überlege nur gerade, wann wir es einschieben können.» Ich ging zum Schreibtisch und blätterte im Terminkalender. «Diese Woche sind wir ziemlich besetzt, und ich weiß nicht, was Mr. Farnon für die nächste Woche vereinbart hat. Vielleicht ist es besser, wenn wir Sie anrufen.»

Mr. Barnett war unangemeldet hereingeplatzt und hatte ohne ein Wort der Begrüßung in schroffem Ton verkündet: «Ich habe einen schönen großen Vollblüter zu beschneiden. Wann können Sie's machen?»

Nicht gerade übermäßig erfreut, sowohl was sein arrogantes

Auftreten als auch sein Anliegen betraf, sah ich ihn ein paar Sekunden schweigend an. Die Sache war nicht nach meinem Geschmack: Ich kastrierte nicht gern «schöne große Vollblüter» – ich zog eindeutig gewöhnliche junge Zugpferde vor, und wenn ich ehrlich sein soll, so hatte ich Shetlandponies am allerliebsten. Aber was sein mußte, mußte sein.

«Also gut, rufen Sie mich an, aber machen Sie nicht zu lange.» Er sah mich noch immer mit finsterem Blick an. «Und vergessen Sie nicht, ich will gute Arbeit!»

«Wir bemühen uns immer, gute Arbeit zu leisten, Mr. Barnett», erwiderte ich und tat mein Bestes, den in mir aufwallenden Zorn zu unterdrücken.

«Ja, das sagen alle, und trotzdem hab ich schon 'ne Menge Pfuscherei erlebt», sagte er. Dann nickte er verdrießlich, drehte sich um und stapfte hinaus, ohne die Tür hinter sich zu schließen.

Ich stand noch mitten im Zimmer, rot vor Wut und leise vor mich hin brummelnd, als Siegfried hereinkam. Ich merkte es kaum, so aufgebracht war ich.

«Was ist los, James!» fragte er. «Haben Sie sich den Magen verdorben?»

«Den Magen verdorben? Nein . . . nein . . . Wie kommen Sie darauf?»

«Weil Sie so merkwürdig dastehen. Ich dachte, Sie hätten vielleicht Schmerzen.»

«Seh ich wirklich so aus? Das liegt an unserem Freund Walt Barnett. Er will, daß wir eines seiner Pferde beschneiden, und brachte die Bitte auf seine übliche liebenswürdige Art vor – der Kerl geht mir langsam auf die Nerven.»

Tristan kam herein. «Ja, ich hab ihn gehört. Ein unverschämter Lümmel.»

«Schweig!» fuhr Siegfried ihn an. «Ich will solche Worte hier nicht hören.» Dann wandte er sich wieder an mich. «Und auch was Sie angeht, James, ich finde, selbst wenn Sie sich über jemanden ärgern, ist das noch lange kein Grund, so zu fluchen.»

«Was wollen Sie damit sagen?»

«Nun, einige von den Ausdrücken, die Sie da eben vor sich hin murmelten, waren Ihrer wahrhaftig nicht würdig.» Die Art, wie er freimütig die Arme ausbreitete, hatte etwas Unnachahmliches. «Ich bin weiß Gott nicht prüde, aber ich verabscheue nun einmal eine deftige Ausdrucksweise, und innerhalb dieser vier Wände möchte ich sie erst recht nicht hören.» Er hielt inne, und sein Gesicht nahm einen tiefernsten Ausdruck an. «Schließlich leben wir von den Leuten, die in unsere Praxis kommen. Also, etwas Respekt schulden wir ihnen schon.»

«Ja, aber ...»

«Schon gut, ich weiß, was Sie sagen wollen: nicht alle sind gleich nett, aber das darf Sie nicht stören. Sie kennen doch die alte Redensart: Der Kunde hat immer recht. Ich finde, das ist ein beherzigenswerter Grundsatz, und was mich angeht, ich halte mich immer dran.» Er sah zuerst Tristan, dann mich feierlich an. «Das ist also hoffentlich ein für allemal klar: hier in der Praxis wird nicht geflucht, und auf gar keinen Fall, wenn es sich um Patientenbesitzer handelt.»

«Sie haben leicht reden!» platzte ich erregt heraus. «Sie haben Barnett nicht erlebt. Ich kann einiges vertragen, aber ...»

Siegfried neigte den Kopf zur Seite, und ein Lächeln von engelsgleicher Sanftmut zog über sein Gesicht. «Mein lieber Junge, jetzt fangen Sie schon wieder an. Sie dürfen sich von solchen Lappalien nicht aus der Fassung bringen lassen. Es ist leider nicht das erste Mal, daß ich Ihnen das sagen muß. Ich wünschte, ich könnte Ihnen helfen, ich wünschte, ich könnte Ihnen etwas von meiner Gelassenheit abgeben.»

«Was haben Sie gesagt?»

«Ich sagte, ich möchte Ihnen helfen, James, und ich werde es.» Er reckte sich. «Sie haben sich wahrscheinlich schon oft gefragt, weshalb ich niemals zornig werde oder mich aufrege.»

«Wie bitte?»

«Ja, ich weiß, Sie fragen sich das. Nun, ich will Ihnen ein kleines Geheimnis verraten.» Sein Lächeln wurde verschmitzt. «Wenn ein Kunde mir grob kommt, berechne ich ihm einfach ein

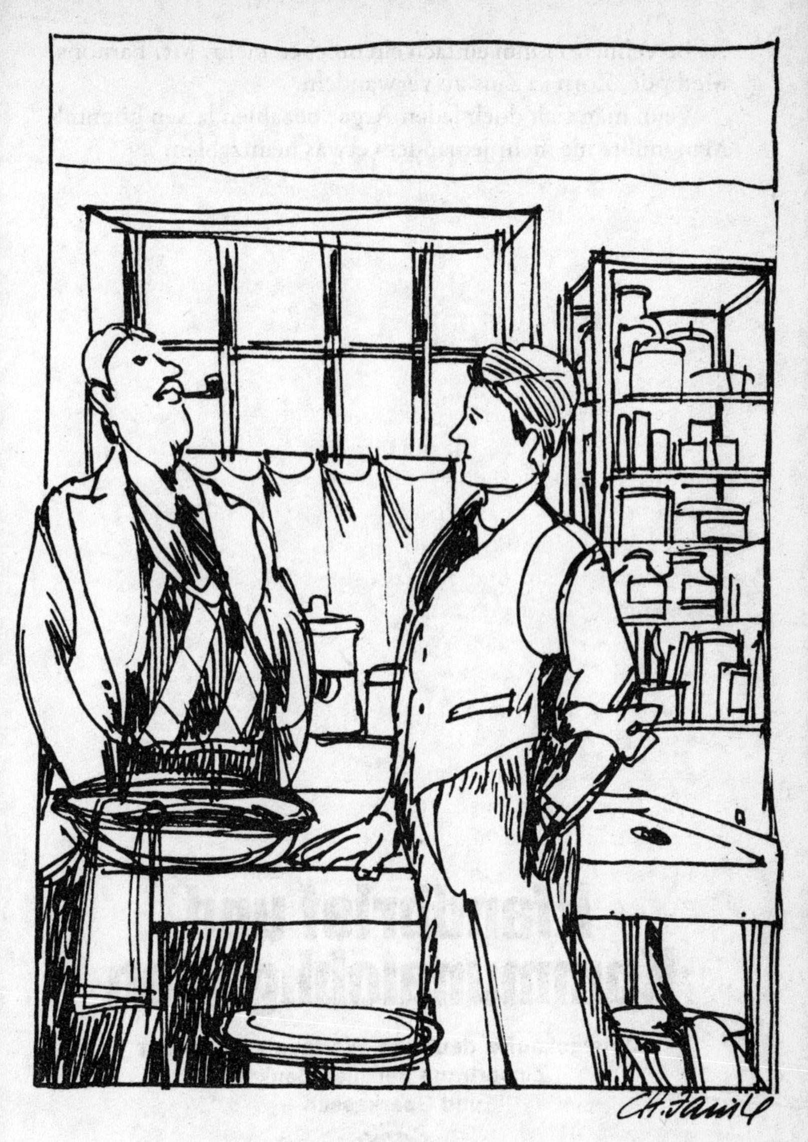

Wenn ein Kunde ihm grob kam …

... berechnete er ihm einfach ein bißchen mehr. Mr. Farnons Methode, Zorn in Zins zu verwandeln.

Wenn man sich doch jeden Ärger bezahlen lassen könnte! Man müßte nie mehr jemandem etwas heimzahlen.

bißchen mehr. Statt in Erregung zu geraten wie Sie, sage ich mir, daß ich ihm zehn Shilling extra auf die Rechnung setzen werde, und das wirkt Wunder.»

«Ach, wirklich?»

«Ja, glauben Sie mir, mein Lieber.» Er klopfte mir auf die Schulter, dann wurde er ernst. «Natürlich weiß ich, daß ich Ihnen gegenüber im Vorteil bin – ich habe von Natur aus ein ruhiges Temperament, während Sie bei jeder Gelegenheit die Beherrschung verlieren. Aber dem läßt sich abhelfen, glauben Sie mir. Sie müssen nur daran arbeiten, James. Sich sinnlos aufzuregen, nützt niemandem, das ist nur schlecht für Sie – Ihr ganzes Leben würde sich ändern, wenn Sie sich nur etwas von meiner Gelassenheit aneignen könnten.»

Ich mußte erst dreimal schlucken, bevor ich antworten konnte. «Vielen Dank, Siegfried. Ich will es versuchen.»

Für die Bewohner von Darrowby war Walt Barnett in vielerlei Hinsicht ein Rätsel. Er war kein Bauer, er war Schrotthändler und Fuhrmann, handelte mit allem, was ihm unter die Finger kam, angefangen von Linoleum bis zu Gebrauchtwagen. Doch eines konnten die Leute mit Sicherheit von ihm sagen: er hatte Kies, eine Menge Kies. Alles, was er anfasse, glücke ihm, hieß es.

Er hatte ein halbverfallenes ehemaliges Landhaus wenige Meilen außerhalb der Stadt gekauft, wo er mit seiner Frau, die natürlich nichts zu melden hatte, lebte und wo er einiges Vieh hielt: mehrere Rinder, ein paar Schweine und stets ein oder zwei Pferde. Er bediente sich reihum sämtlicher Tierärzte in der Umgegend – vermutlich, weil er von keinem viel hielt –, eine Einstellung, die, wie ich wohl behaupten darf, gegenseitig war. Körperliche Arbeit schien er so gut wie nie zu verrichten, denn man sah ihn praktisch täglich in seinem abgetragenen dunkelblauen Anzug, die Hände in den Hosentaschen, eine Zigarette im Mund und den braunen Schlapphut auf dem Kopf, durch die Stadt schlendern.

Wir hatten alle Hände voll zu tun und dachten nicht mehr an

Walt Barnett. Am Donnerstag klingelte das Telefon. Siegfried nahm den Hörer ab, und schon nach wenigen Sekunden veränderte sich sein Gesichtsausdruck. Selbst hier, am anderen Ende des Zimmers, konnte ich die laute, anmaßende Stimme deutlich vernehmen, die durch den Hörer drang, und ich sah, wie sich die Wangen meines Kollegen langsam röteten und sein Mund schmal wurde. Er versuchte mehrmals, ein Wort zu sagen, aber der Redeschwall auf der anderen Seite ließ es nicht zu. Schließlich hob er die Stimme und unterbrach sein Gegenüber entschlossen, woraufhin ein Knacken in der Leitung ertönte: sein Gesprächspartner hatte eingehängt.

Siegfried schmetterte den Hörer auf die Gabel und wirbelte herum: «Das war Barnett – wütend, weil wir ihn nicht angerufen haben.» Er stand da und starrte mich eine Weile mit zorngerötetem Gesicht an.

«Dieser Schweinehund!» brüllte er. «Was, zum Teufel, bildet der Kerl sich eigentlich ein? Überschüttet mich erst mit den unflätigsten Beschimpfungen und hängt dann einfach ein, wenn ich ihm die Sache zu erklären versuche!»

Er schwieg, dann wandte er sich an mich. «Das will ich Ihnen sagen, James, niemals hätte er gewagt, so mit mir zu sprechen, wenn er mir hier gegenübergestanden hätte.» Er kam zu mir herüber und hielt mir die Faust unter die Nase. «Ich hätte ihm auf der Stelle den Hals umgedreht, das schwöre ich Ihnen!»

«Aber Siegfried», sagte ich. «Und Ihr System?»

«Was für ein System?»

«Aber Sie wissen doch, die Methode, die Sie anwenden, wenn Ihnen jemand unangenehm kommt – sagten Sie nicht, Sie setzen ihm einfach mehr auf die Rechnung?»

Siegfried ließ die Hände sinken und sah mich nachdenklich an; seine Brust hob und senkte sich vor Erregung. Dann klopfte er mir auf die Schulter, ging zum Fenster und blickte eine Weile auf die Straße hinaus.

Als er sich mir wieder zuwandte, war sein Gesicht immer noch gerötet, aber er wirkte ruhiger. «Sie haben recht, James. Das ist die Lösung. Ich werde Barnetts Pferd beschneiden, aber das kostet ihn zehn Pfund.»

Ich lachte herzhaft. Damals war die durchschnittliche Gebühr für das Kastrieren eines Pferdes ein Pfund beziehungsweise eine Guinea.

«Worüber lachen Sie?» fragte mein Kollege mürrisch.

«Über Ihren Scherz. Zehn Pfund . . . ha, ha, ha!»

«Ich mache keine Scherze. Das kostet ihn zehn Pfund.»

«Aber ich bitte Sie, Siegfried, das können Sie doch nicht machen.»

«Sie werden's erleben», sagte er. «Der Kerl verdient eine Lektion.»

Zwei Tage später machte ich alles, was für eine Kastration gebraucht wurde, zurecht: Ich kochte den Emaskulator aus und packte ihn auf das Tablett, auf dem die anderen Utensilien, die gebraucht wurden, bereits lagen: Skalpell, Watterolle, Arterienklemme, Jodtinktur, Nahtmaterial, Tetanus-Antitoxin und Spritzen. Siegfried mahnte mich ununterbrochen, mich zu beeilen.

«Was machen Sie denn bloß so lange, James? Vergessen Sie nicht, eine Extraflasche Chloroform mitzunehmen. Und denken Sie auch an die Leinen, für den Fall, daß er nicht runtergeht. Wo haben Sie die Reserveklingen fürs Skalpell hingetan, James?»

Der Sonnenschein, der durch das Grün der Glyzinie vor dem Fenster des Sprechzimmers fiel und sich in den Instrumenten auf dem Tablett spiegelte, erinnerte mich daran, daß es Mai war und daß man nirgends sonst den Zauber eines Maimorgens so stark empfand wie in dem langen, schmalen Garten von Skeldale-House. Zwischen den hohen Backsteinmauern mit ihrem zerbröckelnden Mörtel und den alten Kappensteinen lagen der verwilderte Rasen, die Lupinen- und Hyazinthenbeete und die blühenden Obstbäume im hellen Sonnenlicht. Und hoch oben in den Zweigen der Ulmen krächzten die Krähen.

Nach einem letzten mißtrauischen Blick auf das Tablett, ob

auch ja alles da sei, verließ Siegfried, die Chloroformmaske über die Schulter gehängt, das Haus. Ich stiefelte hinterdrein, und wir machten uns auf den Weg, der uns in einer knappen halben Stunde zu dem Anwesen führte. Wir fuhren durch das große Tor und dann weiter eine moosbewachsene, von Kiefern und Birken gesäumte Allee entlang bis zu dem alten Haus, das auf einer bewaldeten Anhöhe lag, von wo aus man einen Blick auf die sanft hügelige Hochmoorlandschaft hatte.

Niemand hätte sich einen besseren Platz für die Operation wünschen können: eine von hohen Mauern eingeschlossene Koppel mit einem weichen, üppigen Graspolster. Der zweijährige Hengst, ein prachtvoller dunkler Fuchs, wurde von zwei finsteren Gestalten hereingeführt, die haargenau zu dem Bild paßten, das ich von Mr. Barnett hatte. Ich weiß nicht, woher die Kerle stammten, in Darrowby jedenfalls sah man solche Gesichter nicht. Der eine war ein dunkelhäutiger Zwerg, der andere hatte rötlichgelbes Stoppelhaar und ein aufgedunsenes Gesicht.

Im Hintergrund sah ich die massige Gestalt Mr. Barnetts, der uns, die unvermeidliche Zigarette im Mund und den braunen Schlapphut auf dem Kopf, mit halbgeschlossenen Augen argwöhnisch beobachtete.

Dieses menschliche Trio bildete einen auffallenden Gegensatz zu der natürlichen Schönheit und Würde des Pferdes. Der große Fuchs warf den Kopf zurück, dann stand er da und sah uns gelassen an; sein Blick verriet Intelligenz, und die edlen Linien seines Kopfes und Halses verschmolzen harmonisch mit der Anmut und Kraft seines Körpers. Kluge Bemerkungen, die ich über die höheren und niederen Tiere gelesen hatte, gingen mir durch den Kopf.

Siegfried, ein ausgesprochener Pferdeliebhaber, ging mit leuchtenden Augen um das Tier herum, klopfte ihm auf den Hals und sprach zu ihm.

«Ein herrliches Tier, Mr. Barnett», sagte er.

Der Besitzer sah ihn finster an. «Ruinieren Sie mir das Pferd bloß nicht, das ist das Wichtigste. Hab 'n Haufen Geld dafür bezahlt.»

Siegfried warf ihm einen nachdenklichen Blick zu, dann wandte er sich an mich.

«Also los, fangen wir an. Wir lassen ihn da drüben aufs Gras fallen. Sind Sie soweit, James?»

Ich war soweit, aber ich hätte mich wie immer wesentlich wohler gefühlt, wenn Siegfried nicht so gedrängelt, sondern mich in Ruhe gelassen hätte. Bei der Behandlung von Pferden machte ich die Narkose und mein Kollege den Chirurgen. Und er verstand sich sehr gut darauf, war flink und geschickt und hatte stets eine glückliche Hand. Ich hatte an dieser Regelung nichts auszusetzen: er machte seine Arbeit, ich machte meine. Doch die Sache hatte einen Haken: Er mischte sich fortwährend in meine Angelegenheiten ein, und das ging mir auf die Nerven.

Die Narkose dient bei großen Tieren einem doppelten Zweck: Sie läßt das Tier keinen Schmerz empfinden und hält es im Zaum. Das war meine Aufgabe. Ich mußte einen schlafenden Patienten liefern, an dem die Operation vorgenommen werden konnte – eine Anforderung, die ich insgeheim für das Schwierigste bei dem ganzen Unternehmen hielt. Ich empfand immer eine gewisse Spannung, bis das Tier schließlich völlig betäubt war, und Siegfried war mir in dieser Hinsicht keine Hilfe. Er stand ungeduldig neben mir, redete dauernd auf mich ein, wieviel Chloroform ich verabreichen sollte, und konnte niemals in Ruhe abwarten, bis das Betäubungsmittel seine Wirkung tat. Jedesmal sagte er: «Er geht nicht runter, James.» Und: «Meinen Sie nicht, wir sollten ein Vorderbein hochbinden?»

Noch heute, dreißig Jahre später, wo ich dem Tier meistens eine intravenöse Injektion gebe, hat sich daran nichts geändert: Während ich die Spritze aufziehe, stampft er ungeduldig umher und bohrt dann unweigerlich seinen Zeigefinger, möglichst über meine Schulter hinweg, in die Drosselrinne. «Hier, James! Genau hier würde ich einstechen!»

Die Chloroformflasche in der Jackentasche, die Maske in der

Hand und dicht neben mir meinen Partner, stand ich einen Augenblick unschlüssig da. Wie schön wäre es, dachte ich im stillen, wenn ich die Narkose nur ein einziges Mal ungestört machen könnte. Doch warum sollte ich ihm das nicht sagen – immerhin arbeitete ich jetzt seit fast drei Jahren bei ihm, und wir kannten uns mittlerweile recht gut.

Ich räusperte mich. «Siegfried, ich habe eine Bitte. Könnten Sie sich nicht ein paar Minuten dort drüben hinsetzen, bis ich ihn unten habe?»

«Was meinen Sie?»

«Ich meine, es sind zuviel Leute um das Pferd herum – ich möchte nicht, daß es nervös wird. Warum ruhen Sie sich nicht ein Weilchen aus? Ich rufe Sie, sowie es unten ist.»

«Mein lieber Junge, alles, was Sie wollen.» Mit lebhaften Handbewegungen unterstrich Siegfried seine Worte. «Ich weiß sowieso nicht, wozu ich eigentlich hier herumstehe. Wie Sie wissen, mische ich mich prinzipiell niemals in Ihre Arbeit ein.» Er klemmte sich das Tablett unter den Arm und marschierte zum Wagen, der etwa fünfzig Meter entfernt auf dem Rasen stand. Dort setzte er sich, den Rücken an den Kotflügel gelehnt, ins Gras.

Friede sank herab. Ich spürte plötzlich die sanfte Wärme der Sonne auf meiner Stirn und hörte den Gesang der Vögel in den nahegelegenen Bäumen. Ohne Hast befestigte ich die Maske und holte mein kleines Glasmaß hervor.

Diesmal hatte ich reichlich Zeit. Ich wollte mit einem kleinen Quantum Chloroform beginnen, um das Tier an den Geruch zu gewöhnen. Behutsam goß ich die klare Flüssigkeit auf den Schwamm.

«Führen Sie ihn langsam im Kreis herum», sagte ich zu den beiden Männern. «Ich gebe ihm das Betäubungsmittel in kleinen Mengen. Wir haben keine Eile. Aber halten Sie ihn gut am Halfter fest, für den Fall, daß er unruhig wird.»

Meine Warnung war überflüssig. Der Fuchs ging ruhig und furchtlos im Kreis herum, und ich goß alle paar Minuten ein paar weitere Tropfen auf die Maske. Nach einer Weile wurden seine Schritte schwerfällig, und er taumelte leicht beim Gehen. Zufrieden beobachtete ich ihn: auf diese Weise machte die Arbeit Spaß. Noch eine kleine Dosis, dann war's soweit. Ich maß weitere zehn Kubikzentimeter ab und ging zu dem großen Tier hinüber.

Sein Kopf bewegte sich schläfrig hin und her, als ich das Chloroform auf die Maske goß. «Bist schon fast hinüber, alter Bursche. Stimmt's?» murmelte ich, da zerriß ein Schrei die Stille.

«Er geht nicht runter, James!» Die dröhnende Stimme kam aus der Richtung des Wagens, und als ich mich erschreckt umwandte, sah ich Siegfrieds Kopf über dem Rand der Motorhaube auftauchen. Dann brüllte er:

«Warum binden Sie nicht ...?»

In diesem Augenblick wankte das Pferd und sank lautlos auf das weiche Gras. Schnell wie der Wind kam Siegfried, das Messer in der Hand, aus seinem Versteck hervorgeschossen.

«Setzen Sie sich auf seinen Kopf!» schrie er. «Worauf warten Sie – er ist gleich wieder wach! Schlingen Sie das Seil ums Hinterbein! Bringen Sie mir mein Tablett! Holen Sie heißes Wasser!» Völlig außer Atem näherte er sich dem Pferd, dann drehte er sich um und schrie den Rotkopf an: «Los, ich spreche mit Ihnen. BEEILEN SIE SICH!»

Der Mann rannte davon und prallte gegen den Zwerg, der mit dem Eimer Wasser angelaufen kam. Dann ein kurzes Tauziehen, ehe es ihnen gelang, das Seil um die Fessel zu schlingen.

«Ziehen Sie das Bein nach vorn», rief mein Partner, während er sich über die Operationsstelle beugte; gleich darauf ein lautes Brüllen: «Ziehen Sie den Fuß aus meinem Gesichtsfeld! Kapieren Sie das denn nicht – ich glaube, Sie können nicht mal 'ne Henne vom Nest herunterholen.»

Ich hockte schweigend vorn beim Kopf, ein Knie auf dem Hals des Fuchses. Es war nicht nötig, ihn niederzuhalten: Er war völlig hinüber und hielt die Augen selig geschlossen, während Siegfried wie üblich mit größter Geschwindigkeit arbeitete. Ein paar Sekunden lang war kein Laut zu hören, außer dem Klirren der Instrumente, die auf das Tablett fielen, dann rief mein Kollege mir zu: «Nehmen Sie die Maske ab, James.»

Die Operation war beendet.

Es war alles wundervoll glatt vonstatten gegangen. Bis wir unsere Instrumente gewaschen hatten, war der Fuchs schon wieder auf den Beinen und graste ruhig auf der Wiese.

«Eine ausgezeichnete Narkose, James», sagte Siegfried, während er den Emaskulator abtrocknete. «Genau richtig. Und was für ein herrliches Tier.»

Wir hatten unsere Instrumente im Kofferraum verstaut und waren im Begriff loszufahren, als Walt Barnett auf uns zukam. Er sah Siegfried über die Motorhaube hinweg an.

«War ja weiter keine Arbeit», brummt er und zückte das Scheckbuch. «Wieviel wollen Sie?»

Es lag eine derart arrogante Herausforderung in diesen Worten, daß wohl jeder den Preis etwas abgerundet hätte.

«Nun, ich frag Sie», wiederholte er. «Wieviel wollen Sie?»

«Ach ja», sagte Siegfried leichthin. «Das macht einen Zehner.»

Der korpulente Mann hielt das Scheckbuch fest umklammert und starrte meinen Kollegen an. «Wieviel?»

«Einen Zehner», sagte Siegfried abermals.

«Zehn Pfund?» Mr. Barnetts Augen weiteten sich.

«Ja», sagte Siegfried mit liebenswürdigem Lächeln. «Genau zehn Pfund.»

Schweigend sahen sich die beiden Männer über die Motorhaube hinweg an. Der Gesang der Vögel und die aus dem Wald herüberdringenden Geräusche wirkten ungewöhnlich laut. Die Sekunden vergingen. Niemand rührte sich. Mr. Barnetts Augen funkelten vor Zorn, und ich blickte von dem aufgeschwemmten Gesicht, das immer mehr anzuschwellen schien, zu dem klaren, markanten, energischen Profil meines Partners. Um Siegfrieds Lippen spielten noch die Reste eines trägen Lächelns, aber in den grauen Augen glomm ein drohendes Licht.

Ich glaubte, die Spannung nicht länger ertragen zu können, da ließ Mr. Barnett plötzlich den Kopf sinken und begann zu schreiben. Als er Siegfried den Scheck überreichte, zitterte seine Hand so sehr, daß das Papier richtig flatterte.

«Hier haben Sie», sagte er heiser.

«Vielen Dank.» Siegfried warf einen flüchtigen Blick auf den Scheck und stopfte ihn dann nachlässig in die Jackentasche. «Ist dieses schöne, warme Maiwetter nicht wundervoll, Mr. Barnett? Das tut uns allen gut, glauben Sie mir.»

Siegfried ließ den Motor an, und wir fuhren los.

«Der wird uns bestimmt nie wieder kommen lassen», sagte ich.

«Das glaube ich auch, James. Sollten wir uns noch einmal auf diese Auffahrt hier wagen, wird er vermutlich seine Jagdflinte herausholen. Aber das macht nichts – ich kann Mr. Barnett für den Rest meines Lebens leicht verschmerzen.»

Unser Weg führte uns durch das kleine Dorf Baldon, und Siegfried hielt vor dem Pub, einem gelbgetünchten, etwas abseits von der Straße gelegenen Haus; über dem Eingang hing ein Schild, auf dem mit kunstvoll gemalten Buchstaben ‹The Cross Keys› stand. Vor der Treppe sonnte sich ein großer schwarzer Hund.

Mein Partner blickte auf die Uhr. «Viertel nach zwölf – dann haben sie also gerade aufgemacht. Was halten Sie von einem kühlen Bier? Das wäre genau das richtige, finden Sie nicht? Ich glaube, ich bin hier noch nie gewesen.»

Nach der Helligkeit draußen war es eine Wohltat, den dunklen Schankraum zu betreten, wo nur ein paar verirrte Sonnenstrahlen auf den gefliesten Boden, die riesigen Eichentische und den großen Kamin mit seiner hohen Sitzbank sickerten.

«Einen wunderschönen guten Morgen», rief mein Partner dröhnend, während er mit großen Schritten auf die Theke zuging. Er trug das Gebaren eines leutseligen Fürsten zur Schau. Schade, daß er nicht noch einen Stock mit silbernem Knauf bei sich hatte; wie gut hätte er damit auf die Theke klopfen können.

Der Mann hinter dem Schanktisch lächelte und erwiderte im

gleichen Ton: «Einen schönen guten Morgen, Sir. Was wünschen die Herren zu trinken?»

«Zwei Glas Bier, bitteres bitte. Einverstanden, James?»

Ich nickte, und der Wirt zapfte das Bier ab.

«Was ist mit Ihnen? Darf ich Sie ebenfalls zu einem Bier einladen?» fragte Siegfried.

«Gern, Sir. Vielen Dank. Ich trink 'n Braunbier.»

«Und was darf es für die Frau Gemahlin sein?» Siegfried lächelte zu der Frau hinüber, die am anderen Ende der Theke Gläser aufstapelte.

«Oh, das ist sehr liebenswürdig von Ihnen. Wenn es erlaubt ist, nehme ich einen Portwein.» Sie blickte auf, schluckte und sah ihn verwundert an. Siegfried hatte sie keineswegs unhöflich angestarrt – er hatte nur sekundenlang seine strahlend grauen Augen auf sie gerichtet –, doch die Flasche klirrte gegen das Glas, als sie sich einschenkte, und sie sah ihn dann die ganze Zeit verträumt an.

«Das macht fünf Shilling Sixpence», sagte der Wirt.

«Ja, Moment.» Mein Partner zog ein wahres Sammelsurium von zerknitterten Banknoten, Münzen, Instrumenten, Thermometern und Bindfäden aus der Tasche. Er warf alles auf die Theke und sortierte mit dem Zeigefinger eine halbe Krone und zwei Zweishillingstücke aus, die er dem Wirt hinschob.

«Halt!» rief ich aus. «Ist das nicht meine Schere? Ich vermisse sie seit ein paar Tagen ...»

Siegfried fegte alles wieder von der Platte und stopfte es in seine Jackentasche.

«Unsinn! Wie kommen Sie darauf?»

«Weil sie genauso aussieht wie meine, und weil ich sie schon überall gesucht habe ...»

«James!» Er reckte sich stolz und sah mich hochmütig an. «Ich glaube, das genügt. Mag sein, daß ich mich hin und wieder zu irgendwelchen niedrigen Taten hinreißen lasse – das tun wir alle –, aber es gibt gewisse Dinge, die unter meiner Würde sind. Beispielsweise die Schere meines Kollegen zu stehlen!»

Ich schwieg. Es hatte keinen Sinn, ihm zu widersprechen. Ich mußte warten, bis sich eine günstige Gelegenheit bot, das, was mir gehörte, wieder an mich zu nehmen.

Siegfrieds Aufmerksamkeit wurde im übrigen jetzt offensichtlich von etwas anderem in Anspruch genommen. Gedankenverloren wühlte er in der anderen Tasche, deren Inhalt er ebenfalls herauszog und auf der Theke auseinanderklaubte.

«Hab ich Ihnen den Scheck gegeben, den ich von Barnett bekommen habe?» fragte er sorgenvoll.

«Nein, Sie haben ihn in die Tasche gesteckt. Das weiß ich genau.»

«Das dachte ich auch. Aber er ist weg.»

«Weg?»

«Ja, ich muß ihn verloren haben.»

Ich lachte. «Aber das ist doch nicht möglich. Schauen Sie der Reihe nach in Ihren anderen Taschen nach – irgendwo ist er ganz bestimmt.»

Siegfried durchsuchte systematisch sämtliche Taschen, aber ohne Erfolg.

«Ich scheine ihn tatsächlich verloren zu haben», sagte er schließlich. «Aber ich weiß, was wir machen, James – ich trinke noch ein Bier, und Sie fahren in der Zwischenzeit zu Walt Barnett zurück und lassen sich einen neuen Scheck geben.»

Kapitel 25

Es sind viele Stunden, die ich tagtäglich am Steuer sitze; und dabei hat man natürlich Zeit zum Nachdenken, und heute dachte ich beim Nachhausefahren träge darüber nach, wie ich mir mein Leben eingerichtet hatte.

Systematisches Vorausplanen ist, das gebe ich offen zu, noch nie meine Stärke gewesen. Kurz nach unserer Heirat hatte ich zu Helen gesagt, es sei wohl besser, vorläufig noch nicht an Kinder zu denken: erstens einmal könne ich jeden Augenblick einberufen werden, zweitens hätten wir kein richtiges Zuhause, und da es um unsere Finanzen auch nicht gerade glänzend bestellt sei, hielte ich es für besser, wenn wir damit bis nach dem Krieg warten würden.

Weit im Sessel zurückgelehnt und wie ein Weiser an meiner Pfeife paffend, hatte ich meine Ansichten geäußert, war aber im Grunde doch nicht sonderlich überrascht, als Helen mir sagte, sie sei schwanger.

Durch das offene Wagenfenster drang aus der warmen Dunkelheit der Geruch nach Gras, und als ich langsam durch ein Dorf fuhr, in dem zu dieser späten Stunde schon alles schlief, vermischte er sich für Augenblicke mit dem angenehm herben Duft von brennendem Holz. Hinter den Häusern wand sich die Straße einsam zwischen den dunklen, steil emporragenden Fells hindurch. Nein . . . ich hatte die Dinge nicht gut eingerichtet. Ich mußte Darrowby, vielleicht sogar England, auf unbestimmte Zeit verlassen, hatte kein richtiges Heim, kein Geld und eine Frau, die ein Kind erwartete. Es war eine absolut ungeregelte Situation. Aber auch ich lernte langsam, daß das Leben zu keiner

Zeit eine sehr geregelte Angelegenheit ist.

Die Turmuhr auf dem Marktplatz zeigte elf, und als ich in die Trengate einbog, sah ich, daß in unserem Zimmer kein Licht mehr brannte. Helen war zu Bett gegangen. Ich fuhr hinten herum in den Hof, stellte den Wagen in die Garage und ging durch den langen, schmalen Garten. Mit diesem Weg beendete ich täglich meine Arbeit: Manchmal stolperte ich über gefrorenen Schnee oder kämpfte gegen Wind und Regen an, aber heute abend ging ich mühelos unter den Apfelbäumen durch die sommerliche Dunkelheit auf das Haus zu, das sich groß und still gegen den Sternenhimmel abhob.

Im Flur wäre ich beinahe mit Siegfried zusammengestoßen.

«Kommen Sie jetzt erst von den Allenbys zurück, James?» fragte er. «Es ging um eine Kolik, ja?»

Ich nickte. «Sie war glücklicherweise nicht schwer. Mehr ein leichter Magenkrampf. Der Grauschimmel hatte sich an den unreifen Birnen im Obstgarten gütlich getan.»

Siegfried lachte. «Ich bin auch erst vor ein paar Minuten gekommen. Habe über eine Stunde bei der alten Mrs. Dalby gesessen und ihrer Katze beim Werfen die Pfote gehalten.»

Wir kamen zur Treppe, die nach oben führte. Er zögerte. «Hätten Sie Lust auf einen Schlummertrunk, James?»

«Ja gern, vielen Dank», erwiderte ich, und wir gingen ins Wohnzimmer. Doch heute herrschte eine gewisse Befangenheit zwischen uns, denn Siegfried mußte sich am nächsten Morgen in aller Frühe auf den Weg nach London machen und sich bei der Air Force melden – es war gewissermaßen unser Abschiedsabend.

Ich ließ mich in den Armsessel sinken, in dem ich immer saß, während Siegfried aus dem kleinen Schrank über dem Kaminsims die Whiskyflasche und zwei Gläser holte. Er schenkte rasch ein und setzte sich mir gegenüber.

Wir hatten in den vergangenen Jahren oft hier gesessen, neben uns die Whiskyflasche, und manchmal bis zum Morgengrauen geschwatzt, doch diese Gewohnheit hatte sich natürlich nach meiner Heirat allmählich verloren. So war es wie eine Rückkehr in die vergangenen Zeiten, mit einem Glas Whisky in der Hand Siegfried am Kamin gegenüberzusitzen und die Atmosphäre dieses schönen Raumes mit der hohen Decke, den anmutigen Nischen und dem großen Flügelfenster zu genießen.

Über seinen Weggang sprachen wir mit keinem Wort, sondern unterhielten uns über Alltägliches: daß die Kuh von Mr. Pickersgill wider alles Erwarten genesen war, was der alte Jenks gestern gesagt hatte, über das Pferd, das zuerst uns zu Boden geworfen hatte, dann über den Zaun gesprungen und auf Nimmerwiedersehen verschwunden war.

Plötzlich sagte Siegfried: «Ach, James, ehe ich es vergesse: Ich habe heute die Bücher durchgesehen und festgestellt, daß ich Ihnen noch Geld schulde.»

«Ist das wahr?»

«Ja, es ist mir sehr unangenehm – die Schuld stammt noch aus der Zeit, als Sie noch nicht mein Partner waren. Sie bekamen doch immer ein zusätzliches Honorar für die Tuberkulintests bei Ewan Ross. Durch irgendein Versehen ist Ihnen zuwenig ausgezahlt worden. Ich weiß nicht, wie das passieren konnte, aber auf jeden Fall stehen Ihnen noch fünfzig Pfund zu.»

«Fünfzig Pfund! Sind Sie sicher?»

«Ganz sicher, James, und ich bitte Sie um Entschuldigung.»

«Sie brauchen sich nicht zu entschuldigen, Siegfried. Es kommt mir, wie Sie sich denken können, sehr gelegen.»

«Gut, gut, der Scheck liegt in der obersten Schreibtischschublade. Sie können ihn morgen an sich nehmen.» Er machte eine lässige Handbewegung und wechselte das Thema. Er erzählte mir von den Schafen, die er am Nachmittag untersucht hatte.

Doch ich hörte ihm kaum zu. Fünfzig Pfund! Das war damals eine Menge Geld, zumal ich, wenn in Kürze meine Ausbildungszeit bei der Air Force begann, ganze drei Shilling pro Tag bekommen würde. Siegfrieds Scheck löste zwar nicht meine finanziellen Probleme, aber er war ein hübsches kleines Polster für eventuelle Notfälle.

Ich bin leider ein wenig schwer von Begriff, und so kapierte ich erst nach vielen Jahren, daß es nie eine Schuld von fünfzig Pfund gegeben hatte. Siegfried hatte nur gemerkt, daß ich etwas Hilfe brauchte, und als mir das sehr viel später alles klarwurde, erkannte ich, mit wieviel Feinfühligkeit er die Sache gehandhabt hatte. Er hatte mir jede Peinlichkeit erspart und den Scheck diskret in die Schublade gelegt . . .

Während die Flasche sich langsam leerte, wurde unsere Unterhaltung immer ungezwungener. Ab einem gewissen Zeitpunkt sah ich auf einmal alles mit fast unheimlicher Klarheit – es war, als ob ein Teil von mir außerhalb meiner selbst stünde und uns beobachtete. Den Kopf bequem auf die Rückenlehne gestützt, die Beine weit ausgestreckt, saßen wir in unseren Sesseln. Das Gesicht meines Partners schien plastisch hervorzutreten, und mir fiel auf, daß er, obwohl erst Anfang der Dreißig, viel älter wirkte. Es war ein anziehendes Gesicht, schmal, starkknochig, mit ruhigen, humorvollen Augen, aber es war kein junges Gesicht. Siegfried hatte, solange ich ihn kannte, immer älter ausgesehen, als er war, doch das gereicht ihm heute zum Vorteil, denn er hat sich mit den Jahren kaum verändert und gehört zu den Menschen, denen man ihr Alter nicht ansieht.

Wie schön wäre es gewesen, wenn Tristan in diesen nächtlichen Stunden, wo alles voll Harmonie und Herzlichkeit war und ich mich allwissend fühlte, auch da gewesen wäre, um das vertraute Trio komplett zu machen. Wie ein Streifen bunter Bilder liefen die Erinnerungen durch den Raum: Ich dachte an Novembertage, an denen der eisige Wind uns ins Gesicht schlug, an die unzähligen Male, wo wir den Wagen aus Schneewehen herausschaufeln mußten, an die Frühlingssonne, die das winteröde Land erwärmte. Und ich wußte, daß ich Tristan genauso vermissen würde wie seinen Bruder. Er war ein Bestandteil meines Lebens geworden.

Ich traute meinen Augen nicht, als Siegfried sich erhob, die Vorhänge aufzog und das graue Licht des Morgens ins Zimmer strömte. Etwas steif stand ich aus meinem Sessel auf und ging zu ihm hinüber. Er sah auf seine Armbanduhr.

«Fünf Uhr, James», sagte er lächelnd. «Wir haben es wieder einmal geschafft.»

Er öffnete die große Glastür, und wir traten in das tiefe Schweigen des Gartens hinaus. Ich sog dankbar die süß duftende Luft ein, da durchbrach ein einzelner Vogelruf die Stille.

«Haben Sie die Amsel gehört?» fragte ich.

Er nickte, und ich überlegte mir, ob er wohl auch daran dachte, wie vor Jahren, als wir über meinen ersten Fall sprachen, ebenfalls eine Amsel den neuen Tag begrüßt hatte.

Schweigend gingen wir die Treppe hinauf. Vor der Tür zu seinem Zimmer blieb Siegfried stehen.

«Nun, James . . .» Er streckte mir die Hand hin und versuchte zu lächeln.

Ich griff nach seiner Hand, doch schon nach einem kurzen Augenblick ließ er sie wieder los und ging in sein Zimmer. Und als ich benommen weiter nach oben stieg, fiel mir ein, daß wir uns überhaupt nicht Lebewohl gesagt hatten. Wir wußten nicht, ob und wann wir uns jemals wiedersehen würden. Ich weiß nicht, ob Siegfried etwas hatte sagen wollen, aber mir lag vieles auf der Zunge, was ich ihm gern gesagt hätte.

Ich wollte ihm dafür danken, daß er mir nicht nur ein Vorgesetzter, sondern auch ein Freund gewesen war, daß er mich so vieles gelehrt und mich nie im Stich gelassen hatte. Und noch vieles andere mehr . . .

Selbst für die fünfzig Pfund habe ich ihm nie richtig gedankt . . . bis heute.

Kapitel 26

Ich fuhr langsamer und blickte auf das Gehöft. Dort neben dem Stall stand Tristans Wagen, und hinter der grünen Tür half Tristan einer Kuh beim Kalben. Er hatte sein Studium beendet und war inzwischen wohlbestallter Veterinär. Vor ihm lag die große Welt der tierärztlichen Praxis mit all ihren Freuden und Kümmernissen.

Doch nicht für lange, denn genau wie viele andere hatte er seine Einberufung zur Army bekommen und würde bald nach mir fortgehen. Aber Tristan hatte insofern Glück, als er als Veterinäroffizier Dienst tun konnte, während Siegfried und ich, die wir uns beide gleich zu Anfang des Krieges freiwillig gemeldet hatten, zur Air Force mußten, wo wir bis zur Erschöpfung auf dem Exerzierplatz gedrillt werden sollten. Als Tristan einberufen wurde, hatte der Krieg sich bereits ausgeweitet, und die Army brauchte im Nahen Osten dringend Fachleute für die tierärztliche Versorgung von Pferden, Maultieren, Rindern und Kamelen.

Daß es bei ihm zeitlich so hinkam, ließ darauf schließen, daß die Götter sich wie üblich seiner annahmen. Ich bin fest davon überzeugt, die Götter lieben Menschen wie Tristan, die mühelos vor den Winden des Schicksals segeln, mit einem Lächeln zurückschnellen und in allen Lebenslagen einen fröhlichen Optimismus bewahren. Im Gegensatz zu Siegfried und mir zog Captain Tristan Farnon stilgerecht in den Krieg.

Aber bis dahin war ich froh über seine Unterstützung. Nach meinem Weggang sollte er die Praxis mit Hilfe eines Assistenten weiterführen, und wenn auch er fortging, sollten zwei Fremde sie bis zu unserer Rückkehr übernehmen. Dieser Gedanke erschien mir sehr seltsam, aber es war eben damals eine unbeständige Zeit.

Ich hielt an und blickte nachdenklich auf Tristans Wagen. Es widerstrebte mir, mich in seine Arbeit einzumischen, aber ich wußte, daß Mark Dowson, der Besitzer des Hofes, ein verdrießlicher, wortkarger Mann war, der Tristan bestimmt herunterputzen würde, falls irgend etwas schiefging.

Im Grunde gab es nicht den geringsten Anlaß zur Besorgnis, denn Tristan machte seine Sache ausgezeichnet. Schon als Student, wo er ja nur ab und zu bei ihnen auftauchte, hatten die Bauern ihn gern gemocht, und jetzt, wo er als approbierter Tierarzt ständig mitarbeitete, bekamen wir von allen Seiten nur Gutes über ihn zu hören.

«Alle Achtung! Der junge Mann scheut keine Mühe», oder: «Hab noch nie 'n jungen Menschen gesehen, der so mit Leib und Seele in seiner Arbeit aufgeht.» Und ein Bauer hatte mich beiseite gezogen und gemurmelt: «Er gibt sich wirklich alle Mühe. Ich glaub, er würde sich eher umbringen, als daß er aufgibt.»

Die letzte Bemerkung hatte mich nachdenklich gestimmt. Sich übermäßig anzustrengen war gewiß nicht Tristans Stärke, und ich hatte mich im stillen manchmal über die Äußerungen etwas gewundert, bis mir gewisse Erlebnisse einfielen. Schon als Student hatte er mit seiner scharfen Intelligenz praktisch jede Situation gemeistert, und als ich beobachtete, wie er auf die kleinen Unglücksfälle, die in jeder Landpraxis vorkommen, reagierte, gewann ich die Überzeugung, daß er ein bestimmtes System verfolgte.

Mir wurde das zum erstenmal bewußt, als er eines Tages neben einer Kuh stand und mir zusah, wie ich Milch aus einer Zitze zog. Das Tier drehte sich unerwartet um und trat mit seinem harten Huf auf Tristans Fuß. Das ist etwas, was sozusagen jeden Tag passiert, und ehe es Stulpenstiefel mit Stahlspitzen gab, habe ich oft höllische Schmerzen aushalten müssen. Wenn es mich erwischte, hüpfte ich gewöhnlich auf einem Bein herum und fluchte vor mich hin – ein Schauspiel, das die Bauern meist mit verständnisvollem Gelächter begrüßten. Tristan jedoch machte es anders.

Er rang nach Luft, lehnte sich mit gesenktem Kopf gegen die Kuh und stieß dann einen langgezogenen Klagelaut aus. Während der Bauer und ich ihn bestürzt anstarrten, taumelte er, den verletzten Fuß hinter sich herziehend, zum anderen Ende des Stalles, wo er sich, immer noch jämmerlich stöhnend, gegen die Mauer sinken ließ und das Gesicht fest an die Steine preßte.

Erschrocken stürzte ich zu ihm hinüber. Gewiß hatte er sich etwas gebrochen, und ich überlegte mir fieberhaft, wie ich ihn möglichst schnell ins Krankenhaus schaffen konnte. Aber er erholte sich rasch wieder, und als wir zehn Minuten später den Stall verließen, ging er munter neben mir her. Von Hinken war keine Rede mehr. Doch eins war mir aufgefallen: Niemand hatte über ihn gelacht, er hatte nur Mitleid und Anteilnahme erweckt.

Das gleiche erlebte ich wiederholt. Er bekam einen leichten Fußtritt, er wurde gequetscht, ihm widerfuhren alle möglichen Unannehmlichkeiten, die nun einmal in unserem Beruf dazugehören – jedesmal reagierte er auf die gleiche theatralische Art. Und er hatte Erfolg damit! Alle zeigten sich zutiefst besorgt. Noch etwas anderes kam hinzu: Er verbesserte mit dieser Komödie zugleich sein Image. Ich war sehr froh darüber. Die Bauern von Yorkshire sind nicht leicht zu beeindrucken, und wenn Tristan das mit seiner Methode erreichte, sollte es mir recht sein.

Doch ob er heute damit durchkam, bezweifelte ich. Ich konnte mir nicht vorstellen, daß Mark Dowson irgendwelches Mitgefühl aufbrachte. Ich hatte im Lauf der Jahre auf diesem Hof schon allerlei erlebt, doch es hatte ihn offensichtlich nicht im geringsten berührt.

Einer plötzlichen Eingebung folgend, fuhr ich bis dicht an den Stall heran und ging hinein. Tristan schob gerade den Arm in eine große rotbraune Kuh, während der Bauer, in einer Hand die Pfeife, den Schwanz hielt. Mein Kollege begrüßte mich mit einem freundlichen Lächeln, während Mr. Dowson lediglich kurz nickte.

«Wie steht's, Triss?» fragte ich.

«Beide Beine nach hinten und weit drinnen», erwiderte er. «Sehen Sie sich die Länge des Beckens an.»

Ich wußte, was er meinte. An sich war die Lage des Kälbchens gut, aber bei so langgestreckten Kühen konnte sie ziemlich unbequem sein. Ich lehnte mich gegen die Mauer; es interessierte mich zu sehen, wie Tristan zu Rande kam.

Er straffte sich und langte so tief hinein, wie er nur konnte; genau in diesem Augenblick fing die Kuh an zu pressen, und Tristan befand sich in einer wenig angenehmen Situation: Die starken Kontraktionen des Uterus drücken den Arm erbarmungslos gegen das Becken, und es gilt, die Zähne zusammenzubeißen, bis es vorüber ist.

Tristan ging jedoch ein wenig weiter.

«Oh! Aah! Auuu!» schrie er und stöhnte dann nur noch leise unter dem anhaltenden Druck vor sich hin. Als die Kuh sich schließlich entspannte, blieb er noch eine Weile regungslos mit gesenktem Kopf stehen, als habe der Schmerz ihn völlig entkräftet.

Der Bauer zog an seiner Pfeife und musterte ihn ungerührt. Ich kannte Mr. Dowson nun schon viele Jahre, aber noch nie hatte ich in den kalten Augen oder den harten Zügen auch nur das geringste Anzeichen einer Gemütsbewegung wahrgenommen. Im Grunde hatte ich immer den Eindruck gehabt, selbst wenn ich vor seinen Augen tot umfiele, würde er nicht mit der Wimper zucken.

Tristan kämpfte entschlossen weiter, doch die Kuh, so als fände sie Spaß an der Sache, widersetzte sich ihm energisch. Manche Tiere stehen ruhig da und lassen alles über sich ergehen, aber dieses hier war anders geartet: Auf jede Bewegung des Armes in ihrem Inneren reagierte sie mit einer Anspannung ihrer gesamten Muskulatur.

Tristan verkündete mit einer Reihe von herzzerreißenden Tönen, was er von alledem hielt. Und er hatte ein wirklich erstaunliches Repertoire, das sich von einem langgezogenen, qualvollen Ächzen über schrille Schreie bis zu einem leisen Wimmern erstreckte.

Anfangs schien Mr. Dowson blind und taub dagegen zu sein: er zog gelassen an seiner Pfeife, warf hin und wieder einen Blick durch die Stalltür oder kratzte sich gelangweilt am Kinn. Aber als die Minuten vergingen, richteten sich seine Augen immer häufiger auf die leidende Kreatur vor ihm, bis seine ganze Aufmerksamkeit auf den jungen Mann gelenkt war.

Und es lohnte sich wahrhaftig, Tristan zu beobachten, denn zu seinen Klagelauten kam jetzt noch ein eindrucksvolles Mienenspiel hinzu: er blies die Backen auf, rollte mit den Augen, öffnete den Mund, verzog die Lippen – schnitt praktisch jede nur denkbare Grimasse. Und es bestand kein Zweifel, seine Vorstellung beeindruckte Mr. Dowson. Er ließ deutliche Anzeigen steigender Beunruhigung erkennen und warf meinem Kollegen besorgte Blicke zu. Ebenso wie ich glaubte er offensichtlich, daß eine schreckliche Krise unmittelbar bevorstand.

Als wolle sie die Sache endlich zum Abschluß bringen, setzte die Kuh zu einer letzten Anstrenung an. Sie spreizte die Beine, grunzte tief und fing energisch an zu pressen. Als ihr Rücken sich wölbte, öffnete Tristan den Mund zu einem tonlosen Protest, dann drangen kleine, keuchende Schreie von seinen Lippen. Das hier, dachte ich im stillen, war wirklich seine bisher beste Darbietung: ein langgezogenes «Aah . . . aah . . . aah . . .», das allmählich die Tonleiter hinaufkroch und eine zunehmende Spannung bei seinen Zuhörern erzeugte. Meine Zehen verkrampften sich vor Schreck, als er mit großartiger zeitlicher Abstimmung plötzlich einen durchdringenden Schrei ausstieß.

Das war der Augenblick, wo Mr. Dowson die Fassung verlor. Die Pfeife rutschte ihm aus dem Mund, er stopfte sie schnell in die Tasche und trat an Tristans Seite.

«Fehlt Ihnen was, junger Mann?» fragte er heiser.

Mein Kollege, dessen Gesicht eine einzige Leidensmiene war, erwiderte nichts.

Der Bauer versuchte es ein zweites Mal. «Soll ich Ihnen 'ne Tasse Tee bringen?»

Tristan reagierte nicht sofort, nickte dann aber mit geschlossenen Augen.

Mr. Dowson eilte hinaus und kehrte nach wenigen Minuten mit einem dampfenden Becher zurück. Ich schüttelte ungläubig den Kopf, so überrascht war ich von dem Bild, das sich mir bot: behutsam flößte dieser mürrische Bauer dem jungen Mann, dessen Kopf er liebevoll mit seiner schwieligen Hand stützte, schluckweise den Tee ein. Tristan hatte den Arm noch immer im Inneren der Kuh, wirkte noch immer ganz benommen vor Schmerz, ließ aber die Fürsorge des Bauern dankbar über sich ergehen.

Mit einem kräftigen Ruck brachte er ein Bein des Kälbchens zum Vorschein, wofür er sofort mit einem großen Schluck Tee belohnt wurde. Das übrige war nun nicht mehr schwer: bald folgte das zweite Bein und gleich darauf das ganze Kälbchen.

Als das kleine Geschöpf zappelnd auf dem Boden lag, ließ Tristan sich neben ihm auf die Knie fallen und streckte zitternd die Hand nach einem Heubündel aus, um das Neugeborene abzureiben.

Doch davon wollte Mr. Dowson nichts wissen.

«George! Komm rein und reib das Kälbchen ab!» befahl er barsch einem seiner Leute draußen im Hof. Dann wandte er sich besorgt an Tristan. «Kommen Sie, junger Mann, Sie müssen 'n Schluck Brandy trinken. Sie sind ja völlig erschöpft.»

In der Küche sah ich staunend zu, wie mein Kollege sich mit Hilfe etlicher Martell der besten Sorte langsam wieder erholte. So bevorzugt war ich nie behandelt worden, und ich überlegte mir neidvoll, ob es nicht ratsam sei, mir Tristans Methode anzueignen.

Aber bis zum heutigen Tage habe ich nicht den Mut aufgebracht, es damit zu versuchen.

Kapitel 27

Merkwürdig, doch mit den auf ihr Hinterteil gepappten Schildern glichen die kleinen Kälbchen wahren Jammergestalten. Es waren Zettel vom Viehmarkt, durch die die Rolle der kleinen Geschöpfe als hilflose Handelsware unübersehbar hervorgehoben wurde.

Als ich den nassen Schwanz eines der Tiere hob und das Thermometer einführte, lief aus dem Rektum sofort dünnflüssiger Kot.

«Es ist leider immer dasselbe, Mr. Clark», sagte ich.

Der Mann zuckte die Achseln und schob die Daumen unter die Hosenträger. In dem blauen Overall und der spitz zulaufenden Gepäckträgermütze sah er nicht nach einem Bauern aus, und auch das kleine Anwesen hatte nur wenig Ähnlichkeit mit einem Bauernhof: Die Kälber standen in einem umgebauten Eisenbahnwagen, um den herum ein verwirrendes Konglomerat von verrosteten Landwirtschaftsgeräten, ausrangierten Waggonteilen und zerbrochenen Stühlen lag. «Eine wahre Plage, ich weiß. Was glauben Sie, wie froh ich wäre, wenn ich meine Kälber nicht auf Versteigerungen zu kaufen brauchte. Die hier machten einen völlig gesunden Eindruck, als ich sie vor zwei Tagen erwarb.»

«Ja, das glaube ich Ihnen gern.» Ich blickte auf die fünf jungen Rinder, die mit gekrümmtem Rücken zitternd dastanden. «Aber sie haben in ihrem jungen Leben auch schon allerhand erlebt, das sieht man deutlich. Kaum eine Woche alt, hat man sie von der Mutter getrennt und sie meilenweit in einem zugigen Güterwagen in die Stadt befördert, wo sie stundenlang auf dem Markt gestanden haben. Schließlich die Fahrt hierher bei diesem kalten Wetter. Das war einfach zuviel für sie.»

«Aber ich hab ihnen gleich 'ne ordentliche Portion Milch vorgesetzt. Sie sahen ziemlich ausgehungert aus, und ich dachte mir, das tut ihnen gut.»

«Ja, das sollte man annehmen. Aber leider ist eine so gehaltvolle Nahrung reines Gift für den Magen, wenn die Tiere durchgefroren und müde sind. Beim nächstenmal sollten Sie ihnen vielleicht nur warmes Wasser geben, allenfalls mit etwas Traubenzucker vermischt, und sie dann bis zum nächsten Tag ganz in Ruhe lassen.»

‹Weiße Diarrhöe› wurde diese Krankheit genannt. Sie tötete alljährlich viele Tausende von Kälbern, und mich durchlief jedesmal ein kalter Schauer, wenn ich den Namen nur hörte, denn die Sterblichkeitsziffer war bedrückend hoch.

Ich gab jedem der Tiere eine Spritze und drückte Mr. Clark noch ein Päckchen von unserem Adstringens in die Hand, einem Gemisch aus Kreide, Opium und Katechu.

«Hier, geben Sie ihnen dreimal täglich etwas davon», sagte ich. Ich bemühte mich, einen unbekümmerten Ton anzuschlagen, aber es klang vermutlich wenig überzeugend. Schon vor hundert Jahren war diese Mischung bei Durchfall verordnet worden, und wenn das Mittel auch bei leichteren Fällen ganz gute Dienste leistete, war es bei der weißen Diarrhöe doch so gut wie wirkungslos; was wir gebraucht hätten, war ein Präparat, das die tückischen Bakterien tötete, die sie verursachten, aber das gab es nicht.

Doch die Tierärzte taten damals in den dreißiger Jahren etwas anderes, was heute manchmal versäumt wird: Wir kümmerten uns um das Wohlbefinden der Tiere und ließen ihnen die beste Pflege angedeihen. Mr. Clark und ich wickelten jedes Kalb in einen großen Sack ein, aus dem nur noch der Kopf hervorguckte. Dann stopfte ich sämtliche Löcher in dem alten Wagen zu und schichtete hohe Strohballen um die Kälber, damit sie keine Zugluft bekamen.

Bevor ich wegging warf ich noch einen letzten Blick auf sie; zumindest waren sie jetzt warm und geborgen. Sie würden jede erdenkliche Hilfe brauchen können, wenn sie durchkommen sollten, denn von dem Adstringens versprach ich mir nicht allzuviel.

Als ich am nächsten Nachmittag wiederkam, war Mr. Clark nirgends zu finden, und so ging ich allein zu dem ausrangierten Eisenbahnwagen und öffnete die Tür.

Sich zu fragen und sich darum zu sorgen, wie es dem Patienten gehen mag, ist nach meiner Auffassung eine der wichtigsten Obliegenheiten des tierärztlichen Berufs. Die Kälber lagen derart regungslos da, daß ich ein zweites Mal hinsehen mußte, um festzustellen, ob sie überhaupt noch lebten. Absichtlich schlug ich die Tür hinter mir kräftig zu, aber nicht ein Kopf hob sich.

Als ich durch das tiefe Stroh von einem Kälbchen zum anderen ging, fluchte ich leise vor mich hin. Es sah ganz so aus, als ob sie alle verenden würden. Kaum zu glauben, sagte ich mir, während ich mit dem Fuß im Stroh herumstocherte – nicht nur eins oder zwei, sondern gleich alle: eine Sterblichkeitsziffer von hundert Prozent.

«Na, Sie blicken ja nicht gerade hoffnungsvoll drein, junger Mann.» Mr. Clark tauchte in der Tür auf.

Ich wandte mich ihm zu. «Nein, verdammt, das bin ich auch nicht. Es geht ihnen zusehends schlechter, nicht wahr?»

«Ja, es geht zu Ende mit ihnen. Ich habe Mallock schon angerufen.»

Der Name des Abdeckers klang wie das Läuten einer Trauerglocke. «Aber noch sind sie ja nicht tot», sagte ich.

«Das nicht, aber lange dauert es nicht mehr, und Mallock zahlt ein oder zwei Shilling mehr, wenn er ein Tier lebend kriegen kann. Gibt frischeres Fleisch für die Hunde, sagt er.»

Ich erwiderte nichts, aber ich muß sehr niedergeschlagen ausgesehen haben, denn Mr. Clark schenkte mir ein freudloses Lächeln und kam zu mir herüber.

«Es ist nicht Ihre Schuld, junger Mann. Ich kenne diese verdammte weiße Diarrhöe und weiß, daß man im Grunde nichts dagegen tun kann. Sie dürfen es mir umgekehrt aber auch nicht verübeln, wenn ich versuche, wenigstens noch ein bißchen was dabei rauszuholen. Ich muß sehen, den Verlust so niedrig wie möglich zu halten.»

«Jaja, ich weiß», sagte ich. «Ich bin halt etwas enttäuscht, daß ich nun das neue Mittel nicht ausprobieren kann.»

«Was für ein Mittel?»

Ich holte eine Blechdose aus der Tasche und las das Etikett. «Es heißt M und B 693 oder Sulfapyridin. Hab es heute morgen mit der Post bekommen. Es gehört zu einer völlig neuen Gruppe von Medikamenten, Sulfonamide genannt. Durch sie werden die Bakterien augenblicklich abgetötet, unter anderem auch solche Krankheitserreger, die beispielsweise die weiße Diarrhöe verursachen.»

Mr. Clark nahm mir die Dose ab und machte den Deckel auf. «Hm, lauter kleine blaue Tabletten. Jeder glaubt, er hat ein Wundermittel gegen diese Krankheit gefunden, aber bisher kenne ich keines. Vermutlich taugt auch das hier wieder nichts.»

«Das läßt sich im voraus nicht sagen. Aber in unseren Fachzeitschriften ist viel über die Sulfonamide geschrieben worden. Es handelt sich dabei um synthetische, chemische Arzneimittel, mit denen man gerade bei der Bekämpfung von Infektionen große Erfolge erzielt haben soll. Schade, ich hätte sie gern an Ihren Kälbern ausprobiert.»

Wir hatten das Thema noch nicht zu Ende erörtert, da kam ein hoher Kastenwagen rumpelnd auf den Hof gefahren. Ein munterer, stämmiger Mann sprang aus dem Fahrerhaus und kam auf uns zugestiefelt.

«Das ging aber schnell, Jeff», sagte Mr. Clark.

«Ja, es traf sich gut. Ich war auf dem Hof von Jenkinson hier in deiner Straße, Willie. Dort hat man mich angerufen.» Er lächelte mir mit besonderer Liebenswürdigkeit zu.

Wie immer betrachtete ich Jeff Mallock mit staunendem Interesse. Er war ein Mann um die Vierzig, und mehr als die Hälfte seines Lebens hatte er damit verbracht, in verwesenden Kadavern herumzuwühlen. Er hatte die klaren Augen und die glatte rosige Haut eines Zwanzigjährigen, und dieser Eindruck wurde noch verstärkt durch die gelassene Heiterkeit seines Ausdrucks. Soviel ich wußte, kümmerte Jeff sich bei seiner Arbeit nicht im geringsten um irgendwelche hygienischen Vorsichtsmaßregeln, wie zum Beispiel, sich die Hände zu waschen, und ich habe ihn mehr als einmal in der Abdeckerei auf einem Haufen Knochen sitzen und mit schmutzigen Händen genüßlich ein Käsebrot verzehren sehen.

Er warf einen flüchtigen Blick auf die Kälber. «Seh schon, ein typischer Fall von Lungenstauung. Gibt es zur Zeit häufig.»

Mr. Clark sah mich scharf an. «Lungenstauung? Davon haben Sie kein Wort gesagt, junger Mann.» Wie alle Bauern hatte er blindes Vertrauen zu Jeffs Diagnose.

Ich murmelte irgend etwas. Es hatte keinen Sinn, ihm zu widersprechen, das wußte ich aus Erfahrung. Die erstaunliche Fähigkeit des Abdeckers, auf Anhieb sagen zu können, was einem Tier fehlte oder woran es verendet war, hatte mich schon oft in Verlegenheit gebracht. Er brauchte das Tier nicht erst lange zu untersuchen – er wußte, was los war, und von allen eindrucksvollen Krankheiten, die er auf Lager hatte, war Lungenstauung ihm die liebste.

Er wandte sich an den Bauern. «Es ist wohl das beste, wenn ich sie gleich wegbringe, Willie. Sie machen's doch nicht mehr lange.»

Ich bückte mich und strich mit der Hand über den harten kleinen Schädel des Kälbchens direkt vor meinen Füßen. Unter meinen Fingern fühlte ich die winzigen Ansätze der Hörner. Ich hob den Kopf etwas, doch als ich die Hand zurückzog, fiel er schlaff aufs Stroh, und mir kam es vor, als läge in dieser Bewegung etwas von Endgültigkeit und Resignation.

Meine Gedanken wurden durch das Aufheulen von Jeffs Motor unterbrochen. Er wendete den Wagen und fuhr rückwärts dicht an die Stalltür heran, und als der hohe Kasten den Eingang verdunkelte, verdichtete sich die Atmosphäre der Hoffnungslosigkeit im Stallinneren. Nun sollten diese kleinen Tiere, die in ihrem kurzen Leben bereits zwei traumatische Reisen durchgemacht hatten, ihre letzte antreten, die schicksalsschwerste und abscheulichste.

Jeff Mallock kam wieder herein. Er pflanzte sich neben dem Bauern auf und sah mich an, wie ich da im Stroh zwischen den armseligen kleinen Tieren hockte. Beide warteten darauf, daß ich mich geschlagen gab.

«Vergessen Sie nicht, Mr. Clark», sagte ich, «selbst wenn wir nur eins von den Tieren retten, würde das Ihren Verlust verringern.»

Der Bauer sah mich ausdruckslos an. «Aber sie sind doch alle am Verenden, Sie haben es doch selbst gesagt.»

«Ja, schon ...»

«Ich weiß, worum es Ihnen geht.» Plötzlich lachte er. «Sie möchten zu gern einen Versuch mit den kleinen blauen Tabletten machen, stimmt's?»

Ich erwiderte nichts, sondern sah nur stumm bittend zu ihm auf.

Er sagte nichts darauf, doch nach einer Weile legte er Mallock die Hand auf den Arm. «Jeff, wenn der junge Mann so besorgt um mein Vieh ist, muß ich ihm den Willen tun. Es macht dir doch nichts aus, oder?»

«Nein, ganz und gar nicht», erwiderte Jeff gelassen. «Kann sie ebensogut morgen abholen.»

«Dann wollen wir uns die Anweisung ansehen.» Ich fischte den beigelegten Zettel aus der Dose, las ihn rasch durch und berechnete die für die Kälber in Frage kommende Dosis. «Wir beginnen mit einem Sulfonamid-Stoß, am besten mit jeweils zwölf Tabletten und dann alle acht Stunden wieder jeweils sechs.»

«Und wie wollen Sie erreichen, daß sie die Dinger schlucken?» fragte der Bauer.

«Wir müssen die Tabletten zerkleinern und in Wasser auflösen.»

In der Küche borgte ich mir Mrs. Clarks Kartoffelstampfer aus und zerklopfte insgesamt 60 Tabletten. Dann füllte ich Wasser auf, und wir kehrten in den Stall zurück. Wir mußten sehr behutsam vorgehen, denn die kleinen Geschöpfe waren so schwach, daß sie nur mit Mühe schlucken konnten, aber Mr. Clark hielt das Tier am Kopf fest, während ich ihm die Medizin seitlich ins Maul träufelte.

Jeff genoß jede einzelne Minute dieser Prozedur. Er machte keinerlei Anstalten, das Anwesen zu verlassen, zog vielmehr eine Pfeife heraus und beobachtete uns, bequem an die Tür gelehnt und zufrieden paffend, bei unserem Tun. Es kümmerte ihn offensichtlich nicht im geringsten, daß er vergebens gekommen war, und als wir fertig waren, stieg er in seinen Wagen und winkte uns freundlich zu.

«Ich komm morgen früh und hol sie ab, Willie», rief er, und das meinte er nicht boshaft, da bin ich ganz sicher. «Gegen Lungenstauung ist kein Kraut gewachsen.»

Ich dachte an seine Worte, als ich am nächsten Tag wieder hinfuhr. Für Jeff Mallock bestand kein Zweifel, daß sein Nachschub an Hundefutter lediglich um vierundzwanzig Stunden verschoben worden war, und vielleicht hatte er mit seiner Annahme sogar recht. Aber ich hatte wenigstens den Versuch gemacht, sagte ich mir, und da ich nichts erwartete, konnte ich auch nicht enttäuscht werden.

Kaum daß ich auf dem Hof hielt, kam Mr. Clark schon angelaufen. «Sie brauchen gar nicht erst auszusteigen.» Er hatte eine grimmige Miene aufgesetzt.

«So schlimm?» sagte ich, und mein Herz krampfte sich zusammen.

«Kommen Sie und sehen Sie selbst.» Er wandte sich um, und ich folgte ihm zu dem alten Eisenbahnwagen. Mir war ziemlich elend zumute.

Widerwillig blickte ich ins Innere.

Vier der Kälber standen nebeneinander und sahen uns neugierig an. Vier struppige Geschöpfe, in rauhes Sackleinen gehüllt, helläugig und munter. Das fünfte lag auf dem Stroh und kaute auf einem Stück von der derben Schnur herum, mit der der Sack verschnürt war.

Ein erfreutes Lächeln zog über das wettergegerbte Gesicht des Bauern. «Na, hatte ich nicht recht? Ich sagte ja, Sie hätten gar nicht auszusteigen brauchen. Meine Kälber sind wieder in Ordnung und brauchen keinen Tierarzt mehr.»

Ich konnte kein Wort hervorbringen. Mein Verstand stand praktisch still. Während ich noch ungläubig auf die Tiere starrte, stand auch das fünfte Kalb vom Stroh auf und streckte sich wohlig.

«Da, sehen Sie?» rief Mr. Clark. «Das tun sie nur, wenn sie sich wohl fühlen.»

Der Reihe nach untersuchte ich die kleinen Tiere. Die Temperatur war normal, der Durchfall hatte aufgehört – es war kaum zu fassen. Und während ich noch mit den anderen beschäftigt war, begann das eine Kälbchen, das gestern praktisch in den letzten Zügen gelegen hatte, aus purem Übermut umherzuhüpfen und wie ein Mustang die Beine hochzuwerfen.

«Schauen Sie sich das nur an!» rief der Bauer begeistert. «Ich wünschte, so gut wäre ich auch beieinander!»

Ich packte das Thermometer ein und steckte es in die Tasche. «Ja, Mr. Clark», sagte ich langsam. «So etwas habe ich noch nicht erlebt. Es ist wirklich kaum zu glauben.»

«Ja, das grenzt an ein Wunder», erwiderte der Bauer mit leuchtenden Augen, dann drehte er sich nach dem Wagen um, der gerade auf den Hof gefahren kam. Es war das vertraute, unheilschwangere Vehikel Jeff Mallocks.

Der Abdecker zeigte keinerlei Gemütsbewegung, als er, die Pfeife im Mund, in den Waggon hineinblickte. Zwar konnte man sich nur schwer vorstellen, daß irgend etwas diese rosigen Wangen und heiterblickenden Augen in Unruhe versetzen könnte, aber mir kam es vor, als stiegen die kleinen blauen Rauchwölkchen heute ein wenig schneller in die Höhe, während er prüfend den Schauplatz überblickte.

Nachdem er genügend gesehen hatte, wandte er sich ab und ging gemächlich zu seinem Wagen. Ehe er einstieg, sah er zu den dunklen Wolken empor, die sich am westlichen Himmel zusammenballten.

«Ich glaub, wir kriegen heute noch Regen», murmelte er.

Ich wußte es damals noch nicht, aber ich hatte den Beginn eines entscheidenden Umschwungs miterlebt. Es war mein erster Einblick in den ungeheuren therapeutischen Durchbruch, der die alten Arzneimittel mit einem Schlag in Vergessenheit geraten lassen sollte. Die langen Reihen reichverzierter Flaschen mit den geschliffenen Stöpseln und den lateinisch beschrifteten Etiketten würden nicht mehr lange auf den Regalen der Apotheken stehen, und ihre seit Generationen so innig vertrauten Namen – Salpetergeist, Salmiak, Kampfertinktur – würden für immer verschwinden.

Dies war der Anfang, und hinter der nächsten Ecke wartete schon ein neues Wunder – Penicillin und die anderen Antibiotika. Endlich waren uns wirksame Waffen in die Hand gegeben, endlich konnten wir Medikamente anwenden, von denen wir wußten, daß sie helfen würden.

In ganz England, wahrscheinlich in der ganzen Welt, erzielten Tierärzte damals jene sensationellen Resultate, machten die gleiche Erfahrung wie ich selbst: manche machten sie mit Kühen, andere mit Hunden oder Katzen, mit teuren Rennpferden, Schafen oder Schweinen. Ich machte sie in jenem alten, umgewandelten Eisenbahnwagen mitten zwischen verrostetem Plunder auf dem Anwesen von Willie Clark.

Natürlich hielten die Erfolge nicht in dem Maße an. Was ich bei Willie Clarks Kälbern erlebt hatte, war die Wirkung von etwas völlig Neuem auf einen gänzlich unvorbereiteten Bakterienherd, aber das blieb nicht so. Mit der Zeit entwickelte der tierische Körper eine gewisse Resistenz, und es mußten neue, stärkere Sulfonamide und Antibiotika produziert werden. Und so geht der Kampf weiter. Wir erreichen jetzt gute Resultate, aber noch immer keine Wunder, und ich bin froh, daß ich zu der

Generation gehöre, die das Glück hatte, die Anfänge dieses bahnbrechenden Arzneimittels mitzuerleben.

Die fünf jungen Rinder hatten nie wieder irgendwelche Beschwerden, und bei der Erinnerung an sie überkommt mich noch heute ein warmes Glücksgefühl. Willie war begreiflicherweise außer sich vor Freude, doch auch Jeff Mallock zollte der glücklichen Wendung der Ereignisse Beifall. Er tat es auf seine Weise. Als er abfuhr, rief er uns zu:

«Scheint wirklich was dran zu sein an diesen kleinen blauen Tabletten. Bis heute habe ich noch nichts gesehen, was gegen Lungenstauung hilft.»

Kapitel 28

Der Zuschnitt unserer Praxis in Darrowby war für mich im Grunde ideal. Der unschätzbare Vorteil an der Sache war, daß ich, obwohl in erster Linie Großtierarzt, eine Leidenschaft für Hunde und Katzen hatte, und wenn ich auch die meiste Zeit im weiten Bergland von Yorkshire verbrachte, so gab es doch immer den fesselnden Hintergrund der kleinen Haustiere als Kontrast.

Manchmal hatte ich täglich welche zu behandeln, und es war eine Arbeit, die ich von Herzen genoß. Bei einer sehr lebhaften Kleintierpraxis gerät man vermutlich leicht in Versuchung, die ganze Sache als eine riesige Wurstmaschine zu betrachten, als eine endlose Prozession von kleinen, mehr oder minder stark behaarten Geschöpfen, denen man mit irgendwelchen subkutanen Spritzen wieder auf die Beine helfen mußte. Doch in Darrowby lernten wir sie alle als individuelle Wesen kennen.

Wenn ich durch die Stadt fuhr, begegnete ich ständig ehemaligen Patienten: beispielsweise Rover Johnson, der, von seinem Ohrenkrebs genesen, mit seiner Herrin aus der Eisenwarenhandlung kam; Patch Walker, sein gebrochenes Bein war wundervoll verheilt, und er hockte stolz hoch oben auf dem Kohlenwagen seines Besitzers; oder Spot Briggs, ein kleiner Streuner, der sich bei einem seiner Streifzüge am Stacheldraht verletzt hatte und jetzt auf der Suche nach neuen Abenteuern allein über den Marktplatz strolchte. Es machte mir Spaß, mir ihre Leiden ins Gedächtnis zurückzurufen und über ihre charakteristischen Merkmale nachzudenken. Denn jedes Tier hatte seine eigene Persönlichkeit, die sich auf die verschiedenste Weise offenbarte.

So etwa, wie sie auf mich reagierten, wenn ich sie behandelte. Die meisten Hunde und Katzen schienen nicht den geringsten Groll gegen mich zu hegen, obwohl ich für gewöhnlich irgend etwas tun mußte, was ihnen unangenehm war.

Aber es gab auch andere, und zu ihnen gehörte Magnus, der Zwergdackel aus den ‹Drovers' Arms›.

An ihn dachte ich, als ich jetzt leise mein Bier bestellte.

Der Barkellner grinste. «Sofort, Mr. Herriot.» Er drückte den Hebel herunter, und das Bier floß fast lautlos zischend ins Glas; als er es mir hinschob, stand der Schaum hoch und fest über dem Rand.

«Sieht gut aus heute, das Bier», hauchte ich fast unhörbar.

«Gut? Ein Gedicht!» Danny blickte liebevoll auf das schäumende Glas. «Tut mir fast leid, es auszuschenken.»

Ich lachte. «Das ist aber nett, daß Sie einen Tropfen für mich übrig haben.» Ich nahm einen großen Schluck und wandte mich dem alten Mr. Fairburn zu, der wie immer mit seinem eigenen, buntbemalten Glas in der Hand am unteren Ende der Theke saß.

«Ein herrlicher Tag heute, finden Sie nicht?» murmelte ich sotto voce.

Der alte Mann legte die Hand hinters Ohr. «Was sagen Sie?»

«Ein schöner, warmer Tag.» Meine Stimme war wie eine sanfte Brise, die leise seufzend über das Moor weht.

Eine schwere Hand legte sich auf meine Schulter. «Was ist denn mit Ihnen los, Jim? Leiden Sie an Kehlkopfkatarrh?»

Ich drehte mich um und sah mich der großen, kahlköpfigen Gestalt Dr. Allinsons gegenüber, meines ärztlichen Ratgebers und Freundes. «Hallo, Harry», rief ich. «Wie schön, Sie zu sehen!» Sofort hielt ich erschrocken inne.

Aber es war zu spät. Wütendes Gekläff drang aus dem Büro des Geschäftsführers. Es war laut und durchdringend und schien überhaupt nicht mehr aufhören zu wollen.

«Verdammt!» sagte ich mißmutig. «Wie konnte ich bloß nicht daran denken. Das ist Magnus, der mal wieder keine Ruhe gibt.»

«Magnus? Wer ist denn das?»

«Oh, das ist eine lange Geschichte.» Ich griff wieder nach meinem Glas. Das Gekläff dauerte unvermindert an und störte merklich den Frieden der behaglichen kleinen Bar.

Wollte der kleine Hund denn niemals vergessen? Es war lange her, daß Mr. Beckwith, der neue Geschäftsführer von den ‹Drovers'›, mit Magnus in die Sprechstunde gekommen war. Er hatte etwas ängstlich gewirkt.

«Sie müssen sehr achtgeben, Mr. Herriot.»

«Was wollen Sie damit sagen?»

«Nun, daß Sie vorsichtig sein sollten. Er ist sehr bösartig.»

Ich blickte auf das kleine Tier, das nach meiner Schätzung kaum mehr als sechs Pfund wog, und unterdrückte ein Lächeln.

«Bösartig? Aber er ist doch ein so kleines Tier.»

«Warten Sie's ab! In Bradford, wo ich früher gearbeitet habe, hat er den dortigen Tierarzt in den Finger gebissen.»

«Ach?» Nun, es war ganz gut, vorher auf die Möglichkeit hingewiesen zu werden und nicht hinterher. «Ja, und weshalb? Muß ja wohl eine besonders unangenehme Sache gewesen sein, um die es sich handelte.»

«Aber nein, keineswegs. Der Tierarzt sollte ihm nur die Krallen schneiden.»

«Weiter nichts? Und um was geht es heute?»

«Um dasselbe.»

«Nun, offengestanden, Mr. Beckwith, mit vereinten Kräften müßte es doch möglich sein, einen Zwergdackel im Zaum zu halten, meinen Sie nicht?»

Mr. Beckwith schüttelte den Kopf. «Bitte, lassen Sie mich aus dem Spiel. Tut mir leid, aber wenn's geht, möchte ich ihn lieber nicht festhalten.»

«Weshalb denn nicht?»

«Oh, er würde es mir nie verzeihen. Er ist ein komischer kleiner Hund.»

Ich rieb mir das Kinn. «Ja, aber was haben Sie sich gedacht, wie ich's anstellen soll?»

«Ich weiß auch nicht . . . vielleicht können Sie ihm irgend etwas geben . . . ihn betäuben?»

«Sie meinen, eine Vollnarkose? Um ihm die Nägel zu schneiden . . .?»

«Ich fürchte, das ist die einzige Möglichkeit.» Mr. Beckwith blickte düster auf das winzige Tier. «Sie kennen ihn nicht.»

Es war schwer zu glauben, aber offensichtlich war dieses kleine Bündel der Herr im Hause Beckwith. Ich hatte das schon öfter erlebt, aber noch nie bei einem so kleinen Hund wie diesem. Doch wie dem auch sei, ich konnte nicht noch mehr Zeit mit diesem Unsinn verlieren.

«Passen Sie auf», sagte ich. «Ich werde ihm die Schnauze zubinden, und in ein paar Minuten ist die ganze Sache erledigt.» Ich holte die Nagelzange aus dem Instrumentenschrank und legte sie auf den Tisch, dann rollte ich eine Mullbinde ab und machte eine Schlinge.

«Jaja, ich weiß, du bist ein braver kleiner Hund», murmelte ich mit einschmeichelnder Stimme, als ich mich ihm näherte.

Der kleine Hund starrte unverwandt auf die Binde, bis sie dicht vor seiner Nase war, dann schnappte er plötzlich wie wild nach meiner Hand. Die scharfen kleinen Zähne verfehlten ihr Ziel nur um wenige Zentimeter, und als er sich zu einem erneuten Versuch anschickte, packte ich ihn energisch beim Genick.

«Ich habe ihn jetzt, Mr. Beckwith», sagte ich ruhig. «Wenn Sie mir nur bitte die Binde reichen wollen, alles andere schaff ich schon.»

Aber der junge Mann hatte genug. «Nein!» stieß er keuchend hervor. «Ich warte lieber draußen!» Und schon hörte ich seine Schritte vor der Tür auf dem Gang.

Na schön, sagte ich mir, ist vielleicht sogar am besten so. Bei widerspenstigen Hunden versuchte ich für gewöhnlich als erstes, den dazugehörigen Herrn aus dem Weg zu schaffen, denn diese halsstarrigen kleinen Burschen beruhigten sich überraschend schnell, sobald sie sich allein mit einem Fremden wußten, der nicht mit sich spaßen ließ und sie zu nehmen wußte. Ich könnte eine ganze Reihe von Hunden nennen, die sich bei sich zu Hause aufs ungebärdigste benahmen, aber hier in der Praxis sanft und demütig mit dem Schwanz wedelten. Und sie waren alle größer als Magnus.

Während er wütend knurrte und sich zähnefletschend zur Wehr setzte, nahm ich mit der freien Hand das Stück Mullbinde, ließ es über seine Schnauze gleiten, zog die Schlinge fest und machte einen Knoten hinter den Ohren. Jetzt konnte er den Kiefer nicht mehr bewegen, und um ganz sicher zu gehen, legte ich sogar noch eine zweite Binde an.

Gewöhnlich gab auch das störrischste Tier zu diesem Zeitpunkt seinen Widerstand auf, und ich nahm an, auch bei Magnus würden sich Zeichen der Unterwerfung zeigen, aber die Augen über der weißen Mullbinde funkelten mich zornig an, und aus dem Inneren des kleinen Körpers drang ein wütendes Knurren, das anstieg und abnahm wie das ferne Summen von tausend Bienen.

Bei manchen Tieren half ein strenges Wort.

Magnus!» fuhr ich ihn an. «Genug jetzt! Benimm dich!» Ich schüttelte ihn am Genick, um ihm klarzumachen, daß ich nicht spaßte, aber die einzige Antwort war ein feindseliger Seitenblick aus den leicht hervorstehenden Augen.

Ich griff nach der Nagelzange. «Nun gut», sagte ich matt.

«Wenn du es so nicht willst, dann eben anders.» Ich klemmte ihn unter den Arm, packte seine Pfote und begann zu schneiden.

Wohl oder übel mußte er stillhalten. Er wehrte sich verzweifelt und knurrte ununterbrochen böse vor sich hin, aber er war eingeklemmt wie in einem Schraubstock.

Ich ging sehr behutsam bei der Arbeit vor und war ängstlich bemüht, ihm auf keinen Fall weh zu tun, aber auch das änderte nichts an der Sache. Es war für ihn eine unerträgliche Schmach, sich einem anderen, fremden Willen fügen zu müssen.

Da ich oft erlebt hatte, daß man verhältnismäßig leicht eine freundschaftliche Beziehung herstellen kann, wenn sich erst einmal erwiesen hat, wer der Stärkere ist, schlug ich, als ich beinahe fertig war, einen zärtlichen Ton an.

«Braves Hündchen», girrte ich, «gleich sind wir soweit. Und es war doch gar nicht so schlimm, nicht wahr?»

Ich legte die Nagelzange beiseite und streichelte seinen Kopf. Doch das Knurren hörte nicht auf. «Schon gut, mein Kleiner, jetzt nehmen wir dir als erstes diesen Maulkorb ab.» Ich knüpfte den Knoten auf. «Dann wird dir gleich wohler zumute sein.»

Sehr oft, wenn ich schließlich die lästige Binde abnahm, zeigte sich der Hund geneigt, die erlittene Schmach zu vergessen, und leckte mir manchmal sogar die Hand. Nicht so Magnus: Kaum war seine Schnauze aus der Schlinge, da machte er bereits einen erneuten, sehr achtenswerten Versuch, mich zu beißen.

«Mr. Beckwith», rief ich. «Sie können ihn wiederholen.»

Auf der obersten Stufe drehte der kleine Hund sich noch einmal um und warf mir einen letzten erbosten Blick zu, ehe sein Herr ihn auf die Straße hinunter führte.

Offensichtlich wollte er mir sagen: «Glaub nur nicht, daß ich dir das je vergesse, mein Lieber.»

Das war jetzt Monate her, aber Magnus brauchte nur meine Stimme zu hören, und schon kläffte er wie verrückt. Zuerst hatten die Gäste sich darüber amüsiert, aber seit einiger Zeit fiel mir auf, daß sie mich so merkwürdig ansahen. Vielleicht dachten sie, ich hätte das Tier mißhandelt oder sonstwas. Die Sache war mir sehr unangenehm, denn ich wollte die ‹Drovers' Arms› nicht gern aufgeben; das Pub war selbst an kältesten Winterabenden gemütlich, und das Bier war gut.

Und woanders hinzugehen, war insofern keine Lösung, als ich auch dort wahrscheinlich unwillkürlich angefangen hätte zu flüstern, und dann hätten die Leute mich sogar mit einer gewissen Berechtigung merkwürdig angesehen.

Auch Timmy Butterworth hatte einen ausgesprochen nachtragenden Charakter. Er war ein Drahthaarterrier aus der Gimber's Yard, einer kleinen Seitengasse der Trengate, und das einzige Mal, wo ich ihn behandeln mußte, war an einem Frühlingstag um die Mittagszeit.

Ich war gerade aus dem Wagen gestiegen und im Begriff, die Stufen zur Praxis hinaufzugehen, da sah ich ein kleines Mädchen eilig die Straße entlanggelaufen kommen, das mir verzweifelt zuwinkte. Ich blieb stehen und wartete.

«Ich bin Wendy Butterworth», japste sie schreckensbleich. «Meine Mama schickt mich. Ob Sie bitte gleich zu unserm Hund kommen könnten?»

«Was fehlt ihm?»

«Er hat irgendwas gefressen!»

«Gift?»

«Ich glaube ja.»

Da die kleine Gasse ganz in der Nähe lag, lohnte es nicht, den Wagen zu nehmen. Von Wendy gefolgt, ging ich schnellen Schrittes bis zur Ecke von Gimber's Yard, wo wir in den schmalen, überwölbten Torweg einbogen. Unsere Schuhe klapperten auf dem Kopfsteinpflaster, und nach ein paar Metern gelangten wir zu einem winzigen Gäßchen mit kleinen, dicht aneinandergedrängt stehenden Häuschen, schmalen Gärten und die Erkerfenster auf beiden Seiten der Straße nur wenige Fuß über der Erde, so daß sie sich fast berührten. Man glaubte in einer anderen

Welt zu sein. Aber heute hatte ich keine Zeit, mich umzusehen, denn Mrs. Butterworth, untersetzt, mit rotem Gesicht und sehr aufgeregt, wartete auf mich.

«Er ist hier drin, Mr. Herriot!» rief sie und stieß die Tür zu einem der kleinen Häuser auf. Sie führte direkt in das Wohnzimmer, und ich sah meinen Patienten mit leicht nachdenklichem Ausdruck auf dem Kaminvorleger sitzen.

«Was ist passiert?» fragte ich.

Die Frau rieb sich nervös die Hände. «Ich habe gestern eine große Ratte über den Hof laufen sehen. Daraufhin habe ich mir sofort Gift besorgt.» Sie schluckte erregt. «Ich hatte es gerade in einer kleinen Schüssel mit Haferbrei vermischt, da klopfte jemand an die Tür, und als ich zurückkam, hatte Timmy die Schüssel leergefressen!»

Der nachdenkliche Ausdruck des Terriers hatte sich vertieft, und er fuhr sich langsam mit der Zunge über die Schnauze, als sei er sich nicht schlüssig, ob er schon jemals einen so seltsam schmeckenden Haferbrei zu sich genommen hatte.

Ich wandte mich an Mrs. Butterworth. «Haben Sie die Büchse von dem Gift noch?»

«Ja, hier ist sie.» Sie reichte sie mir mit zitternder Hand.

Ich las das Etikett. Es handelte sich um ein bekanntes Gift, und der Name ließ eine Totenglocke in meinem Geist ertönen, denn er erinnerte mich an die vielen toten und sterbenden Tiere, die diesem Gift zum Opfer gefallen waren. Der Hauptbestandteil war Zinkphosphid, und trotz all unserer modernen Medikamente sind wir selbst heute für gewöhnlich machtlos, wenn ein Tier es geschluckt hat.

Ich stellte die Dose auf den Tisch. «Wir müssen ihm sofort ein Brechmittel geben! Haben Sie Bleichsoda im Haus? Dann brauche ich keine Zeit damit zu vergeuden, irgendeine Medizin aus der Praxis zu holen. Ein Löffel voll genügt.»

«O Gott!» Mrs. Butterworth biß sich auf die Lippen. «Ich habe so was nicht . . . gibt es nichts anderes, was wir . . .?»

«Einen Augenblick!» Ich warf einen Blick auf den Tisch, auf

dem noch die Reste des Mittagessens standen. «Ist in diesem Topf Senf?»

«Ja.»

Ich griff danach, hielt den Topf unter den Wasserhahn und verdünnte den Senf.

«Kommen Sie!» rief ich. «Bringen wir ihn nach draußen.»

Ich packte den erstaunten Timmy und beförderte ihn vor die Tür. Dann klemmte ich ihn mir fest zwischen die Knie, hielt ihm mit der linken Hand die Schnauze zu und goß ihm von der Seite her den flüssigen Senf ins Maul. Da er sich nicht rühren konnte, blieb ihm nichts anderes übrig, als das abscheuliche Zeug zu schlucken, und nachdem ich ihm etwa einen Eßlöffel voll eingeträufelt hatte, ließ ich ihn los.

Ihm blieb nur Zeit, mich einen Augenblick lang beleidigt anzustarren, dann mußte er würgen und taumelte über die glatten Steine. Sekunden später hatte er die gestohlene Mahlzeit in einer stillen Ecke von sich gegeben.

«Glauben Sie, das ist alles?» fragte ich.

«Ja, ja, das ist es», erwiderte Mrs. Butterworth entschieden. «Ich hole rasch Besen und Schaufel.»

Timmy schlich mit eingezogenem Schwanz ins Haus zurück und nahm wieder seinen Lieblingsplatz auf dem Kaminvorleger ein. Er hustete, schnaubte und wischte sich unentwegt mit der Pfote übers Maul, doch der gräßliche Geschmack ließ sich nicht vertreiben; und ganz eindeutig betrachtete er mich als die Ursache des ganzen Übels. Als ich fortging, warf er mir einen Blick zu, mit dem er mir deutlich zu verstehen gab, daß er mir diese Tortur nie verzeihen würde.

Irgend etwas in diesem Blick erinnerte mich an den kleinen Magnus, aber wenige Tage später erhielt ich den ersten Beweis dafür, daß Timmy sich nicht damit zufriedengab, seine Mißbilligung lediglich durch zorniges Kläffen auszudrücken. In Gedanken vertieft, ging ich die Trengate hinunter, da schoß plötzlich ein kleines weißes Etwas aus der Gimber's Yard hervor, zwickte mich in den Knöchel und verschwand ebenso lautlos, wie es gekommen war. Ich sah nur einen Schatten durch den Torweg huschen, eine kleine Gestalt auf kurzen Beinen.

Ich mußte lachen. Er hatte es also nicht vergessen! Aber es blieb nicht bei dem einen Mal, sondern es passierte häufiger, und mir wurde klar, daß der kleine Hund mir richtiggehend auflauerte. Er biß niemals fest zu – es war mehr eine Geste –, aber es befriedigte ihn offenbar, mich erschreckt zusammenfahren zu sehen, wenn er kurz nach meiner Wade oder meinem Hosenbein schnappte. Und er hatte stets ein leichtes Spiel mit mir, denn meistens war ich tief in Gedanken versunken, wenn ich die Straße entlangging.

Und bei näherer Überlegung konnte ich Timmy seine Racheakte nicht einmal verübeln: Von seinem Standpunkt aus betrachtet, hatte er, an nichts Böses denkend, friedlich vor dem Kamin gesessen und eine ungewöhnliche Mahlzeit zu verdauen versucht, als ihn plötzlich ein wildfremder Mann aufgeregt am Genick gepackt und ins Freie geschleppt hatte, wo ihm dann auch noch Senf eingeflößt worden war. Es war empörend, und er war nicht bereit, die Sache auf sich beruhen zu lassen.

Ich für meinen Teil fand eine gewisse Befriedigung darin, Gegenstand einer Vendetta zu sein, die von einem Tier geführt wurde, das ohne mein Dazwischentreten auf qualvolle Weise zugrunde gegangen wäre.

So ließ ich die Angriffe geduldig über mich ergehen. Doch wenn es mir rechtzeitig einfiel, wechselte ich auf die andere Straßenseite hinüber, um der aus Gimber's Yard drohenden Gefahr zu entrinnen.

Kapitel 29

Vielleicht hielt es die Air Force für einen gelungenen Scherz, mir meine Einberufung pünktlich zu meinem Geburtstag zuzustellen, aber ich fand die Sache weniger witzig. Noch heute habe ich deutlich das Bild vor Augen, wie ich an jenem Morgen in unser ‹Eßzimmer› kam und Helen am oberen Ende des Tisches auf dem hochbeinigen Hocker saß, sehr still, mit gesenktem Blick; neben meinem Teller lag mein Geburtstagsgeschenk – eine Büchse mit meinem Lieblingstabak – und daneben ein langes Kuvert. Ich brauchte nicht zu fragen, was es enthielt.

Ich hatte schon seit einiger Zeit damit gerechnet, aber es jagte mir doch einen Schrecken ein, als ich las, daß mir nur eine Woche blieb, bis ich mich am Lord's Cricket Ground in London einzufinden hatte. Es war eine Woche, die unheimlich schnell verging: zahllose Kleinigkeiten waren in der Praxis noch zu erledigen, ich mußte die Formulare fürs Landwirtschaftsministerium abschikken und dafür sorgen, daß unser spärliches Hab und Gut in Helens Vaterhaus zurückgebracht wurde, wo Helen bis zu meiner Rückkehr bleiben wollte.

Ich hatte beschlossen, am Freitagnachmittag gegen fünf Uhr mit meiner Arbeit Schluß zu machen, doch um drei Uhr bekam ich einen Anruf vom alten Arnold Summergill; das würde nun wirklich mein allerletzter Fall sein, denn der Weg zu dem kleinen Gehöft, das an einem mit Adlerfarn bewachsenen Hang mitten zwischen den Hügeln lag, glich mehr einer Expedition als einem Besuch. Ich sprach nicht direkt mit Arnold, sondern mit Miss Thompson, der Postmeisterin von Hainby.

«Mr. Summergill möchte, daß Sie sich seinen Hund ansehen», sagte sie.

«Was fehlt ihm?» fragte ich.

Ich hörte die leise Beratung am anderen Ende.

«Er sagt, das Bein sähe so komisch aus.»

«Komisch? Was soll das heißen?»

Wieder ein leises Gemurmel. «Er sagt, es steht irgendwie raus.»

«Gut, ich komme.»

Arnold zu bitten, er möge den Hund in die Praxis bringen, hätte wenig genutzt. Er besaß keinen Wagen und hatte auch noch nie selbst mit mir telefoniert – unsere Gespräche wurden alle über Miss Thompson geführt. Wenn Arnold etwas auf dem Herzen hatte, setzte er sich auf sein rostiges Fahrrad, fuhr nach Hainby und erzählte der Postmeisterin, welche Sorgen er hatte. Ihr beschrieb er auch die Symptome; seine Angaben waren gewöhnlich sehr vage, und ich nahm auch diesmal an, daß sie etwas übertrieben seien.

Doch ich hatte nichts dagegen, Benjamin noch ein letztes Mal zu sehen. Es war ein seltsamer Name für den Hund eines Kleinbauern, und ich habe nie erfahren, wie der Hund dazu gekommen war. Aber wenn man so will, hätte es diesem prachtvollen «Bobtail» ohnehin viel besser angestanden, den Rasen eines eleganten Herrenhauses zu schmücken, als Arnold über steiniges Weideland zu folgen. Er war das klassische Beispiel für einen wandelnden Kaminvorleger, und man mußte genau hinsehen, um zu erkennen, was vorne und was hinten war. Aber wenn man schließlich seinen Kopf ausfindig gemacht hatte, entdeckte man hinter der dichten Haarfranse die gutmütigsten Augen der Welt.

Benjamin zeigte einem manchmal allzu stürmisch, wie sehr er sich freute, einen wiederzusehen. Er sprang hoch und legte mir seine riesigen Pfoten auf die Brust, was mir an winterlichen Regentagen, wenn er im schlammigen Hof umherspaziert war, weniger gefiel. Ähnlich freudig begrüßte er auch meinen Wagen – mit Vorliebe besonders dann, wenn ich ihn gerade gewaschen hatte – und bespritzte Fenster und Karosserie freigebig mit Schmutz. Was Benjamin tat, tat er gründlich.

Doch als ich heute auf den Hof fuhr, war kein Benjamin da, um mich zu begrüßen. Arnold wartete allein auf mich. Es war ein ungewohntes Bild, ihn ohne seinen Hund anzutreffen.

Mr. Summergill mußte meinen fragenden Blick bemerkt haben, denn er deutete mit dem Daumen über die Schulter.

«Er ist im Haus», brummt er, und seine Augen blickten besorgt.

Ich stieg aus dem Wagen und sah ihn einen Augenblick an, wie er da in seiner typischen Haltung mit straffen Schultern und hocherhobenem Kopf vor mir stand. Ich sprach vom ‹alten› Arnold Summergill, und er war auch über siebzig, aber die Gesichtszüge unter der runden Wollmütze, die er stets über die Ohren gezogen trug, waren klar und regelmäßig, und die hochgewachsene Gestalt war schlank und kerzengerade. Er war ein stattlicher Mann, der in jungen Jahren eine beeindruckende Erscheinung gewesen sein muß, doch er hatte nie geheiratet. Ich hatte oft das Gefühl, daß es da irgendeine Geschichte gab, doch er schien völlig zufrieden mit seinem Leben – «ein richtiger Einsiedler», sagten die Leute im Dorf –, das nur Benjamin mit ihm teilte.

Als ich ihm in die Küche folgte, verscheuchte er gelassen zwei Hennen, die auf einer staubigen Kommode hockten. Dann sah ich Benjamin und blieb erschrocken stehen.

Der große Hund saß völlig regungslos neben dem Tisch, und heute waren die Augen hinter den herabhängenden Haaren groß und dunkel vor Grauen. Er schien zu verängstigt, um sich zu bewegen, und als ich sein linkes Vorderbein sah, konnte ich es ihm nicht verübeln. Arnold hatte also doch recht gehabt; es stand tatsächlich ganz gewaltig heraus, und zwar in einem Winkel, der mein Herz einen Augenblick schneller schlagen ließ: eine komplette Dislokation des Ellbogens, bei der die Speiche in einer fast unmöglichen Schrägstellung zum Oberarm stand.

Ich mußte erst schlucken, ehe ich etwas sagen konnte. «Wann ist es passiert, Mr. Summergill?»

«Vor einer knappen Stunde.» Er zerrte nervös an seiner Wollmütze. «Ich habe die Kühe auf ein andere Weide getrieben. Benjamin macht sich bei solchen Gelegenheiten gern einen Spaß daraus, sie in die Fersen zu zwicken. Heute hat er es, wie es scheint, einmal zu oft getan, denn eine Kuh hat ausgeschlagen und ihn am Bein getroffen.»

«Ich verstehe.» Meine Gedanken arbeiteten fieberhaft. Es war eine absolut ungewöhnliche Sache, etwas, das ich noch nie erlebt hatte – und auch bis heute, dreißig Jahre später, nie wieder zu Gesicht bekommen habe. Wie um Himmels willen sollte ich das Bein hier oben in der Einsamkeit wieder einrenken? Ohne Vollnarkose, zu der ich aber einen erfahrenen Assistenten benötigte, würde das kaum zu machen sein.

«Armer Kerl», sagte ich und streichelte seinen Kopf, «was machen wir bloß mit dir?»

Der Hund sah mich schwanzwedelnd an und sperrte beim Atmen weit das Maul auf, wobei zwei Reihen weiß blitzender Zähne sichtbar wurden.

Arnold räusperte sich. «Können Sie ihm helfen?»

Was sollte ich darauf erwidern? Eine unbekümmerte Antwort würde möglicherweise einen falschen Eindruck erwecken, aber andererseits wollte ich ihn nicht mit meinen Zweifeln beunruhigen. Es würde sehr schwierig sein, diesen großen Hund nach Darrowby zu transportieren. Er füllte beinahe die Küche aus, gar nicht zu reden von meinem kleinen Wagen. Und dann mit diesem ausgerenkten Bein. Und wie würde Sam sich mit ihm vertragen? Aber selbst wenn es mir gelänge, das Bein in der Praxis wieder einzurenken, mußte ich ihn ja auch noch wieder zurückbringen. Das würde mich den Rest des Tages kosten.

Ich fuhr mit den Fingern leicht über das ausgerenkte Gelenk und versuchte, mir die anatomischen Einzelheiten des Ellbogens ins Gedächtnis zurückzurufen. Damit das Bein sich in dieser Stellung befinden konnte, mußte die Speiche völlig aus der normalen Position gesprungen sein, und um sie zu reponieren, mußte man das Gelenk biegen, bis das Ende der Speiche freilag.

«Dann wollen wir mal sehen», sagte ich leise vor mich hin. «Wenn der Hund vor mir auf dem Operationstisch läge, würde ich so vorgehen müssen.» Ich ergriff das Bein knapp über dem Ellbogen und bewegte die Speiche langsam nach oben. Benjamin warf mir einen raschen Blick zu, dann wandte er den Kopf ab, eine bei gutmütigen Hunden ganz typische Geste, die auszudrücken schien, er sei bereit, sich mit allem abzufinden, was ich für richtig hielte.

Ich beugte das Gelenk noch weiter, bis ich sicher sein konnte, daß das Ende der Speiche frei war, dann drehte ich Speiche und Elle vorsichtig nach innen.

«Ja . . . ja . . .» murmelte ich. «Das muß ungefähr die richtige Position sein . . .» Aber ich wurde in meinem Selbstgespräch durch ein leichtes Knacken der Knochen unterbrochen.

Ungläubig blickte ich auf das Bein: Es war wieder völlig gerade.

Benjamin konnte es offenbar auch nicht gleich fassen, denn er spähte vorsichtig durch seine zottigen Fransen, ehe er die Nase senkte und die Stelle beschnüffelte. Dann, als er merkte, daß wieder alles in Ordnung war, stand er gemächlich auf und ging zu seinem Herrn hinüber. Das Bein war ganz normal, keine Spur von Hinken.

Ein Lächeln breitete sich über Arnolds Gesicht. «Sie haben ihn also wieder hingekriegt.»

«Sieht so aus, Mr. Summergill.» Ich versuchte, meiner Stimme einen gleichgültigen Klang zu geben, aber ich hätte jubeln mögen. Während ich das Bein nur untersucht, es bloß ein bißchen abgetastet hatte, um mir ein Bild zu machen, hatte sich das Gelenk wie von selbst wieder eingerenkt. Ein wunderbarer Zufall.

«Da bin ich aber sehr erleichtert», sagte der Bauer. «Nicht wahr, alter Bursche?» Er bückte sich und kitzelte Benjamin am Ohr.

Ich brauchte nicht enttäuscht zu sein, daß er meine Leistung mit solcher Gelassenheit hinnahm, denn ich verstand, daß er mir damit indirekt ein Kompliment machte: Wenn es sein mußte, vollbrachte sein Tierarzt Dr. James Herriot eben wahre Wunder!

«Nun, dann will ich mich mal auf den Heimweg machen», sagte ich, und Arnold begleitete mich zum Wagen.

«Ich hab gehört, Sie sind einberufen worden», sagte er, als ich die Tür öffnete.

«Ja, ich fahre morgen ab, Mr. Summergill.»

«So, morgen schon?» Er zog die Augenbrauen hoch.

«Ja, nach London. Waren Sie schon mal dort?»

«Nein, nein, um Gottes willen!» Die Wollmütze zitterte, so heftig schüttelte er den Kopf. «Das wär nichts für mich.»

Ich lachte. «Und warum nicht?»

«Das will ich Ihnen genau sagen.» Er kratzte sich nachdenklich das Kinn. «Ich bin ein einziges Mal in Brawton gewesen, und das hat mir gelangt. Ich konnte nicht auf der Straße gehen!»

«Aber warum denn nicht?»

«Weil so viele Leute da waren. Ich machte große Schritte, ich machte kleine Schritte, aber egal, was für Schritte ich machte, ich kam einfach nicht voran.»

Ich wußte genau, was Arnold meinte. Nur zu oft hatte ich ihn mit langen, gleichmäßigen Schritten über seine Felder gehen sehen, wo nichts ihm in den Weg kam. «Große Schritte und kleine Schritte». Er hätte es nicht besser ausdrücken können.

Ich ließ den Motor an und winkte, und als ich losfuhr, hob der alte Mann die Hand.

«Geben Sie auf sich acht, mein Junge», murmelte er.

Ich sah Benjamin hinter der Küchentür hervorlugen. Bei jeder anderen Gelegenheit wäre er mit ins Freie gekommen, um mich zu verabschieden, aber dieser Tag heute war zu aufregend für ihn gewesen. Sein Appetit auf Abenteuer war gestillt.

Langsam und vorsichtig fuhr ich den leider sehr schlechten Weg abwärts durch den Wald bis hinunter ins Tal. Hier hielt ich an und stieg aus.

Es war ein kleines, einsames Tal zwischen den Hügeln, ein grüner, aus dem wilden Bergland herausgetrennter Fleck. Das Leben eines Landtierarztes bietet den Vorteil, daß er solche verborgenen Plätze zu sehen bekommt. Außer dem alten Arnold kam so gut wie niemals irgend jemand hierher, nicht einmal der Briefbote, der die spärliche Post in einem Kasten am oberen Ende des Pfades zurückließ. Niemand sah das flammende Rot und Gold der herbstlich verfärbten Bäume oder hörte das geschäftige Rauschen und Murmeln des Wildbachs.

Ich ging an seinem Rand entlang und beobachtete die kleinen Fische, die in der kühlen Tiefe umherflitzten. Im Frühling waren die Ufer zu beiden Seiten mit gelben Himmelsschlüsseln übersät, und im Mai wogte ein Meer von Glockenblumen zwischen den Bäumen, aber heute war in der Luft trotz des strahlend blauen Himmels bereits der kühle Hauch des sterbenden Jahres zu spüren.

Ich stieg ein Stückchen den Hang hinauf und setzte mich zwischen die Farnkräuter, deren Grün sich jetzt rasch in Goldbraun verwandelte. Sam ließ sich, wie es seine Gewohnheit war, neben mir nieder, und meine Hand glitt über das seidige Fell der Ohren. Auf der anderen Seite des Tals ragten steile Kalksteinfelsen auf, über deren Kante hinweg ich den Rand des Hochmoors sehen konnte, auf das die letzten Sonnenstrahlen fielen.

Ich drehte mich um und blickte in die Richtung, aus der ich gekommen war. Über dem waldbewachsenen Hügel sah man aus dem Schornstein des Bauernhauses eine kleine Rauchfahne aufsteigen. Ich fand, daß Benjamins wieder eingerenkter Knochen einen guten Schlußpunkt unter meine Arbeit setzte, ehe ich Darrowby morgen verließ. Ein kleiner Sieg, der mich, wenn er auch keineswegs welterschütternd war, doch mit einem Gefühl der Befriedigung erfüllte; genau wie alle anderen kleinen Siege und Niederlagen, die, weitgehend unbeachtet, das Leben eines Tierarztes ausmachen.

Gestern abend hatte ich, als Helen mir meinen fertig gepackten Koffer hinstellte, ganz zuletzt noch Blacks *Tierärztliches Lexi-*

kon zwischen meine Hemden und Socken geschoben. Der Band war ziemlich dick, aber das störte mich nicht. Die Angst, daß ich alles, was ich gelernt hatte, vergessen könnte, hatte mich impulsiv den Plan fassen lassen, täglich ein bis zwei Seiten zu lesen, um mein Wissen lebendig zu halten. Wie so oft ging mir, während ich hier saß, der Gedanke durch den Kopf, wie beglückend es doch war, Tiere nicht nur anziehend zu finden, sondern auch über sie Bescheid zu wissen. Plötzlich wurde dieses Wissen zu einer Kostbarkeit.

Ich stand auf und ging zum Wagen zurück. Sam sprang sofort auf den Sitz, als ich die Tür aufmachte. Ehe ich einstieg, warf ich noch einen letzten Blick dorthin, wo das Tal sich weitete und eine Sicht auf die tiefer gelegene Ebene gewährte. Und die vielen blassen Farben – das Gold der Stoppelfelder, die dunklen Flekken der Wälder, die verschiedenartigen Grüntöne des Weidelands – mischten sich zu einem meisterlichen Aquarell. Ich starrte begierig, so als sei es das erste Mal, auf das Bild, bei dem mein Herz so oft vor Freude gehüpft hatte: auf die großartige, weite Landschaft Yorkshires mit ihren klaren Konturen.

Ich würde wiederkommen und all das wiedersehen, sagte ich mir, als ich losfuhr. Ich würde zurückkehren zu meiner Arbeit, zu meinem – wie hieß es doch in dem Lehrbuch –, meinem schweren, ehrlichen und edlen Beruf.

Inhalt

James Herriot

Der Doktor und das liebe Vieh
Als Tierarzt in den grünen Hügeln von Yorkshire.
Deutsch von Friedrich A. Kloth.
256 Seiten. Gebunden und als rororo 4393

Dr. James Herriot, Tierarzt
Aus den Erinnerungen eines Tierarztes
Deutsch von Ulla H. de Herrera.
256 Seiten. Gebunden und unter dem Titel «Der Tierarzt» als rororo 4579

Der Tierarzt kommt
Deutsch von Helmut Kossodo.
256 Seiten. Gebunden und als rororo 4910

Von Zweibeinern und Vierbeinern
Neue Geschichten vom Tierarzt.
Deutsch von Ursula Bahn
256 Seiten. Gebunden und als rororo 5460

Geschichten vom Tierarzt Dr. James Herriot
Sonderausgabe von «Der Doktor und das liebe Vieh» und «Dr. James Herriot, Tierarzt».
Deutsch von Friedrich A. Kloth und Ulla H. de Herrera.
512 Seiten. Gebunden
(Wunderlich Verlag)

Noch mehr Geschichten vom Tierarzt
Sonderausgabe von «Der Tierarzt kommt» und «Von Zweibeinern und Vierbeinern».
Deutsch von Helmut Kossodo und UrsulaBahn. 512 Seiten. Gebunden
(Wunderlich Verlag)

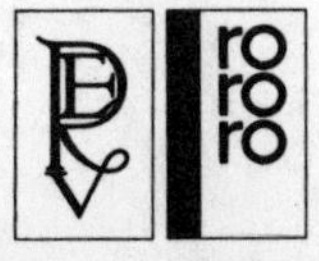

C 1063/7